Leitlinien
der Gynäkologie und Geburtshilfe

Band III

Pränatalmedizin

Geburtsmedizin

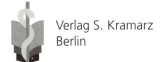
Verlag S. Kramarz
Berlin

Deutsche Gesellschaft
für Gynäkologie und
Geburtshilfe e.V.

Anmerkungen

Leitlinien sind mit (S1), (S2) oder (S3) gekennzeichnet, entsprechend ihrem Grad an Evidenz und Konsens; sie sind zusätzlich mit einer Katalognummer der Arbeitsgemeinschaft wissenschaftlich-medizinischer Fachgesellschaften (AWMF) versehen (siehe 3-Stufen-Prozess, Band I, S. 8).

Dokumente ohne Leitliniencharakter sind als „Konsensuspapier", „Empfehlung", „Stellungnahme" etc. gekennzeichnet.

Die Leitlinien-Arbeit erfolgt kontinuierlich. In den Fällen, in denen eine Überarbeitung oder auch eine neue Leitlinie demnächst zu erwarten ist, wurde dies in den hier vorgelegten Bänden gekennzeichnet. Der aktuelle Stand ist den Homepages der DGGG und der AWMF zu entnehmen.

Alle hier vorgestellten Leitlinien wurden von der Leitlinienkommission und dem Vorstand der DGGG bestätigt.

Haftungshinweis

Die Leitlinien und Empfehlungen der DGGG sind systematisch entwickelte Hilfen für Ärzte. Sie gelten für Standardsituationen, dienen der Entscheidungsfindung in spezifischen Diskussionen und berücksichtigen die aktuellen wissenschaftlichen Erkenntnisse und in der Praxis bewährte Verfahren zum Zeitpunkt der Publikation. Leitlinien sorgen für mehr Sicherheit in der Medizin, sollen aber auch ökonomische Aspekte berücksichtigen. Durch die Leitlinien soll die Methodenfreiheit des Arztes nicht eingeschränkt werden. Leitlinien sind für Ärzte rechtlich nicht bindend und haben daher weder haftungsbegründende noch haftungsbefreiende Wirkung. Für die Richtigkeit insbesondere von Dosierungsangaben und Zeitintervallen kann von Autoren, DGGG und Verlag keine Verantwortung übernommen werden.

CIP-Titelaufnahme der Deutschen Bibliothek

Leitlinien der Gynäkologie und Geburtshilfe
Hrsg. von der Deutschen Gesellschaft für Gynäkologie und Geburtshilfe e.V. (DGGG)
Leitlinienkoordinator: Prof. Dr. med. Rolf Kreienberg

Leitlinienkommission der DGGG: Mitglieder der Leitlinienkommission siehe Band I, S. 4

ISBN 978-3-941130-00-5

© 2008 by Deutsche Gesellschaft für Gynäkologie und Geburtshilfe e.V., Berlin
und Verlag S. Kramarz, Berlin

Alle Rechte, insbesondere der Vervielfältigung und Verbreitung sowie der Übersetzung, behalten sich die Herausgeber vor.

Gestaltung und Satz: Corinna Märting, Berlin
Lektorat: Dr. A. Kronenberg, Stadtlohn

Printed in Germany by CPI books, Leck

Inhaltsverzeichnis
Band III

Die Nummerierungen der Leitlinien beziehen sich auf das Leitlinienregister der DGGG (www.dggg.de).

3	**Pränatal- und Geburtsmedizin**	
3.1	**Pränataldiagnostik**	
3.1.1	Dopplersonographie in der Schwangerschaft	7
3.1.2	Standards zur Ultraschalluntersuchung in der Frühschwangerschaft	21
3.2	**Infektionen in Schwangerschaft und Geburtshilfe**	
3.2.1	Bakterielle Vaginose in Gynäkologie und Geburtshilfe	31
3.2.2	Antimykotische Therapie der vaginalen Hefepilz-Kolonisation von Schwangeren zur Verhütung von Kandidamykosen beim Neugeborenen	33
3.2.3	HIV-Therapie in der Schwangerschaft und bei HIV-exponierten Neugeborenen	39
3.2.4	Prophylaxe der Neugeborenensepsis durch Streptokokken der Gruppe B	41
3.3	**Schwangerschaft**	
3.3.1	Medikamentöse Wehenhemmung bei drohender Frühgeburt	55
3.3.2	Anwendung von Prostaglandinen in Geburtshilfe und Gynäkologie	77
3.3.3	Diabetes und Schwangerschaft (Praxisleitlinie)	105
3.3.4	Diagnostik und Therapie des Gestationsdiabetes	123

Inhaltsverzeichnis (Fortsetzung)

3.3.5	Diagnostik und Therapie hypertensiver Schwangerschaftserkrankungen	145
3.3.6	Diagnostik und Therapie peripartaler Blutungen	173
3.3.7	Indikationen zur Einweisung von Schwangeren in Krankenhäuser der adäquaten Versorgungsstufe	197
3.4	**Geburtshilfe**	
3.4.1	Empfehlungen zur Dokumentation der Geburt – das Partogramm	203
3.4.2	Anwendung des CTG während Schwangerschaft und Geburt	205
3.4.3	Geburt bei Beckenendlage	235
3.4.4	Vorgehen beim vorzeitigen Blasensprung	245
3.4.5	Schwangerenbetreuung und Geburtsleitung bei Zustand nach Kaiserschnitt	253
3.4.6	Vaginal-operative Entbindungen	267
3.5	**Neonatologie**	
3.5.1	Empfehlungen für die strukturellen Voraussetzungen der perinatologischen Versorgung in Deutschland	279
3.5.2	Mindestanforderung an prozessuale, strukturelle und organisatorische Voraussetzungen für geburtshilfliche Abteilungen	295
3.5.3	Frühgeburt an der Grenze der Lebensfähigkeit des Kindes	303
3.6	**Sonstige Texte (keine Leitlinien)**	
3.6.1	Stellungnahme zur Frage der erlaubten Zeit zwischen Indikationsstellung und Sectio (E-E-Zeit) bei einer Notlage	315
3.6.2	Vereinbarung über die Zusammenarbeit in der operativen Gynäkologie und in der Geburtshilfe	321
3.6.3	Vereinbarung des Gemeinsamen Bundesausschusses über Maßnahmen zur Qualitätssicherung der Versorgung von Früh- und Neugeborenen	335
3.6.4	Chlamydia-trachomatis-Infektion in der Schwangerschaft	345
3.6.5	Antenatale Kortikosteroide zur Lungenreifung (ACS)	353
3.6.6	Empfehlungen der Nationalen Stillkommission	357

Inhaltsverzeichnis (Fortsetzung)

3.7	**Medizinrecht in Pränatal- und Geburtsmedizin**	
3.7.1	Empfehlungen zu den ärztlichen Beratungs- und Aufklärungspflichten während der Schwangerenbetreuung und bei der Geburtshilfe	359
3.7.2	Ultraschalldiagnostik im Rahmen der Schwangerenvorsorge	359
3.7.3	Empfehlungen zur Zusammenarbeit von Arzt und Hebamme in der Geburtshilfe.	359
3.7.4	Empfehlungen zur Dokumentation der Geburt – Das Partogramm	359
3.7.5	Empfehlungen zur Schulterdystokie – Erkennung, Prävention und Management	359
3.7.6	Absolute und relative Indikationen zur Sectio caesarea und zur Frage der so genannten Sectio auf Wunsch	359
3.7.7	Plazentationsstörungen bei Status nach Sectio.	359
3.7.8	Postoperative Überwachung von Kaiserschnittpatientinnen	359
3.7.9	Anwesenheit der Väter bei Sectio caesarea	361
3.8	**Leitlinien anderer Fachgesellschaften**	
3.8.1	Organisation und Durchführung des Neugeborenen-Screenings auf angeborene Stoffwechselstörungen und Endokrinopathien in Deutschland	367
3.8.2	Die Erstversorgung von Neugeborenen	381
3.8.3	Betreuung des gesunden Neugeborenen im Kreißsaal und während des Wochenbettes der Mutter	383
3.8.4	Verlegung Neugeborener aus Geburtskliniken in Kinderkliniken (Neonataler Transport).	393
3.8.5	Betreuung Neugeborener diabetischer Mütter.	397
3.9	**Verzeichnis der Leitlinienkoordinatoren und Erstautoren**	**403**

DGGG Leitlinienregister 2008	3	Pränatal- und Geburtsmedizin
	3.1	Pränataldiagnostik
	3.1.1	Dopplersonographie in der Schwangerschaft
AWMF Leitlinienregister	015/019 (S1)	

Deutsche Gesellschaft für Gynäkologie und Geburtshilfe (DGGG), Board für Pränatal- und Geburtsmedizin, Arbeitsgemeinschaft Materno-fetale Medizin (AGMFM), Deutsche Gesellschaft für Ultraschall in der Medizin (DEGUM), Deutsche Gesellschaft für Perinatale Medizin (DGPM)

Dopplersonographie in der Schwangerschaft

Inhaltsverzeichnis

1 Präambel 9

2 Grundlagen der Dopplersonographie 9

3 Technik. 9
   3.1 Kontinuierlicher (cw-) Doppler 9
   3.2 Gepulster (pw-) Doppler 10
   3.3 Farbcodierte Dopplersonographie 10

4 Messtechnik. 10
   4.1 Allgemeine Voraussetzungen 10
   4.2 Gefäßwandfilter 11
   4.3 Winkel 11
   4.4 Dopplerfenster (sample volume) 11
   4.5 Skalierung 11
   4.6 Gefäßwahl 11
   4.7 Indizes und Messzyklen 12
   4.8 Messdauer und Schallintensität 12
   4.9 Dokumentation 12

5	**Signalanalyse**	**12**
	5.1 Hüllkurvenanalyse	13
	5.2 Gesamtspektrum-Analyse...	13
6	**Gefäße**	**13**
	6.1 Aa. uterinae	13
	6.2 Umbilikalgefäße	14
	6.3 A. cerebri media	14
	6.4 Aorta fetalis	14
	6.5 Venöse Gefäße	15
	6.5.1 Bewertungskriterien	15
7	**Indikationen**	**15**
	7.1 Mutterschaftsrichtlinien	15
	7.1 Intrauterine Wachstumsretardierung	15
	7.2 Erweiterte Indikationen	16
	7.3 Screeninguntersuchungen	16
	7.4 Beginn der Messung	16
8	**Vorgehen in Abhängigkeit vom Blutströmungsmuster**	**16**
9	**Ausbildungsvoraussetzungen**	**17**
10	**Patientensicherheit**	**17**
11	**Literatur**	**18**
	Abbildungen	**19**

1 Präambel

Die antepartuale Dopplersonographie (DS) ist eine der nichtinvasiven Methoden zur Diagnostik einer Gefährdung von Mutter und Fet in der Schwangerschaft. Sie ermöglicht eine Beurteilung der Blutströmung in Gefäßen, die für die Schwangerschaft von entscheidender Bedeutung sind. Der gezielte Einsatz der DS in Risikokollektiven ermöglicht eine signifikante Verringerung der fetalen und perinatalen Morbidität und Mortalität (9, 12). Die vorliegenden wissenschaftlichen Ergebnisse waren Veranlassung, dopplersonographische Untersuchungen bei gegebenen Indikationen in die Mutterschaftsrichtlinien aufzunehmen (12). Voraussetzung zum klinischen Einsatz der Dopplersonographie sind eingehende Kenntnisse in der Sonomorphologie und Pathophysiologie der Einheit von Mutter, Plazenta und Fet sowie Grundkenntnisse in der Einschätzung der diagnostischen und klinischen Wertigkeit der Methode (13).

2 Grundlagen der Dopplersonographie

Ausgehend von der „continuous-wave"-Technik (cw-Doppler), mit der Blutströmungssignale aus unterschiedlich tiefen Gefäßgebieten erhalten werden können, ermöglicht die Weiterentwicklung über die gepulste Dopplertechnik parallel zum B-Bild (Duplex-Verfahren) wie auch die Farbcodierung die tiefen- und ortsselektive Aufzeichnung von Blutströmungen von Mutter und Fet. Gefäßgebiete von klinischer Relevanz z. B. bei Mangelversorgung sind die Aa. uterinae, die Nabelschnurgefäße, die fetale Aorta, die Aa. cerebri mediae und der Ductus venosus. Das Dopplersonogramm zeigt den zeitlichen Verlauf von Blutströmungsgeschwindigkeiten im untersuchten Gefäßabschnitt. Die Genauigkeit der Bestimmung von absoluten und relativen Strömungsgeschwindigkeiten ist abhängig vom Insonationswinkel, der Sendefrequenz und der Länge des Dopplerfensters.

3 Technik

3.1 Kontinuierlicher (cw-) Doppler

Sende- und Empfangskristalle arbeiten getrennt, aber gleichzeitig und kontinuierlich. Der cw-Doppler kann hohe Dopplerfrequenzen ohne Einschränkung erfassen. Eine Selektion spezifischer Messbereiche (Tiefenselektion) und gleichzeitige B-Bild-Darstellung ist nicht möglich. Der klinische Einsatz ist mittlerweile im Wesentlichen auf die fetale Echokardiographie beschränkt.

3.2 Gepulster (pw-) Doppler

Zum Senden und Empfangen wird derselbe Kristall im Wechsel verwendet. Beim so genannten Duplex-Verfahren wird die synchrone Darstellung von Doppler- und Realtime-B-Bild ermöglicht. Vorteil der gepulsten Doppler-Methode ist, dass durch Einstellung bestimmter Empfangszeiten ein Dopplerfenster, das so genannte „sample volume", in definierter Tiefe eingestellt werden kann. Unter zusätzlichem Einsatz des B-Bildes ist es so möglich, gezielt ein interessierendes Gefäß zu selektieren und dort die Blutströmung zu registrieren. Zwischen den einzelnen Schallpulsen mit Pulsrepetitionsfrequenzen (PRF) von 2–8 kHz wird das Schallecho empfangen. Hohe Blutströmungsgeschwindigkeiten mit entsprechend hohen Dopplerfrequenzen verlangen eine hohe PRF. Physikalisch sind mit dem gepulsten Verfahren nur Dopplerfrequenzen bis zur Hälfte der PRF (der so genannten Nyquist-Frequenz) eindeutig bestimmbar. Bei Überschreiten dieser Grenzfrequenz, d. h. bei sehr hohen Strömungsgeschwindigkeiten wie z. B. im Herzen oder im Ductus arteriosus Botalli, werden diese schnellen Strömungen fehlinterpretiert und fälschlicherweise im Rückwärtskanal dargestellt (Aliasing).

3.3 Farbcodierte Dopplersonographie

Die Farbcodierung erlaubt die Visualisierung von Strömungsrichtung und Geschwindigkeitsverteilung im B-Bild. Sie erleichtert dadurch die Identifizierung spezifischer Gefäße, z. B. der Aa. uterinae, und insbesondere das Auffinden kleiner Gefäße.

Anstatt Geschwindigkeit und Richtung kann auch die Amplitudenfläche des Dopplerspektrums farbig dargestellt werden. Damit ist eine richtungsindifferente, aber dafür komplette Erfassung von Strömungen in farbcodierter Darstellung möglich („Angiomode", „Power Doppler Imaging"). Eine hämodynamische Strömungsanalyse ist jedoch weiterhin nur über die konventionelle Dopplertechnik mit Darstellung eines Dopplersonogramms möglich.

4 Messtechnik

4.1 Allgemeine Voraussetzungen

Eine valide dopplersonographische Untersuchung sollte unter mütterlichen Ruhebedingungen stattfinden. Äußere Einflüsse wie Vena-cava-Syndrom, kreislaufwirksame Substanzen wie Beta-Sympathomimetika müssen bei der Interpretation berücksichtigt werden. Auf der fetalen Seite sind Ruhebedingungen (keine Atem- bzw. grobe Körperbewegungen) zu beachten. Bei Tachykardie des Feten kommt es unter anderem zu einer

Verkürzung der Diastole und damit zu relativ höheren enddiastolischen Strömungsgeschwindigkeiten.

4.2 Gefäßwandfilter

Der Gefäßwandfilter dient der Unterdrückung von niederfrequenten Gefäßwandbewegungen. Er sollte möglichst niedrig (≤100Hz bei einer Sendefrequenz von ≥ 4 MHz) gewählt werden, da sonst bei niedrigen diastolischen Blutströmungsgeschwindigkeiten ein diastolischer Signalverlust und damit fälschlicherweise der Eindruck eines diastolischen Flussverlustes entstehen kann.

4.3 Winkel

Der Insonationswinkel sollte sowohl für qualitative als auch für quantitative Messungen möglichst klein gewählt werden und 60° nicht überschreiten, um Messfehler gering zu halten.

4.4 Dopplerfenster (sample volume)

Das Dopplerfenster soll gefäßdeckend platziert werden.

4.5 Skalierung

Zur Verringerung von Ablesefehlern sollte die Skalierung auf dem Bildschirm so gewählt werden, dass die Darstellung des Dopplersonogramms möglichst formatfüllend ist.

4.6 Gefäßwahl

Die in den Mutterschaftsrichtlinien aufgeführten anamnestischen Risiken veranlassen zunächst die Untersuchung im uteroplazentaren Strombett (Aa. uterinae). Bei Befundrisiken stehen die Messungen in den Umbilikalarterien im Vordergrund. Die Blutströmungsanalyse in der Aorta fetalis ist sinnvoll, jedoch wegen der Winkelproblematik häufig mit Fehlern behaftet. Bei pathologischem Blutströmungsmuster in der A. umbilicalis ist die zusätzliche Dopplersonographie in der schallkopfnahen A. cerebri media indiziert.

4.7 Indizes und Messzyklen

In der Praxis haben sich die Messung des Resistance Index (RI), der A/B-Ratio und des Pulsatilitätsindex (PI) bewährt. Die Vorteile der ineinander überführbaren Indizes RI bzw. A/B-Ratio (s. Abbildung 1) liegen in ihrer einfachen Bestimmbarkeit, der hohen Reproduzierbarkeit und der geringen Inter- und Intra-observer-Variabilität.

Das Dopplersignal sollte bei optimaler Geräteeinstellung über mehrere Zyklen hinweg uniform sein. Eine Mittelung von 3–5 Zyklen kann die Reproduzierbarkeit erhöhen.

4.8 Messdauer und Schallintensität

Bei indizierten Untersuchungen soll im Interesse der Sicherheit die Schallintensität begrenzt werden; dazu muss die niedrigst mögliche Sendeleistung eingesetzt werden (ALARA-Prinzip: „As low as reasonably achievable"), die mit einer für die Diagnostik ausreichenden Wiedergabe vereinbar ist. Die Messdauer soll kurz sein oder fraktioniert werden. Der vom Gerät automatisch angezeigte „thermische Index" (TI) sollte unter 1 liegen.

Die Sendeleistung („gain") sollte bei möglichst niedriger Ausgangseinstellung so gewählt werden, dass die Hüllkurve visuell eindeutig erkennbar ist. Um dies zu optimieren, kann das B-Bild im Duplex-Modus „eingefroren" werden.

4.9 Dokumentation

Folgende Schwangerschaftsbefunde und Daten sollen dokumentiert werden: die Indikation zur Dopplersonographie, das Gestationsalter, mindestens ein Indexwert (z. B. RI), eine Abbildung des Dopplersonogramms der untersuchten Gefäße. Ferner soll eine Bewertung und Interpretation der Befunde vorgenommen werden.

5 Signalanalyse

Die Analyse kann auditiv, visuell und metrisch erfolgen. Für die metrische Analyse kann das **gesamte Dopplersonogramm** bzw. dessen **Hüllkurve** verwandt werden.

5.1 Hüllkurvenanalyse

Die Hüllkurve stellt die maximale Dopplershiftfrequenz im zeitlichen Verlauf dar. Diese lässt sich bei pulsatiler Blutströmung sowohl **qualitativ** als auch **quantitativ** auswerten.

Für jedes Gefäß gibt es charakteristische Hüllkurvenmuster. Das Verhältnis zwischen systolischen und diastolischen maximalen Shiftfrequenzen kann visuell (Abbildung 2) (7) bzw. metrisch (Indizes, s. Abbildung 1) erfasst werden. Weitere Veränderungen der Hüllkurve wie die frühdiastolische Inzisur (Notch) erfolgen überwiegend visuell, beeinflussen aber auch den PI. Bei bekanntem Insonationswinkel können absolute Maximalgeschwindigkeiten und deren Mittelwerte berechnet werden.

5.2 Gesamtspektrum-Analyse

Diese kann ebenfalls qualitativ wie quantitativ erfolgen. Qualitativ ist über eine Beurteilung des Dopplerspektrums z. B. die Größenausdehnung eines Spektralfensters (Reduktion niedriger Frequenzanteile) feststellbar. Quantitativ können bei zusätzlicher Bestimmung des Gefäßquerschnittes Flussvolumina pro Zeiteinheit bestimmt werden.

6 Gefäße

6.1 Aa. uterinae

Die bisherigen Erfahrungen zeigen, dass die maternoplazentaren Strömungsverhältnisse am aussagekräftigsten durch Messungen in den Aa. uterinae wiedergegeben werden. In diesem Gefäßgebiet haben sich qualitative Analysen bewährt (Indizes und Notch). Die Blutströmungsverhältnisse sind abhängig vom Sitz der Plazenta und vom Gestationsalter. Das Verhältnis von systolischen zu diastolischen Strömungsgeschwindigkeiten ist bei lateralisiertem Plazentasitz im gleichseitigen Uteringefäß in der Regel niedriger. Ein Notch kann physiologischerweise bis zum Abschluss der 24. Schwangerschaftswoche (Ende der Trophoblastinvasion) persistieren. Danach treten insbesondere im 3. Trimenon keine wesentlichen gestationsalterabhängigen Veränderungen des Strömungsmusters mehr auf (Abbildung 3).

Das Persistieren eines bilateralen Notch-Phänomens bis über 20 oder sogar 24 SSW hinaus bzw. eine fehlende Impedanzerniedrigung in den uterinen Gefäßen geben Hinweise auf eine plazentare Minderdurchblutung, gestörte Trophoblastinvasion und damit drohende Präeklampsie und Hypotrophie.

6.2 Umbilikalgefäße

Die Blutströmung in den Nabelschnurarterien spiegelt summarisch die Perfusionsverhältnisse im plazentaren Strombett wider. In der klinischen Praxis werden die Strömungsverhältnisse qualitativ beurteilt. Im Verlauf der Schwangerschaft nimmt der Anteil der diastolischen Blutströmungsgeschwindigkeiten relativ zu. Ab dem 2. Trimenon findet sich physiologischerweise eine diastolische Vorwärtsströmung.

Als pathologisch gilt die Abnahme der diastolischen Blutströmungsgeschwindigkeiten (z. B. RI ≥ 90. bzw. 95. Perzentile) bis hin zum diastolischen Null- bzw. Rückwärtsfluss (ARED flow = absent or reversed enddiastolic flow). Pathologische Befunde in einer Nabelschnurarterie sollten Veranlassung zu erweiterter Diagnostik an Fet und Plazenta sein.

6.3 A. cerebri media

Während im 2. Trimenon das Verhältnis der enddiastolischen zu den systolischen Maximalgeschwindigkeiten annähernd konstant bleibt, steigen ab 36 SSW die diastolischen Blutströmungsgeschwindigkeiten an (Termineffekt). Ein diastolischer Strömungsverlust kann im Gegensatz zu den Aa. umbilicales und zur fetalen Aorta auch in der 2. Schwangerschaftshälfte physiologischerweise auftreten. Die Analyse absoluter Blutströmungsgeschwindigkeiten ist möglich, bleibt jedoch speziellen Fragestellungen (Anämie) vorbehalten. Die Zunahme der diastolischen Blutströmung mit Absinken der Widerstandsindizes unterhalb der 5. bis 10. Perzentile gilt als pathologisch. Diese Umverteilung kann die Zentralisation des fetalen Kreislaufs z. B. als Ausdruck einer Hypoxämie reflektieren. Im Regelfall besteht dann gleichzeitig eine verminderte diastolische Strömung in den Umbilikalarterien und in der Aorta.

6.4 Aorta fetalis

Ab dem 2. Trimenon findet sich physiologischerweise eine diastolische Vorwärtsströmung. Im 3. Trimenon entwickelt sich zunehmend ein frühdiastolischer Frequenzverlust bis hin zu einer frühdiastolischen Inzisur (Notch). Die mittlere Strömungsgeschwindigkeit nimmt im Verlauf der Schwangerschaft zu und bleibt ab 36 SSW annähernd konstant. Als pathologische Muster gelten die Abnahme der diastolischen Blutströmung (z. B. RI > 90. bzw. 95. Perzentile) bis hin zum ARED flow. Die Messungen der absoluten Blutströmungsgeschwindigkeiten ist möglich, bleibt jedoch speziellen Fragestellungen (Anämie) vorbehalten.

6.5 Venöse Gefäße

Bei pathologischen Befunden im arteriellen System können die präkardialen Venen (Vena cava, Ductus venosus, Venae hepaticae) und die Vena umbilicalis zur weiterführenden Diagnostik herangezogen werden (5, 6). Pathologische Strömungsmuster sind gekennzeichnet durch eine Zunahme der Pulsatilität in den herznahen Venen und das Auftreten atemunabhängiger Pulsationen in der Nabelschnurvene.

6.5.1 Bewertungskriterien

Pulsatility Index für Venen (PIV), Resistenzindex für Venen (RIV) (2).

Vena umbilicalis: normal: nicht-pulsatile, kontinuierliche Strömung; pathologisch: pulsatiles Dopplersonogramm.

Ductus venosus: PIV, RIV und positive oder fehlende bis retrograde Blutströmung während der Vorhofkontraktion (A-Welle).

7 Indikationen

7.1 Mutterschaftsrichtlinien

Die in den Mutterschaftsrichtlinien (11) festgelegten Indikationen zur Doppleruntersuchung sind:

- Verdacht auf intrauterine Wachstumsretardierung,
- schwangerschaftsinduzierte Hypertonie/Präeklampsie/(Eklampsie),
- Zustand nach Mangelgeburt/intrauterinem Fruchttod,
- Zustand nach Präeklampsie/Eklampsie,
- Auffälligkeiten der fetalen Herzfrequenz,
- Begründeter Verdacht auf Fehlbildung/fetale Erkrankung,
- Mehrlingsschwangerschaften mit diskordantem Wachstum,
- Abklärung bei Verdacht auf Herzfehler/Herzerkrankungen.

7.1 Intrauterine Wachstumsretardierung

Durch die Dopplersonographie der Arteria umbilicalis können nur pathologische vaskuläre Veränderungen, die eine Erhöhung von Impedanz und Strömungswiderstand in Nabelschnur und Plazenta bewirken, erkannt werden. Eine fetale Wachstumsretardierung aufgrund einer Plazentafunktionsstörung geht mit einer Unterversorgung und Stresssituation des Feten einher. Bei Progression löst die zunehmende Hypoxämie eine bevorzugte Durchblutung von Gehirn, Myokard und Nebennieren aus. Diese Kreislaufzentralisation kann als Adaptations- und Kompensationsmechanismus angesehen werden. Dadurch ist der Fetus in der Lage, seine zentrale Versorgung noch über einen gewissen Zeitraum stabil zu halten.

Veränderungen der venösen Blutströmungskurven kündigen die Grenze der Kompensationsmechanismen und ein drohendes Herzversagen aufgrund einer myokardialen Überlastung oder Hypoxie an.

7.2 Erweiterte Indikationen

Präexistente gefäßrelevante maternale Erkrankungen wie Hypertonie, Nephropathie, Diabetes mellitus, Autoimmunerkrankungen und Gerinnungsstörungen.

7.3 Screeninguntersuchungen

Die vorliegenden randomisierten Studien der fetalen Gefäße zeigen zum gegenwärtigen Zeitpunkt keinen Nutzen eines dopplersonographischen Screenings im unausgewählten Kollektiv (8, 9). Neuere Untersuchungen in den Aa. uterinae schließen den Nutzen von Screeninguntersuchungen in diesem Gefäßgebiet im Nichtrisikokollektiv allerdings nicht mehr aus (10).

7.4 Beginn der Messung

Eine dopplersonographische Untersuchung sollte aus theoretischen Sicherheitsüberlegungen erst ab der 20. SSW erfolgen (siehe [8]). Eine Ausnahme bildet der Verdacht auf eine fetale Fehlbildung.

8 Vorgehen in Abhängigkeit vom Blutströmungsmuster

Unauffällige Blutströmungsmuster relativieren anamnestische Befundrisiken. Häufigkeit und Zeitabstände von Wiederholungsmessungen müssen sich nach dem zugrundeliegenden klinischen Risiko richten. Außerhalb des Referenzbereichs liegende Messwerte erfordern engmaschige Kontrollen und Zusatzdiagnostik (z. B. erweiterte sonomorphologische Diagnostik). Spätestens bei hoch pathologischen Dopplerbefunden (Blutumverteilung, ARED flow) ist die Einweisung in ein perinatologisches Zentrum erforderlich. Klinische Studien haben erkennen lassen, dass nach Auftreten eines ARED-Musters das Morbiditäts- und Mortalitätsrisiko stark ansteigt.

Das Ziel ist es, in Abhängigkeit von weiteren Gefährdungszeichen (z. B. Pathologie im venösen System bzw. CTG) die Wahl des Entbindungszeitpunktes zu optimieren, d. h. den Zeitpunkt mit den geringsten Folgeschäden zur Entbindung dieser Kinder zu finden (1, 4). Das heißt einerseits, dass zu frühe Entbindungen und Risiken extremer Prämaturität und andererseits aber auch Notfallsituationen und schwere Azidämien möglichst begrenzt werden sollen. In dieser Hinsicht stellt die Dopplersonographie des fetalen venösen Gefäßsystems in Kombination mit der Herzfrequenzüberwachung (CTG) ein wichtiges Instrument zum fetalen Monitoring dar. Prospektive randomisierte Management-Studien wie die laufende TRUFFLE-Studie sollen zeigen, ob sich dadurch das fetale Outcome verbessern lässt.

9 Ausbildungsvoraussetzungen

Die Deutsche Kassenärztliche Bundesvereinigung hat in Zusammenarbeit mit der Arbeitsgemeinschaft für Materno-fetale Medizin (AGMFM) die Ausbildungsvoraussetzungen für die Ermächtigung zur Dopplersonographie festgelegt (11). Diese Voraussetzungen können erfüllt werden im Rahmen der Facharztweiterbildung bzw. durch eine 2-jährige berufsbegleitende bzw. 4-monatige ständige Beschäftigung mit der Methode. Sie können aber auch in einem dreiteiligen Kurssystem mit Abschlussprüfung erworben werden.

10 Patientensicherheit

Die bisherigen klinischen Studien haben keinen Hinweis auf eine Schädigung des Feten in vivo ergeben. Dennoch sind die Empfehlungen der Watchdog-Gruppen zu Sicherheitsüberlegungen, die rein theoretisch begründet sind – wie das ALARA-Prinzip –, als Vorsichtsmaßnahmen einzuhalten.

11 Literatur

1. Baschat AA, Gembruch U, Harman CR. The sequence of changes in Doppler and biophysical parameters as severe fetal growth restriction worsens. Ultrasound Obstet Gynecol 2001; 18: 571–577

2. DeVore GR, Horenstein J. Ductus venosus index: a method for evaluating right ventricular preload in the second trimester fetus. Ultrasound Obstet Gynecol 1993; 3: 338–342

3. Gonser M, Vetter K. Diagnostische und klinische Wertigkeit der Dopplersonographie in der Geburtshilfe. Geburtsh Frauenheilk 1995; 55: 605–615

4. Hecher K, Bilardo CM, Stigter RH, Ville Y, Hackelöer BJ, Kok HJ, Senat MV, Visser GHA. Monitoring of fetuses with intrauterine growth restriction: a longitudinal study. Ultrasound Obstet Gynecol 2001; 18: 564–570

5. Hecher K, Campbell S, Snijders R, Nicolaides K. Reference ranges for fetal venous and atrioventricular blood flow parameters. Ultrasound Obstet Gynecol 1994; 4: 381–390

6. Kiserud T, Eik-Nes SH, Blaas HG, Hellevik LR. Ultrasonographic velocimetry of the fetal ductus venosus. Lancet 1991; 338: 1412–1414

7. Laurin J, Lingman G, Marsal K, Persson PH. Fetal blood flow in pregnancies complicated by intrauterine growth retardation. Obstet Gynecol 1987; 69: 895–902

8. Neilson JP. Doppler ultrasound in high risk pregnancies. In: EnkinMW Keirse MJNC, Renfrew MJ, Neilson JP (Eds). Pregnancy and Childbirth Module. Oxford: Update software 1995, disk issue 1 (Cochrane database of systematic reviews)

9. Neilson JP, Alfirevic Z. Doppler ultrasound for fetal assessment in high-risk pregnancies (Cochrane Review). In: The Cochrane Library. Issue 3, 2001. Oxford: Updated Software

10. Papageorghiou AT, Yu CKH, Bindra R, Pandis G, Nicolaides KH. Multicenter screening for pre-eclampsia and fetal growth restriction by transvaginal uterine artery Doppler at 23 week gestation. Ultrasound Obstet Gynecol 2001; 18: 441–449

11. Ultraschallrichtlinien. Dt Ärzteblatt 1995; 92: 311–313

12. Westergaard HB, Langhoff-Roos J, Lingman G, Marsal K, Kreiner S. A critical appraisal in high-risk pregnancies: use of meta-analyses in evidence-based obstetrics. Ultrasound Obstet Gynecol 2001; 17: 466–476

Abbildungen

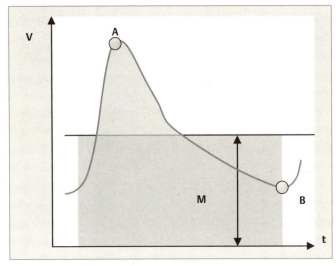

Abb. 1: Formeln und Messstreckenabgriffe für den Resistance Index, den Pulsatilitätsindex und die A/B-Ratio (A = systolische, B = enddiastolische, M = mittlere Maximalgeschwindigkeit).

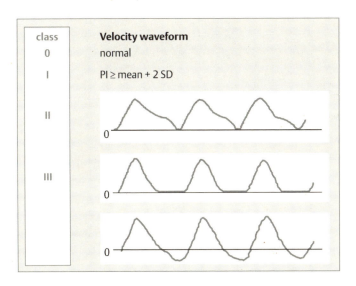

Abb. 2: Visuelle Einteilung der diastolischen Hüllkurve in Blutflussklassen: BFC 0 = positive Blutströmung während des Herzzyklus und normaler PI, BFC I = positive Blutströmung während des Herzzyklus und PI ≥ 2 SD, BFC II = Verlust der enddiastolischen Geschwindigkeiten, BFC III = Abwesenheit positiver Blutströmung während des größten Teils der Diastole und/oder diastolische Blutströmungsumkehr (nach Laurin [7]).

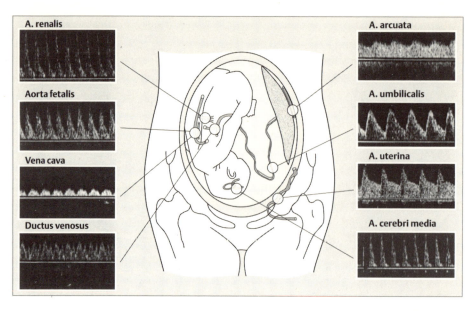

Abb. 3: Physiologische Dopplersonogramme in uteroplazentaren und fetalen Gefäßen.

Erstfassung	2003
Überarbeitung	Gültigkeit im Jahr 2008 bestätigt.
Beteiligte Fachgesellschaften, Arbeitsgemeinschaften und Organisationen	Deutsche Gesellschaft für Gynäkologie und Geburtshilfe • Board für Pränatal- und Geburtsmedizin • Arbeitsgemeinschaft für Materno-fetale Medizin • Arbeitsgemeinschaft Ultraschalldiagnostik Deutsche Gesellschaft für Ultraschall in der Medizin • Sektion III – Gynäkologie und Geburtshilfe Deutsche Gesellschaft für Perinatale Medizin
Autoren	Prof. Dr. med. K. T. M. Schneider, München (Federführung) Prof. Dr. med. A. Funk, Nürtingen PD Dr. med. M. Gonser, Wiesbaden Prof. Dr. med. D. Grab, München Prof. Dr. med. K. Hecher, Hamburg Prof. Dr. med. A. Rempen, Schwäbisch Hall PD Dr. med. T. Schramm, München PD Dr. med. H. Steiner, Salzburg (Österreich) Prof. Dr. med. K. Vetter, Berlin Prof. Dr. med. J. Voigt, Kaiserslautern Prof. Dr. med. J. Wisser, Zürich (Schweiz)
Anmerkungen	S1-Leitlinie Leitlinienreport siehe Homepages der DGGG und der AWMF Publiziert in: Geburtsh Frauenheilk 2003; 63: 21–25 Nachdruck mit freundlicher Genehmigung des Thieme-Verlages

DGGG Leitlinienregister 2008	3	Pränatal- und Geburtsmedizin
	3.1	Pränataldiagnostik
	3.1.2	Standards zur Ultraschalluntersuchung in der Frühschwangerschaft
AWMF Leitlinienregister	015/032 (S1)	

Deutsche Gesellschaft für Gynäkologie und Geburtshilfe (DGGG), Board für Pränatal- und Geburtsmedizin, Arbeitsgemeinschaft Materno-fetale Medizin (AGMFM), Deutsche Gesellschaft für Ultraschall in der Medizin (DEGUM), Deutsche Gesellschaft für Perinatale Medizin (DGPM)

Standards zur Ultraschalluntersuchung in der Frühschwangerschaft

Inhaltsverzeichnis

1 Vorbemerkungen 24

2 Empfehlungen zur Technik 24

3 Klinische Aufgaben der Ultraschalluntersuchung in der Frühgravidität 24

4 Feststellung der Schwangerschaft 26

5 Ultraschallvorsorgeuntersuchung zwischen 8+0 bis 11+6 SSW p.m. (= Beginn der 9. und dem Ende der 12. SSW) 29

6 Erweiterte Ultraschalluntersuchungen in der Frühschwangerschaft 30

7 Dokumentation 31

8 Literatur 31

1 Vorbemerkungen

Die transvaginale Ultraschalluntersuchung mit hochauflösenden Realtime-Schallköpfen ist die Methode der Wahl zur ärztlichen Feststellung einer Frühschwangerschaft. Sie dient im Rahmen der Abklärung einer sekundären Amenorrhoe oder bei Vorliegen eines positiven Schwangerschaftstestes der Lokalisation und Vitalitätskontrolle der Schwangerschaft. Im Rahmen dieser Publikation wird von einer Frühschwangerschaft gesprochen, wenn seit dem ersten Tag der letzten Menstruation nicht mehr als 14+0 Wochen verstrichen sind. Alle Angaben zum Alter der Schwangerschaft werden in abgeschlossenen Schwangerschaftswochen angegeben.

In Bezug auf die biologischen Wirkungen des diagnostischen Ultraschalls wird auf die Stellungnahme der EFSUMB (13) verwiesen.

2 Empfehlungen zur Technik

Ultraschalluntersuchungen in der Frühschwangerschaft werden meist mittels transvaginaler Technik durchgeführt. Die dazu nötigen Schallköpfe (mechanische oder elektronische Sektorschallköpfe) sollten hochfrequent sein (5,0–10,0 MHz) und einen Sektorwinkel von mindestens 100° aufweisen. Die transvaginalsonographische Untersuchung soll mit leerer Harnblase durchgeführt werden.

In den letzten Wochen der Frühschwangerschaft kann jedoch auch mit abdominalen Schallköpfen eine adäquate Diagnostik durchgeführt werden. Die Schallköpfe (elektronische curved-arrays, elektronische Sektorschallköpfe oder mechanische Sektorsonden) sollten einen Frequenzbereich von 3,5–7,5 MHz umfassen. Wichtig für die klinische Interpretation der Befunde ist die Vergrößerung des Bildausschnittes, so dass die abzubildende Struktur das Bildschirmformat möglichst ganz ausfüllt.

3 Klinische Aufgaben der Ultraschalluntersuchung in der Frühgravidität

Jede Ultraschalluntersuchung in der Frühschwangerschaft sollte die folgenden Fragen klären:

- Wo ist die Schwangerschaft lokalisiert?
- Ist der Embryo vital?

- Wie viele Embryonen sind ausgebildet und welche Chorion- und Amnionverhältnisse liegen vor?
- Wie alt ist der Embryo?
- Weist der Embryo Auffälligkeiten der körperlichen Integrität auf?

Die Ultraschalluntersuchung ist das einzige Untersuchungsverfahren, mit dem sich die intrauterine Implantation des Embryos in die Gebärmutterhöhle direkt nachweisen lässt. Ferner können bereits 40 Tage nach dem ersten Tag der letzten Periode (5+5 SSW) embryonale Herzaktionen als Ausdruck der Vitalität nachweisbar sein und ab 50 Tagen p.m. (7+1 SSW) embryonale Bewegungen sichtbar sein (12, 20). Zur Unterscheidung zwischen einer intakten Schwangerschaft und einer gestörten intrauterinen oder einer ektopen Schwangerschaft können auch folgende Kriterien herangezogen werden (1):

- Die Chorionhöhle sollte ab einer HCG-Konzentration von 1.500 mIU/ml (1. Internationale Referenzpräparation) vaginalsonographisch immer nachweisbar sein.
- Der Dottersack sollte ab einem mittleren Chorionhöhlendurchmesser (CHD) von 10 mm und ab einem HCG-Wert von 20.000 mIU/ml vaginalsonographisch immer darstellbar sein.
- Die Herzaktion sollte ab einem CHD von 20 mm und einem HCG-Wert von 50.000 mIU/ml immer positiv sein.

Die Ultraschalluntersuchung in der Frühschwangerschaft kann die Anzahl von Mehrlingen und auch die Eihautverhältnisse sicher festlegen. Dies hat für die weitere Betreuung der Schwangerschaft erhebliche Bedeutung (16, 18).

Die Schätzung des Alters der Schwangerschaft durch Biometrie in der Frühschwangerschaft liefert im Vergleich zu allen anderen Methoden die verlässlichsten Angaben (11, 18, 19). Die möglichst genaue Festlegung des Schwangerschaftsalters ist für die weitere Betreuung der Schwangeren, für die biochemische Risikoeinschätzung im ersten und zweiten Trimenon (14, 17), für die Risikoeinschätzung bei vorzeitigen Wehen im Schwangerschaftszeitraum zwischen 22 und 28 SSW (8) und für die klinische Betreuung bei Terminüberschreitung (2, 10) von Bedeutung.

Die Diagnose von Auffälligkeiten der körperlichen Integrität eröffnet neben der Möglichkeit zur frühzeitigen embryofetalen Therapie (21) auch die Erkennung nicht überlebensfähiger embryofetaler Erkrankungen, wie z.B. der Anenzephalie (3, 9). Über die Beurteilung der Nackentransparenz ergeben sich Hinweise auf eine Vielzahl von Entwicklungsstörungen (6).

4 Feststellung der Schwangerschaft

Bei der ersten Ultraschalluntersuchung in der Frühschwangerschaft soll die intrauterine Implantation der Schwangerschaft nachgewiesen werden. Die normale Chorionhöhle ist im Unterschied zu intrakavitären Flüssigkeitsansammlungen durch ihre asymmetrische Lokalisation im Endometrium gekennzeichnet. Es ist darauf zu achten, dass das Chorion allseits von Myometrium umgeben ist. Die Diagnostik der zervikalen und isthmischen Schwangerschaft ist so am günstigsten in der Frühschwangerschaft möglich. Ferner wird bei jeder Ultraschalluntersuchung in der Frühschwangerschaft auf das Vorliegen einer Uterusanomalie (Uterus arcuatus, Uterus subseptus, Uterus bicornis, Uterus duplex) geachtet und die Adnexregion beurteilt. Die Beurteilung von Uterus und Adnexregion schließt die Dokumentation von Myomen und Adnexzysten mit ein.

Die Vitalität des Embryos ist im Realtime-Ultraschall direkt sichtbar und sollte im schriftlichen Befund fixiert werden. Eine Time-Motion-Ultraschalluntersuchung ist nicht obligater Bestandteil einer Untersuchung zur Schwangerschaftsfeststellung.

Bei jeder Frühultraschalluntersuchung sollte – falls ein Embryo dargestellt werden kann – die Länge des Embryos gemessen werden, um daraus das anamnestisch errechnete Schwangerschaftsalter überprüfen zu können. Die Messung ist bildlich zu dokumentieren. Beispiele für Referenzwerte zum Wachstum bei bekanntem Schwangerschaftsalter sind in Abbildung 1 und zur Gestationsaltersschätzung in Tabelle 1 aufgeführt.

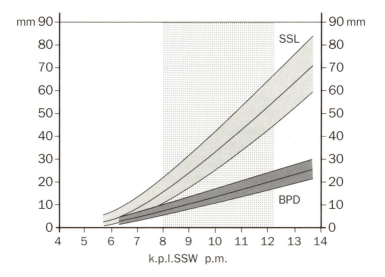

Abb. 1: Vaginalsonographische Wachstumskurven (50. Perzentile mit 90%-Vertrauensbereich) der Scheitelsteißlänge (SSL) und des biparietalen Durchmessers (BPD) im I. Trimenon (nach [9]). Der Zeitraum des ersten Ultraschallscreenings ist markiert.

Tab. 1: Schätzung des Gestationsalters anhand der Scheitelsteißlänge (SSL) und des biparietalen Durchmessers (BPD) im I. Trimenon (nach [11]).

mm	kpl. SSW+Tage p.m. (SSL)			kpl. SSW+Tage p.m. (BPD)		
	5%	50%	95%	5%	50%	95%
1	-	-	-	-	-	-
2	5+2	6+0	6+4	-	-	-
3	5+4	6+1	6+5	6+1	6+6	7+3
4	5+5	6+2	7+0	6+3	7+1	7+6
5	5+6	6+3	7+1	6+5	7+3	8+1
6	6+0	6+4	7+2	7+0	7+5	8+4
7	6+1	6+5	7+3	7+2	8+0	8+6
8	6+2	6+6	7+4	7+4	8+2	9+1
9	6+3	7+0	7+5	7+6	8+4	9+3
10	6+4	7+1	7+6	8+1	8+6	9+5
11	6+4	7+2	8+0	8+2	9+1	10+1
12	6+5	7+3	8+1	8+4	9+3	10+3
13	6+6	7+4	8+2	8+6	9+5	10+5
14	7+0	7+5	8+3	9+1	10+0	11+0
15	7+1	7+6	8+4	9+3	10+2	11+2
16	7+2	8+0	8+5	9+4	10+4	11+5
17	7+3	8+0	8+6	9+6	10+6	12+0
18	7+3	8+1	9+0	10+1	11+1	12+2
19	7+4	8+2	9+0	10+3	11+3	12+4
20	7+5	8+3	9+1	10+5	11+5	13+0
21	7+6	8+4	9+2	11+0	12+1	13+2
22	7+6	8+5	9+3	11+2	12+3	13+5
23	8+0	8+5	9+4	-	-	-
24	8+1	8+6	9+5	-	-	-
25	8+2	9+0	9+6	-	-	-
26	8+3	9+1	9+6	-	-	-
27	8+3	9+2	10+0	-	-	-
28	8+4	9+2	10+1	-	-	-
29	8+5	9+3	10+2	-	-	-
30	8+6	9+4	10+3	-	-	-
31	8+6	9+5	10+3	-	-	-
32	9+0	9+6	10+4	-	-	-
33	9+1	9+6	10+5	-	-	-
34	9+1	10+0	10+6	-	-	-
35	9+2	10+1	11+0	-	-	-

kpl. SSW+Tage p.m. (SSL)				kpl. SSW+Tage p.m. (BPD)		
36	9+3	10+2	11+0	-	-	-
37	9+4	10+2	11+1	-	-	-
38	9+4	10+3	11+2	-	-	-
39	9+5	10+4	11+3	-	-	-
40	9+6	10+5	11+4	-	-	-
41	10+0	10+5	11+4	-	-	-
42	10+0	10+6	11+5	-	-	-
43	10+1	11+0	11+6	-	-	-
44	10+2	11+1	12+0	-	-	-
45	10+2	11+1	12+0	-	-	-
46	10+3	11+2	12+1	-	-	-
47	10+4	11+3	12+2	-	-	-
48	10+5	11+4	12+3	-	-	-
49	10+5	11+4	12+3	-	-	-
50	10+6	11+5	12+4	-	-	-
51	11+0	11+6	12+5	-	-	-
52	11+0	11+6	12+6	-	-	-
53	11+1	12+0	12+6	-	-	-
54	11+2	12+1	13+0	-	-	-
55	11+2	12+2	13+1	-	-	-
56	11+3	12+2	13+2	-	-	-
57	11+4	12+3	13+3	-	-	-
58	11+5	12+4	13+3	-	-	-
59	11+5	12+5	13+4	-	-	-
60	11+6	12+5	13+5	-	-	-

Die exakteste Schätzung des Schwangerschaftsalters ist durch die Messung der größten Länge oder Scheitelsteißlänge (SSL) möglich, die entweder im Sagittalschnitt oder im Frontalschnitt gemessen wird. Bereits ab acht abgeschlossenen Wochen p.m. kann auch der biparietale Durchmesser (BPD) zur Schätzung des Schwangerschaftsalters herangezogen werden. Eine Korrektur des Gestationsalters sollte immer dann erfolgen, wenn das anamnestische Gestationsalter mehr als sieben Tage von dem durch die Ultraschalluntersuchung fixierten Alter abweicht.

Werden in der Frühschwangerschaft Mehrlinge diagnostiziert, so sind die Chorion- und Amnionverhältnisse festzuhalten und diese bildlich zu dokumentieren. Sollten im Rahmen einer Ultraschalluntersuchung in der Frühschwangerschaft Auffälligkeiten der embryonalen Struktur festgestellt werden, so ist möglichst umgehend eine weitere Klärung durch einen speziell qualifizierten Untersucher zu veranlassen.

5 Ultraschallvorsorgeuntersuchung zwischen 8+0 bis 11+6 SSW p.m. (= Beginn der 9. und dem Ende der 12. SSW)

Aufgabe der Ultraschallvorsorgeuntersuchung im Rahmen der Mutterschaftsvorsorge ist die Erhebung von Befunden, welche für die weitere ärztliche Betreuung der Schwangerschaft wesentliche klinische Entscheidungsgrundlagen bieten (4). Sofern dies nicht bereits durch eine vorausgegangene Ultraschalluntersuchung (s. oben) geklärt wurde, hat die Vorsorgeuntersuchung im Rahmen der Mutterschaftsrichtlinien die intrauterine Lokalisation der Schwangerschaft zu sichern, wobei die diagnostische Relevanz in dem für diese Untersuchung vorgesehenen Zeitrahmen im Vergleich zu früheren Schwangerschaftswochen abnimmt.

Die Vitalität des Embryos/Feten wird durch das pulsierende Herz und die embryonalen Bewegungen gesichert und als solche schriftlich dokumentiert.

Zur Überprüfung des anamnestischen Schwangerschaftsalters werden entweder die Scheitelsteißlänge (SSL) oder der biparietale Durchmesser (BPD) gemessen. Korrektur und Festlegung des Schwangerschaftsalters erfolgt wie oben beschrieben. Im Anschluss an diese Untersuchung muss der voraussichtliche Entbindungstermin fixiert werden. In Bezug auf die Mehrlingsdiagnostik sind die oben genannten Ausführungen anzuwenden.

Im Rahmen der Vorsorgeuntersuchung soll die körperliche Integrität der Frühschwangerschaft überprüft werden. Dazu zählen

- der Nachweis von vier Gliedmaßenknospen,
- der Ausschluss eines generalisierten Hydrops,
- der Nachweis einer geschlossenen Schädelkalotte,
- der Ausschluss von zystischen Raumforderungen intraabdominell von 2,0 cm Durchmesser und mehr.

Der sichere Ausschluss eines Bauchwanddefektes ist erst nach 12+0 SSW p.m. nach Rückbildung des physiologischen Nabelschnurbruches möglich (9, 15). Bei Auffälligkeiten der embryofetalen Anatomie sollte von einem erfahrenen Untersucher eine zweite Meinung eingeholt werden, bevor mit der Patientin klinische Konsequenzen vereinbart werden.

Die sonographische Messung der Nackentransparenz zwischen 11 und 14 Schwangerschaftswochen (6) mit konsekutiver Risikoberatung bezüglich des Vorliegens einer chromosomalen Aberration oder einer Fehlbildung ist eine Leistung, die zu einer vorher durchgeführten Aufklärung verpflichtet. Sie ist gemäß den Mutterschaftsrichtlinien nicht Bestandteil der Mutterschaftsvorsorge. Der im Mutterpass aufgeführte Befund eines „dorsonuchalen Ödems" ist missverständlich, in den Mutterschaftsrichtlinien nicht definiert und nicht mit der „Nackentransparenz" identisch. Die Nackentransparenz ist eine Struktur, die bei allen Feten erhoben werden kann, deren pathophysiologische Relevanz jedoch von ihrer Ausprägung abhängt. Dagegen beschreibt der Begriff des Ödems immer einen pathologischen Befund.

6 Erweiterte Ultraschalluntersuchungen in der Frühschwangerschaft

Gezielte Ultraschalluntersuchungen in der Frühschwangerschaft sind indiziert bei Patientinnen mit anamnestischen Risikofaktoren zur gezielten Ausschlussdiagnostik fetaler Erkrankungen. Diese sollten jedoch nur von Untersuchern mit entsprechender Erfahrung durchgeführt werden. Die Fehlbildungsdiagnostik in der Frühschwangerschaft sollte immer berücksichtigen, dass Erkrankungen, die sich intrauterin erst ausbilden, nicht in jedem Fall in dieser frühen Schwangerschaftsphase diagnostizierbar und damit auszuschließen sind (9). Ferner ist die Prognoseeinschätzung von Erkrankungen in Unkenntnis des Erkrankungsverlaufes in vielen Fällen nicht möglich. Nur eine gesicherte Diagnose der embryofetalen Erkrankung kann Grundlage von Überlegungen bezüglich der Fortsetzung einer Schwangerschaft sein. In Ermangelung embryofetalpathologischer Diagnosemöglichkeiten kann die Diagnose in der Frühschwangerschaft auch post abortum in den meisten Fällen nicht gestellt werden (Ausnahmen sind numerische und grobstrukturelle Chromosomenanomalien), so dass eine adäquate Beratung der Eltern bezüglich des Wiederholungsrisikos nicht möglich ist.

Nach Information der Schwangeren über die Möglichkeiten und Konsequenzen der Bestimmung der Nackentransparenz kann diese Messung zwischen 11 und 14 Schwangerschaftswochen zur Risikoabschätzung von Chromosomenaberrationen vorgenommen werden. Dabei wären die folgenden Vorbedingungen zu erfüllen:

- medianer Sagittalschnitt im gezoomten Bild und Messung nach den empfohlenen Standards (6),
- individuelle Risikoberechnung unter Berücksichtigung des Alters der Schwangeren, des Gestationsalters, resp. Scheitelsteißlänge,
- Beteiligung an einer Qualitätskontrolle.

Das derzeit verfügbare Computerprogramm suggeriert durch die Angabe von quantitativen Risiken allerdings eine Genauigkeit, welche bei den beschriebenen intraindividuellen Messfehlern von + 0,5 mm nicht gewährleistet werden kann (7). Bei einem Nackentransparenzdurchmesser von drei und mehr Millimetern zwischen 11 und 14

Schwangerschaftswochen ist von einem Risiko für eine Chromosomenanomalie auszugehen, das über dem einer 35-jährigen Schwangeren liegt (5).

7 Dokumentation

Eine Bilddokumentation sollte von den biometrischen Maßen und von allen auffälligen Befunden erhoben werden. Bei Mehrlingsschwangerschaften sollten die Eihautverhältnisse im Bild festgehalten werden. Eine schriftliche Dokumentation der Vitalität und des Implantationsortes sollte für jede Untersuchung durchgeführt werden, die bei Erhebung pathologischer Befunde um eine entsprechende Deskription zu erweitern ist.

8 Literatur

1. Feige A, Rempen A, Würfel W, Caffier H, Jawny J. Frauenheilkunde. Urban & Schwarzenberg, München, Wien, Baltimore, 1997

2. Hilder L, Costeloe K, Thilaganathan B. Prolonged pregnancy: evaluating gestation-specific risks of fetal and infant mortality. Br J Obstet Gynaecol 1998; 105: 169–173

3. Johnson SP, Sebire NJ, Snijders RJM, Tunkel S, Nicolaides KH. Ultrasound screening for anencephaly at 10–14 weeks of gestation. Ultrasound Obstet Gynecol 1997; 9: 14–16

4. KBV. Mutterschaftsrichtlinien. Deutsches Ärzteblatt 1995; 92: B233–B235

5. Nicolaides KH, Brizot ML, Snijders RJ. Fetal nuchal translucency: ultrasound screening for fetal trisomy in the first trimester of pregnancy. Br J Obstet Gynaecol 1994; 101: 782–786.

6. Nicolaides KH, Sebire NJ, Snijders JM. The 11–14-week scan. Parthenon Publishing Group, New York, London, 1999

7. Pandya PP, Altman DG, Brizot ML, Pettersen H, Nicolaides KH. Repeatability of measurement of fetal nuchal translucency thickness. Ultrasound Obstet Gynecol 1995; 5: 334–337

8. Philip AG. Neonatal mortality rate: is further improvement possible? J Pediatr 1995; 126: 427–433

9. Rempen A. Diagnostik fetaler Anomalien in der Frühschwangerschaft. Gynäkologe 1999; 32: 169–180

10. Rempen A. Effizienz der Ultraschallbiometrie in der Schwangerschaft. Gynäkologe 1996; 29: 553–561

11. Rempen A. Ultraschall in der Frühschwangerschaft. In: Schmidt W (Hrsg.). Jahrbuch der Gynäkologie und Geburtshilfe 1997/98. Biermann-Verlag, Zülpich, 1997: 51–61

12. Rempen A. Vaginale Sonographie im ersten Trimenon. I. Qualitative Parameter. Z Geburtshilfe Perinatol 1991; 195: 114–122

13. Rott HD. EFSUMB-Statement über klinische Sicherheit der Ultraschalldiagnostik. Ultraschall Med 1998; 19: 192

14. Sancken U, Rempen A. Die Bedeutung des Schwangerschaftsalters bei der individuellen Risikoberechnung für ein fetales Down-Syndrom in der sogenannten Triple-Diagnostik. Geburtsh u Frauenheilk 1997; 58: 219–224

15. Schmidt W, Yarkoni S, Crelin ES, Hobbins JC. Sonographic visualization of anterior abdominal wall hernia in the first trimester. Obstet Gynecol 1987; 69: 911–915

16. Sebire NJ, Snijders RJ, Hughes K, Sepulveda W, Nicolaides KH. The hidden mortality of monochorionic twin pregnancies. Br J Obstet Gynaecol 1997; 104: 1203–1207

17. Wald NJ, Cuckle HS, Densem JW, Kennard A, Smith D. Maternal serum screening for Down's syndrome: the effect of routine ultrasound scan determination of gestational age and adjustment for maternal weight. Br J Obstet Gynaecol 1992; 99: 144–149

18. Wisser J. Vaginalsonographie im ersten Schwangerschaftsdrittel. Springer, Berlin, Heidelberg, New York, 1995

19. Wisser J, Dirschedl P, Krone S. Estimation of gestational age by transvaginal sonographic measurement of greatest embryonic length in dated human embryos. Ultrasound Obstet Gynecol 1994; 4: 457–462

20. Wisser J, Dirschedl P. Embryonic heart rate in dated human embryos. Early Hum Dev 1994; 37: 107–115

21. Wisser J, Kurmanavicius J, Lauper U, Zimmermann R, Huch R, Huch A. Successful treatment of fetal megavesica in the first half of pregnancy. Am J Obstet Gynecol 1997; 177: 685–689

Erstfassung	2000
Überarbeitung	2001 Gültigkeit im Jahr 2008 bestätigt.
Beteiligte Fachgesellschaften, Arbeitsgemeinschaften und Organisationen	Deutsche Gesellschaft für Gynäkologie und Geburtshilfe • Board für Pränatal- und Geburtsmedizin • Arbeitsgemeinschaft für Materno-fetale Medizin • Arbeitsgemeinschaft Ultraschalldiagnostik Deutsche Gesellschaft für Ultraschall in der Medizin • Sektion III – Gynäkologie und Geburtshilfe Deutsche Gesellschaft für Perinatale Medizin
Autoren	Prof. Dr. med. A. Rempen, Schwäbisch-Hall (Federführung) Prof. Dr. med. R. Chaoui, Berlin PD Dr. med. P. Kozlowski, Dortmund Prof. Dr. med. M. Häusler, Graz (Österreich) Prof. Dr. med. R. Terinde, Ulm Prof. Dr. med. J. Wisser, Zürich (Schweiz)
Anmerkungen	S1-Leitlinie Methoden- und Leitlinienreport siehe Homepages der DGGG und der AWMF Publiziert in: FRAUENARZT 2001; 42: 327 ff.

DGGG Leitlinienregister 2008	3	Pränatal- und Geburtsmedizin
	3.2	Infektionen in Schwangerschaft und Geburtshilfe
	3.2.1	Bakterielle Vaginose in Gynäkologie und Geburtshilfe
AWMF Leitlinienregister	015/028 (S1)	

Bakterielle Vaginose in Gynäkologie und Geburtshilfe

3.2.1 identisch mit 1.4.3 siehe Band I, S. 237 ff.

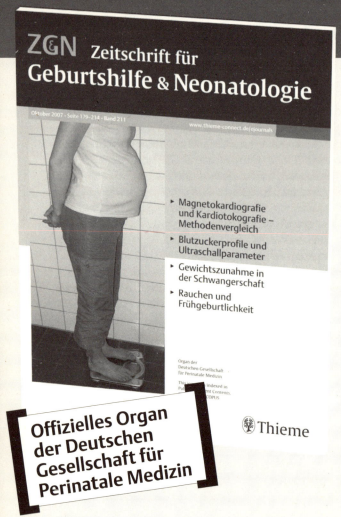

DGGG Leitlinienregister 2008	3	Pränatal- und Geburtsmedizin
	3.2	Infektionen in Schwangerschaft und Geburtshilfe
	3.2.2	Antimykotische Therapie der vaginalen Hefepilz-Kolonisation von Schwangeren zur Verhütung von Kandidamykosen beim Neugeborenen
AWMF Leitlinienregister	015/042 (S1)	

Deutsche Gesellschaft für Gynäkologie und Geburtshilfe (DGGG), Arbeitsgemeinschaft Infektiologie und Infektionsimmunologie in Gynäkologie und Geburtshilfe (AGII)

Antimykotische Therapie der vaginalen Hefepilz-Kolonisation von Schwangeren zur Verhütung von Kandidamykosen beim Neugeborenen

Das Vorkommen von fakultativ pathogenen Hefepilzen beim Menschen ist nicht physiologisch, obwohl je nach Alter, Geschlecht, Zahnstatus und Gesundheit 20–90% der untersuchten Menschen intestinal von Kandidaarten besiedelt sind (6). Die vaginale Kolonisation findet vom Digestionstrakt aus statt, weist bei gesunden, prämenopausalen, nicht schwangeren Frauen eine Häufigkeit von etwa 10–20% auf und tritt gelegentlich als Vulvovaginalkandidose klinisch in Erscheinung. Die intestinale Kolonisation, über deren Folgen für das Wohlbefinden, die Gesundheit, die Immunologie etc. noch relativ wenig bekannt ist, kann bei abwehrgeschwächten Erwachsenen, insbesondere aber bei Frühgeborenen, zu einer Kandidasepsis führen.

In etwa 90–95% der Fälle wird die Vaginalkandidose durch Candida albicans verursacht, in 2–5% durch Candida glabrata und daneben durch ungefähr zehn weitere Arten, z. B. Candida krusei, Candida tropicalis, Candida guilliermondii, Candida parapsilosis, Candida kefyr (ehemals C. pseudotropicalis) (17).

Candida albicans hat Östrogenrezeptoren. Auch deshalb wird in der Schwangerschaft das Wachstum von Hefepilzen in der Scheide begünstigt, so dass bei nicht antimykotisch behandelten Frauen in der 40. Schwangerschaftswoche die Prävalenz rund 35% beträgt (13).

Post partum können Hefepilze in der Scheide der Mutter nur noch in etwa 5–7% nachgewiesen werden. Eine konnatale Kandidasepsis bei stehender Fruchtblase ist sehr selten.

Das Nativpräparat aus Vaginalsekret ist selbst bei einer akuten Vaginalkandidose nur in etwa 80% positiv, so dass die Hefepilzkultur aus Vaginalsekret unverzichtbar ist, wenn im Nativpräparat keine Sprosszellen oder Pseudomyzellen gesehen werden. Bei kolonisierten asymptomatischen Schwangeren gelingt der Nachweis von Hefepilzen im Nativpräparat nur in etwa 50–60% der Fälle (16).

Bei der vaginalen Geburt kommt es mit etwa 80% Wahrscheinlichkeit zur Übertragung der Hefepilze auf die Haut der Neugeborenen (5, 21). Aufgrund des nachgewiesenen Artenspektrums und stammspezifischer Merkmale der Candidaarten konnte dieser vertikale Übertragungsweg bewiesen werden (4). Von dort werden Mundhöhle und Intestinaltrakt besiedelt. Selten findet eine Besiedlung des reifen Neugeborenen durch z. B. Krankenhauspersonal statt (22). Schwarze et al. (23) zeigten, dass 20% von 233 reifen Neugeborenen am 28. Lebenstag von Candida kolonisiert waren und 14,1%, also fast drei Viertel von ihnen, auch an einer Kandidose erkrankten, wenn keine Prophylaxe erfolgte. Schnell (21, 22) kam zu ähnlichen Ergebnissen und wies darüber hinaus in einer prospektiven Untersuchung an 607 Mutter-Kind-Paaren nach, dass reife, gesunde Neugeborene, die am 7. Lebenstag eine von der vaginalen Geburt erworbene Candida-Kolonisation aufwiesen, ein Risiko von 100% für eine Mund- oder Anogenitalkandidose hatten, während Neugeborene, die erst ab der zweiten Lebenswoche über andere Kontakte kolonisiert worden waren, nur in weniger als 40% der Fälle auch erkrankten. Die Kandidoserate von 100% der primär kolonisierten Kinder wurde in einer späteren prospektiven Studie an 214 gesunden Neugeborenen, die durch Hausbesuche am 7., 14. und 21. Lebenstag auf Kolonisation und Infektion durch Candida untersucht worden waren, von Römeth (20) bestätigt.

Die Brustwarze der Mutter wird vom trinkenden Kind häufig mit Hefepilzen besiedelt und kann so Quelle für eine Rekolonisation des Kindes, aber auch eine Kandidose der mütterlichen Brustwarze sein (21).

Aus prospektiven Studien ging hervor, dass Candida albicans für das reife, gesunde Neugeborene praktisch obligat pathogen ist, da im Fall einer Kolonisation während der ersten Lebenswoche in mindestens 90% der Fälle eine Mund- oder Anogenitalkandidose innerhalb des 1. Lebensjahres resultiert. Der Häufigkeitsgipfel liegt mit etwa 10% aller Neugeborenen in der 3. Lebenswoche (5). Beispielsweise waren am 6. bzw. 14. Lebenstag 13 bzw. 16% der Neugeborenen kolonisiert und 3 bzw. 11,5% infiziert (24), während es am 21. Lebenstag 15,9% kolonisierte und 10,7% infizierte gab (21).

Die Dermatitis seborrhoica infantum und die Erythrodermia desquamativa Leiner sowie seborrhoische Mykide der Kopfhaut werden als Folge von Hefepilzinfektionen aufgefasst (26).

Die unkomplizierte mukokutane Kandidose ist in der pädiatrischen Praxis meist mühelos zu therapieren (10), so dass präventive Maßnahmen vor der Geburt eines reifen Neugeborenen von vielen Pädiatern für unnötig gehalten werden. Dem muss entgegengehalten werden, dass einerseits „Mundsoor" und „Windeldermatitis" für das Neugeborene eine erhebliche Beeinträchtigung sind und andererseits ein wichtiges Ziel der präpartalen Prophylaxe die Verhütung lebensbedrohlicher Endomykosen bei entsprechend disponierten Neugeborenen ist (5). Außerdem sind Pilzkulturen bei 100 Schwangeren mit Gabe eines Antimykotikums bei 30 von ihnen kostengünstiger als die Diagnostik und Therapie bei 20 erkrankten Säuglingen[1]. Da präventive Maßnahmen in der Gravidität auch nicht aufwendiger als eine postnatale Therapie sind, sollte an der Sanierung der mütterliche Vagina auch vor der Geburt eines reifen Kindes festgehalten werden. Wenn keine präpartale vaginale Prophylaxe betrieben wurde, waren von 607 Müttern bei der Geburt knapp 27% kolonisiert und post partum 18,6% ihrer Kinder auch. Wurde aber eine präpartale vaginale Prophylaxe durchgeführt, so waren von 630 Müttern nur noch 9% kolonisiert und nur noch 3,2% ihrer Neugeborenen mit entsprechend geringerer Quote an Infektionen (21). Diese damals in Wuppertal durchgeführte Studie („Wuppertaler Modell") konnte später in Bielefeld bei 850 Müttern bestätigt werden (Dissertation Sutyadi 1986, zit. bei [22]).

Besonders gefährdet sind Frühgeborene (2, 3, 9, 11, 12, 18): Etwa 4% der Kinder unter 1500 g und etwa 10% unter 1000 g erleiden eine Kandidämie meist durch intestinale Persorption, wenn keine Prävention betrieben wird. Bei der Obduktion von Neugeborenen wurde in mindestens 2% der Fälle eine Kandidose als Todesursache festgestellt. Bei 1000 Neugeborenen einer Klinik pro Jahr dürfte durchschnittlich mit fünf Frühgeburten unter 1000 g Gewicht und etwa 6–8 unter 1500 g Gewicht zu rechnen sein, so dass jährlich etwa ein Fall einer Kandidämie oder Kandidasepsis angenommen werden muss, wenn keine Prophylaxe betrieben wird. Problematisch sind dabei meist das Fehlen sicherer klinischer Parameter und der unsichere direkte oder indirekte Pilznachnachweis.

---

1   Eine „antimykotische Prophylaxe" in der 34. bis 36. Schwangerschaftswoche wurde von 1985 bis 1987 in den Mutterschaftsrichtlinien vorgeschrieben, leider ohne vorherige Diagnostik. Sie wurde daraufhin (leider ersatzlos) gestrichen. Mit den zuständigen Gremien sollte deshalb erörtert werden, inwieweit das Anlegen einer Pilzkultur aus der Vagina ab der 34. Schwangerschaftswoche, wie oben empfohlen, Eingang in die Mutterschaftsrichtlinien finden kann. Wir halten dies aus den genannten Gründen für sinnvoll, auch wenn man das gegenwärtig noch nicht als Standard voraussetzen kann.

Internationale Empfehlungen zur Pilzprophylaxe bei der Schwangeren zur Vermeidung neonataler Mykosen sind unseres Wissens nach nicht bekannt, obwohl der Wert dieser einfachen Maßnahmen seit der prospektiven Studie von Schnell (21) belegt ist. Deshalb wird zusammen mit Malicke und Rieth seit mehr als 30 Jahren (14), mit Blaschke-Hellmessen seit 1968 (5) und mit Schnell seit 1982 (21) empfohlen:

1. Anlegen einer Pilzkultur aus der Vagina ab der 34. Schwangerschaftswoche, z. B. auf Sabouraud-Glukose-Agar oder einem anderen geeigneten Agar zur Anzüchtung von Candidaarten[1] (siehe Fußnote auf vorhergehender Seite).
2. Intravaginale Therapie mit geeigneten Polyen- (Nystatin, Amphotericin B) oder Azol-Antimykotika (Imidazole, wie z. B. Clotrimazol, Econazol-Nitrat, Miconazol-Nitrat, Fenticonazol-Nitrat u.a.) bei Nachweis von Hefepilzen, unabhängig von klinischen Beschwerden. Imidazole sind in Studien dem Nystatin hinsichtlich Heilungs- und Rückfallquoten leicht überlegen (8). Die Ein-Dosis-Therapie mit Imidazolen ist wegen ihrer besseren Compliance bei gleicher Wirksamkeit vorzuziehen. Die Einnahme oraler Triazole (z. B. Fluconazol, Itraconazol) ist in der Schwangerschaft nicht erlaubt, während Imidazole für die vaginale Therapie in allen drei Trimestern als unschädlich für den Embryo bzw. Feten gelten (8, 19).
3. Bei drohender Frühgeburt müssen Pilzkultur und ggf. Therapie individuell früher erfolgen.
4. Eine Therapie des asymptomatischen Partners ist nicht erforderlich.

Mit diesen Maßnahmen kann die Rate der vaginalen Hefekolonisation von 30–40% auf unter 10% und die der neonatalen Infektionen von über 10% auf 1–2% in den ersten vier Lebenswochen gesenkt werden. Falls wenige Hefezellen in der mütterlichen Vagina nach der Therapie persistieren sollten, findet keine signifikante Vermehrung innerhalb von vier Wochen statt, so dass ebenfalls eine Verringerung des neonatalen Infektionsrisikos resultiert (21).

Es ist von Neonatologen noch nicht entschieden, ob bei kleinen Frühgeborenen eine lokal intestinale Polyen-Prophylaxe (1) oder eine systemische Fluconazol-Prophylaxe der bessere Weg sei.

Wir empfehlen für Neugeborene unter 1500 g Geburtsgewicht und erforderlicher Intensivtherapie im Fall einer positiven Pilzkultur aus z. B. Mundhöhle oder Stuhl eine mehrwöchige Prophylaxe mit oral applizierten Polyenen (Nystatin-Glycerol-Suspension 3 x 100.000 IE täglich oder Amphotericin B 4 x 0,2 ml = 80 mg zur Reduktion der intestinalen Kolonisation (23, 25).

Literatur

1. Austin NC, Darlow B. Prophylactic oral anti-fungal agents to prevent systemic candida infection in preterm infants (protocol for a Cochrane review). The Cochrane Library 2002; 3. Oxford: Update Software

2. Baley J E, Kliegmann RM, Boxerbaum B, FanaroffAA. Fungal colonization in the very low birth weigth infant. Pediatrics 1986; 78: 225–232

3. Banister E. Gastrointestinal Colonization with Yeast species and Candida Septicemia in very low birth weight infants. Mycoses 1990; 33: 20–23

4. Blaschke-Hellmessen R. Experimentelle Untersuchungen zur Epidemiologie der Hefepilzerkrankungen bei Säuglingen und Kleinkindern. Mykosen 1972; 15: 23–26

5. Blaschke-Hellmessen R. Subpartale Übertragung von Candida und ihre Konsequenzen. Subpartal transmission of Candida and its consequences. Mycoses 1998; 41 (Suppl 2): 31–36

6. Blaschke-Hellmessen R. Standorte für Candida aus medizinisch-hygienischer Sicht. Mycoses 1999; 42 (Suppl 1): 22–29

7. Blaschke-Hellmessen R, Schnell JD, Spitzbarth H, Mendling W. Subpartale Übertragung von Sprosspilzen von der Mutter auf das Kind. Frauenarzt 2006; 47: 714–723

8. Coleman TK, Rogers PD, Cleary JD, Chapman SW. Antifungal Therapy During Pregnancy. Clin Inf Dis 1998; 27: 1151–1160

9. Faix RG, Kovarik SM, Shaw TR, Johnson RV. Muccocutaneous and invasive candidiasis amoung very low birth weight (1.500 g) infants in intensive care nurseries: a prospective study. Pediatrics 1989; 83: 101–107

10. Hoppe JE. Treatment of oropharyngeal candidiasis and candidal diaper dermatitis in neonates and infants: review and reappraisal. Pediatr Infect Dis J 1997; 16: 885–894

11. Kossoff EH, Buescher ES, Karlowicz MG. Candidemia in a neonatal intensive care unit: trends during fifteen years and clinical features of 111 cases. Pediatr Infect Dis J 1998; 17: 504–508

12. Laskus A, Mendling W, Schmidt A. Ist die Candida-Septikämie bei Frühgeborenen eine nosokomiale Infektion? Mycoses 1998; 41 (Suppl 2): 37–40

13. Niemann D, Mendling W, Tintelnot K. Prospektive Studie zum Nachweis von Candidaspezies im Vaginalsekret unter besonderer Berücksichtigung von Candida dubliniensis. Dissertation Charité Berlin 2005

14. Malicke H, Rieth H. Soorprophylaxe bei Neugeborenen. Mykosen 1967; 10: 383–390

15. McGuire, W, Clerihew L, Austin NC. Prophylactic intravenous antifungal agents to prevent mortality and morbidity in very low birth weight infants. The Cochrane Library 2004; 1. Oxford. Update Software

16. Mendling W. Vaginalmykosen. In: Tietz H-J, Mendling W. Haut- und Vaginalmykosen. Blackwell, Berlin, Wien, 2001

17. Mendling W, Seebacher C. Guideline vulvovaginal candidosis. Mycoses 2003; 46: 365–369

18. Müller F, Elstner S, Schloesser R, Groll AH, Roos R. Systemic fungal infections in preterm infants in Germany. 41th ICAAC 2001; Abstract J-833, p. 384, Chicago, USA

19. Paulus WE, Lauritzen C. (Hrsg.). Medikamente und Schadstoffe in der Schwangerschaft und Stillzeit. Spitta Verlag, Balingen, 2003

20. Römeth H. Das Morbiditätsrisiko junger Säuglinge durch Hefepilze. Dissertation, Heinrich-Heine-Universität, Düsseldorf, 1993

21. Schnell JD. Vaginalmykose und perinatale Pilzinfektion. S. Karger, Basel, 1982

22. Schnell JD. „Soorprophylaxe" in der Schwangerschaft. Frauenarzt 1986; 5: 19–26

23. Schwarze R (Koordinator). Candidose. In: Dtsch. Ges. f. pädiatr. Infektiol. e.V. (DGPI) (Hrsg.). Handbuch Infektionen bei Kindern und Jugendlichen. 4. Aufl. 2003, 225–237

24. Schwarze R, Blaschke-Hellmessen R, Hinkel GK, Hoffmann H, Weigl J. Untersuchungen zur Soorprophylaxe Neugeborener. I. Mitteilung: Wirksamkeit einer Fungicin-(Nystatin-) Prophylaxe bei gesunden Neugeborenen. Kinderärztl Prax 1976; 305–314

25. 25. Schwarze R, Blaschke-Hellmessen R, Pappisch M. Orale Applikation von Nystatin und Amphotericin B zur Prophylaxe und Therapie von Candidamykosen bei Risikoneugeborenen. In: Sitzmann FC (Hrsg.). Infektionen mit Parasiten und Pilzen im Kindesalter. Hans Marseille Verlag, München, 1995: 199–210

26. 26. Seebacher C. Zur Ätiologie und Pathogenese der Dermatitis seborrhoica infantum. Mykosen 1981; 24: 209–215

Erstfassung	1994
Überarbeitung	2006 Gültigkeit im Jahr 2008 bestätigt.
Beteiligte Fachgesellschaften, Arbeitsgemeinschaften und Organisationen	Deutsche Gesellschaft für Gynäkologie und Geburtshilfe • Arbeitsgemeinschaft Infektiologie und Infektimmunologie in Gynäkologie und Geburtshilfe
Autoren	Prof. Dr. med. W. Mendling, Berlin (Federführung) Prof. Dr. med. R. Blaschke-Hellmessen, Friedewald Prof. Dr. med. U. Hoyme, Erfurt Prof. Dr. med. J. Martius, Agatharied Prof. Dr. med. F.-M. Müller, Heidelberg Prof. Dr. med. J. D. Schnell, Bielefeld Prof. Dr. med. R. Schwarze, Dresden Prof. Dr. med. H. Spitzbart, Erfurt
Anmerkungen	S1-Leitlinie Methoden- und Leitlinienreport siehe Homepages der DGGG und der AWMF

DGGG Leitlinienregister 2008	3	Pränatal- und Geburtsmedizin
	3.2	Infektionen in Schwangerschaft und Geburtshilfe
	3.2.3	HIV-Therapie in der Schwangerschaft und bei HIV-exponierten Neugeborenen
AWMF Leitlinienregister	055/002 (S2k)	

HIV-Therapie in der Schwangerschaft und bei HIV-exponierten Neugeborenen

Aufgrund der schnell wechselnden HIV-Therapieschemata wird auf die jeweils aktuelle Version der Leitlinie auf den Homepages der AWMF und der DGGG verwiesen.

Erstfassung	1998
Überarbeitung	2005
Beteiligte Fachgesellschaften, Arbeitsgemeinschaften und Organisationen	Deutsche AIDS-Gesellschaft (Federführung) Österreichische AIDS-Gesellschaft Kompetenznetz HIV/AIDS Robert-Koch-Institut Berlin Deutsche Arbeitsgemeinschaft niedergelassener Ärzte in der Versorgung von HIV- und AIDS-Patienten Deutsche Gesellschaft für Kinderheilkunde und Jugendmedizin Pädiatrische Arbeitsgemeinschaft AIDS Deutschland Deutsche Gesellschaft für Gynäkologie und Geburtshilfe Nationales Referenzzentrum für Retroviren Deutsche AIDS-Hilfe
Anmerkung	S2k-Leitlinie

DGGG Leitlinienregister 2008	3	Pränatal- und Geburtsmedizin
	3.2	Infektionen in Schwangerschaft und Geburtshilfe
	3.2.4	Prophylaxe der Neugeborenensepsis durch Streptokokken der Gruppe B
AWMF Leitlinienregister	024/020 (S1)	

Deutsche Gesellschaft für Gynäkologie und Geburtshilfe (DGGG), Arbeitsgemeinschaft Infektionen und Infektionsimmunologie in Gynäkologie und Geburtshilfe (AGII), Gesellschaft für Neonatologie und Pädiatrische Intensivmedizin (GNPI), Deutsche Gesellschaft für pädiatrische Infektiologie (DGPI), Deutsche Gesellschaft für Perinatale Medizin (DGPM)

Prophylaxe der Neugeborenensepsis – frühe Form – durch Streptokokken der Gruppe B

Inhaltsverzeichnis

1 Einführung 42

2 Entwicklung der bisherigen Empfehlungen 43

3 Empfohlene Vorgehensweise zur Prophylaxe 45
    3.1 Empfehlungen zur Durchführung des Screenings 46
    3.2 Empfehlungen zur Durchführung der Prophylaxe bei der Schwangeren ... 47

Inhaltsverzeichnis (Fortsetzung)

4	**Empfehlungen zum Vorgehen beim Neugeborenen** **49**	
	4.1 Kinder mit Zeichen einer bakteriellen Infektion 50	
	4.2 Kinder ohne klinische Zeichen einer Infektion 50	
	4.2.1 Mütter mit GBS-Besiedlung oder unbekanntem GBS-Status 50	
	4.2.2 Mütter ohne GBS-Besiedlung 51	
5	**Schlussbemerkung** **51**	
6	**Literatur** **51**	

1 Einführung

Die Streptokokken der serologischen Gruppe B nach Lancefield (GBS) sind eine der häufigsten Ursachen für schwere Infektionen des Neugeborenen. Dabei ist zwischen einer frühen Form (Early-Onset) innerhalb von sieben Tagen nach der Geburt und einer späten Form (Late-Onset) zu unterscheiden (27). Vor der Einführung der GBS-Infektionsprophylaxe betrug das Verhältnis Early-Onset zu Late-Onset 80:20 (46). Seit Einführung der Prophylaxe hat sich dieses Verhältnis durch Rückgang der frühen GBS-Infektionen auf 50:50 in den USA und 60:40 in Deutschland verschoben (14, 21).

Die meisten kindlichen Infektionen erfolgen bereits intrauterin über das kolonisierte Fruchtwasser. Die frühe Form der Infektion, die im Mittel binnen 20 Stunden nach der Geburt zu ersten Symptomen führt (12), äußert sich bei den Neugeborenen als Sepsis und Pneumonie und seltener als Meningitis, Osteomyelitis oder Arthritis (21). Der Verlauf kann dramatisch sein und rasch in einen septischen Schock münden. Mit Tod oder neurologischen Langzeitfolgen muss gerechnet werden (E IIa) (9, 21).

In einer umfangreichen Untersuchung aus den Jahren 2001 und 2002 (Geburtskohorte von 1.450.000 Neugeborenen) wurde in Deutschland nach Einführung der antibiotischen Prophylaxe eine Inzidenz der Neugeborenensepsis durch GBS (positive Blutkultur und/oder Liquorkultur) von 0,47 Fällen pro 1000 Geburten geschätzt (E IIb) (21). Da nur etwa 10 bis 20% der mit GBS infizierten Neugeborenen eine positive Blutkultur aufweisen (klinische GBS-Sepsis), dürfte die tatsächliche GBS-Infektionsrate in Deutschland fünf- bis zehnmal höher sein, entsprechend zwei bis fünf Fällen pro 1000 Geburten (E V). Hier besteht eine enge Übereinstimmung mit der in den USA ermittelten Inzidenz. Die Häufigkeit der Early-Onset-Sepsis lag dort 1990, also vor Einführung der antibiotischen Prophylaxe, bei 1,8 Fällen pro 1000 Lebendgeborenen (E IIb) (46). In den USA konnte die Inzidenz der frühen Form der Neugeborenensepsis nach Einführung der prophylaktischen Maßnahmen im Jahre 1996 inzwischen auf 0,37 Fälle pro 1000 Geburten im Jahre 2005 gesenkt werden (14).

Die Mehrzahl (80%) aller Fälle einer Early-Onset-Sepsis betrifft reife Neugeborene; Frühgeborene erkranken häufiger (21).

Die Letalität liegt um 4% und ist bei sehr unreifen Frühgeborenen deutlich höher (42).

GBS werden bei 10 bis 30% von in der Regel symptomlosen Schwangeren im Bereich der Vagina und/oder des Anus nachgewiesen. Neuere Zahlen aus Deutschland geben eine GBS-Besiedlungsrate von durchschnittlich 16% an (11).

Während der Schwangerschaft kann es zu einem chronischen, einem intermittierenden oder einem vorübergehenden Nachweis von GBS kommen (5, 38).

Als Risikofaktoren der frühen Form der Neugeborenensepsis durch GBS gelten (E IIa) (15):

- Nachweis von GBS im Anogenitalbereich zum Zeitpunkt der Entbindung,
- GBS-Bakteriurie während der Schwangerschaft als Zeichen einer hohen Keimdichte im Anogenitalbereich,
- Blasensprung ≥ 18 Stunden,
- Fieber unter der Geburt ≥ 38,0 °C (Kerntemperatur),
- Frühgeburt vor 37+0 Schwangerschaftswochen (SSW),
- vorausgegangene Geburt eines an GBS erkrankten Kindes.

Die im Folgenden dargestellten Empfehlungen zur Prophylaxe der Neugeborenensepsis durch GBS beziehen sich ausschließlich auf die frühe Form, da nur diese prophylaktischen Maßnahmen zugänglich ist.

2 Entwicklung der bisherigen Empfehlungen

Als gemeinsame Stellungnahme einer Standardkommission der Deutschen Gesellschaft für Perinatale Medizin und der Deutschen Gesellschaft für Gynäkologie und Geburtshilfe wurden 1992 Empfehlungen zur Prophylaxe perinatal erworbener Neugeboreneninfektionen durch Streptokokken der Gruppe B erarbeitet (30). Seinerzeit entschied man sich für eine selektive, risikobezogene, subpartale Antibiotikaprophylaxe bei drohender Frühgeburt und zugleich nachgewiesener GBS-Besiedlung bzw. unbekanntem GBS-Befund zum Zeitpunkt der Geburt.

Aufgrund der 1996 publizierten Empfehlung der US-amerikanischen Centers for Disease Control and Prevention (CDC) mit dem Titel „Prevention of Perinatal Group B Streptococcal Disease: A Public Health Perspective" (43) erfolgte im Jahr 2000 in Deutschland die Veröffentlichung einer überarbeiteten Leitlinie, in der das allein risikobezogene Vorgehen durch eine präpartale GBS-Untersuchung aller Schwangeren zwischen 35+0 und 37+0 SSW ergänzt wurde (18, 31). Zum damaligen Zeitpunkt wurde darauf verzichtet, einem der beiden Vorschläge den Vorzug zu geben.

Neue Erkenntnisse machten es erforderlich, die bisherigen Empfehlungen zu aktualisieren. So konnte nachgewiesen werden, dass eine generelle Untersuchung auf GBS in der Schwangerschaft gegenüber dem risikobezogenen Vorgehen zu einer signifikanten (> 50%igen) Verringerung der frühen Sepsisfälle führt, ohne die Zahl der Frauen, die eine antibiotische Prophylaxe erhalten, wesentlich zu erhöhen (E IIa) (1, 41). Bisher gibt es keine Hinweise darauf, dass die prophylaktische Gabe von Antibiotika zur Vermeidung der Neugeborenensepsis durch GBS zu einem Anstieg von Sepsisfällen durch andere und möglicherweise resistente Mikroorganismen beiträgt (E IIa und IIb) (7, 26, 34).

Inzwischen liegen neue Empfehlungen zur Prophylaxe der Neugeborenensepsis durch GBS der CDC in den USA (15) aus dem Jahre 2002, Empfehlungen des Royal College of Obstetricians and Gynaecologists in England (40) aus dem Jahre 2003 und Empfehlungen der Society of Obstetricians and Gynaecologists of Canada aus dem Jahre 2004 vor (33).

Die genannten amerikanischen und kanadischen Empfehlungen unterscheiden sich von den englischen in wesentlichen Punkten.

So wird in den USA einem generellen Screening auf GBS zwischen 35+0 und 37+0 SSW der Vorzug vor dem rein risikobezogenen Vorgehen gegeben. Nach Ansicht der amerikanischen Autoren besteht auch unter Gesichtspunkten der Kosten-Nutzen-Analyse kein Zweifel an der höheren Effektivität und Überlegenheit des generellen Screenings und der subpartalen Antibiotikaprophylaxe (E IIa) (39, 42).

Das wesentliche Argument für ein generelles Screening aller Schwangeren ist die um mehr als 50% erhöhte Effektivität bezüglich der Vermeidung der frühen Form der Neugeborenensepsis durch GBS.

In England dagegen wird ein generelles Screening auf GBS bei allen Schwangeren nicht empfohlen. Dies wird dort insbesondere mit einer ungünstigen Kosten-Nutzen-Relation und mit einer nicht geklärten Finanzierung der Screeningmaßnahme begründet. Bei einer Inzidenz von 0,5 Fällen pro 1000 Geburten geht man in England von 340 Neugeborenen im Jahr aus, die eine Early-Onset-Sepsis entwickeln. Bei einer angenommenen 80%igen Effektivität einer antibiotischen Prophylaxe zur Vermeidung einer Early-Onset-Sepsis ließe sich die Zahl der erkrankten Kinder somit auf 68 Fälle reduzieren. Nach einer Einführung eines generellen Screenings und unter Einbeziehung der Fälle mit bekannten Risikofaktoren müssten in England 204.000 Frauen eine antibiotische Prophylaxe erhalten, um bei 272 Neugeborenen eine Early-Onset-Sepsis zu verhindern (E V) (40).

Aber auch bei Verzicht auf ein generelles Screening und Beschränkung der antibiotischen Prophylaxe ausschließlich auf Fälle mit bekannten Risikofaktoren (Fieber unter der Geburt, Blasensprung ≥ 18 Stunden, Frühgeburt vor 37+0 SSW und vorausgegangene Geburt eines Kindes mit einer Sepsis durch GBS) sollte nach Ansicht der englischen Autoren nur nach Aufklärung der betroffenen Mutter über das ihrer Meinung nach geringe Risiko einer Neugeborenensepsis durch GBS eine antibiotische Prophylaxe durchgeführt werden. In England geht man davon aus, dass etwa 625 Frauen mit einem oder mehreren Risikofaktoren eine antibiotische Prophylaxe erhalten müssten, um einen Fall einer Sepsis zu vermeiden. Um einen tödlich verlaufenden Fall einer Early-Onset-Sepsis beim Kind zu verhindern, wären 5882 Frauen mit einem oder mehreren Risikofaktoren prophylaktisch antibiotisch zu behandeln (E V).

3 Empfohlene Vorgehensweise zur Prophylaxe

Das Ziel der nachfolgenden Empfehlungen besteht darin, mit Hilfe einer subpartalen, intravenösen Antibiotikaprophylaxe die Häufigkeit der frühen Form der Neugeborenensepsis durch GBS zu reduzieren, ohne damit das Risiko von Infektionen durch andere Erreger und der Selektion resistenter Erreger zu erhöhen.

In enger Anlehnung an die amerikanischen und kanadischen Empfehlungen und abweichend von den englischen Vorschlägen wird in der vorliegenden Leitlinie einem Screening aller Schwangeren auf GBS zwischen 35+0 und 37+0 SSW der Vorzug vor einem risikobezogenen Vorgehen gegeben. Dieses Screening ist allerdings nicht Gegenstand der bisherigen Mutterschaftsrichtlinien und damit nicht Gegenstand des Leistungskataloges der gesetzlichen Krankenkassen und -versicherungen. Die vorliegenden Untersuchungen zeigen, dass mit diesem Vorgehen in einem hohen Prozentsatz (bis zu 90% der Fälle) eine Neugeborenensepsis durch GBS verhindert wird (E IIa) (41). Nach bisherigem Wissensstand wird dieser Erfolg nicht durch eine Zunahme von anderen potentiellen Risiken für Mutter und Kind (z.B. Anaphylaxie, Zunahme von nicht durch GBS verursachten Sepsisfällen) erkauft (7, 26).

Nachfolgend finden sich konkrete Empfehlungen zum generellen Screening und den sich daraus ergebenden Maßnahmen bei Mutter und Kind.

3.1 Empfehlungen zur Durchführung des Screenings

Alle Schwangeren sollen zwischen 35+0 und 37+0 SSW auf GBS mikrobiologisch untersucht werden (E IIa). Durch einen Abstrich von Introitus vaginae und Anorektum kann bereits zu diesem Zeitpunkt eine Aussage über den vermutlichen GBS-Kolonisierungsstatus am errechneten Termin gemacht werden (E IIa) (10). Die kombinierte Abstrichentnahme erhöht die Nachweisrate von GBS um bis zu 30% und spart Kosten.

Die bakteriologische Kultur ist die sicherste Methode, um eine GBS-Besiedlung der Mutter festzustellen. Übliche Transportmedien für bakterielle Mikroorganismen garantieren bei Einhaltung einer Temperatur von 4 °C bis 22 °C für bis zu vier Tage die Anzüchtbarkeit der GBS. Im mikrobiologischen Labor sind antibiotikahaltige Selektivmedien (z.B. Lim-Bouillon, BBL) zu verwenden, da die Sensitivität von Blutagarplatten für den Nachweis einer GBS-Besiedlung nicht ausreicht. Selektivnährmedien erhöhen die Nachweisrate um bis zu 100% (20). Die Anforderung an das mikrobiologische Labor sollte die Begriffe „GBS-Screening" und „Selektivmedium" enthalten.

Sollte eine Penicillinallergie bei der Schwangeren vorliegen, ist dies dem Labor mitzuteilen, damit eine Testung auf Clindamycin erfolgen kann, da die Alternative Cefazolin wegen der möglichen Kreuzallergie nur eingeschränkt zur Verfügung steht. Eine Antibiotikaresistenztestung der Erreger auf Penicillin oder Cephalosporine ist nicht notwendig, da bisher keine gegen Penicillin oder Cephalosporin resistenten GBS-Stämme beschrieben wurden (4).

Von der Verwendung von Schnelltests zum Nachweis einer anogenitalen GBS-Besiedlung ist abzuraten, da die Treffsicherheit dieser Tests nach wie vor zu gering ist, um Schwangere insbesondere mit niedriger Keimkonzentration zu identifizieren (45). Inwieweit in der Entwicklung befindliche PCR-Schnelltests (45 Minuten) in der Zukunft für die Routine eingesetzt werden können, muss weiteren Untersuchungen vorbehalten bleiben (E IIb) (6, 8, 25, 35).

3.2 Empfehlungen zur Durchführung der Prophylaxe bei der Schwangeren

Klinische Situation	Empfehlung
Positives GBS-Screening 35–37 SSW Zustand nach Geburt eines Kindes mit GBS-Infektion GBS-Bakteriurie während dieser Schwangerschaft GBS-Status unbekannt und einer der folgenden Risikofaktoren: • drohende Frühgeburt < 37+0 SSW • mütterliches Fieber ≥ 38 °C unter der Geburt • Blasensprung ≥ 18 Stunden	Subpartale Antibiotikaprophylaxe mit Penicillin G (Mittel der Wahl) i.v. einmalig 5 Mio. E., anschließend 2,5 Mio. E. alle vier Stunden bis zur Entbindung Alternativen: z.B. • Ampicillin i.v. einmalig 2 g, anschließend 1 g alle vier Stunden, • Cefazolin 2 g i.v. einmalig, anschließend 1 g alle acht Stunden, • Clindamycin 900 mg i.v. alle acht Stunden, jeweils bis zur Entbindung

Wenn das GBS-Screening durch geeignete Methoden innerhalb von fünf Wochen vor der Entbindung ein negatives Ergebnis erbrachte, dann kann unabhängig von den drei genannten Risikofaktoren auf eine Antibiotikaprophylaxe verzichtet werden.

Abb. 1: Subpartale Antibiotikaprophylaxe zur Vermeidung der frühen Form der Neugeborenensepsis durch Streptokokken der Gruppe B und Vorgehen beim Neugeborenen.

- Beim Nachweis einer GBS-Besiedlung zwischen 35+0 und 37+0 SSW wird keine sofortige Antibiotikatherapie durchgeführt, sondern die subpartale Antibiotikaprophylaxe zum Zeitpunkt der Entbindung (mit Wehenbeginn bzw. nach Blasensprung) vorgeschlagen (E IIa). Mittel der Wahl ist Penicillin G (zu Beginn 5 Mio. E. i.v. und anschließend 2,5 Mio. E. i.v. alle vier Stunden bis zur Entbindung) (E IIa). Ampicillin (zu Beginn 2 g i.v. und anschließend 1 g i.v. alle vier Stunden bis zur Entbindung) ist eine wirksame Alternative (E IIa), die aber wegen des breiteren Wirkungsspektrums insbesondere aus neonatologischer Sicht Nachteile gegenüber Penicillin durch Förderung von Resistenzentwicklungen bei gramnegativen Erregern hat (E V) (26). Resistenzen von GBS gegenüber Penicillin G oder Ampicillin wurden bisher nicht nachgewiesen (4). Um einen möglichst hohen schützenden Effekt der antibiotischen Prophylaxe für das Kind zu erreichen, sollte die erste Gabe des Antibiotikums an die Mutter ≥ 4 Stunden vor der Geburt erfolgen (17, 29).
- Bei Penicillinallergie sollte zunächst Cefazolin (zu Beginn 2 g i.v. und anschließend alle acht Stunden bis zur Geburt oder ein anderes Cephalosporin der zweiten Generation in entsprechender Dosierung) zur Anwendung kommen. Hierfür sind bisher ebenfalls keine Resistenzen gegenüber GBS beschrieben worden (E IIa) (32).
- Clindamycin (900 mg i.v. alle acht Stunden, in Deutschland für diese Indikation nicht ausdrücklich zugelassen) ist nur dann eine Alternative, wenn mit einer Allergie gegen Cefazolin gerechnet werden muss. Da bei dieser Substanz Resistenzen gegenüber

GBS beschrieben wurden, soll im Labor eine Resistenztestung angefordert werden (E V) (4).
- Bei primärer Schnittentbindung (ohne Blasensprung und ohne Wehentätigkeit) wird auf eine antibiotische GBS-Prophylaxe verzichtet, da das Risiko für eine kindliche GBS-Infektion gering ist (E IIa) (15, 37). Andere Indikationen für eine Antibiotikagabe bleiben davon unberührt (2).
- Liegt bei Beginn der Entbindung das Ergebnis der GBS-Kultur nicht vor, dann soll die subpartale Antibiotikaprophylaxe durchgeführt werden, wenn mindestens einer der folgenden Risikofaktoren nachweisbar ist (E IIa) (41):
  - drohende Frühgeburt vor 37+0 SSW,
  - Blasensprung ≥ 18 Stunden,
  - Fieber der Mutter ≥ 38,0 °C.
- Liegt ein negatives GBS-Kulturergebnis vor, das innerhalb von fünf Wochen vor der Geburt erhoben wurde, dann kann auch bei Vorliegen der oben genannten Risikofaktoren auf eine antibiotische Prophylaxe verzichtet werden (E IIa) (10), solange nicht z.B. das Fieber der Mutter unabhängig von der GBS-Problematik eine antibiotische Behandlung erfordert.
- Schwangere mit drohender Frühgeburt vor 37+0 SSW, für die das Ergebnis der GBS-Untersuchung noch nicht vorliegt, sollten eine antibiotische Prophylaxe erhalten (E IIa) (9, 21). Gleichzeitig sollte eine GBS-Kultur angelegt werden, um bei negativem Ergebnis die antibiotische Behandlung zu beenden, wenn sie nicht aus anderen klinischen Gründen weiter indiziert bleibt.
- Die prophylaktische bzw. nicht indikationsbegründete Gabe von Antibiotika während der Schwangerschaft vor Beginn von Wehentätigkeit und/oder vor einem Blasensprung bei symptomlosen Schwangeren mit einer GBS-Besiedlung hat sich als nicht effektiv erwiesen und sollte deshalb unterbleiben, da bis zu 70% der behandelten Frauen zum Zeitpunkt der Geburt wieder eine GBS-Kolonisation aufweisen (E IIa) (42).

Das beschriebene Vorgehen beruht auf einem generellen antepartalen GBS-Screening einerseits und der Berücksichtigung einzelner Risikofaktoren bei unbekanntem Besiedlungsstatus andererseits (13, 15, 39).

Unabhängig von dem beschriebenen Vorgehen gilt,

- dass Patientinnen mit einer symptomatischen oder asymptomatischen GBS-Bakteriurie während der Schwangerschaft umgehend antibiotisch zu behandeln sind und in jedem Fall zum Zeitpunkt der Entbindung unabhängig vom Schwangerschaftsalter eine subpartale Antibiotikaprophylaxe erhalten, da bei ihnen mit einer besonders hohen Keimdichte zu rechnen ist (10, 22, 28). Bei den betroffenen Frauen kann auf das GBS-Screening verzichtet werden (E IIa).
- dass Frauen, die bereits ein Kind mit einer GBS-Infektion geboren haben, generell subpartal eine antibiotische Prophylaxe erhalten. Das GBS-Screening ist hier ebenfalls verzichtbar (E IIa) (16, 19).

4 Empfehlungen zum Vorgehen beim Neugeborenen

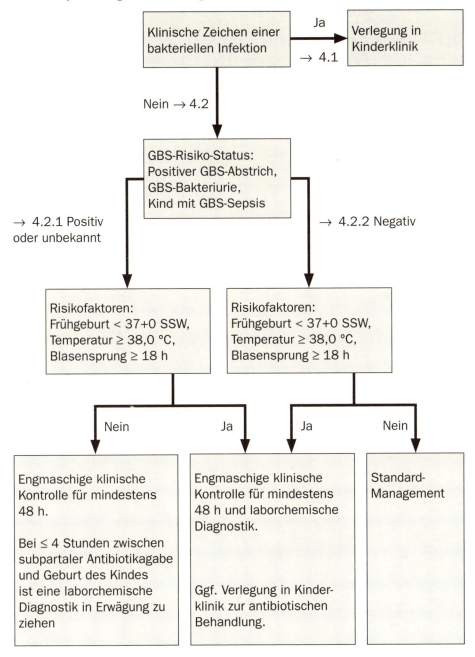

Abb. 2: Empfehlungen zum Vorgehen beim Neugeborenen.

4.1 Kinder mit Zeichen einer bakteriellen Infektion

Bei Kindern mit Zeichen einer bakteriellen Infektion ist in jedem Fall, d. h. unabhängig von der Risikokonstellation und der Durchführung der subpartalen Antibiotikaprophylaxe, unverzüglich die Diagnostik und Therapie zu beginnen und das Neugeborene in eine Kinderklinik zur weiteren Versorgung zu verlegen (siehe Leitlinien „Bakterielle Infektionen bei Neugeborenen", AWMF Nr. 024/008 und „Betreuung des gesunden Neugeborenen im Kreißsaal und während des Wochenbetts der Mutter", AWMF Nr. 024/005) (23, 24).

4.2 Kinder ohne klinische Zeichen einer Infektion

4.2.1 Mütter mit GBS-Besiedlung oder unbekanntem GBS-Status

Bei Kindern ohne klinische Zeichen einer Infektion und ohne zusätzliche Risikofaktoren wird unabhängig von der subpartalen Antibiotikagabe empfohlen, eine engmaschige klinische Kontrolle für mindestens 48 Stunden durchzuführen (E V) (3, 36, 44).

Die Effektivität der subpartalen Antibiotikaprophylaxe ist vermindert, wenn die erste Antibiotikagabe an die Mutter ≤ 4 Stunden vor der Geburt erfolgte (E IIa) (17, 29). In diesen Fällen kann eine laborchemische Untersuchung (Differentialblutbild, IL-8 / IL-6, CRP) erwogen werden.

Bei Kindern ohne klinische Zeichen einer Infektion mit Risikofaktoren wird unabhängig von der subpartalen Antibiotikagabe folgendes Vorgehen empfohlen (24):

- engmaschige klinische Kontrolle für mindestens 48 Stunden (E V) (3, 36, 44),
- laborchemische Untersuchung auf Infektion (z.B. Differentialblutbild, IL-6/IL-8, CRP) (E V).

Begründung für die Dauer der Überwachung:

Die überwiegende Zahl der an Early-Onset-Sepsis erkrankten reifen Neugeborenen mit positiver Blutkultur wird innerhalb der ersten 48 Stunden klinisch auffällig (36, 44). Die empfohlene Überwachungsdauer von mindestens 48 Stunden ergibt sich aus der Beobachtung, dass etwa jeder 50. Fall einer Early-Onset-GBS-Sepsis mit positiver Blutkultur erst zwischen der 48. und der 72. Stunde diagnostiziert wurde (44). Bei einer Besiedlungsrate von 16% (11) ergibt sich eine Häufigkeit der frühen Form der GBS-Sepsis mit positiver Blutkultur von 2,3 auf 1000 in dieser Gruppe. Dem entsprechen 15,3/1000 an GBS erkrankte Kinder, da nur etwa 15% eine positive Blutkultur haben. Wenn nur 2% davon erst jenseits 48 Stunden auftreten, müssten 3260 Kinder einen weiteren Tag klinisch überwacht werden, um eine GBS-Infektion noch im Krankenhaus diagnostizieren zu können. In Abwägung der Risiken einer längeren Hospitalisierung erscheint eine Überwachung von mindestens 48 Stunden angemessen (E V). Unbekannt ist, ob Kinder mit Risikofaktoren von einer längeren Überwachung profitieren.

4.2.2 Mütter ohne GBS-Besiedlung

Bei Kindern ohne klinische Zeichen einer Infektion und ohne Risikofaktoren wird eine Standardversorgung empfohlen (Leitlinie „Betreuung des gesunden Neugeborenen im Kreißsaal und während des Wochenbettes der Mutter", AWMF Nr. 024/005) (23).

Bei Kindern ohne klinische Zeichen einer Infektion mit Risikofaktoren sollte eine engmaschige klinische Kontrolle für mindestens 48 Stunden durchgeführt (E V) (36) und laborchemisch auf eine Infektion hin untersucht werden (E V).

5 Schlussbemerkung

Eine engmaschige klinische Überwachung erfordert mindestens alle vier Stunden eine dokumentierte Zustandsbeschreibung des Neugeborenen durch eine erfahrene Pflegekraft oder Hebamme. Diese wurde aber ebenso wie der prädiktive Wert der genannten Laboruntersuchungen bei klinisch unauffälligen Kindern nicht ausreichend evaluiert (E V).

6 Literatur

1. ACOG Committee Opinion. Prevention of Early-Onset Group B Streptococcal Disease in Newborns. Obstet Gynecol 2002; 100: 1405–1412

2. ACOG Practice Bulletin. Prophylactic Antibiotics in Labor and Delivery. Obstet Gynecol 2003; 102: 875–882

3. American Academy of Pediatrics Committee on Infectious Diseases and Committee on Fetus and Newborn. Revised Guidelines for Prevention of Early-Onset Group B Streptococcal (GBS) Infection. Pediatrics 1997; 99: 489–496

4. Andrews JI, Diekema DJ, Hunter SK, et al. Group B streptococci causing neonatal bloodstream infection: Antimicrobial susceptibility and serotyping results from SENTRY centers in the western hemisphere. Am J Obstet Gynecol 2000; 183: 859–862

5. Anthony BF, Okada DM, Hobel Cj. Epidemiology of Group B Streptococcus: longitudinal observations during pregnancy. J Infect Dis 1978; 137: 524–530

6. Atkins KL, Atkinson RM, Shanks A, Parvin CA, Dunne WM, Gross G. Evaluation of Polymerase Chain Reaction for Group B Streptococcus Detection using an improved Culture Method. Obstet Gynecol 2006; 108: 488–491

7. Baltimore RS, Huie SM, Meek JI, Schuchat A, O'Brien KL. Early-Onset Neonatal Sepsis in the Era of Group B Streptococcal Prevention. Pediatrics 2001; 108: 1094–1098

8. Bergeron MG, Ke D, Menard C, et al. Rapid detection of Group B streptococci in pregnant women at delivery. N Engl J Med 2000; 343: 175–179

9. Berner R. Infektionen durch Gruppe-B-Streptokokken in der Neonatalperiode. Mschr Kinderheilk 2003; 151: 373–383

10. Boyer KM, Gadzala CA, Kelly PG, Burd LI, Gotoff SP. Selective intrapartum chemoprophylaxis of neonatal group B streptococcal early-onset disease: II. Predictive value of prenatal cultures J Infect Dis 1983; 148: 802–809

11. Brimil N, Barthell E, Heindrichs U, Kuhn M, Lütticken R, Spellerberg B. Epidemiology of Streptococcus agalactiae colonization in Germany. Int J Med Microb 2006; 296: 39–44

12. Bromberger P, Lawrence JM, Braun D, Saunders B, Contreras R, Petitti DB. The influence of intrapartum antibiotics on the clinical spectrum of early-onset Group B streptococcal infection in term infants. Pediatrics 2000; 106: 244–250

13. Brozanski BS, Jones JGJ, Krohn M, Sweet RL. Effect of a screening-based prevention policy on prevalence of early-onset group B Streptococcal sepsis. Obstet Gynecol 2000; 95: 496–501

14. Centers for Disease Control and Prevention. Perinatal Group B Streptococcal Disease after Universal Screening Recommendations – United States, 2003–2005. MMWR 2007; 56: 701–705

15. Centers for Disease Control and Prevention, Schrag S, Gorwitz R, Fultz-Butts K, Schuchat A. Prevention of Perinatal Group B Streptococcal Disease. MMWR 2002; 51 (No. RR-11): 1–25

16. Christensen KK, Dahlander K, Linden V, Svenningsen N, Christensen P. Obstetrical care in future pregnancies after fetal loss in Group B streptococcal septicemia. A prevention program based on bacteriological and immunological follow-up. Eur J Obstet Gynecol Reprod Biol 1981; 12: 143–150

17. De Cueto M, Sanchez M-J, Sampedro A, Miranda J-A, Herruzo A-J, Rosa-Fraile M. Timing of intrapartum ampicillin and prevention of vertical transmission of group B streptococcus. Obstet Gynecol 1998; 91: 112–114

18. Deutsche Gesellschaft für Gynäkologie und Geburtshilfe, Deutsche Gesellschaft für Pädiatrische Infektiologie, Gesellschaft für Neonatologie und Pädiatrische Intensivmedizin. Prophylaxe der Neugeborenensepsis (frühe Form) durch Streptokokken der Gruppe B. AWMF-Leitlinien-Register, Nr 024/020, http://www.uni-duesseldorf.de/AWMF/ll/index.html

19. Faxelius G, Bremme K, Kvist-Christensen K, Christensen P, Ringertz S. Neonatal septicemia due to Group B streptococci – perinatal risk and outcome of subsequent pregnancies. J Perinat Med 1988; 16: 423–430

20. Ferrieri P, Cleary P, Seeds AE. Epidemiology of Group B Streptococcal carriage in pregnant women and newborn infants. J Med Microbiol 1977; 10: 103–114

21. Flügge K, Siedler A, Heinrich B, et al. Incidence and Clinical presentation of Invasive Neonatal Group B Streptococcal Infections in Germany. Pediatrics 2006; 117: e1139–e1149

22. Gerards LJ, Cats BP, Hoogkamp-Korstanje JAA. Early neonatal Group B streptococcal disease: degree of colonization as an important determinant. J Infect 1985; 11: 119–124

23. Gesellschaft für Neonatologie und Pädiatrische Intensivmedizin, Deutsche Gesellschaft für Gynäkologie und Geburtshilfe. Betreuung des gesunden Neugeborenen im Kreißsaal und während des Wochenbettes der Mutter. AWMF-Leitlinien-Register, Nr 024/005, http://www.uni-duesseldorf.de/AWMF/ll/index.html

24. Gesellschaft für Neonatologie und Pädiatrische Intensivmedizin. Bakterielle Infektionen bei Neugeborenen. AWMF-Leitlinien-Register, Nr 024/008, http://www.uni-duesseldorf.de/AWMF/ll/index.html

25. Haberland CA, Benitz WE, Sanders GD, et al. Perinatal screening for Group B Streptococci: Cost-Benefit analysis of rapid polymerase chain reaction. Pediatrics 2002; 110: 471–480

26. Joseph TA, Pyati SP, Jacobs N. Neonatal Early-Onset Escherichia coli Disease. Arch Pediatr Adolesc Med 1998; 152: 35–40

27. Larsen JW, Sever JL. Group B Streptococcus and pregnancy: A review. Am J Obstet Gynecol 2008; 198: 440–450

28. Lim DV, Kanarek KS, Peterson ME. Magnitude of colonization and sepsis by Group B streptococci in newborn infants. Curr Microbiol 1982; 7: 99–101

29. Lin FYC, Brenner RA, Johnson YR, et al. The effectiveness of risk-based intrapartum chemoprophylaxis for the prevention of early-onset neonatal group B streptococcal disease. A J Obstet Gynecol 2001; 184: 1204–1210

30. Martius J. Hämolysierende Streptokokken der Gruppe B in der Geburtshilfe (Standardkommission „Infektionen in der perinatalen Medizin"). Mitteilungen der Deutschen Gesellschaft für Gynäkologie und Geburtshilfe 1992; 1: 46–48

31. Martius J, Hoyme UB, Roos R, Jorch G. Empfehlungen zur Prophylaxe der Neugeborenensepsis (frühe Form) durch Streptokokken der Gruppe B. Frauenarzt 2000; 41: 689–691

32. Mitchel TF, Pearlman MD, Chapman RL, Bhatt-Mehta V, Faix RG. Maternal and transplacental pharmacokinetics of cefazolin. Obstet Gynecol 2001; 98: 1075–1079

33. Money DM, Dobson S. The Prevention of Early-Onset Neonatal Group B Streptococcal Disease. J Obstet Gynaecol Can 2004; 26: 826–832

34. Moore MR, Schrag SJ, Schuchat A. Effects of intrapartum antimicrobial prophylaxis for prevention of group-B-streptococcal disease on the incidence and ecology of early-onset neonatal sepsis. Lancet Infect Dis 2003; 3: 201–213

35. Natarajan G, Johnson YR, Zhang F, Chen KM, Worsham MJ. Real-Time polymerase chain reaction for the rapid detection of Group B streptococcal colonization in neonates. Pediatrics 2006; 118: 14–22

36. Ottolini MC, Lundgren K, Mirkinson LJ, Cason S, Ottolini MG. Utility of complete blood count and blood culture screening to diagnose neonatal sepsis in the asymptomatic at risk newborn. Pediatric Infect Dis J 2003; 22: 430–434

37. Ramus R, McIntire D, Wendel G. Antibiotic chemoprophylaxis for group B strep is not necessary with elective cesarean section at term. Am J Obstet Gynecol 1999; 180: S85

38. Regan JA, Klebanoff MA, Nugent RP. The epidemiology of group B streptococcal colonization in pregnancy. Obstet Gynecol 1991; 77: 604–610

39. Rouse JD, Goldenberg RL, Cliver SP, Cutter GR, Mennemeyer ST, Fargason CA. Strategies for the prevention of early-onset neonatal group B streptococcal sepsis: A decision analysis. Obstet Gynecol 1994; 83: 483–494

40. Royal College of Obstreticians and Gynaecologists. Prevention of early onset neonatal group B streptococcal disease. RCOG Guideline 2003; 36: 1–10

41. Schrag SJ, Zell ER, Lynfield R, et al. A population-based comparison of strategies to prevent early-onset Group B streptococcal disease in neonates. N Engl J Med 2002; 347: 233–239

42. Schrag SJ, Zywicki S, Farley MM, et al. Group B streptococcal disease in the era of intrapartum antibiotic prophylaxis. N Engl J Med 2000; 342: 15–20

43. Schuchat A, Whitney C, Zangwill K. Prevention of perinatal group B streptococcal disease: A public health perspective. MMWR 1996; 45 (No.RR-7): 1–24

44. Schuchat A, Zywicki SS, Dinsmoor MJ, Mercer B, Romaguera J, O´Sullivan MJ. Risk Factors and Opportunities for Prevention of Early-Onset Neonatal Sepsis: A multicenter Case-Control Study. Pediatrics 2000; 105: 21–26

45. Thinkhamrop J, Limpongsanurak S, Festin MR, et al. Infections in International Pregnancy Study: Performance of the Optical Immunoassey Test for Detection of Group B Streptococcus. J Clinical Microbiol 2003; 41: 5288–5290

46. Zangwill KM, Schuchat A, Wenger JD. Group B streptococcal disease in the United States, 1990: Report from a multistate active surveillance system. MMWR 1992; 41 (SS-6): 25–32

Erstfassung	1996
Überarbeitung	2000, 2008
Beteiligte Fachgesellschaften, Arbeitsgemeinschaften und Organisationen	Deutsche Gesellschaft für Gynäkologie und Geburtshilfe • Board für Pränatal- und Geburtsmedizin • Arbeitsgemeinschaft Infektionen und Infektimmunologie in Gynäkologie und Geburtshilfe • Arbeitsgemeinschaft Materno-fetale Medizin Gesellschaft für Neonatologie und Pädiatrische Intensivmedizin Berufsverband der Frauenärzte Deutsche Gesellschaft für pädiatrische Infektiologie Deutsche Gesellschaft für Perinatale Medizin Deutsche Gesellschaft für Hygiene und Mikrobiologie
Autoren der letzten Überarbeitung	Prof. Dr. med. J. Martius, Agatharied (Federführung DGGG) Prof. Dr. med. F. Pohlandt, Ulm (Federführung GNPI) Dr. med. Ch. Albring, Hannover Prof. Dr. rer. nat. Dr. med. P. Bartmann, Bonn PD Dr. med. A. Franz, Bonn C. Halstrick, München Dr. med. P. Hausser, Bayreuth Prof. Dr. med. U. Hoyme, Erfurt Prof. Dr. med. R. Kreienberg, Ulm Prof. Dr. med. R. Maier, Marburg Prof. Dr. med. C. Poets, Tübingen Prof. Dr. med. R. Roos, München Prof. Dr. med. K. T. M. Schneider, München Prof. Dr. med. B. Spellerberg, Ulm Prof. Dr. med. K. Vetter, Berlin
Anmerkungen	S1-Leitlinie Methoden- und Leitlinienreport siehe Homepages der DGGG und der AWMF

DGGG Leitlinienregister 2008	3	Pränatal- und Geburtsmedizin
	3.3	Schwangerschaft
	3.3.1	Medikamentöse Wehenhemmung bei drohender Frühgeburt
AWMF Leitlinienregister	015/025 (S1)	

Deutsche Gesellschaft für Gynäkologie und Geburtshilfe (DGGG),
Board für Pränatal- und Geburtsmedizin

Medikamentöse Wehenhemmung bei drohender Frühgeburt

Inhaltsverzeichnis

1   Präambel 56

2   Evidenzniveau und Empfehlungsgrad 57

3   Einleitung 57

4   Indikationen und Kontraindikationen der Tokolyse 59
    4.1   Indikationen zur medikamentösen Tokolyse 59
    4.2   Kontraindikationen 59

5   Empfehlungen zur Tokolyse 60

6   Empfohlene additive Maßnahmen bei vorzeitiger Wehentätigkeit
    zwischen 24+0 und 34+0 Schwangerschaftswochen 62

7   Anhang 1: Gebräuchliche Tokolytika 64

Inhaltsverzeichnis (Fortsetzung)

8   Anhang 2: Charakteristika der einzelnen Tokolytika **65**
    8.1   Betasympathikomimetika 65
    8.2   Oxytocin-Antagonisten 67
    8.3   Kalziumantagonisten 67
    8.4   Magnesiumsulfat 69
    8.5   Prostaglandinsynthesehemmer 70
    8.6   NO-Donatoren 71

9   Anhang 3: Off-Label-Use von Medikamenten **72**

10   Literatur **73**

1   Präambel

Diese Empfehlungen wurden als Stufe-I-Leitlinie von einer Expertenkommission der Arbeitsgemeinschaft für materno-fetale Medizin (AGMFM) der Deutschen Gesellschaft für Gynäkologie und Geburtshilfe (DGGG) erarbeitet (s. Namensliste). Sie dienen dazu, die derzeitige Anwendung der medikamentösen Tokolyse bei vorzeitiger Wehentätigkeit in der Klinik zu aktualisieren und Patientinnen mit vorzeitiger Wehentätigkeit Informationen zur effektivsten und nebenwirkungsärmsten Therapie zu übermitteln. Es ist nicht beabsichtigt, starre Vorgaben zur medikamentösen Tokolyse zu geben, sondern den Korridor aufzuzeigen, innerhalb dessen die Verwendung von Tokolytika bei vorzeitiger Wehentätigkeit dem derzeitigen Stand der Wissenschaft und der „guten klinischen Praxis" entspricht. Die Empfehlungen sind unter Berücksichtigung individueller Patientinnenbedürfnisse, den wirtschaftlichen Möglichkeiten und Grenzen der durchführenden Institutionen und den individuellen Erfahrungen der ärztlichen Fachpersonen anzuwenden. Diese Empfehlungen lösen die „Empfehlungen zur Tokolyse" vom April 2000 (AWMF-Leitlinie Nr 015/025) ab. Immer wenn es möglich war, wurde die wissenschaftliche Evidenz der Aussage mit Evidenzgrad und Empfehlungen mit dem Empfehlungsniveau angegeben. Die Cochrane Library und das Cochrane Controlled Trial Register Issue und die darin aufgeführten systematischen Reviews wurden für die Einstufung in Evidenzgrade herangezogen. Daneben wurde eine Suche in Medline 1966–2005 zu relevanten Studien durchgeführt.

2 Evidenzniveau und Empfehlungsgrad

Tab. 1: Klassifikation des Evidenzgrades (LOE).

Ia	Evidenz aufgrund der Metaanalyse randomisiert kontrollierter Studien
Ib	Evidenz aus mindestens einer randomisiert kontrollierten Studie
IIa	Evidenz aus mindestens einer gut konzipierten kontrollierten Studie ohne Randomisierung
IIb	Evidenz aus mindestens einer gut konzipierten experimentellen Studie
III	Evidenz aus gut konzipierten, nicht experimentellen, beschreibenden Untersuchungen, Korrelationsuntersuchungen und Fallstudien
IV	Evidenz von Expertengremienreports oder –meinungen und/oder klinische Erfahrungen anerkannter medizinischer Experten auf diesem klinischen Gebiet

Tab. 2: Empfehlungsgrad (EG).

A	Benötigt mindestens eine randomisierte Untersuchung unter weiterer wissenschaftlicher Literatur mit guter Qualität und Konsistenz, die die Empfehlung unterstützt (Evidenzniveau Ia, Ib)
B	Benötigt kontrollierte Studien, aber keine randomisierten Untersuchungen (Evidenzlevel IIa, IIb, III)
C	Entspricht der Meinung der Expertenkommission

3 Einleitung

Die perinatale Mortalität sowie die Morbidität des Feten und Neugeborenen sind entscheidende Endpunkte, an denen heute die Qualität der modernen Perinatalmedizin gemessen werden muss. Frühgeburten haben mit über 70% einen erheblichen Anteil an der perinatalen Sterblichkeit sowie auch an der Erkrankung des Neugeborenen, und insbesondere die Zahl der sehr kleinen oder frühen Frühgeburten hat in den letzten Jahren ständig zugenommen.

Neben der hohen Mortalität ist bei sehr kleinen Frühgeburten das beträchtliche Risiko für die Entwicklung von schwerwiegenden Langzeitschäden beunruhigend.

Grundsätzlich unterscheidet man zwischen spontan eintretenden Frühgeburten, die sich durch typische Symptome wie vorzeitige Wehen, einen vorzeitigen Blasensprung oder aber auch vaginale Blutungen ankündigen, und induzierten Frühgeburten. Unter der induzierten Frühgeburt versteht man die vorzeitige Schwangerschaftsbeendigung wegen Pathologie des Feten oder aber aufgrund von mütterlicher Erkrankung.

Die Ursachen einer Frühgeburt sind vielschichtig und können in vier Hauptkategorien unterteilt werden:

- aszendierende Infektionen,
- Störungen der Plazentation und Entwicklung der Plazenta,
- Uteruspathologien sowie
- fetale Ursachen wie Fehlbildungen und Mehrlinge.

Fetale Erkrankungen sind häufig Folge anderer Ursachen wie insbesondere aszendierende Infektionen und Störungen der Plazentation.

Umfangreiche Bemühungen um die Problematik der Frühgeburt haben zu der Entwicklung einer Reihe von therapeutischen und prophylaktischen Ansätzen geführt (z.B. Cerclage, Progesteronbehandlung, Tokolyse), wobei keine dieser Maßnahmen als kurativ im Sinne einer Beseitigung der Ursachen und damit der Verhinderung der drohenden Frühgeburt bezeichnet werden kann.

Die mit der Einführung potenter Medikamente zur Hemmung von Kontraktionen des Myometriums verbundenen Erwartungen, wie eine substantielle Senkung der Frühgeburtenrate, haben sich nicht erfüllt. Dafür gibt es im Wesentlichen zwei Erklärungen:

- Der Anteil der Frühgeburten, bei denen eine Verlängerung der Schwangerschaft bis zu 37 SSW wünschenswert wäre, beträgt weniger als ein Drittel der Frühgeburten.
- Die Mehrzahl der prospektiv randomisierten Studien zeigt, dass bei vorzeitiger Wehentätigkeit auch bei Fehlen von erkennbarer mütterlicher oder fetaler Pathologie eine Verlängerung der Schwangerschaft um mehr als zwei bis sieben Tage gegenüber Placebo nicht sicher gelingt.

Eine Reihe verschiedener Medikamente wird zur Tokolyse eingesetzt. Derzeit sind dies Betasympathomimetika, Oxytocin-Rezeptorantagonisten, Kalziumantagonisten, Magnesium, Prostaglandinsynthesehemmer und NO-Donatoren. Diese Substanzen unterscheiden sich in ihrer Wirksamkeit, dem Nebenwirkungsprofil und den Kosten. Nur der Betaagonist Fenoterol (Partusisten®) und der Oxytocin-Rezeptorantagonist Atosiban (Tractocile®) sind zur Behandlung vorzeitiger Wehen ausdrücklich zugelassen, während dies für die anderen tokolytisch wirksamen Substanzen nicht gilt.

Das Ziel der vorliegenden Stellungnahme ist es, Empfehlungen zur Anwendung der Tokolyse bei drohender Frühgeburt zu geben. Dies erscheint notwendig, da die bisherige Leitlinie „Empfehlungen zur Tokolyse" der AWMF aufgrund der Einführung neuer Medikamente nicht mehr aktuell ist. Einige der wirksamen und preiswerten Medikamente sind zur Tokolyse nicht zugelassen, während andere, teurere Medikamente intensiv von der Industrie beworben werden.

Auf weitere Anwendungsgebiete der Tokolyse, wie bei der intrauterinen Reanimation, zur äußeren Wendung oder zur Entwicklung des Feten bei der Sectio caesarea, soll in diesen Empfehlungen nicht eingegangen werden.

4 Indikationen und Kontraindikationen der Tokolyse

Obwohl eine Frühgeburt als Entbindung vor abgeschlossenen 37 Schwangerschaftswochen (37+0) definiert ist, ist die frühgeburtsbedingte kindliche Morbidität und Mortalität bereits nach 34+0 Schwangerschaftswochen gering. Eine medikamentöse Tokolyse ist aufgrund der Nebenwirkungen für die Mutter und des ungünstigen Nutzen-Risiko-Verhältnisses für den Feten nach 34+0 Schwangerschaftswochen in der Regel nicht mehr indiziert C. Seltene individuelle Ausnahmen (z.B. Verlegung in ein perinatologisches Zentrum bei zusätzlichen fetalen Problemen) können bestehen.

Der Haupteffekt der Tokolyse besteht in einer Verlängerung der Schwangerschaft um zwei bis sieben Tage gegenüber Placebo (LOE Ia). Somit ist die Einleitung einer medikamentösen Tokolyse vor 24+0 Schwangerschaftswochen in der Regel nicht indiziert C. Individuelle Ausnahmen können begründet vorliegen.

4.1 Indikationen zur medikamentösen Tokolyse

- Spontane vorzeitige Wehentätigkeit (schmerzhaft, palpable, länger als 30 Sekunden dauernde Kontraktionen, die häufiger als dreimal pro 30 Minuten auftreten) und
- Verkürzung der funktionelle Zervixlänge (transvaginale Messung)
- und/oder Muttermunderweiterung.

4.2 Kontraindikationen

- Intrauterine Infektion,
- wegen Fehlbildung nicht überlebensfähiger Fet oder intrauteriner Fruchttod,
- mütterliche Indikation zur Schwangerschaftsbeendigung,
- kindliche Indikation zur Schwangerschaftsbeendigung,
- > 34+0 Schwangerschaftswochen.

5 Empfehlungen zur Tokolyse

Bei vorzeitiger Wehentätigkeit und nach Ausschluss der Kontraindikationen ist im Zeitraum zwischen der 24+0 und 34+0 Schwangerschaftswoche eine Tokolyse angezeigt (EG A).

Es ist gesichert, dass die Verabreichung der Lungenreifeinduktion mit Betamethason (2 x 12 mg) im Zeitraum zwischen 24 und 34 Schwangerschaftswochen die perinatale Morbidität und Mortalität signifikant reduziert (LOE Ia) (6). Es wird eine signifikante Verlängerung der Schwangerschaft durch die Verwendung von Tokolytika (Betasympathikomimetika, Atosiban, Nifedipin, Indomethacin) gegenüber Placebo um zwei bis sieben Tage nachgewiesen, ohne dass dies jedoch nach der vorliegenden Datenlage einen Einfluss auf die perinatale Mortalität hat (LOE Ia) (13).

Die Ursache dieser offensichtlichen Diskrepanz ist unklar. Es wird diskutiert, dass die durch Tokolyse erzielte Schwangerschaftsverlängerung noch zu wenig für Maßnahmen genutzt wird, die sich als effektiv herausgestellt haben, wie die Verlegung der Schwangeren in ein Perinatalzentrum oder die Lungenreifeinduktion. Ein anderer Grund dürfte sein, dass in den der Cochrane-Stellungnahme zugrunde liegenden Empfehlungen auch Schwangerschaften enthalten sind, bei denen eine Tokolyse nach 34+0 Schwangerschaftswoche durchgeführt wurde, und somit Effekte auf die perinatale Mortalität und Morbidität nur gering ausfallen können.

Es gibt kein „First-line"-Tokolytikum A.

Nach dem derzeitigen Wissensstand sind Atosiban, Betasympathikomimetika und Nifedipin äquieffektiv in der Hemmung vorzeitiger Wehen (LOE Ib). Atosiban ist die nebenwirkungsärmste Substanz. Nifedipin hat ebenfalls wenige Nebenwirkungen. Fenoterol hat mehr Nebenwirkungen als Atosiban und Nifedipin. Durch eine Bolustokolyse mit Fenoterol kann die Rate subjektiver Nebenwirkungen gesenkt werden, wie eine randomisierte Vergleichsstudie zur kontinuierlichen Fenoterolgabe mit oder ohne zusätzliche Magnesiumapplikation nachweisen konnte (14, 38, LOE Ib). Atosiban ist teuer und Nifedipin ist für die Behandlung in der Schwangerschaft nicht zugelassen. Nifedipin kann oral verabreicht werden, während Fenoterol und Atosiban in tokolytisch wirksamen Dosen parenteral verabreicht werden müssen. Unter Berücksichtigung der Zulassungsindikationen stellt die Gabe von Atosiban bei folgenden Situationen eine sinnvolle Therapieoption dar: Therapieversager auf Betasympathikomimetika, Notwendigkeit des Therapieabbruchs mit Betasympathikomimetika aufgrund nicht tolerierter mütterlicher Nebenwirkungen, bei Konstellationen, die mit dem erhöhten Risiko eines Lungenödems einhergehen (z.B. Präeklampsie, Herz-Lungen-Nieren-Erkrankungen der Mutter, Mehrlingsschwangerschaft) (LOE IV).

Für Magnesiumsulfat fehlt ein Wirkungsnachweis in der Hemmung vorzeitiger Wehen **Ib**. Hinweise auf eine vermehrte perinatale Sterblichkeit nach längerer hochdosierter intravenöser Magnesiumsulfatbehandlung (mit kumulativen Dosen über 48 g) sind bisher nicht ausgeräumt worden. Eventuell ist die Verabreichung von Magnesiumsulfat in einer niedrigeren Dosierung als der zur Tokolyse üblichen (nämlich bis kumulativ 28 g) mit einer Neuroprotektion des fetalen ZNS assoziiert (8).

Beim Einsatz von Indomethacin ist auf fetale Risiken besonders zu achten (s. Tabelle 3).

Die Datenlage zum Einsatz von NO-Donatoren ist für eine abschließende Bewertung nicht ausreichend.

Eine Dauertokolyse über 48 Stunden hinaus ist in der klinischen Routine nicht angezeigt (EG A).

Auch wenn die Tokolysetherapie zunächst angesprochen hat, haben viele Frauen weiterhin ein hohes Risiko für vorzeitige Wehentätigkeit. Cochrane-Reviews zur Erhaltungstokolyse über 48 Stunden hinaus liegen für Magnesium und Nifedipin vor. Für Magnesium konnte keine Wirkung gegenüber Placebo nachgewiesen werden (9). In die Cochrane-Analyse zur Erhaltungstherapie mit Nifedipin ging nur eine randomisierte Untersuchung ein, die eine Schwangerschaftsverlängerung um 37 Tage in der Nifedipingruppe und 32,8 Tage in der Kontrollgruppe zeigte. Diese Untersuchung ist eindeutig „underpowered", so dass Aussagen zur Effektivität der Erhaltungstherapie mit Nifedipin nicht möglich sind (11). Für die Erhaltungstherapie mit Atosiban gibt es eine placebokontrollierte Untersuchung, die bei der subkutanen kontinuierlichen Verabreichung eine Dauer bis zum Wiederauftreten von Wehen von 33 Tagen gegenüber 27 Tagen in der Placebogruppe feststellten (41). Diese Untersuchung wartet derzeit auf Bestätigung durch Folgestudien.

Aufgrund dieser beschränkten Studienlage besteht somit derzeit keine Evidenz, dass eine Dauertokolyse in der klinischen Routine effektiver ist als die kurzfristige Tokolyse über 48 Stunden (LOE IIa). Eine Dauertokolyse sollte somit nur in ausgewählten Einzelfällen (z.B. symptomatische Placenta praevia und frühes Schwangerschaftsalter) erfolgen (LOE IV).

Für eine orale Tokolyse mit Betasympathikomimetika und/oder Magnesium fehlt der Effektivitätsnachweis; sie sollte deshalb nicht durchgeführt werden (EG A).

Es existieren mehrere Untersuchungen, die eine tokolytische Aktivität von oral verabreichtem Magnesium nicht nachweisen konnten (25, 33). Für oral verabreichte Betasympathikomimetika wurden in randomisierten Untersuchungen widersprüchliche Ergebnisse gewonnen: Während eine prospektiv randomisierte, doppelt verblindete Untersuchung einen günstigen Effekt von oralem Ritodrin in einer Slow-Release-Form nachwies (15), erbrachte die Mehrzahl der Untersuchungen keinen Vorteil (16, 24).

Eine Kombination von Tokolytika sollte in der klinischen Routine nicht erfolgen (EG C).

Auch unter Beachtung der substanzspezifischen Kontraindikationen sind schwere mütterliche Komplikationen durch die alleinige Anwendung von Betasymathikomimetika und Magnesiumsulfat in hoher Dosierung beschrieben worden. Nifedipin kann schwere Komplikationen verursachen, wenn es in Kombination mit Betasymathikomimetika und/ oder hochdosiertem Magnesiumsulfat verabreicht wird. Die pharmakokinetischen und pharmakodynamischen Daten in der Schwangerschaft sind für die meisten zur Tokolyse verwendeten Substanzen unbekannt. Die Kombination von Tokolytika ist ungenügend untersucht und deren Nebenwirkungen nach dem derzeitigen Wissen unabsehbar. Die Kombination von Tokolytika ist deshalb für die klinische Routine nicht angezeigt und speziellen Situationen (z.B. offene Fetalchirurgie) vorbehalten.

6 Empfohlene additive Maßnahmen bei vorzeitiger Wehentätigkeit zwischen 24+0 und 34+0 Schwangerschaftswochen

- **In-utero-Verlegung in ein Perinatalzentrum (EG C)**
  S. Indikationen zur Verlegung in ein Perinatalzentrum anhand der Leitlinie „Antepartaler Transport von Risikoschwangeren" (AWMF-Leitlinie Nr. 024/001) der Gesellschaft für Neonatologie und Pädiatrische Intensivmedizin.
- **Verabreichung eines einzelnen Zyklus von Betamethason (zweimal 12 mg i.m. im Abstand von 24 h) (EG A)**
  Es ist gesichert, dass die Verabreichung der Lungenreifeinduktion mit Betamethason (2 x 12 mg i.m.) im Zeitraum zwischen 24+0 und 34+0 Schwangerschaftswochen die perinatale Morbidität und Mortalität signifikant reduziert (LOE Ia) (6).
- **Die routinemäßige Anwendung von Antibiotika bei erhaltener Fruchtblase aus dem alleinigen Grund der Prävention der Frühgeburt ist nicht indiziert (EG A).**
  Vorzeitige Wehentätigkeit, vor allem in frühen Schwangerschaftsstadien, ist mit latenten Infektionen des oberen Genitaltraktes assoziiert. Es wurden deshalb zahlreiche Untersuchungen zur therapeutischen Verabreichung von Antibiotika bei vorzeitiger Wehentätigkeit und intakter Fruchtblase durchgeführt. Eine Cochrane-Metaanalyse von acht randomisierten, placebokontrollierten klinischen Untersuchungen, die Antibiotika mit Placebo in der Therapie der vorzeitigen Wehentätigkeit verglichen, wiesen keinen Unterschied bezüglich Schwangerschaftsverlängerung, Frühgeburtenrate sowie neonatalem RDS (respiratory distress syndrome) und Sepsis nach (18). Diese

Ergebnisse wurden auch in einer neueren multizentrischen Untersuchung bestätigt (17).
- **Engmaschige fetale Überwachung mit Kardiotokographie und Ultraschall (Biometrie und Dopplersonographie) (EG C).**
- **Additive Maßnahmen wie absolute Bettruhe, Hydratation, Sedation und die Verabreichung von Gestagenen sind im Regelfall nicht angezeigt (EG A).**

Es liegen keine prospektiv randomisierten Untersuchungen zur Bedeutung der Bettruhe in der Prävention oder Therapie vorzeitiger Wehentätigkeit bei Einlingsschwangerschaften vor. Bei Zwillingsschwangerschaften konnte kein Nutzen von Bettruhe nachgewiesen werden (12). In der klinischen Erfahrung ist eine Reduktion körperlicher Aktivität bei erhöhtem Risiko für vorzeitige Wehentätigkeit oder bei eingetretener vorzeitiger Wehentätigkeit sinnvoll, es gibt aber keine Evidenz, dass diese, vor allem, wenn eine vollständige Immobilisierung durchgeführt wird, die Frühgeburtenrate verringert.

Es gibt keine Evidenz, dass die intravenöse Hydratation die Frühgeburtenrate bei vorzeitiger Wehentätigkeit verringert. Bei Kombination von Hydratation und Lungenreifeinduktion des Feten und der Verabreichung kardiovaskulär wirksamer Tokolytika (v.a. Betasymathikomimetika, Magnesiumsulfat und Kalziumantagonisten) besteht ein erhöhtes Risiko für das Auftreten eines maternalen Lungenödems.

Es gibt keine Evidenz, dass die mütterliche Sedation bei vorzeitiger Wehentätigkeit die Schwangerschaft verlängern kann oder einen sonstigen Benefit für Mutter und Kind aufweist.

Nach einer aktuellen Metaanalyse reduziert die prophylaktische Verabreichung von Progestagenen und 17-alpha-Hydroxyprogesteroncaproat bei Schwangeren mit hohem Risiko die Frühgeburtenrate (35), während Untersuchungen zur Verwendung von Progestagenen bei symptomatischen Patientinnen bisher keinen Erfolg nachgewiesen haben (26).

7 Anhang 1: Gebräuchliche Tokolytika

Tab. 3: Übersicht der Charakteristika der gebräuchlichen Tokolytika.

Stoffgruppe	Zugelassen zur Tokolyse	Wirksamkeit gegenüber Placebo	Nebenwirkungen	Administration
Betasympathikomimetika	Fenoterol (Partusisten®)	nachgewiesen	+++ als Bolustokolyse ++	intravenös
Oxytocin-Rezeptorantagonisten	Atosiban (Tractocile®)	nachgewiesen	+	intravenös
Kalziumantagonisten	nein	nicht untersucht	+ – ++	oral
Magnesium	Magnesiumsulfat	nicht nachgewiesen	+++	intravenös
Indomethacin	nein	nachgewiesen	+ (Mutter) +++ (Fet)	oral
NO-Donatoren	nein	Datenlage nicht ausreichend	+ – ++	transdermal

Tab. 4: Charakteristika gebräuchlicher Tokolytika.

	Tagestherapiekosten	Wirksamkeit gegenüber anderem Tokolytikum	Schwangerschaftsverlängerung von mindestens 2–7 Tagen nachgewiesen
Betasympathikomimetika	mittel	nachgewiesen	ja
Atosiban	sehr hoch	nachgewiesen	ja
Kalziumantagonisten	niedrig	nachgewiesen	ja (im indirekten Vergleich mit anderen Tokolytika)
Magnesium	mittel	nicht nachgewiesen	nein
Indomethacin	niedrig	nachgewiesen	ja
NO-Donatoren	niedrig	Datenlage uneinheitlich	Datenlage nicht ausreichend

Tab. 5: Dosierung gebräuchlicher Tokolytika.

	Dosierung
Fenoterol	intravenös über Perfusor/Infusomat Beginn: 2 µg/min, Steigerung um 0,8 µg alle 20 min (4 µg/min maximal) Perfusor • Bolustokolyse: Beginn: 3–5 µg alle 3 min
Tractocile	intravenös über Perfusor/Infusomat • 6,75 mg über 1 min (Bolus) • 18,00 mg/h über 3 h = 300 µg/min • 6,00 mg/h über 15–45 h = 100 µg/min
Nifedipin	oral Die optimale Dosis von Nifedipin zur Behandlung vorzeitiger Wehen wurde bisher nicht eindeutig definiert. Eine gebräuchliche Dosierung ist die Verabreichung von • 10 mg oral alle 20 Minuten mit bis zu 4 Dosen (Aufsättigung), gefolgt von • 20 mg oral alle 4 bis 8 Stunden. Alternativ kann nach der Aufsättigung ein retardiertes Nifedipin (Nifedipin CR 30, 60) in 2 oder 3 Dosen mit einer Höchstdosis von 150 mg/die verabreicht werden
Magnesium	intravenös über Perfusor/Infusomat • 4–6 g als Bolus über 15–30 min • 1–2 (–3) g/h
Indomethacin	oral/rektal Beginn: 50 mg, Fortsetzung: 25 mg alle 4–6 h rektal: 100 mg, Fortsetzung oral: 25 mg alle 4–6 h (nicht länger als 48 h, nur bis 32 SSW)
NO-Donatoren	transdermal Die optimale Dosis von NO-Donatoren zur Behandlung vorzeitiger Wehen wurde bisher nicht eindeutig definiert. Bisher in Studien verwendete Dosierungen sind 1–2 Pflaster mit 10 mg/die bis 1–2 Pflaster mit 50 mg/die.

8 Anhang 2: Charakteristika der einzelnen Tokolytika

8.1 Betasympathikomimetika

Wirkungsweise – Betasympathikomimetika (= Betasympathomimetika) binden an zellmembranständige beta-adrenerge Rezeptoren. Die Folge ist die Erhöhung von intrazellulärem cAMP. CAMP inhibiert die Phosphorylierung der Myosinkinase. Daraus resultiert eine myometrane Relaxation. Obwohl die zur Tokolyse verwendeten Betasympathikomimetika als beta-2-selektiv beschrieben wurden, binden sie in unterschiedlichem Ausmaß auch an Beta-1- und Beta-3-Rezeptoren.

Effizienz – Betasympathikomimetika sind die am besten untersuchten Substanzen zur Tokolyse. Eine Metaanalyse von King et al. (21) wies die Effizienz von Betasympathikomimetika in der Prolongation der Schwangerschaft um 24–48 Stunden nach, wobei ein signifikanter Effekt auf die perinatale Mortalität nicht nachgewiesen wurde. In diese Untersuchung gingen auch Studien ein, in denen auch nach 32–34 Schwangerschaftswochen eine Tokolyse durchgeführt und eine fetale Lungenreifeinduktion nicht regelmäßig erfolgte. Der Cochrane-Review zu Betasympathikomimetika wertete elf randomisierte Studien aus, die Betasympathikomimetika gegen Placebo verglichen und die Hauptergebnisse der Metaanalyse von King et al. bestätigten (1).

Maternale Nebenwirkungen – In der Literatur werden zur Tokolyse verschiedene Betasympathikomimetika (z.B. Ritodrin [USA und England], Terbutalin [USA], Fenoterol [Deutschland] und Hexoprenalin [z.B. Schweiz]) beschrieben. Diese Medikamente – obwohl zur selben Substanzgruppe gehörig – sind im Nebenwirkungsprofil und vermutlich auch in der Wirkung unterschiedlich. Häufige Nebenwirkungen für die Mutter umfassen bei Ritodrin Palpitationen (48%), Tremor (39%), Übelkeit (20%), Kopfschmerz (23%) und Thoraxschmerzen (10%). Schwere maternale Nebenwirkungen (v.a. maternale Herzrhythmusstörungen und Lungenödem), die zu mütterlichen Sterbefällen führten, sind beschrieben, wobei das Lungenödem in etwa 1:425 Fällen (in manchen Berichten auch häufiger) auftritt (13). Prädisponierende Faktoren sind Hydratation (Cave! Strenge Flüssigkeitsretention in den ersten 48 Stunden), gleichzeitige Präklampsie, Bluttransfusion, Mehrlingsschwangerschaften und maternale Herzerkrankung (gegebenenfalls EKG). Die Bolustokolyse mit Fenotorol ist eine nebenwirkungsärmere Alternative zur kontinuierlichen Infusion von Fenoterol (14, 38).

Fetale Nebenwirkungen – Studien zur Auswirkung der Langzeitverabreichung von Betasympathikomimetika zur Tokolyse erbrachten keine Veränderungen der Apgar-Werte, des kindlichen Kopfumfanges und des neurologischen Status post partum. Falls Betasympathikomimetika weniger als zwei Tage vor der Entbindung abgesetzt werden, sind fetale Hypoglykämien häufig. Andere Komplikationen wie die reversible fetale kardiale Septumhypertrophie und Herzrhythmusstörungen sind genauso in Einzelfällen beschrieben wie fetale und neonatale Todesfälle mit histologischem Nachweis von myokardialer Ischämie.

Kontraindikationen – Eine maternale Herzerkrankung, Hypertonie, Hyperthyreose und die schwere Anämie sind Kontraindikationen zur Verabreichung von Betasympathikomimetika. Bei Diabetes der Mutter besteht eine relative Kontraindikation.

Achtung: Fenoterol ist in Deutschland zur Tokolyse zugelassen. Es gibt keine Evidenz, dass eines der verwendeten Betasympathikomimetika besser ist als ein anderes (1).

8.2 Oxytocin-Antagonisten

Wirkungsweise – Kompetitiver, nicht selektiver Antagonist für Oxytocin und den Arginin-Vasopressin-Rezeptor, der Oxytocin-induzierte Kontraktionen unterdrückt.

Effizienz – Es gibt größere klinische Erfahrungen nur mit Atosiban. Romero et al. wiesen in einer doppelt verblindeten randomisierten Studie nach, dass Atosiban gegenüber Placebo bei vorzeitiger Wehentätigkeit signifikant effektiver ist in der Verlängerung der Schwangerschaft um 24 und 48 Stunden und um sieben Tage (34). Eine Veränderung des perinatalen Outcomes zwischen den beiden Gruppen war nicht nachweisbar. Moutquin et al. 2000 wiesen in einer doppelt verblindeten randomisierten Studie nach, dass Atosiban und das Betasympathikomimetikum Ritodrin äquieffektiv sind (29). Eine gleiche Effektivität von Atosiban und verschiedenen Betasympathikomimetika wurde in einer internationalen Studie aufgezeigt (39).

Maternale Nebenwirkungen – Atosiban weist ein günstiges Nebenwirkungsprofil auf. Nebenwirkungen für die Mutter umfassen Palpitationen (2%), Tachykardie (6%), Hypotonie (3%), Übelkeit (12%), Erbrechen (7%) und Kopfschmerzen (10%) (39). Schwere Nebenwirkungen wurden unter alleiniger Therapie mit Atosiban bisher nicht beschrieben.

Fetale Nebenwirkungen – Nebenwirkungen auf den Feten sind nicht bekannt und unterscheiden sich hinsichtlich der Verabreichung von Betasymathikomimetika durch eine geringere Rate an fetalen Tachykardien. Die fetalen Plasmaspiegel sind geringer als die maternalen (etwa 12%). Das kindliche Follow-up aus zwei Studien, die Atosiban mit Placebo verglichen, zeigte im Alter von 24 Monaten keine signifikanten Unterschiede hinsichtlich mentalem, neurologischem und körperlichem Entwicklungsstatus.

Substanzspezifische Kontraindikationen – Bekannte Überempfindlichkeit.

Hinweis: Atosiban ist in Deutschland seit April 2000 zur Tokolyse zugelassen.

8.3 Kalziumantagonisten

Wirkungsweise – Kalziumantagonisten blockieren direkt den Influx von Kalzium-Ionen durch die Zellmembran. Sie blockieren daneben die Freisetzung von intrazellulärem Kalzium aus dem ER (endoplasmatischen Reticulum) und erhöhen den Kalzium-Efflux aus der Zelle. Die Abnahme von intrazellulärem freiem Kalzium führt zur Blockade von Kalzium-abhängiger Phosphorylierung der Myosinkinase und resultiert in einer myometranen Relaxation.

Effizienz – Größere Untersuchungen existieren nur zu Nifedipin. Es gibt keine publizierten placebokontrollierten Studien zur Therapie vorzeitiger Wehen durch Nifedipin.

Die Einstufungen der Wertigkeit von Kalziumantagonisten zur Wehenhemmung basieren auf vergleichenden Untersuchungen mit anderen Tokolytika (v.a. Ritodrin). In der Cochrane Database wurden zwölf randomisiert kontrollierte Studien mit 1029 Frauen zur Beurteilung zugrunde gelegt (20). Kalziumantagonisten wurden dabei vor allem im Vergleich zu Betasymathikomimetika als günstig eingestuft.

Tsatsaris et al. publizierten im Jahr 2001 eine Metaanalyse von Nifedipin versus Betasympathikomimetika (40). Diese Untersuchung kam zu dem Schluss, dass unter Berücksichtigung des neonatalen Outcomes Nifedipin als Tokolytikum effektiver als Betasympathikomimetika ist und als First-line-Tokolytikum gewählt werden sollte.

Neu ist im BJOG im Dezember 2003 eine Metaanalyse von Nifedipin versus Atosiban bei vorzeitiger Wehentätigkeit erschienen (4). In einem indirekten Vergleich von Metaanalysen zu Nifedipin und Atosiban kommen die Autoren zu der Schlussfolgerung, dass Nifedipin effektiver sei. Ein direkter Vergleich der tokolytischen Wirksamkeit beider Präparate steht jedoch aus.

Maternale Nebenwirkungen – Nifedipin ist ein peripherer Vasodilatator und kann deshalb Symptome wie Übelkeit, Flush, Kopfschmerz und Palpitationen verursachen. Nifedipin verringert ebenso den mittleren arteriellen Blutdruck durch eine Relaxation glatter Muskeln von Arteriolen. Dies geht häufig mit einem Anstieg der Herzfrequenz einher. Diese Nebenwirkungen sind in der Regel mild und weniger schwer als die Nebenwirkungen, die unter Betasympathikomimetika gesehen werden. In der Kombination mit intravenösem Magnesium oder mit Ritodrin sind schwere Nebenwirkungen bis zu maternalen Todesfällen beschrieben (31, 43). Bei normotensiven Patienten sind die kardiovaskulären Effekte gering.

Fetale Nebenwirkungen – Untersuchungen im Tiermodell haben ergeben, dass es unter Kalziumantagonisten zu einem Abfall des uterinen Blutflusses und einer verminderten fetalen Sauerstoffsättigung kommt. Diese Befunde aus Tierversuchen wurden jedoch beim Menschen nicht bestätigt. Dopplersonographische Untersuchungen beim Menschen zeigten im feto- und uteroplazentaren Stromgebiet unauffällige Befunde (32). Der fetale Säuren-Basenstatus in der Nabelschnurarterie nach der Geburt und von perkutan gewonnenen fetalen Blutproben ergab keinen Nachweis einer fetalen Hypoxie oder Azidose (32). Diese Untersuchungen wurden nach Einnahme von 10 mg Nifedipin sublingual erhoben. Es gibt keine Daten, die den Einfluss der heute üblichen Dosen von Nifedipin zur Tokolyse auf den Feten untersucht haben. Aus den bisherigen Publikationen ergeben sich keine Hinweise für eine erhebliche teratogene Potenz beim Menschen. Nifedipin sollte nicht mit Magnesium i.v. kombiniert werden, da daraus schwere Bradykardien des Feten resultieren können. In einer Fallbeschreibung wurde eine schwere maternale Hypotonie mit konsekutivem Tod des Feten beobachtet, als Nifedipin gekaut wurde und somit eine schnellere Wirkstoffverfügbarkeit vorhanden war (42).

Substanzspezifische Kontraindikationen – Hypersensitivität auf dieses Medikament, linksventrikuläre Dysfunktion, koronare Herzerkrankung oder kongestive Herzfehler sowie Hypotonie der Mutter. Die gleichzeitige Verwendung von Kalziumantagonisten mit intravenösem Magnesium kann synergistisch in der Wirkung auf die Relaxation von glatter Muskulatur wirken und zu einer Atemlähmung führen.

Achtung: Nifedipin ist in Deutschland zur Behandlung der vorzeitigen Wehentätigkeit in der Schwangerschaft nicht zugelassen.

8.4 Magnesiumsulfat

Wirkungsweise – Magnesium wirkt intrazellulär als Kalziumantagonist. Dies führt zur Blockade der Kalzium-abhängigen Phosphorylierung der Myosinkinase und dadurch zu einer myometranen Relaxation.

Effizienz – Die einzige randomisiert kontrollierte Untersuchung von Magnesiumsulfat gegenüber physiologischer Kochsalzlösung erbrachte keinen Wirkungsnachweis von Magnesiumsulfat (5). In der Cochrane Database ist ein systematischer Review zu Magnesium als Tokolytikum vorhanden. Magnesiumsulfat wird in dieser Übersicht als ineffektiv in der Verzögerung der Geburt oder in der Verhinderung der Frühgeburt beschrieben und ist mit einer Erhöhung der kindlichen Mortalität assoziiert, wenn sehr hohe Dosen angewendet wurden (Loading dose 4–6 g Magnesiumsulfat, Erhaltungsdosis 2–4 g/h über mehr als 24 Stunden) (7). In niedriger Dosierung (bis kumulativ maximal 28 g Magnesiumsulfat) zeigte die „Australasian Collaborative Trial of Magnesium Sulphate" allerdings einen neuroprotektiven Effekt von Magnesiumsulfat auf das fetale ZNS, ohne die kindliche Mortalität signifikant zu beeinflussen (8).

Maternale Nebenwirkungen – Magnesiumsulfat in hoher Dosierung hat erhebliche Effekte an der neuromuskulären Endplatte, woraus Schwäche und Abgeschlagenheit der Patientin resultieren. Schwere Nebenwirkungen von Atemdepression bis zu mütterlichen Todesfällen aufgrund von Atem- und Herzstillstand sind beschrieben und werden bei hohen Serumspiegeln von Magnesiumsulfat gesehen.

Fetale Nebenwirkungen – Der Gebrauch von hochdosiertem Magnesiumsulfat zur Tokolyse ist mit einer erhöhten kindlichen Mortalität assoziiert (7). Diese Beobachtung basiert vor allem auf einer Untersuchung zur Magnesiumtokolyse von Mittendorf et al., bei der sich in der Magnesiumgruppe eine Exzessmortalität von Feten und geborenen Kindern zeigte (27).

Substanzspezifische Kontraindikationen – Myasthenia gravis, kongenitaler AV-Block. Renale Erkrankungen und der Z.n. Myokardinfarkt sind relative Kontraindikationen.

Achtung: In der Roten Liste ist Magnesiumsulfat mit der Indikation „vorzeitige Wehen" aufgeführt.

8.5 Prostaglandinsynthesehemmer

Wirkungsweise – Prostaglandinsynthesehemmer wie Indomethacin inhibieren konstitutive und induzierbare COX-Enzyme, die für die Synthese von Prostaglandinen verantwortlich sind. Prostaglandine wiederum sind neben Oxytocin endogene Stimulanzien des Myometriums.

Effizienz – Größere Erfahrungen bestehen nur mit Indomethacin. Eine kleine prospektiv randomisierte und doppelt verblindete Studie mit Indomethacin versus Placebo wies einen signifikanten tokolytischen Effekt nach (44). Drei Untersuchungen verglichen Indomethacin mit Betaagonisten. Dabei wurde bei kleinen Untersuchungszahlen (insgesamt 209 eingeschlossene Patientinnen) kein Unterschied in der tokolytischen Effizienz festgestellt (19).

Maternale Nebenwirkungen – Sind bei Beachtung der Kontraindikationen und kurzer Behandlungsdauer gering.

Fetale Nebenwirkungen – Zahlreiche fetale Komplikationen sind mit der Anwendung von Indomethacin publiziert: Bei Anwendung über 48 Stunden sind persistierende fetale Anurie, renale mikrozystische Läsionen und neonatale Todesfälle beschrieben. Bei Applikation von Indomethacin über mehr als 48 Stunden nach 32 Schwangerschaftswochen muss in 20–50% der Fälle mit einer Konstriktion bzw. einem vorzeitigen Verschluss des Ductus Botalli gerechnet werden (28). Die pränatale Konstriktion des Ductus arteriosus und eine Erhöhung des Risikos des Neugeborenen, an einer nekrotisierende Enterokolitis zu erkranken, sind weitere Komplikationen für den Feten bzw. das Neugeborene (30).

Substanzspezifische Kontraindikationen – Überempfindlichkeit gegen den Wirkstoff, peptische Magen-Darm-Ulcera, Medikamenten-induziertes Asthma; hämatologische, renale oder hepatische Dysfunktion.

Achtung: Prostaglandinsynthesehemmer sind in Deutschland zur Behandlung der vorzeitigen Wehentätigkeit in der Schwangerschaft nicht zugelassen. Falls Indomethacin dennoch zur Wehenhemmung angewendet wird, sollte die Anwendungsdauer maximal 48 Stunden betragen.

8.6 NO-Donatoren

Wirkungsweise – Die tokolytische Wirkung von Nitroglycerin beruht auf seiner Eigenschaft als Stickoxid-(NO)-Donor. Stickoxid ist ein wichtiger Mediator bei der Relaxation glatter Muskulatur in verschiedenen Geweben und bei der Ruhigstellung des Myometriums während der Schwangerschaft. Über eine Stimulation der zellulären Guanylatcyclase kommt es zu einer erhöhten cGMP-Freisetzung, die einen verstärkten Kalziumausstrom aus der glatten Muskelzelle mit nachfolgender Erschlaffung der Muskulatur zur Folge hat. In In-vitro-Untersuchungen an isolierten Myometriumstreifen wird die Spontankontraktilität durch NO-Donoren deutlich unterdrückt.

Effizienz – Die Anwendung von Nitroglycerin wurde bisher in zehn randomisierten Studien an über 1000 Patientinnen untersucht (Übersicht bei 36). In einigen Untersuchungen wurde bei transdermaler Anwendung eine im Vergleich zur Tokolyse mit Betasympathikomimetika zumindest gleiche tokolytische Wirksamkeit über 48 Stunden und sieben Tage berichtet. In drei Studien mit 492 eingeschlossenen Patientinnen wurde eine signifikant niedrigere Rate an Frühgeburten vor 37 SSW nach Tokolyse mit Nitroglycerin-Pflastern beobachtet. In einer neuen randomisierten Untersuchung (2) wurde der NO-Donor GTN (Glyceroltrinitrat) als weniger effektiv eingestuft als Betasympathikomimetika. In der Cochrane-Analyse von 2003, die allerdings nur fünf der neun bisher publizierten Studien einbezieht, wird trotz eines günstigeren Nebenwirkungsprofils der Einsatz von Nitroglycerin-Pflastern aufgrund einer noch nicht ausreichenden Datenlage nicht zur Routineanwendung empfohlen (10).

Maternale Nebenwirkungen – An erster Stelle stehen transiente Kopfschmerzen, die durch eine Gefäßweitstellung der zerebralen Arterien verursacht werden (3, 37) und in bis zu 25% zum Therapieabbruch führen. Aufgrund der in bis zu zwei Dritteln der Patientinnen auftretenden Kopfschmerzen stellen anamnestisch bekannte Migräne oder rezidivierende Kopfschmerzen eine Kontraindikation dar. Weitere Nebenwirkungen können Muskelschmerzen, eine Kontaktdermatitis im Bereich der Pflasterklebestellen und bei Therapiebeginn Hypotonie und/oder orthostatische Dysregulation sein.

Fetale Nebenwirkungen – Es wurden in den bisherigen Untersuchungen keine unerwünschten Effekte auf die Plazentafunktion, den fetalen Zustand und das neonatale Outcome beobachtet.

Kontraindikationen – Ausgeprägte Hypotonie, orthostatische Kreislaufregulationsstörung, maternale Herzerkrankung.

Achtung: NO-Donatoren sind zur Behandlung vorzeitiger Wehen nicht zugelassen.

9 Anhang 3: Off-Label-Use von Medikamenten

Medikamente werden mit einer bestimmten Indikation zugelassen. Es liegt in der Therapiefreiheit des Arztes, ein Medikament unter gewissen Bedingungen auch außerhalb des zugelassenen Indikationsbereiches zu verwenden („Off-Label-Use"). Eine fehlende Zulassung kann an einem gescheiterten Zulassungsverfahren oder an der nicht beantragten Zulassung liegen. Die Beantragung der Zulassung eines Medikamentes liegt allein beim Hersteller. Dementsprechend bedeutet die Beantragung der Zulassung eines Medikamentes, dass nicht nur medizinische Risiko-Nutzen-Analysen, sondern auch finanzielle Profit-Verlust-Analysen für den Vertrieb des Medikamentes sprechen. Für preiswerte Medikamente, die bei bestimmten Indikationen nur selten und kurzzeitig angewendet werden, wird daher in der Regel die Zulassung nicht beantragt. Dies ist der Hauptgrund dafür, dass viel gebrauchte und nach EBM-Kriterien wirksame Medikamente in der Geburtshilfe nicht zugelassen sind.

Von den hier diskutierten Tokolytika sind in Deutschland Fenoterol, Atosiban und Magnesiumsulfat zugelassen.

Atosiban wurde in Europa von der EMEA („European Agency for the Evaluation of Medical Products") als Tokolytikum zugelassen. Die Zulassung in Kanada und den USA wurde von der FDA (Federal Drug Administration) abgelehnt. Fenoterol ist nur in Deutschland zur Tokolyse zugelassen.

Für Nifedipin, NO-Donatoren und Indomethacin wurde die Zulassung als Tokolytikum weltweit von den Herstellern nicht beantragt.

Wenn Medikamente im Rahmen einer Off-Label-Anwendung zur Tokolyse dennoch eingesetzt werden, ergeben sich daraus mehrere Problemfelder:

- Eine Leistungspflicht der Krankenkasse besteht bei einem Off-Label-Gebrauch von Medikamenten nicht. In einer Entscheidung des 1. Senats des Bundessozialgerichtes vom 19.3.2002 wurde festgestellt, dass eine Leistungspflicht beim Off-Label-Gebrauch durch die Krankenkassen ausnahmsweise in Betracht kommt, wenn es sich bei der zu behandelnden Erkrankung um eine schwerwiegende Erkrankung handelt, für die keine andere Therapie verfügbar ist und für die aufgrund der Datenlage die begründete Aussicht besteht, dass ein Behandlungserfolg zu erzielen ist. Da für die Tokolyse alternative Medikamente zur Verfügung stehen, ist es fraglich, ob eine Kostenerstattung für diese Medikamente zur Tokolyse erfolgen würde.
- Schwerer wiegen bei der Off-Label-Anwendung haftungsrechtliche Aspekte. Es bleibt dem einzelnen Arzt überlassen, das Medikament in eigener Verantwortung und mit dem Risiko der Haftung für entstehende Gesundheitsschäden außerhalb des Anwendungsgebietes zu benützen.

- Beachtet werden muss auch, dass Patienten erheblich verunsichert werden, wenn diese die Anwendungsbeschränkungen im Beipackzettel lesen und über die Gründe der dennoch erfolgten Anwendung nicht ausreichend aufgeklärt wurden.

Aus dem Gesagten muss gefolgert werden, dass nicht zugelassene Tokolytika nur nach ausführlicher Information der Patientin und Einholen des Einverständnisses für die Anwendung außerhalb der Zulassung angewendet werden sollten.

10 Literatur

1. Anotayanonth S, Subhedar NV, Garner P, Neilson JP, Harigopal S. Betamimetics for inhibiting preterm labour. The Cochrane Database of Systematic Reviews 2004, Issue 3

2. Bisits A, Madsen G, Knox M et al. The randomized Nitric oxide tocolysis trial (RNOTT) for the treatment of preterm labor. Am J Obstet Gynecol 2004; 191: 683–690

3. Black R, Lees C, Thompson C, Pickles A, Campbell S. Maternal and fetal cardiovascular effects of transdermal glyceryl trinitrate and intravenous ritodrine. Obstet Gynecol 1999; 94: 572–576

4. Coomarasamy A, Knox EM, Gee H, Song F, Khan KS. Effectiveness of nifedipine versus atosiban for tocolysis in preterm labour: a meta-analysis with an indirect comparison of randomised trials. BJOG 2003; 110: 1045–1049

5. Cox SM, Sherman ML, Leveno KJ. Randomized investigation of Magnesium sulfate for prevention of preterm birth. Am J Obstet Gynecol 1990; 163: 767–772

6. Crowley P. Prophylactic corticosteroids for preterm birth. Cochrane Database Syst Rev 2000; 2: CD000065

7. Crowther CA, Hiller JE, Doyle LW Magnesium sulphate for preventing preterm birth in threatened preterm labour (Cochrane Review). The Cochrane Library 2004; 1: CD001060

8. Crowther CA, Hiller JE, Doyle LW, Haslam RR. Effect of magnesium sulphate given for neuroprotection before preterm birth. JAMA 2003; 290; 2669–2676

9. Crowther CA, Moore V. Magnesium maintenance therapy for preventing preterm birth after threatened labour. Cochrane Database Syst Rev 1998; 1: CD 000940

10. Duckitt K, Thornton S. Nitric oxide donors for the treatment of preterm labour. Cochrane Database Syst Rev 2002; 3: CD002860

11. Gaunekar NN, Crowther CA. Maintenance therapy with calcium channel blockers for preventing preterm birth after threatened labor. Cochrane Database Syst Rev 2004; 3: CD 004071

12. Goldenberg RL, Cliver SP, Bronstein J et al. Bed rest in pregnancy. Obstet Gynecol 1994; 84: 131–136

13. Gyetvai K, Hannah M E, Hodnett E D, Ohlsson A. Tocolytics for preterm labor: a systematic review. Obstetrics and Gynecology 1999; 94 (5 Part 2): 869–877

14. Herzog S, Cunze T, Martin M, et al. Pulsatile vs. Continuous parenteral tocolysis: comparison of side effects. Eur J Obstet Gynecol Reprod Biol 1999; 85: 199

15. Holleboom CA, Merkus JM, van Elferen LW, Keirse MJ. Double-blind evaluation of ritodri-

ne sustained release for oral maintenance of tocolysis after active preterm labour. Br J Obstet Gynaecol 1996; 103: 702–705

16. How HY, Hughes SA, Vogel RL et al. Oral terbutaline in the outpatient management of preterm labor. Am J Obstet Gynecol 1995; 173: 1518–1522

17. Kenyon SL, Taylor DJ, Tarnow-Mordi W. Broad spectrum antibiotics for spontaneous preterm labour: The ORACLE II randomised trial. Lancet 2001; 1: 591–593

18. King J, Flenady V. Antibiotics for preterm labour with intact membranes. Cochrane Database Syst Rev 2000; 2: CD 000246

19. King J; Flenady V; Cole S; Thornton S. Cyclo-oxygenase (COX) inhibitors for treating preterm labour. Cochrane Database Syst Rev 2005; 2: CD001992

20. King JF, Flenady VJ, Papatsonis DNM, Dekker GA, Carbonne B Calcium channel blockers for inhibiting preterm labour (Cochrane Review). The Cochrane Library 2003; 4: CD002255

21. King JF, Grant A, Keirse MJ, Chalmers I. Beta-mimetics in preterm labor: An overview of randomized, controlled trials. Br J Obstet Gynaecol 1998; 95: 211–222

22. Lees C, Lojacono A, Thompson C, Danti L, Black R, Tanzi P, White I, Cambell S. Glyceryl trinitrate and ritodrine in tocolysis: an international multicenter randomized trial. Obstet Gynecol 1999; 94: 403–408

23. Longo M, Jain V, Vedernikov YP, Saade GR, Goodrum L, Facchinetti F, Garfield RE. Effect of nitric oxide and carbon monoxide on uterine contractility during human and rat pregnancy. Am J Obstet Gynecol. 1999; 181: 981–988.

24. Lewis R, Mercer BM, Salama M, Walsh MA, Sibai BM. Oral terbutaline after parenteral tocolysis: a randomized, double-blind, placebo controlled trial. Am J Obstet Gynecol 1996; 175: 834–837

25. Martin RW, Perry KG Jr, Hess LW, et al. Oral magnesium and the prevention of preterm labor in a high-risk group of patients. Am J Obstet Gynecol 1992; 166: 144–147

26. Meis PJ, Aleman A. Progesterone treatment to prevent preterm birth. Drugs 2004; 64: 2463–2474

27. Mittendorf R, Dambrosia J, Pryde PG et al. Association between use of antenatal magnesium sulfate in preterm labor and adverse health outcomes in children. Am J Obstet Gynecol 2002; 186: 1111–1118

28. Moise KJ. Effect of advancing gestational age on the frequency of fetel ductal constriction in association with maternal indomethacin use. Am J Obstet Gynecol 1993; 168: 1350–1353

29. Moutquin JM, Sherman D, Cohen H et al. Double-blind, randomized, and controlled trial of atosiban and ritodrine in the treatment of preterm labor: a multicenter effectiveness and safety study. Am J Obstet Gynecol 2000; 182: 1191–1199

30. Norton ME, Merill J, Cooper BA et al. Neonatal complications after the administration of indomethacin for preterm labor. N Engl J Med 1993; 329; 1602–1607

31. Oei SG, Oei SK, Brölmann HAM. Myocardial infarctation during nifedipine therapy for preterm labor. N Engl J Med 1999; 340: 154–155

32. Ray D, Dyson D. Calcium channel blockers. Clin Obstet Gynecol 1995; 38: 713

33. Ricci JM, Hariharan S, Helfgott A et al. Oral tocolysis with magnesium chloride: a randomized controlled prospective clinical trial. Am J Obstet Gynecol 1991; 165: 603–610

34. Romero R, Sibai BM, Sanchez-Ramos L, et al. An oxytocin receptor antagonist (atosiban) in

the treatment of preterm labor: a randomized, double blind, placebo-controlled trial with tocolytic rescue. Am J Obstet Gynecol 2000; 182: 1191–1199

35. Sanchez-Ramos L, Kaunitz Am, Delke I. Progestational agents to prevent preterm birth: a meta-analysis of randomized controlled trials. Obstet Gynecol 2005; 105: 273–279

36. Schleußner E, Richter S, Groß W, Nitschke U, Hoyme U, Heine D, Möller A, Seewald HJ. Transdermale NO-Donoren zur Tokolyse – Abschlußbericht der Thüringer Multicenterstudie 2004

37. Schleußner E. Maternal and fetal side effects of tocolysis using transdermal nitroglycerin or intravenous fenoterol combined with magnesium sulfate. Eur J Obstet Gynecol Reprod Biol 2003; 106: 14–19

38. Spätling L, Fallenstein F, Schneider H, Dancis J. Bolus tocolysis: treatment of preterm labor with pulsatile administration of a beta-adrenergic agonist. Am J Obstet Gynecol 1989: 160: 713–717

39. The Worldwide Atosiban Versus Beta-agonists Study group. Effectiveness and safety of the oxytocin antagonist atosiban versus beta-adrenergic agonists in the treatment of preterm labour. Br J Obstet Gynaecol 2001; 108: 133–142

40. Tsatsaris V, Papatsonis D, Goffinet F, Dekker G, Carbonne B. Tocolysis with nifedipine or beta-adrenergic agonists: a meta-analysis. Obstet Gynecol 2001; 97: 840–847

41. Valenzuela GJ, Sanchez-Ramos L, Romero R et al. Maintenance treatment with the oxytocin antagonist atosiban. The atosiban PTL-098 study group. Am J Obstet Gynecol 2000; 182: 1184–1190

42. Van Veen AJ, Pelinck MJ, van Pampus MG, Erwich JJHM. Severe hypotension and fetal death due to tocolysis with nifedipine. Br J Obstet Gynaecol 2004; 111; 1–2

43. Verhaert D, van Acker R. Acute myocardial infarctation during pregnancy. Acta Cardiol 2004; 59: 331–339

44. Zuckerman H, Reiss U, Rubinstein I. Inhibition of human premature labor by indomethacin. Obstet Gynecol 1974; 44: 787–792

Erstfassung	2006
Überarbeitung	Gültigkeit im Jahr 2008 bestätigt.
Beteiligte Fachgesellschaften, Arbeitsgemeinschaften und Organisationen	Deutsche Gesellschaft für Gynäkologie und Geburtshilfe • Board für Pränatal- und Geburtsmedizin
Autoren	Prof. Dr. med. B. J. Hackelöer, Hamburg (Leitlinienkoordinator) Prof. Dr. med. E. Beinder, Zürich (Schweiz) Prof. Dr. med. J. Dudenhausen, Berlin Prof. Dr. med. A. Feige, Nürnberg Prof. Dr. med. K. Hecher, Hamburg Prof. Dr. med. W. Rath, Aachen Prof. Dr. med. E. Schleußner, Jena Prof. Dr. med. H. Schneider, Bern (Schweiz) Prof. Dr. med. L. Spätling, Fulda Prof. Dr. med. K. Vetter, Berlin
Anmerkungen	S1-Leitlinie Methoden- und Leitlinienreport siehe Homepages der DGGG und der AWMF

DGGG Leitlinienregister 2008	3	Pränatal- und Geburtsmedizin
	3.3	Schwangerschaft
	3.3.2	Anwendung von Prostaglandinen in Geburtshilfe und Gynäkologie
AWMF Leitlinienregister	015/031 (S1)	

Deutsche Gesellschaft für Gynäkologie und Geburtshilfe (DGGG),
Arbeitsgemeinschaft Materno-fetale Medizin (AGMFM)

Anwendung von Prostaglandinen in Geburtshilfe und Gynäkologie

Inhaltsverzeichnis

1 Präambel 79

2 Allgemeine Hinweise 80
   2.1 Lücken im therapeutischen „Arsenal" 80
       2.1.1 Risikokonstellationen bei Status nach Sectio 80

3 Abkürzungen und Präparate 81

4 Schwangerschaftsbeendigung bis zur 13+6 SSW p.m. 82
   4.1 Abortinduktion bis 49 Tage p.m. 82
   4.2 Schwangerschaftsbeendigung bis zu 13+6 SSW p.m. Abruptio,
       Missed Abortion, Blasenmole 83

5 Vorzeitige SS-Beendigung 14+0 bis 23+6 SSW p.m. 83

Inhaltsverzeichnis (Fortsetzung)

6 Intrauteriner Fruchttod ab 24+0 SSW p.m. **84**
    6.1 Vorgehen in Abhängigkeit vom Zervixstatus 84
        6.1.1 Vorgehen bei reifer Zervix 84
        6.1.2 Bei IUFT in Terminnähe 85
        6.1.3 Nur bis zu 27 SSW zugelassen
             (unabhängig von der Zervixreife). 85

7 Voraussetzungen und Kontraindikationen zur Geburtseinleitung und Anwendung von Prostaglandinen in Terminnähe **85**
    7.1 Nebenwirkungen von Prostaglandinen zur Einleitung. 87
    7.2 Methoden der Geburtseinleitung mit Prostaglandinen. 88
    7.3 Indikationen zur Entfernung des Vaginalinserts 88

8 Zustand nach Sectio/vorangegangener transmuraler Uterusoperationen 2. und 3. Trimenon **89**
    8.1 Konsensus-Meinung 89
    8.2 Warnhinweise 90

9 Atonische Nachblutung **90**
    9.1 Ziel (Prävention) 90
    9.2 Ziel (Therapie) 91

10 Evidenzbasierte Aspekte der Anwendung von PG-Vaginalgel, PG-Intrazervikalgel und -Vaginaltablette **92**

11 Kontraindikationen der einzelnen Präparate (gemäß den Fachinformationen) **94**
    11.1 Prostaglandin-haltige Präparate 94
    11.2 Nicht Prostaglandin-haltige Präparate 99

12 Anhang **100**

13 Literatur **101**

1 Präambel

Die Leitlinien für die Anwendung der Prostaglandine beziehen sich auf den derzeitigen Zulassungsstand in Deutschland.

Die Empfehlungen zum Vorgehen basieren auf Ergebnissen derzeit vorliegender nationaler und internationaler Studien sowie Expertenempfehlungen.

Generell sollten die Indikationen und Kontraindikationen für die Anwendung der Prostaglandine beachtet werden.

Misoprostol nimmt eine Sonderstellung ein. Es handelt sich um ein Prostaglandin-E_1-Derivat, das in der Geburtshilfe weltweit eingesetzt wird, für die Anwendung in der Schwangerschaft aber nicht zugelassen, sondern laut Firmenangabe kontraindiziert ist.

Es wird seit 1.1.2006 von der Herstellerfirma Pfizer in Deutschland nicht mehr vertrieben und steht nur noch als Reimport-Medikament zur Verfügung.

Trotz umfangreicher Studien zur Anwendung von Misoprostol in der Gynäkologie und Geburtshilfe besteht ein Off-Licence- und Off-Label-Use, so dass der Einsatz von Misoprostol in der Geburtshilfe in der individuellen Therapiefreiheit jeden Arztes liegt. Daher hat sich jeder Arzt über deren Bedeutung zu informieren. Die Patientin muss entsprechend aufgeklärt werden (vgl. auch Stellungnahme der AG Medizinrecht zum Off-Label-Use, persönliche Mitteilung 2005). Die Zulassung von Minprostin F2α ist zum 23.1.2006 erloschen und daher ist diese Substanz nicht mehr verkehrsfähig.

Hinweis: Trotz aller Sorgfalt sind Fehler möglich. Daher sind Dosierungen vor jeder Anwendung von Medikamenten anhand der Fachinformationen zu überprüfen. Anwendungen außerhalb der zugelassenen Indikationen bedürfen der individuellen Aufklärung und Dokumentation.

2 Allgemeine Hinweise

2.1 Lücken im therapeutischen „Arsenal"

Auch wenn die Zulassungskriterien die frühen Schwangerschaftswochen meist nicht einschließen, erscheint nach Auffassung des Expertengremiums die Anwendung der am Geburtstermin zugelassenen Präparate auch in diesem Zeitraum mit einer ausreichenden Sicherheit für die Mutter möglich.

Durch eine zunehmende Ausweitung der Kontraindikationen in den Fachinformationen entstehen „therapeutische Lücken", die den anwendenden Arzt auf seine Erfahrung und das aufklärende Gespräch mit seiner Patientin verweisen. Diese Leitlinien stellen einen Handlungskorridor dar.

Die formale Darstellung der Kontraindikationen gemäß den aktuellen Fachinformationen findet sich im Anhang. Bei vorliegender Kontraindikation ist die Anwendung eines Präparates besonders sorgfältig abzuwägen, die Entscheidungsfindung zu dokumentieren und die Schwangere darüber aufzuklären.

2.1.1 Risikokonstellationen bei Status nach Sectio

Zulassungskonform ist lediglich die Anwendung von PGE_2-Vaginalgel in Terminnähe bei reifem Zervixbefund; dies bedarf einer strengen Indikationsstellung. Alle anderen Prostaglandinpräparationen sollten laut Produktinformationen bei vorangegangenem Kaiserschnitt nicht angewendet werden. Allerdings entspricht es der klinischen Erfahrung des Expertengremiums, dass bei kritischer Indikationsstellung und adäquaten Überwachungs- und Handlungsmöglichkeiten die Anwendung von PGE_2-Präparaten als ausreichend sicher für Mutter und Kind angesehen werden können. Die Verwendung von Misoprostol bei Z.n. Sectio ist absolut kontraindiziert.

3 Abkürzungen und Präparate

Tab. 1: Abkürzungen.

FI	Fachinformation
PG	Prostaglandine
SSW	Angabe der vollendeten Schwangerschaftswoche post menstruationem
p.m.	post menstruationem
prä-op	prä-operativ
p.o.	per os
s.l.	sublingual
max.	maximal
i.v.	intravenös
IUWR	intrauterine Wachstumsrestriktion

Tab. 2: Präparate, sortiert nach Substanz.

Dinoproston 10 mg Vaginalinsert	Propess®
Dinoproston 3 mg Vaginaltablette	Minprostin® 3 mg
Dinoproston-Intrazervikalgel 0,5 mg	Prepidil®
Dinoproston-Vaginalgel	Minprostin 1 mg/2 mg Vaginalgel®
Gemeprost 1 mg Vaginalsupp.	Cergem®
Methylergometrin 200 µg Amp.	Methergin®
Mifepriston 200 mg Tablette	Mifegyne®
Misoprostol 200 µg Tablette	Cytotec® 200 [in Deutschland aus dem Handel]
Sulproston-Amp. 500 µg	Nalador® 500

Tab. 3: Präparate, sortiert nach Präparat.

Cergem®	1 mg Gemeprost-Vaginalsupp.
Cytotec® 200	200 µg Misoprostol-Tablette
Methergin® Amp.	200 µg Methylergometrin-Amp.
Mifegyne®	200 mg Mifepriston-Tabelette
Minprostin-Vaginalgel®	1 mg/2 mg Dinoproston-Vaginalgel
Minprostin® 3 mg	3 mg Dinoproston-Vaginaltablette
Nalador® 500	500 µg Sulproston-Amp.
Prepidil®	0,5 mg Dinoproston-Intrazervikalgel
Propess®	10 mg Dinoproston-Vaginalinsert

4 Schwangerschaftsbeendigung bis zur 13+6 SSW p.m.

4.1 Abortinduktion bis 49 Tage p.m.

Ziel
Vermeidung eines operativen Eingriffs und der damit verbundenen anästhesiologischen Maßnahmen.

Durchführung
siehe Abbildung 1. Vergl. auch DGGG-Leitlinie 2.6.1 „Medikamentöser Schwangerschaftsabbruch" (2004) (9).

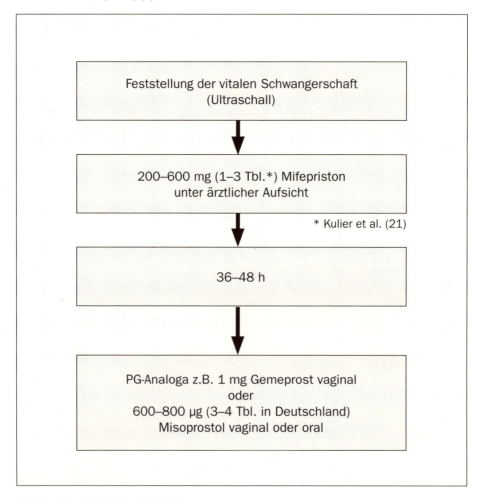

Abb. 1: Abortinduktion bis 49 Tage p.m.

4.2 Schwangerschaftsbeendigung bis zu 13+6 SSW p.m. Abruptio, Missed Abortion, Blasenmole)

Ziele
Zervixerweichung; Tonisierung des Uterus und Minimierung des Blutverlustes; Vermeidung von Folgeschäden (z.B. traumatische Zervixdilatation oder Uterusperforation).

Vorgehen
Mindestens 3 Stunden vor dem operativen Eingriff 1 mg Gemeprost in das hintere Scheidengewölbe einlegen. Intrazervikale Einlage obsolet! Bei unzureichender Wirkung insbesondere zwischen 12 und 14 SSW und/oder Nulliparität Wiederholung möglich bzw. notwendig.

Sofern eine verstärkte Blutung unter/nach operativer Uterusentleerung auftritt, sollte eine medikamentöse Uterustonisierung (vergl. Vorgehen wie bei Atonie) erfolgen.

Alternativ kann zur präoperativen Zervixerweichung Misoprostol in einer Dosierung von 200–400 µg oral/sublingual oder vaginal angewendet werden, z.B. 200 µg 10–16 h prä-op p.o. (27); 400 µg 2–4 h prä-op p.o. ; 400 µg s.l. oder vaginal 3 h prä-op (36, 38).

5 Vorzeitige SS-Beendigung 14+0 bis 23+6 SSW p.m.

Ziel
Zervixerweichung und Weheninduktion: komplikationslose und komplette Entleerung des Uterus unter Minimierung des Blutverlustes; Vermeidung weitergehender operativer Interventionen, z.B. Sectio parva; Reduktion von Folgeschäden.

Ein **vorbereitendes Zervixpriming** ist möglich mit

- 200 mg Mifepriston p.o. 24–48 h vor Weheninduktion (Myometrium-Sensitivierung) oder
- intrazervikale PGE_2-Gelapplikation 0,5 mg alle 6 h (Off-Label-Use) oder
- 200 µg Misoprostol p.o.

vor Beginn der Weheninduktion (z.B. Sulproston 1,7–8,3 µg/min i.v.; s. unten).

Abortinduktion
- z.B. mit 1 mg Gemeprost vaginal: Wiederholung alle drei bis sechs Stunden (max. 5 Applikationen/24 h). 24 Stunden nach der ersten Applikation des ersten Behandlungszyklus kann dieses Vorgehen wiederholt werden.

Oder

- Misoprostol 400 µg p.o. oder s.l. alle 4 h oder 400 µg vaginal alle 4–6 h (3, 10, 35).

Bei **Therapieversagern**, z.B. bei nicht erfolgter Uterusentleerung innerhalb von 48 h nach der ersten vaginalen Applikation von Gemeprost:

Sulproston 1,7–8,3 µg/min i.v. (1 Amp. Sulproston 500 µg auf 500 ml, 1,7–8,3 ml/min), max. 1.500 µg/24 h; oder weitere, im indizierten Einzelfall anwendbare Verfahren.

Warnhinweis: Grundsätzlich sind PGE-Analoga kontraindiziert im 2. und 3. Trimenon bei vorausgegangener Sectio oder anderen transmuralen Uterusoperationen.

6 Intrauteriner Fruchttod ab 24+0 SSW p.m.

Für die Behandlung des intrauterinen Fruchttodes ist die Datenlage bezüglich einzelner Vorgehensweise unzureichend.

6.1 Vorgehen in Abhängigkeit vom Zervixstatus

Ein **vorbereitendes Priming** ist möglich mit 200 mg Mifepriston p.o. 24–48 h vor Beginn einer PG-Anwendung (Myometrium-Sensitivierung) oder mit 0,5 mg Dinoproston-Intrazervikalgel alle 6 h (zulassungskonform: 8–12 h) bis zur ausreichenden Zervixreifung (Bishop-Score ≥ 6) oder dem Ingangkommen der Geburt.

6.1.1 Vorgehen bei reifer Zervix

- Sulproston 1,7–8,3 µg/min i.v. (1 Amp Sulproston 500 µg auf 500 ml, 1,7–8,3 ml/min), max. 1500 µg/24 h;
- 1 mg/2 mg Dinoproston-Vaginalgel (ab Bishop-Score ≥ 4 möglich) (Off-Label-Use, da zugelassen für den Bereich um den errechneten Geburtstermin);
- Misoprostol z.B. dosisreduziert 100 µg alle 6 h: vaginal bei 25–32 SSW, danach weitere Dosisreduktion empfehlenswert, z.B. 50 µg Misoprostol alle 6 h vaginal ab 32 SSW; eventuell Dosissteigerung bis 200 µg (39);
- 3 mg Dinoproston-Vaginaltablette, Wiederholung nach 6–8 h; max. 6 mg/24 h;
- Oxytocin i.v. (Bishop-Score ≥ 8), wenn möglich mit Amniotomie bei adäquater Muttermunderöffnung.

6.1.2 Bei IUFT in Terminnähe

Hier besteht die Möglichkeit, sowohl die Dinoproston-Vaginaltablette als auch das Dinoproston-Vaginalgel zu verwenden.

6.1.3 Nur bis zu 27 SSW zugelassen (unabhängig von der Zervixreife)

1 mg Gemeprost vaginal alle 3–6 h (max. 5 mg/24 h).

Hinweis: Die Sensitivität des Myometriums und der Zervix auf Prostaglandine steigt mit zunehmender SS-Dauer – daher Dosisreduktion erwägen, um uterine Überstimulation zu vermeiden. Cave: Bei abgestorbenem Fetus ist die Ansprechbarkeit des Myometriums auf Uterotonika erhöht – hier ist eventuell eine Dosisanpassung erforderlich!

7 Voraussetzungen und Kontraindikationen zur Geburtseinleitung und Anwendung von Prostaglandinen in Terminnähe

Jede Geburtseinleitung erfordert eine kritische und individuelle Risiko-Nutzen-Analyse (Abbildung 2), die die zugrunde liegende Schwangerschaftspathologie, einleitungsspezifische Risikofaktoren und die individuelle Einstellung der Schwangeren zu berücksichtigen hat. Wegen der i. A. unkalkulierbaren Dauer der medikamentösen Geburtseinleitung muss dem Schweregrad und der Dynamik der Erkrankung sowie dem Zustand des Kindes in utero Rechnung getragen werden. Die Dringlichkeit der Schwangerschaftsbeendigung bestimmt das geburtshilfliche Vorgehen (Geburtseinleitung versus Sectio caesarea).

Ziel
Erreichung eines besseren perinatalen Ergebnisses für Mutter und Kind als durch ein expektatives Vorgehen (medizinische Indikation); Verbesserung des Bishop-Scores, Induktion zur Geburt führender Wehen und Erreichen einer vaginalen Geburt.

Voraussetzungen
- Gewährleistung einer adäquaten apparativen und personellen Überwachung von Mutter und Kind,
- Verfügbarkeit von Tokolytika in Griffnähe (z.B. uterine Überstimulierung mit konkomitierenden Herzfrequenzalterationen),
- permanente Möglichkeit der Schwangerschaftsbeendigung durch Sectio caesarea.

Anmerkung

Von einer ambulanten Geburtseinleitung mit Prostaglandinen bei medizinischer Indikation rät das Expertengremium ab, da der Wirkungseintritt der Prostaglandine nicht vorhersehbar ist und dann entsprechende Überwachungsmaßnahmen nicht zeitgerecht zur Verfügung stehen.

Vorgehen
- Anamneseerhebung und allgemeine Untersuchung der Schwangeren,
- Indikationsstellung durch Facharzt,
- sorgfältige geburtshilfliche Untersuchung: u.a. Zervixbefund, uterine Aktivität, ggf. vaginaler Nativabstrich, CTG,
- sonographische Untersuchung, z.B. Kindslage, Plazentasitz, evtl. Dopplersonographie bei intrauteriner Wachstumsrestriktion,
- Wahl des Einleitungsverfahrens (vor allem in Abhängigkeit vom Zervixbefund) durch Facharzt,
- Aufklärungsgespräch und Dokumentation in der Akte.

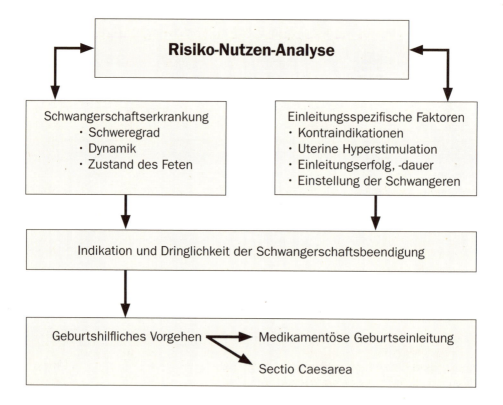

Abb. 2: Risiko-Nutzen-Analyse.

Kontraindikationen für Einleitung mit Prostaglandinen
- Regelmäßige Kontraktionen,
- Placenta praevia, Vasa praevia,
- vorzeitige Plazentalösung,
- Querlage oder Mehrlinge mit vorangehendem Kind in BEL oder Querlage,
- Nabelschnurvorliegen oder –vorfall,
- vorausgegangene Sectio (außer mit Querschnitt im unteren Uterinsegment); oder Z.n. transmuraler Uterotomie, z.B. Myomektomie,
- aktiver Herpes genitalis,
- absolutes Kopf-Becken-Missverhältnis,
- Allergie gegen PG-Präparate bzw. deren Bestandteile,
- mütterlicher Status asthmaticus in der Vorgeschichte,
- manifestes Amnioninfektionssyndrom.

Besondere Situationen bei Einleitung mit Prostaglandinen
- Z.n. Sectio,
- Mehrlinge,
- BEL,
- Intrauterine Wachstumsretardierung (IUWR),
- Vielgebärende,
- hypertensive Schwangerschaftserkrankungen (Dynamik des Krankheitsverlaufes beachten),
- Diabetes mellitus (insbesondere bei fetaler Makrosomie),
- bekannte Einschränkung der utero-plazentaren Perfusion (Notch),
- CTG-Veränderungen (suspekt nach FIGO),
- schwerwiegende mütterlicher Erkrankungen → besondere Vorsicht geboten.

7.1 Nebenwirkungen von Prostaglandinen zur Einleitung

- Fieber, Kopfschmerzen, Rückenschmerzen,
- Benommenheit,
- Erbrechen, Übelkeit, Krämpfe im Bauchraum, Diarrhoe,
- Blutdruckabfall*, Tachykardie, Hypertonie,
- Bradykardie, Bronchokonstriktion*,
- vorzeitiger Verschluss des Ductus arteriosus*,
- Zittern (Misoprostol),
- uterine Überstimulation mit und ohne Alteration der kindlichen Herzfrequenz,
- disseminierte intravasale Gerinnung (DIG),
- Wärmegefühl in der Vagina,
- Myokardischämie mit allen denkbaren Folgen,
- Störung der Wasser- und Elektrolytausscheidung.

* nicht bei lokaler Low-dose-Applikation

7.2 Methoden der Geburtseinleitung mit Prostaglandinen

Intrazervikales Gel

Intra- (endo-) zervikale Applikation von 0,5 mg PGE_2-Gel, eventuell Wiederholung nach 6–8 h (zulassungskonform: 8–12h) möglich.

Ind.: Geburtseinleitung bei unreifer Zervix (Bishop-Score ≤ 5).

Vaginalgel

1 mg und 2 mg PGE_2-Gel intravaginal, eventuell Wiederholung nach 6 h.

Ind.: Bishop-Score ≥ 4.

Zugelassene Tagesgesamtdosis: 3 mg (in 24 h).

Vorgehen

Initialdosis 1 mg gefolgt von 1 oder 2 mg nach 6 h je nach Geburtsfortschritt.

Empfehlung

Bei Nulliparität und unreifer Zervix (Bishop-Score < 4) Initialdosis 2 mg (Tageshöchstdosis 4 mg [zulassungskonform: Tageshöchstdosis 3 mg]).

PGE_2-Vaginalinsert

10 mg Dinoproston, vaginales Freisetzungssystem: kontinuierliche Freisetzung von 0,3–0,4 mg/h bei zugelassener Liegezeit von 24 h; Vaginalinsert mit Rückholband.

Indikation

Einleitung der Zervixreifung in der Spätschwangerschaft ab 37 SSW – unabhängig vom Zervix-Score.

7.3 Indikationen zur Entfernung des Vaginalinserts

- Einsetzen der Wehen,
- (V.a.) uterine Überstimulation,
- Hinweise auf „fetal distress" (CTG),
- systemische NW (Übelkeit, Erbrechen, Hypotonie, Tachykardie),
- mind. 30 min vor Oxytocin.

PGE_2-Vaginaltablette

3 mg PGE_2-Vaginaltablette, evtl. Wiederholung nach 6–8 h, max. 6 mg in 24 h.

Ind.: ausreichende Geburtsreife der Zervix (Deutschland; in der Schweiz keine Bezugnahme auf den zervikalen Reifegrad).

Mögliche Alternative (als Off-Label-Use): Misoprostol.

Es existiert eine große Anzahl randomisierter Studien mit Misoprostol zur Geburtseinleitung. Dabei wurden unterschiedliche Dosierungen (25–100 μg) und Applikationswege (intravaginal, oral, sublingual) geprüft. Entsprechend den Metaanalysen der Studien ergibt sich folgende Möglichkeit zur Geburtseinleitung (1, 16, 32, 40): Dosierung: 25 μg intravaginal alle (4–) 6 h, Oxytocin frühestens 4 h nach der letzten Misoprostol-Applikation.

Cave: Kontraindikation bei Z.n. Sectio oder anderen transmuralen Uterus-Operationen.

Bei **Versagen** einer Methode ist der Wechsel zu einem anderen Therapieregime nach erneuter Überprüfung der Indikation gerechtfertigt – auch unter dem Gesichtspunkt eines therapeutischen Versuchs. In diesem Entscheidungsprozess kann die Dringlichkeit der Indikation auch den Entschluss zur Sectio caesarea nach sich ziehen.

Überwachungsmodalitäten mittels Kardiotokographie (CTG). Diese sind bisher rein empirisch festgelegt worden und nicht evidenzbasiert gesichert. Daher sind die Fachinformationen zu beachten. Obligat ist die kardiotokographische Überwachung vor Applikation von Prostaglandinen zur Geburtseinleitung, danach intermittierend und wenn die Patientin Wehen verspürt oder diese nachgewiesen werden (29).

Die Frequenz der intermittierenden CTG-Überwachung muss sich an der Pharmakokinetik des verwendeten Präparates und der klinischen Situation (z.B. Blasensprung) orientieren. Bei Einleitung mittels Oxytocin-Infusion ist eine kontinuierliche CTG-Überwachung angezeigt (gem. RCOG-Leitlinie).

8 Zustand nach Sectio/vorangegangener transmuraler Uterusoperationen 2. und 3. Trimenon

8.1 Konsensus-Meinung

Zu diesem Sachverhalt bestehen keine evidenzbasierten Daten, aus denen sich gesicherte Empfehlungen ableiten lassen, die Studienlage ist widersprüchlich.

Bei Anwendung von Prostaglandinen ist eine umfassende Aufklärung der Patientin über das gesteigerte Risiko einer Uterusruptur erforderlich.

Nach klinischer Erfahrung des Expertengremiums sollte eine Zervixreifung z.B. mit 200 mg Mifepriston (nicht bei lebendem Kind) (26) oder durch eine intrazervikale Gabe von 0,5 mg PGE_2-Gel alle 6 h (Off-Label-Use) durchgeführt werden.

Nach ausreichender Zervixreifung kann eine anschließende Weheninduktion z.B. mit Oxytocin i.v. oder Dinoproston-Vaginalgel unter strenger klinischer Kontrolle vorgenommen werden. In der Schweiz wird bei Z.n. Sectio auch die Dinoproston-Vaginaltablette eingesetzt.

Je nach Wirkung kann eine Dosisreduktion/Verlängerung des Applikationsintervalls sinnvoll sein.

8.2 Warnhinweise

Eine gleichzeitige Gabe von Oxytocin und Prostaglandinen sollte nicht erfolgen. Eine intensive Überwachung der Mutter ist erforderlich (Kreislauf, Schmerzen im Narbenbereich, Wehenfrequenz u.a.).

Kontraindiziert sind synthetische Prostaglandinanaloga (einschl. Misoprostol, Sulproston i.v.) und Dinoproston-Vaginaltbl.

9 Atonische Nachblutung

9.1 Ziel (Prävention)

Vermeidung einer pathologischen Postpartalblutung (14) mit Folgemorbidität (vor allem Volumenmangelschock und Verlustkoagulopathie sowie Sheehan-Syndrom) durch rechtzeitige effektive Verbesserung der Tonisierung des Uterus.

a. **Oxytocin/Erdalkaloide** (Mittel der ersten Wahl) im Rahmen einer aktiven Leitung der Nachgeburtsperiode. Identifikation von Risikogruppen (s. Tab. in 28).
b. **Misoprostol** ist zur Prävention postpartaler Blutungen im Vergleich zu Oxytocin/Methergin nicht überlegen und sollte nicht andere Schemata ersetzen, da es normalerweise weniger effektiv ist, mehr und länger anhaltende Nebenwirkungen aufweist und keinesfalls kostengünstiger ist (37). Bei besonders ausgeprägtem Risiko (z.B. Z.n. Atonie) ist Misoprostol u.U. dem Oxytocin vorzuziehen (15, 33, 34).
c. Prostaglandine bereithalten (Sulproston). Sulproston sollte nicht in Kombination mit Oxytocin angewendet werden!

9.2 Ziel (Therapie)

Stoppen einer pathologischen Postpartalblutung und Vermeidung eines operativen Eingriffs (z.B. Hysterektomie), der sonst u.U. im Volumenmangelschock mit Verlustkoagulopathie durchgeführt werden muss.

a. Mindestens einen **großlumigen Zugang** legen.
b. Noch während die Blutungsursache abgeklärt wird, Therapiebeginn mit **bimanueller Uteruskompression** plus **Oxytocin** i.v. 10 I.E. als Bolus plus mindestens 40 I.E. in 500 ml (125 ml/h) ± **Methyl-Ergometrin** 0,2–0,5 mg langsam i.v. (Wirkungseintritt nach ca. 45 s) (25).

Bei unzureichender Wirkung von Oxytocin i.v. bzw. Methyl-Ergometrin (Cave: kontraindiziert bei Hypertonie/Präeklampsie) und weiter bestehender Blutung:

c. Intravenöse Infusion von Sulproston 1,7–max. 8,3 µg/min (1 Ampulle/500 ml; 1,7–8,3 ml/min; Erhaltungsdosis: 1,7 ml/min) (13, 18, 30).
d. Praktischer Hinweis: Initial ist die maximale Dosis zur raschen Blutstillung sinnvoll. Bei Reduzierung der Blutung auf ein physiologisches Maß bzw. bei effektiver Uterustonisierung stufenweise Dosisreduktion bis zur Erhaltungsdosis in Abhängigkeit von der klinischen Wirkung. Diese bestimmt auch die Applikationsdauer (Cave: Spätatonie).
e. In verschiedenen Studien wurde Misoprostol in Dosierungen alleine oder in Kombination mit anderen Uterotonika (rektal 800–1000 µg) erfolgreich eingesetzt. Über gute Erfahrungen wurde in einer Untersuchung berichtet, die eine überlegene Effektivität von Misoprostol gegenüber Syntometrin i.m. plus Oxytocin i.v. bezüglich einer Verringerung des Blutverlustes bewies. Die Rate an operativen Folgemaßnahmen konnte allerdings nicht beeinflusst werden. Die verzögerte Wirkung bei rektaler Applikation (30 min) im Vergleich zu i.v. applizierten Uterotonika muss dabei berücksichtigt werden. Die Erfahrungen und die publizierte Datenlage sind zu gering, um zum jetzigen Zeitpunkt eine definitive Empfehlung abgeben zu können.
f. Weitere Maßnahmen: **Einbringen einer lockeren, prostaglandingetränkten Uterustamponade:** Bisher liegen nur Einzelfallberichte über eine uterine Tamponade unter Anwendung von Prostaglandin F2a vor, das aber nicht mehr kommerziell verfügbar ist. Die Uterustamponade ist eine umstrittene Methode, die zwar, in Einzelfällen erfolgreich eingesetzt, die Kontraktionsfähigkeit des Organs bei Atonie herabsetzt, aber möglicherweise bei anderen Blutungsursachen (z.B. große Wundfläche bei Plazentalösungsstörungen) hilfreich sein kann.

Cave: Sulproston darf nicht als intrazervikale oder intramyometriale Injektion verabreicht werden.

Die hier empfohlene Vorgehensweise und die Dosierungen entsprechen jahrelangen klinischen Erfahrungen. Kontrollierte und vergleichende Studien belegen die positive Nutzen-Risiko-Relation für Sulproston (18, 31).

Praktischer Hinweis: Bei schweren postpartalen Blutungen kann die lebensbedrohliche Situation die Kontraindikationen relativieren. Eine intensivmedizinische Überwachung sollte obligat sein (u.a. Gefahr des Lungenödems, deshalb Pulsoxymetrie, ggf. Blutgasanalyse).

a. Die **Revision verletzter Geburtswege** sowie die operative Therapie (Laparotomie, Gefäßligaturen, B-Lynch-Naht oder andere Uteruskompressionsnähte, Hysterektomie) sind nach den einschlägigen Leitlinien durchzuführen.
b. Bei Verfügbarkeit und großer Erfahrung kann auch an eine **Embolisation** gedacht werden, hier ist jedoch der erhöhte Zeitaufwand zu beachten, der von der Infrastruktur der Klinik abhängt.
c. Allgemeine Therapie immer nötig: Blutungsursache operativ oder medikamentös beseitigen, Prävention des Volumenmangelschocks durch kristalline/kolloidale Lösungen (1 ml Blutverlust durch 3 ml kristalline Lösung ersetzen!), bei Blutverlusten ≥ 20% des Blutvolumens (Gesamtblutvolumen 8,5–9% des Körpergewichtes einer Schwangeren) rechtzeitig Blutkomponentensubstitution mit Erythrozytenkonzentraten und Gefrierplasma, ggf. Thrombozytenkonzentraten (Thrombozyten = 30.000/µl); falls nach Ausschöpfen aller Maßnahmen weiterhin die Blutung persistiert: i.v. Applikation von rekombinantem Faktor VIIa (Novo Seven®; Off-Label-Use) erwägen (Initialdosis 90 µg/kg KG; als Wiederholung nach 15–20 min).

10 Evidenzbasierte Aspekte der Anwendung von PG-Vaginalgel, PG-Intrazervikalgel und -Vaginaltablette

Die Empfehlungen basieren auf dem angelsächsischen „Grading" und wurden mit der Evidence-based Clinical Guideline No 9 „Induction of labour" des Royal College of Obstetricians and Gynaecologists vom Juni 2001 (www.rcog.org.uk, www.nice.org.uk) korreliert (Tabelle 4 und 5).

Tab. 4: Definition der Empfehlungsgrade (nach RCOG).

Grad	Voraussetzungen
A	zumindest eine randomisierte kontrollierte Studie von guter Qualität und Konsistenz vorliegend, die die spezifische Empfehlung untersucht hat (Evidenzlevel Ia, Ib)
B	keine randomisierte Studie, aber gut kontrollierte klinische Studien bezüglich der Empfehlung vorhanden (Evidenzlevel IIa, IIb, III)
C	keine direkten klinischen Studien von guter Qualität vorhanden; die Empfehlung basiert auf der klinischen Erfahrung bzw. Meinung des Experten-Komitees (Evidenzlevel IV)

Tab 5: Zusammenfassung der Empfehlungen zur Anwendung von PG-Vaginalgel, -Intrazervikalgel und -Vaginaltablette (6, 12, 17, 19, 20, 24).

A	Prostaglandine sind effektive Substanzen zur Geburtseinleitung und Zervixreifung, können aber zu einer uterinen Überstimulation führen.
B	Uterine Überstimulationen korrelieren mit der verabreichten Dosis an PGE_2 und können mit ß-Sympathomimetika therapiert werden.
A	Prostaglandine sollten zur Geburtseinleitung unabhängig vom Reifegrad der Zervix und Parität bei Schwangeren mit intakten Eihäuten gegenüber Oxytocin bevorzugt werden.
A	Prostaglandine und i.v. Oxytocin sind unabhängig vom Reifegrad der Zervix und der Parität bei Blasensprung in Terminnähe äquieffektiv zur Geburtseinleitung.
A	Zur Geburtseinleitung sollte der vaginalen PGE_2-Applikationsform Vorrang gegenüber der intrazervikalen gegeben werden, beide sind äquieffektiv, die vaginale jedoch weniger invasiv.
A	Keine signifikanten Unterschiede bestehen hinsichtlich Effizienz und uteriner Überstimulationsraten zwischen 10 mg PGE_2-Vaginalinsert und anderen PGE_2-Gelpräparationen (intrazervikal, vaginal) zur Geburtseinleitung; dies gilt auch für den Vergleich PGE_2-Vaginalgel und PGE_2-Vaginaltablette.
C	Dosierung vaginaler PGE_2-Präparate: Aufgrund des Fehlens überzeugender klinischer Evidenz aus systematischen Reviews sollten bei vaginaler Prostaglandin-Applikation die Herstellerangaben befolgt werden: PGE_2-Tabletten: 3 mg PGE_2 alle 6–8 Stunden (max. 6 mg tägl.) PGE_2-Gel: 2 mg PGE_2 bei Nullipara mit unreifer Zervix (Bishop < 4), bei allen anderen Schwangeren 1 mg initial; gefolgt von, sofern erforderlich, 1–2 mg PGE_2 nach 6 Stunden; max. Tagesdosis: 4 mg für Nullipara mit unreifer Zervix 3 mg für alle anderen

11 Kontraindikationen der einzelnen Präparate (gemäß den Fachinformationen)

11.1 Prostaglandin-haltige Präparate

3 mg Minprostin-E_2-Vaginaltablette® (FI Stand: 03/2005)

Minprostin-E_2-Vaginaltabletten® dürfen nicht bei Patientinnen eingesetzt werden, die auf Dinoproston (Prostaglandin E_2) oder einen der sonstigen Bestandteile allergisch sind. Minprostin-E_2-Vaginaltabletten® sind nicht anzuwenden zur Geburtseinleitung bei vorausgegangenem Kaiserschnitt, bei größeren Unterleibsoperationen wie Hysterotomie, bei Myomenukleation, bei Mehrlingsschwangerschaften, bei Multiparität (sechs oder mehr vorausgegangene Geburten), wenn der Kopf des Kindes noch nicht in das Becken eingetreten ist, bei fetopelviner Disproportion, bei fetalen Herzfrequenzmustern, die eine beginnende Gefährdung des Kindes vermuten lassen, bei akuten Gefahrsituationen für Mutter oder Kind, die zur sofortigen operativen Geburtsbeendigung zwingen, bei ungeklärtem vaginalem Ausfluss und/oder anormalen Uterusblutungen während der aktuellen Schwangerschaft, bei vorliegenden Infektionen (Kolpitis, Zervizitis, Amnioninfektionssyndrom), bei abnormer Kindeslage (Querlage), bei Zervixläsion, vorzeitiger Plazentalösung und bei Placenta praevia.

Bei kindlicher Notlage und bei Komplikationen bei vorausgegangenen Geburten sollten Minprostin-E_2-Vaginaltabletten® nicht angewendet werden. Bei Patientinnen mit Störungen der Herz-Kreislauf-Funktion, der Leber- oder Nierenfunktion, mit Asthma, einer Asthmavorgeschichte, Glaukom oder erhöhtem Intraokulardruck oder mit einer Ruptur der chorioamniotischen Membran sollte eine Behandlung mit Minprostin-E_2-Vaginaltabletten® mit Vorsicht erfolgen. Es gibt Hinweise darauf, dass das Risiko für das Auftreten einer postpartalen disseminierten intravasalen Gerinnung (DIG), einer seltenen Komplikation, bei einer pharmakologischen Weheninduktion mit Dinoproston erhöht ist. Dieses erhöhte Risiko ist von größerer Bedeutung für Frauen im Alter von 35 Jahren und älter, für Frauen mit Komplikationen in der Schwangerschaft und für Frauen mit einem Schwangerschaftsalter über 40 Wochen. Bei diesen Frauen sollte die Anwendung von Minprostin-E_2-Vaginaltabletten® mit besonderer Vorsicht erfolgen. Der behandelnde Arzt sollte Anzeichen einer möglichen DIG (z.B. Fibrinolyse) besondere Aufmerksamkeit schenken.

1 und 2 mg Minprostin-E_2-Vaginalgel® (FI Stand: 09/2004)

Absolute Gegenanzeigen
Überempfindlichkeit gegen Prostaglandine oder gegen andere Bestandteile des Gels.

Relative Gegenanzeigen

Anwendung nach ungeklärten Vaginalblutungen in der bestehenden Schwangerschaft und Multiparität (sechs oder mehr vorausgegangene Geburten). Minprostin-E_2-Vaginalgel®*) soll nicht angewendet werden bei Patientinnen mit schweren Nieren-, Herz- oder Leberschäden, bei asthmatischen Erkrankungen, anamnestisch bekannten und bestehenden Lungenerkrankungen, akuten gynäkologischen Infektionen (Kolpitis, Zervizitis, Amnioninfektionssyndrom), bestehenden fieberhaften Infektionen und bei Glaukom. Es gibt Hinweise darauf, dass das Risiko für das Auftreten einer postpartalen disseminierten intravasalen Gerinnung (DIG), einer seltenen Komplikation, bei einer pharmakologischen Wehinduktion mit Dinoproston erhöht ist. Dieses erhöhte Risiko ist von größerer Bedeutung für Frauen im Alter von 35 Jahren und älter, für Frauen mit Komplikationen in der Schwangerschaft und für Frauen mit einem Schwangerschaftsalter über 40 Wochen. Bei diesen Frauen sollte die Anwendung von Minprostin-E_2-Vaginalgel®*) mit besonderer Vorsicht erfolgen. Der behandelnde Arzt sollte Anzeichen einer möglichen DIG (z.B. Fibrinolyse) besondere Aufmerksamkeit schenken. Besondere Vorsicht ist geboten:

Bei Patientinnen mit vorausgegangenem Kaiserschnitt und Operationen mit Eröffnung des Cavum uteri (z.B. ausgedehnte Myomoperationen). Beim Zustand nach vorausgegangener Uterusoperation, z.B. Kaiserschnitt, sollte unterschieden werden zwischen der i.v. und der lokalen Zufuhr dieses Medikamentes. Wegen der besseren Dosierungsmöglichkeit ist die i.v. Geburtseinleitung mit Dinoproston (bei reifer Zervix) bei der genannten Risikogruppe unter kontinuierlicher Überwachung von Mutter und Kind vorzuziehen.

Alle absoluten Kontraindikationen für die medikamentöse Einleitung einer Geburt gelten auch für die Einleitung mit Minprostin-E_2-Vaginalgel®: Placenta praevia, fetopelvine Disproportion, geburtsunmögliche Kindslage, drohende kindliche Asphyxie (fetale Herzfrequenzmuster, die eine beginnende Gefährdung des Kindes anzeigen) sowie eine akute Gefahrensituation des Feten oder der Mutter, die zur sofortigen Geburtsbeendigung zwingt.

Wehen sollten nicht eingeleitet werden, wenn der Kopf des Kindes noch nicht in das Becken eingetreten ist.

Propess® 10 mg vaginales Freisetzungssystem (FI Stand: 10/2003)

Propess® darf in den folgenden Fällen nicht angewendet oder die Anwendung muss abgebrochen werden

- bei Einsetzen der Wehen,
- wenn oxytocinartige Arzneimittel gegeben werden,

- wenn starke, längere Uteruskontraktionen nicht erwünscht sind, etwa bei Patientinnen
  - mit früheren größeren Gebärmutteroperationen, z.B. Kaiserschnitt, Myomektomie etc.,
  - mit Missverhältnis zwischen fetaler Kopfgröße und Becken der Patientin,
  - mit Lageanomalien des Kindes,
  - mit Verdacht oder Nachweis auf fetal distress,
  - mit mehr als drei termingerechten Entbindungen,
  - mit früheren Operationen oder Rupturen an der Zervix;
- bei Vorliegen von entzündlichen Erkrankungen des Beckens, wenn nicht vorher eine entsprechende Behandlung durchgeführt wurde,
- bei Überempfindlichkeit gegen Dinoproston oder einen der anderen Bestandteile des Arzneimittels,
- bei Placenta praevia.

0,5 mg Prepidil-Gel® (FI Stand: 11/2005)

Prepidil-Gel® darf nicht bei Patientinnen eingesetzt werden, die auf Dinoproston (Prostaglandin E$_2$) oder einen der sonstigen Bestandteile allergisch sind.

Prepidil-Gel® ist nicht anzuwenden zur Geburtseinleitung bei vorausgegangenem Kaiserschnitt, bei größeren Unterleibsoperationen wie Hysterotomie, bei Myomenukleation, bei Mehrlingsschwangerschaften, bei Multiparität (sechs oder mehr vorausgegangene Geburten), wenn der Kopf des Kindes noch nicht in das Becken eingetreten ist, bei fetopelviner Disproportion, bei fetalen Herzfrequenzmustern, die eine beginnende Gefährdung des Kindes vermuten lassen, bei akuten Gefahrsituationen für Mutter oder Kind, die zur sofortigen operativen Geburtsbeendigung zwingen, bei ungeklärtem vaginalem Ausfluss und/oder anormalen Uterusblutungen während der aktuellen Schwangerschaft, bei vorliegenden Infektionen (Kolpitis, Zervizitis, Amnioninfektionssyndrom), bei abnormer Kindeslage (Querlage), bei Zervixläsion, vorzeitiger Plazentalösung und bei Placenta praevia. Bei kindlicher Notlage und bei Komplikationen bei vorausgegangenen Geburten sollte Prepidil-Gel® nicht angewendet werden.

Bei Patientinnen mit Störungen der Herz-Kreislauf-Funktion, der Leber- oder Nierenfunktion, mit Asthma, einer Asthmavorgeschichte, Glaukom oder erhöhtem Intraokulardruck oder mit einer Ruptur der chorioamniotischen Membran sollte eine Behandlung mit Prepidil-Gel® mit Vorsicht erfolgen.

Es gibt Hinweise darauf, dass das Risiko für das Auftreten einer postpartalen disseminierten intravasalen Gerinnung (DIG), einer seltenen Komplikation, bei einer pharmakologischen Weheninduktion mit Dinoproston erhöht ist. Dieses erhöhte Risiko ist von größerer Bedeutung für Frauen im Alter von 35 Jahren und älter, für Frauen mit Komplikationen in der Schwangerschaft und für Frauen mit einem Schwangerschaftsalter über 40 Wochen. Bei diesen Frauen sollte die Anwendung von Prepidil-Gel® mit besonderer Vorsicht erfolgen. Der behandelnde Arzt sollte Anzeichen einer möglichen DIG (z.B. Fibrinolyse) besondere Aufmerksamkeit schenken.

Verwendung in der Schwangerschaft und Stillzeit
Hinweise auf ein besonderes teratogenes Risiko durch Dinoproston bestehen nicht. Bezüglich der Beeinträchtigung der Laktation nach Anwendung von Dinoproston gibt es keine Informationen.

1 mg Gemeprost-Vaginalzäpfchen® (FI Stand: 09/2004)

Prostaglandin-Allergie; Blutungsrisiko durch Placenta praevia und ektopische Schwangerschaft; Fieber bei Infektionen des inneren Genitale; Zervizitis oder Vaginitis.

Bei obstruktiven Atemwegserkrankungen und/oder erhöhtem Augeninnendruck darf Cergem® nicht angewendet werden, da in diesen Fällen Prostaglandine gesundheitsschädigende unerwünschte Reaktionen auslösen können.

Da bei der Anwendung von Cergem® bei einem Teil der Patientinnen mit Kreislaufreaktionen wie Blutdruckabfall oder -anstieg gerechnet werden muss, darf Cergem® bei Patientinnen mit Kreislauferkrankungen nur unter fortlaufender Kontrolle aller wichtigen Kreislaufparameter angewendet werden. Cergem® darf nicht angewendet werden, wenn ein erhöhtes Risiko für uterine Rupturen besteht (z.B. Uterusmissbildungen, Uterusnarben, hohe Zahl vorausgegangener Schwangerschaften).

200 µg Cytotec® 200 (Tbl.) (FI Stand: 03/2004)

Cytotec® 200 soll nicht angewendet werden bei Überempfindlichkeit gegen Misoprostol, andere Prostaglandine oder einen der sonstigen Bestandteile und bei entzündlichen Darmerkrankungen.

Schwangerschaft und Stillzeit
Misoprostol, der Wirkstoff von Cytotec® 200, kann eine Wirkung auf die Gebärmuttermuskulatur ausüben. Das Präparat darf daher in der Schwangerschaft bzw. von Frauen, die eine Schwangerschaft planen, nicht eingenommen werden. Frauen im gebärfähigen Alter, die keine empfängnisverhütenden Mittel anwenden bzw. einnehmen, dürfen unter Einnahme von Cytotec® 200 nicht schwanger werden. Tritt unter Einnahme von Cytotec® 200 eine Schwangerschaft ein, muss das Präparat abgesetzt werden.

Da nicht bekannt ist, ob Cytotec® 200 in die Muttermilch übergeht, dürfen stillende Mütter nicht mit Cytotec® 200 behandelt werden.

Eine besonders sorgfältige ärztliche Überwachung ist erforderlich bei Patienten, die zu Durchfall neigen oder für die eine Dehydratation gefährlich sein kann.

Prostaglandine des E-Typs, zu denen Misoprostol, der Wirkstoff von Cytotec® 200, gehört, können durch Erweiterung der peripheren Gefäße ein Absinken des Blutdrucks verursachen. Deshalb sollte Cytotec® 200 bei Patienten mit zerebraler Gefäßkrankheit oder koronarer Herzkrankheit, bei denen ein Absinken des Blutdrucks zu Komplikationen führen könnte, nur mit Vorsicht angewendet werden.

Da keine ausreichenden klinischen Erfahrungen mit der Anwendung von Misoprostol bei Kindern und Jugendlichen vorliegen, sollte Cytotec® 200 bei Patienten unter 18 Jahren nicht angewendet werden.

500 µg Sulproston (Amp.) (FI Stand: 03/2005)

Bronchialasthma, spastische Bronchitis, vorgeschädigtes Herz (auch ohne Dekompensationszeichen), Gefäßerkrankungen in der Anamnese, insbesondere der Koronargefäße, schwere Hypertonie, schwere Leber- oder Nierenfunktionsstörungen (Besonderer Hinweis: Bei sonstigen Nierenfunktionsstörungen verlangsamte Ausscheidung von PVP beachten.), dekompensierter Diabetes mellitus, zerebrale Krampfleiden, Glaukom, Thyreotoxikose, akute gynäkologische Infektionen, Colitis ulcerosa, akutes Ulcus ventriculi, Sichelzellenanämie, Thalassämie, Krankheiten des rheumatischen Formenkreises (wie chronische Polyarthritis), allgemeine schwere Krankheiten, vorausgegangene Uterusoperationen. Nalador®-500 darf nur unter sorgfältiger Abwägung von Nutzen-Risiko sowie Überwachung der Herz-Kreislauf-Funktionen angewendet werden. Auch das Alter der Patientin sollte in diese Abwägung einbezogen werden. Dies gilt insbesondere bei bestehenden kardiovaskulären Risikofaktoren (insbesondere Nikotinabusus, aber auch Hyperlipidämie, Diabetes mellitus mit Gefäßveränderungen und Hypertonus). Eine Geburtseinleitung bei lebensfähigem Kind ist kontraindiziert, da bei einem synthetischen Prostaglandin wie Sulproston nachteilige Wirkungen auf die Frucht nicht auszuschließen sind (4).

11.2 Nicht Prostaglandin-haltige Präparate

200 µg Mifepriston®-Tbl. (FI Stand [Rote Liste online]: 03/2008)

Chronische Niereninsuffizienz, schweres und unzureichend behandeltes Asthma bronchiale.

Medikamentöse Beendigung einer intakten intrauterinen Schwangerschaft: intakte Schwangerschaft, die nicht durch Ultraschalluntersuchung oder biologische Tests bestätigt wurde, Schwangerschaftsdauer ab 50. Tag seit Amenorrhoe, Verdacht auf extrauterine Schwangerschaft.

Erweichung und Dilatation der Cervix uteri von einem instrumentellen Schwangerschaftsabbruch: Schwangerschaft, die nicht durch Ultraschalluntersuchung oder biologische Tests bestätigt wurde, Schwangerschaft ab 84. Tag seit Amenorrhoe (entsprechend rechtlicher Bestimmungen), Verdacht auf extrauterine Schwangerschaft.

Einleitung der Wehentätigkeit, zur Ausstoßung eines in utero abgestorbenen Fetus: Falls Kombination mit Prostaglandinanaloga erforderlich, sind die für das jeweilige Prostaglandinanalogon geltenden Kontraindikationen zu beachten.

200 µg Methylergometrin (Amp.) (FI Stand: 02/2005)

Methergin® darf nicht angewendet werden

- bei Überempfindlichkeit gegen Mutterkorn-Alkaloide und/oder einen der anderen Inhaltsstoffe,
- bei Bluthochdruck,
- postpartal nach Präeklampsie und Eklampsie,
- bei schweren Leber- und Nierenfunktionsstörungen,
- bei ischämischen Gefäßerkrankungen,
- bei Sepsis.

Methergin® ist nicht indiziert zur Einleitung der Geburt und zur Unterstützung der Wehentätigkeit bei Wehenschwäche. Es darf erst nach der Geburt, nicht in der Eröffnungsperiode und in der Austreibungsperiode angewandt werden. Bei Mehrlingsgeburten darf Methergin® erst nach der Geburt des letzten Kindes verabreicht werden.

Anwendung in Schwangerschaft und Stillzeit
Methergin® darf nicht während der Schwangerschaft verabreicht werden. Methergin® vermindert die Still-Leistung und geht in die Muttermilch über. Dadurch können unerwünschte Wirkungen beim Säugling auftreten.

12 Anhang

Tab. 6: Modified Bishop's score (Calder score) (9).

Cervical Feature	Pelvic score			
	0	1	2	3
Dilatation (cm)	<1	1–2	2–4	>4
Lenght of cervix (cm)	>4	2–4	1–2	<1
Station (cm)[a]	–3	–2	–1/0	+1/+2
Consistency	Firm	Average	Soft	–
Position	Posterior	Mid: Anterior	–	–

[a] In both systems, station is measured in cm relative to the ischial spines.
For the purpose of this Guideline, the modified Bishop's score is used to assess the cervical condition.
Unreifer Pelvicscore < 6
Reife Zervix ≥ 6

Anmerkung
Auch wenn in der Literatur zur Geburtseinleitung keine einheitliche Definition der unreifen bzw. reifen Zervix in Abhängigkeit von verschiedenen Scoring-Systemen besteht, wird mehrheitlich in Studien bei einem (modifizierten) Bishop-Score < 6 von einer unreifen Zervix ausgegangen (Evidenzlevel Ia) (1, 2, 5, 7, 11, 23).

13 Literatur

1. ACOG Committee Opinion No. 283, New U.S. Food and Drug Administration. Labeling on Cytotec (Misoprostol) Use and Pregnancy. Obstet Gynecol 2003; 101: 1049–1050

2. ACOG Practice Bulletin. Induction of Labour; Practice Bulletin No 10, Washington DC. Obstet Gynecol 1999; 94: 1–10

3. Akoury HA, Hannah ME, Chitayat D, Thomas M, Winsor E, Ferris LE, Einarson TR, Seaward PG, Ryan G, Willan AR, Windrim R. Randomized controlled trial of misoprostol for second-trimester pregnancy termination associated with fetal malformation. Am J Obstet Gynecol 2004; 190: 755–762

4. Ashok PW, Hamoda H, Nathani F, Flett GM, Templeton A. Randomised controlled study comparing oral and vaginal misoprostol for cervical priming prior to surgical termination of pregnancy. BJOG 2003; 110: 1057–1061

5. Bishop EH. Pelvic scoring for Elective Induction. Obstet Gynecol 1964; 24: 266–268

6. Boulvain M, Kelly AJ, Stan C, Irion O. Mechanical Methods for Induction of Labour. The Cochrane Database of Systematic Reviews 2001; 4: CD001233

7. Calder A, Embrey M, Hillier K. Extra-amniotic prostaglandin E_2 for the induction of labour at term. J Obstet Gynecol Br Cwlth 1974; 81: 39–46

8. Danford DA, Rayburn WF, Miller AM, Felix GL, Bussey ME. Effect of low intravaginal doses of prostaglandin E_2 on the closure time of the ductus arteriosus in term newborn infants. J Pediatr 1993; 122: 632–637

9. DGGG Leitlinie 2.6.1. Medikamentöser Schwangerschaftsabbruch: Gemeinsame Stellungnahme der Deutschen Gesellschaft für Gynäkologie und Geburtshilfe e.V. und der Deutschen Gesellschaft für Gynäkologische Endokrinologie und Fortpflanzungsmedizin e.V. „Medikamentöser Schwangerschaftsabbruch" Ch. Egarter, T. Rabe, H. Hepp, P. Husslein, B. Nolte, P. Zahradnik [Juni 2004]

10. Dickinson JE, Evans SF. The optimization of intravaginal misoprostol dosing schedules in second-trimester pregnancy termination. Am J Obstet Gynecol 2002; 186: 470–474

11. Edwards R, Richards D. Preinduction cervical assessment. Clin Obstet Gynecol 2000; 43: 440–446

12. Egarter C, Husslein P, Rayburn WF. Uterine hyperstimulation after low-dose prostaglandin E_2 therapy: Tocolytic treatment in 181 cases. Am J Obstet Gynecol 1990; 163: 794–796

13. Goffinet F. Delivery hemorrhage: Management in France, and interest of prostaglandins. J Gynecol Obstet Biol Reprod 1997; 26 (Suppl 2): 26–33

14. Gülmezoglu AM, et al. WHO Multicentre Randomised Trial of Misoprostol in the Management of the Third Stage of Labour. Lancet 2001; 358 (9283): 689–695

15. Gülmezoglu AM, Forna F, Villar J, et al. Prostaglandins for prevention of postpartum haemorrhage. The Cochrane Database of Systematic Reviews 2004; 1: CD 000494

16. Hofmeyr GJ, Gülmezoglu AM. Vaginal misoprostol for cervical ripening and induction of labour. The Cochrane Database of Systematic Reviews 2002; 4: CD000941

17. Howarth GR, Botha DJ. Amniotomy plus intravenous oxytocin for induction of labour. The Cochrane Database of Systematic Reviews 2001; 3: CD003250

18. Keirse MJNC. Treatment of postpartum uterine hypotonia with prostaglandins Eicosanoids

Fatty Acids 1989; 7: 25–32

19. Kelly AJ, Kavanagh J, Thomas J. Vaginal prostaglandins (PGE$_2$ and PG F2a) for induction of labour at term. The Cochrane Database of Systematic Reviews 2003; 4: CD003101

20. Kelly AJ, Tan BP. Intravenous oxytocin alone for induction of labour. The Cochrane Database of Systematic Reviews 2001; 3: CD003246

21. Kulier R, Gulmezoglu AM, Hofmeyr GJ, Cheng LN, Campana A. Medical methods for first trimester abortion. The Cochrane Database of Systematic Reviews 2004; 2: CD002855

22. Lokugamage AU, Sullivan KR, Niculescu I, et al. A randomized study comparing rectally administered misoprostol versus syntometrine combined with oxytocine infusion for the cessation of primary postpartum hemorrhage. Acta Obstet Gynecol Scand 2001; 80: 835–839

23. Ludmir J, Sander H. Anatomy and Physiology of the Uterine Cervix. Clin Obstet Gynecol 2000; 43: 433–439

24. MacKenzie IZ, Burns E. Randomized trial of one versus two doses of PGE$_2$ for induction of labour. Clinical outcome. BJOG 1997; 104: 1068–1072

25. Mousa HA, Walkinshaw S. Major postpartum haemorrhage. Curr Opin Obstet Gynecol 2001; 13: 595–603

26. Neilson JP. Mifepristone for induction of labour. The Cochrane Database of Systematic Reviews 2000; 4: CD002865

27. Oppegaard KS, Abdelnoor M, Nesheim BI, Jerve F, Eskild A. The use of oral misoprostol for pre-abortion cervical priming: a randomised controlled trial of 400 versus 200 microg in first trimester pregnancies. BJOG 2004; 111: 154–159

28. Rath W. Prävention lebensbedrohlicher peripartaler Blutungskomplikationen. Frauenarzt 2004; 45: 20–30

29. Royal College of Obstreticians and Gynecologists (RCOG). Induction of Labour Evidence Based Clinical Guideline No 9 2001

30. Schönegg W, Wessel J, Schmidt-Gollwitzer K. Erfahrungen mit intravenöser Sulproston-Applikation bei massiven postpartalen Blutungen. Geburth Frauenheilk 1987; 47: 789–791

31. Selm M van, Kanhai HHH, Keirse MJNC. Preventing the recurrence of atonic post partum haemorrhage: a double-blind trial. Acta Obstet Gynecol Scand 1995; 74: 270–274

32. Surbek DV, Bösiger H, Hösli I, Pavic N, Holzgreve W. A double-blind comparison of the safety and efficacy of intravaginal Misoprostol and Prostaglandin E$_2$ to induce labor. Am J Obstet Gynecol 1997; 177: 1018–1023

33. Surbek DV, Fehr PM, Hösli I, et al. Oral misoprostol for third stage of labor. A randomized placebo-controlled trial. Obstet Gynecol 1999; 94: 255–258

34. Surbek DV. Misoprostol is effective in the management of third stage of labor. Evidence-based Healthcare 2001; 5: 49–50

35. Tang OS, Lau WN, Chan CC, Ho PC. A prospective randomised comparison of sublingual and vaginal misoprostol in second trimester termination of pregnancy. BJOG 2004; 111: 1001–1005

36. Tang OS, Mok KH, Ho PC. A randomized study comparing the use of sublingual to vaginal misoprostol for pre-operative cervical priming prior to surgical termination of pregnancy in the first trimester. Hum Reprod 2004; 19: 1101–1104

37. Villar J, Gülmezoglu AM, Hofmeyr GJ, et al. Systematic review of randomized controlled

trials of misoprostol to prevent postpartum hemorrhage. Obstet Gynecol 2002; 100: 1301–1312

38. Vimala N, Mittal S, Kumar S, Dadhwal V, Sharma Y. A randomized comparison of sublingual and vaginal misoprostol for cervical priming before suction termination of first-trimester pregnancy. Contraception 2004; 70: 117–120

39. Wagaarachchi PT, Ashok PW, Narvekar NN, Smith NC, Templeton A. Medical management of late intrauterine death using a combination of mifepristone and misoprostol. BJOG 2002; 109: 443–447

40. Wing DA. A benefit-risk assessment of misoprostol for cervical ripening and labour induction. Drug Saf 2002; 25: 665–676

Erstfassung	1999
Überarbeitung	2006 Gültigkeit im Jahr 2008 bestätigt. Überarbeitung bis Dezember 2008 erwartet.
Beteiligte Fachgesellschaften, Arbeitsgemeinschaften und Organisationen	Deutsche Gesellschaft für Gynäkologie und Geburtshilfe • Board für Pränatal- und Geburtsmedizin • Arbeitsgemeinschaft Materno-fetale Medizin
Autoren der letzten Überarbeitung	Prof. Dr. med. W. Rath, Aachen (Koordination) Dr. med. C. Bartz, Siegen (Schriftführung) Dr. med. N. Dennemark, Berlin Prof. Dr. med. C. Egarter, Wien (Österreich) Prof. Dr. med. P. Husslein, Wien (Österreich) Prof. Dr. med. W. Schmidt, Homburg/Saar Prof. Dr. med. D. Surbek, Bern (Schweiz) Prof. Dr. med. K. Vetter, Berlin Prof. Dr. med. H.-P. Zahradnik, Freiburg
Anmerkungen	S1-Leitlinie Methoden- und Leitlinienreport siehe Homepages der DGGG und der AWMF

DGGG Leitlinienregister 2008	3	Pränatal- und Geburtsmedizin
	3.3	Schwangerschaft
	3.3.3	Diabetes und Schwangerschaft (Praxisleitlinie)
AWMF Leitlinienregister	057/023k (S3)	

Deutsche Diabetes Gesellschaft (DDG), Deutsche Gesellschaft für Gynäkologie und Geburtshilfe (DGGG), Arbeitsgemeinschaft Materno-fetale Medizin (AGMFM), Arbeitskreis Erkrankungen in der Schwangerschaft

Diabetes und Schwangerschaft

Praxisleitlinie

Inhaltsverzeichnis

1 Vorbemerkung 107

2 Prävalenz 107

3 Stoffwechselziele 107

4 Beratung bei Kinderwunsch 108
    4.1 Humangenetische Beratung 108
    4.2 Abort- und Fehlbildungsrisiko 108
    4.3 Möglichkeiten der Reproduktionsmedizin 109

5 Folsäure- und Jodidsubstitution 109

6 Insulintherapie 109
    6.1 Wahl des Insulinpräparates 110

7 Diabetologische Notfälle 110

Inhaltsverzeichnis (Fortsetzung)

8	**Komplikationen und Begleiterkrankungen**	**111**
	8.1 Arterielle Hypertonie	111
	8.2 Diabetische Retinopathie	112
	8.3 Diabetische Nephropathie	113
	8.4 Diabetische Neuropathie	114
	8.5 Makroangiopathie	114
	8.6 Schilddrüse	114
9	**Untersuchungen zur fetalen Zustandsdiagnostik**	**115**
	9.1 Ultraschalluntersuchungen	115
	9.2 Dopplersonographie	115
	9.3 Kardiotokographie (CTG)	115
	9.4 Wehenbelastungstest, biophysikalisches Profil, Hormonbestimmungen, Fruchtwasserinsulin, Kindsbewegungen	116
10	**Behandlung geburtshilflicher Komplikationen**	**116**
	10.1 Infektionen	116
	10.2 Frühgeburtsbestrebungen	116
	10.2.1 Wehenhemmung	116
	10.2.2 Lungenreifeinduktion	117
11	**Mütterliche Komplikationen und Notfälle – Hypertonie, Präeklampsie/Eklampsie**	**117**
12	**Entbindung**	**118**
	12.1 Wahl der Entbindungsklinik	118
	12.2 Geburtseinleitung und Sectio-Indikation	118
	12.3 Stoffwechselführung unter der Geburt	118
	12.4 Perinatale Morbidität und Mortalität	118
	12.5 Postpartale und postnatale Aspekte	119
13	**Stillen und Impfen von Kindern diabetischer Mütter**	**119**
14	**Besonderheiten bei Typ-2-Diabetes**	**119**
15	**Qualitätskontrolle**	**120**
16	**Adressen im Internet**	**120**

1 Vorbemerkung

Diese Praxisleitlinie bearbeitet nur den präkonzeptionell bekannten Typ-1- und Typ-2-Diabetes. Dieses sind Hochrisiko-Schwangerschaften und bedürfen einer gemeinsamen Betreuung durch spezialisierte Diabetologen, Geburtsmediziner und Neonatologen in enger Kooperation mit Hebammen, Augenärzten und anderen Fachgebieten.

2 Prävalenz

Im Jahr 2006 wurde in deutschen Geburtskliniken bei rund 660.000 Schwangerschaften in 0,76% ein präkonzeptionell bekannter Diabetes registriert (n = 4921). Eine Differenzierung in Typ-1- und Typ-2-Diabetes ist aus den zur Verfügung stehenden Daten nicht möglich. Der Anteil Schwangerer mit Typ-2-Diabetes wird auf ca. 20% geschätzt.

3 Stoffwechselziele

Präkonzeptionell soll eine normnahe Stoffwechseleinstellung mit einem HbA 1c < 7% (besser < 6,5%) für mindestens drei Monate erzielt werden. Die Blutglukose-Zielwerte (kapillär mit dem Handmessgerät der Schwangeren gemessen) nach Eintritt der Schwangerschaft lauten (Tabelle 1):

Tab. 1: Blutglukose-Zielwerte (kapilläre Messung) nach Eintritt der Schwangerschaft.

Zeit	mg/dl	mmol/l
Nüchtern, präprandial	60–90	3,3–5,0
1 h postprandial	< 140	< 7,7
2 h postprandial	< 120	< 6,6
Vor dem Schlafen	90–120	5,0–6,6
Nachts 2:00 – 4:00 Uhr	> 60	> 3,3

Mittlere Blutglukosewerte (MBG) eines Tages, bestehend aus sechs Werten (vor den Hauptmahlzeiten und 1–2 Stunden danach), von < 85 mg/dl (4,7 mmol/l) deuten auf eine zu straffe Einstellung mit dem Risiko fetaler Wachstumsretardierung hin, MBG > 105 mg/dl (5,8 mmol/l) gelten als nicht ausreichend gut eingestellt. Die postprandialen Werte (nach ein oder zwei Stunden) sind für die fetale Prognose bedeutsam, hiernach sind die nachfolgenden präprandialen Insulindosierungen zu adaptieren. Eine sofortige postprandiale Korrektur soll ab 200 mg/dl (11,0 mmol/l) vorgenommen werden. Der HbA-1c-Wert sollte alle 4–6 Wochen bestimmt werden und im Referenzbereich für Gesunde liegen. (Anm.: Auf unterschiedliche regionale Referenzbereiche der HbA-1c-

Methoden soll hingewiesen werden. Im Allgemeinen soll der HbA-1c-Wert präkonzeptionell nicht mehr als 0,5–1% absolut oberhalb des oberen Referenz-Grenzwertes der verwendeten Labormethode liegen.)

Die Qualität der Blutglukose-Selbstmessung durch die Schwangere soll regelmäßig mit gerätespezifischen Kontroll-Lösungen überprüft werden.

4 Beratung bei Kinderwunsch

4.1 Humangenetische Beratung

Das Risiko der Kinder, an einem Typ-1-Diabetes zu erkranken, liegt bei 0,8% nach fünf Jahren (5,3% nach 20 Jahren). Ist auch der Vater an Typ-1-Diabetes erkrankt, beträgt das Fünf-Jahres-Risiko 11%, ist neben der Mutter auch ein Geschwister erkrankt, liegt die Rate nach fünf Jahren bei 12%. Das Risiko in der Allgemeinbevölkerung beträgt bis zum 25. Lebensjahr ca. 0,3%.

4.2 Abort- und Fehlbildungsrisiko

Das Risiko für Frühaborte ist erhöht und abhängig von der präkonzeptionellen Stoffwechseleinstellung. Numerische Chromosomenanomalien treten bei diabetischen Schwangerschaften nicht gehäuft auf.

Ebenso abhängig von der Qualität der präkonzeptionellen Stoffwechseleinstellung ist das Risiko für Fehlbildungen, es liegt im Mittel rund vierfach höher im Vergleich zur Allgemeinbevölkerung, im Mittel bei 8,8%. Dies gilt für Typ-1- und Typ-2-Diabetes gleichermaßen. In geplanten Schwangerschaften ist das Fehlbildungsrisiko, bedingt durch die gezielte Beratung, die bessere Stoffwechseleinstellung und Blutglukose-Selbstkontrollen, geringer als in ungeplanten. Fehlbildungen betreffen vorwiegend das Herz und herznahe Gefäße (Risiko: vierfach), Neuralrohrdefekte (Risiko: zwei- bis dreifach) und multiple Fehlbildungen. Ein diabetesspezifischer Fehlbildungstyp existiert nicht. Das häufig genannte kaudale Regressionssyndrom ist sehr selten (Prävalenz bei diabetischen Schwangerschaften: 1,3/1000). Das Risiko für Fehlbildungen ist außerdem assoziiert mit einer Adipositas, mikrovaskulären Komplikationen und unzureichender perikonzeptioneller Folsäuresubstitution bei der Schwangeren.

4.3 Möglichkeiten der Reproduktionsmedizin

Die Fertilität ist bei Frauen mit gut eingestelltem Diabetes im Vergleich zu stoffwechselgesunden Frauen kaum vermindert. Bei unerfülltem Kinderwunsch gibt es – nach Abschluss der reproduktionsmedizinischen Diagnostik in einem dafür ausgestatteten Zentrum – für die infrage kommenden Methoden der Sterilitätsbehandlung keine Einschränkungen. Zyklusstörungen normalisieren sich häufig durch eine optimierte Insulintherapie.

5 Folsäure- und Jodidsubstitution

Allen Schwangeren mit Kinderwunsch kann eine perikonzeptionelle Substitution mit 0,4–0,8 mg Folsäure/Tag, beginnend mindestens vier Wochen präkonzeptionell bis zum Abschluss von 12 SSW (zur Prävention von Neuralrohrfehlbildungen und Lippen-Kiefer-Gaumen-Spaltbildungen möglichst kombiniert mit folatreicher Ernährung), empfohlen werden. Wegen der gehäuften Koinzidenz von Diabetes, Schwangerschaft und Schilddrüsenerkrankungen und zur ausreichenden Versorgung des Feten mit Jod ist eine medikamentöse Jodprophylaxe mit mindestens 200 µg Jodid/Tag, eine Information über jodreiche Nahrungsmittel und die Verwendung jodierten Speisesalzes zu empfehlen (TSH-Screening der Schwangeren s. u.).

6 Insulintherapie

Insulin ist die einzige gut untersuchte Pharmakotherapie bei Schwangerschaften mit manifestem Diabetes. Schwangere mit Typ-2-Diabetes müssen daher bereits präkonzeptionell oder sofort nach Feststellung der Schwangerschaft von oralen Antidiabetika auf Insulin eingestellt werden, sofern eine Ernährung ohne schnell resorbierbare Kohlenhydrate nicht ausreicht. Die intensivierte konventionelle Insulintherapie (ICT)/funktionelle Insulintherapie (FIT) oder bei entsprechender Indikation die kontinuierliche subkutane Insulininfusion (CSII) mittels Insulinpumpe sind die Insulinstrategien der Wahl und vom Ergebnis her gleichwertig.

Von besonderer Bedeutung für das kindliche Wachstum, dessen Geburtsgewicht und damit für perinatale Risiken sind postprandiale Blutglukosewerte. Limitiert wird die straff normale Einstellung durch das mütterliche Hypoglykämie-Risiko. Daher müssen individuelle Zielvereinbarungen bei gehäuften schweren Hypoglykämien, besonderen Lebensumständen und problematischem sozialem Umfeld getroffen werden.

Im ersten Drittel der Schwangerschaft erhöht sich das Risiko für mütterliche Hypoglykämien – nachteilige Auswirkungen auf die Embryogenese sind nicht bekannt, es fehlen aber Langzeit-Nachbeobachtungen der Kinder bezüglich ihrer psychomotorischen Entwicklung. Der Insulinbedarf steigt im zweiten Schwangerschaftsdrittel beginnend kontinuierlich an (+ 50–100% bis zur Geburt) und kann besonders bei adipösen Schwangeren mit Typ-2-Diabetes extrem hoch sein, gleichzeitig sinkt das Hypoglykämie-Risiko. Zum Zeitpunkt der Geburt fällt der Insulinbedarf relativ schnell ab. Mit Beginn der Geburt reduziert sich der basale Insulinbedarf um ca. 50% (z. B. unter CSII). Peripartal wird nur kurzwirksames Insulin, je nach lokalen Gepflogenheiten auch intravenös, verabreicht. Postpartal wird die Insulinsubstitution innerhalb weniger Tage individuell neu angepasst, als Orientierung dient der präkonzeptionelle Bedarf.

6.1 Wahl des Insulinpräparates

Humaninsulin ist das Medikament der Wahl. Schwangere, die auf die kurzwirksamen Insulinanaloga Insulin aspart oder lispro eingestellt sind, können diese weiter verwenden, da gegenüber Humaninsulinen keine Nachteile bekannt geworden sind. Mit Insulin glulisin liegen keine Erfahrungen vor. Langwirksame Insulinanaloga (Insulin glargin und Insulin detemir) sollen in der Schwangerschaft nicht eingesetzt werden, eine bereits präkonzeptionelle Umstellung auf humane Basalinsuline ist erforderlich.

7 Diabetologische Notfälle

Schwere Hypoglykämien der Schwangeren mit Notwendigkeit einer Glukose- oder Glukagoninjektion müssen vermieden werden. Durch eine stabile, normnahe Einstellung können hypoglykämische Warnzeichen zunehmend unterdrückt sein und schließlich durch unzureichende hormonelle Gegenregulation ganz fehlen. Der Partner oder ein anderer Angehöriger muss über Hypoglykämien informiert und in die Anwendung des Glukagon-Notfallsets eingewiesen sein. Die Ketoazidose bei diabetischer Schwangerschaft ist eine kritische Notfallsituation. Die sofortige stationäre Einweisung in notärztlicher Begleitung in eine geeignete Klinik ist angezeigt. Hier soll unmittelbar die Komatherapie nach hausinternem Behandlungsschema begonnen und das weitere Vorgehen in enger Absprache zwischen Diabetologen, Geburtsmedizinern und Neonatologen erfolgen.

8 Komplikationen und Begleiterkrankungen

8.1 Arterielle Hypertonie

Zu unterscheiden sind Hochdruckformen mit bereits präkonzeptioneller Therapie und schwangerschaftsspezifische Hochdruckerkrankungen (Gestationshypertonie, Präeklampsie), die erst nach 20 SSW manifest werden. Die korrekte Blutdruckmessung in der Schwangerschaft soll beachtet werden (Tabelle 2). Während das Blutdruck-Therapieziel präkonzeptionell und bis 20 SSW mit < 140/90 mmHg verfolgt wird, liegt die Schwelle zur Blutdruck-Erstintervention in der Schwangerschaft nach 20 SSW höher: Hier wird erst ab Werten von ≥ 160–170/100–110 mmHg mit der Therapie begonnen, da bei zu frühzeitiger Therapie das Risiko einer fetalen Wachstumsretardierung besteht. Bei klinischen Symptomen einer Präklampsie ist eine Therapie bei niedrigeren Blutdruckwerten erforderlich. Die primäre Therapieführung der schwangerschaftsspezifischen Hochdrucktherapie nach 20 SSW liegt beim Geburtsmediziner in enger Absprache mit dem Diabetologen. Bei diabetischer Nephropathie sind individuelle Therapieziele vorrangig, das Propf-Präklampsierisiko wird durch straffe Blutdruckführung < 140/90 mmHg präkonzeptionell und vor der 20. SSW reduziert.

Tab. 2: Hinweise zur richtigen Blutdruckmessung bei Schwangeren.

Vor Blutdruckmessung mindestens fünf Minuten Ruhephase
Quecksilber-Sphygmomanometer mit Oberarmmessung bevorzugen
Adäquate Manschettenbreite beachten (herstellerabhängig): • Standardmanschette 12–13 cm breit und 35 cm lang bei Armumfang 24–32 cm • Manschette 15 x 30 cm bei Armumfang 33–41 cm (dicke Arme) • Manschette 18 x 36 cm bei Armumfang > 41 cm (sehr dicke Arme) • Manschette 10 x 18 cm bei Armumfang < 24 cm (sehr dünne Arme)
Schwangere sitzt oder liegt mit 45° angehobenem Oberkörper
Arm vollständig entkleiden
Manschette zur Blutdruckmessung auf Herzniveau anlegen
Bei Erstmessung Seitenvergleich rechts und links, höheren Wert verwenden
Blutdruck auf die nächsten 2 mmHg genau messen
Bei Erstmessung mindestens zwei Messungen im Abstand von 1–2 Minuten
Bei erhöhten Werten durch zweite Messung nach mindestens vier Stunden bestätigen
Systolischer Blutdruck → Phase I nach Korotkoff (= erstmaliges Hören der Töne)
Diastolischer Blutdruck → Phase V nach Korotkoff (= vollständiges Verschwinden der Töne)

ACE-Hemmer (auch AT-1-Rezeptor-Antagonisten) sind während der gesamten Schwangerschaft kontraindiziert und müssen bereits präkonzeptionell umgestellt werden – Alpha-Methyl-Dopa ist das Medikament der Wahl. Reicht alpha-Methyl-Dopa als Monotherapie nicht aus, kann mit kardioselektiven Betarezeptoren-Blockern (z. B. Metoprolol) und Kalzium-Kanal-Blockern (z. B. Nifedipin „off-label") kombiniert werden. Atenolol soll wegen des Risikos von Wachstumsretardierungen nicht eingesetzt werden. Wegen der Möglichkeit einer neonatalen Bradykardie unter Betablocker-Therapie soll der Neonatologe antenatal entsprechend informiert werden. Diuretika sollen in der Schwangerschaft nicht neu angesetzt, eine schon präkonzeptionell begonnene Diuretikatherapie kann fortgesetzt werden; Thiaziddiuretika können eine normoglykämische Einstellung erschweren – eine Therapieanpassung kann erforderlich sein.

Für die Behandlung des hypertensiven Notfalls und drohender Eklampsie ist neben Magnesiumsulfat als Basistherapie das häufig intravenös applizierte Dihydralazin wegen seiner Komplikationsraten bei höherer Dosierung nicht mehr das Medikament der ersten Wahl, Nifedipin und Urapidil sind die zu bevorzugenden Alternativen. Bei einer Kombination von Magnesium und Nifedipin kann durch potenzierende Wirkung beider Substanzen ein stärkerer Blutdruckabfall auftreten.

8.2 Diabetische Retinopathie

Sie ist die häufigste mikrovaskuläre Komplikation bei diabetischen Schwangeren und kann erstmals während der Schwangerschaft manifest werden. Bereits vorhandene Läsionen können sich während der Schwangerschaft verschlechtern, meist im 3. Trimenon.

Progressionsrisiken sind:

- Schwangerschaft per se (hormonelle Umstellung),
- ungünstiger präkonzeptioneller Ausgangsbefund,
- unzureichende präkonzeptionelle Laserkoagulation,
- arterielle Hypertonie,
- diabetische Nephropathie,
- Rauchen,
- hohes perikonzeptionelles HbA-1c-Niveau,
- schnelle Normalisierung der Hyperglykämie,
- Diabetesdauer > 10 Jahre,
- Anämie.

Bei fehlender diabetischer Retinopathie sind vier augenärztliche Untersuchungen mit erweiterten Pupillen angezeigt:

- präkonzeptionell bei Schwangerschaftsplanung,
- sofort nach Diagnose der Schwangerschaft,
- danach alle drei Monate bis zur Geburt.

Bei bereits diagnostizierter Retinopathie oder Neumanifestation werden durch den Augenarzt (der Netzhautspezialist sein muss) individuelle Kontrollen vereinbart. Besteht bei Kinderwunsch eine aktive, proliferative Retinopathie (u. U. bei unzureichender Stoffwechseleinstellung), so sollen die vollständige Regression der Netzbefunde nach adäquater Laserkoagulation abgewartet und der Stoffwechsel zunächst innerhalb von 4–6 Monaten schonend auf den erforderlichen Zielbereich abgesenkt werden, bevor die Konzeption geplant wird.

Eine diabetische Retinopathie ist per se keine Indikation zur Sectio-Entbindung. Bei bekannter Retinopathie sind im ersten Jahr nach der Entbindung mehrfache individuelle Kontrollen angezeigt.

8.3 Diabetische Nephropathie

Die präkonzeptionelle Stadieneinteilung soll nach der neuen klinischen Nephropathie-Klassifikation erfolgen (siehe Praxisleitlinie Nephropathie). Eine Schwangerschaft per se führt nicht zu einer Abnahme der GFR nach der Geburt.

Nach Diagnose der Schwangerschaft soll auch bei bisher negativem Befund am Beginn jedes Trimenons ein Albumin-Screening durchgeführt werden. Das Screening auf Albuminurie (Mittelwert aus **zwei** spontanen Urinproben wegen hoher Variabilität) korreliert bei Schwangeren gut mit der Albuminurie im 24-Stunden-Sammelurin (Spontanurin: Mikroalbuminurie 20–200 mg/l, Makroalbuminurie > 200 mg/l; 24-h-Urin: Mikroalbuminurie 30–300 mg/24 h, Makroalbuminurie > 300 mg/24 h) und zeigt bei erstmaligem Auftreten u. a. ein erhöhtes Präeklampsie- und Frühgeburtsrisiko an. Wegen der Möglichkeit falsch negativer und falsch positiver Befunde bei einer Bestimmung von Albumin ohne Urinkreatinin ist die gleichzeitige Messung dieses Wertes zu empfehlen (Frauen: Mikroalbuminurie 30–300 mg/g Kreatinin, Makroalbuminurie: > 300 mg/g Kreatinin). Falsch positive Befunde, z. B. bei körperlicher Anstrengung, Harnwegsinfektionen oder unzureichend eingestelltem Diabetes, müssen beachtet werden.

Die Nephropathie-Stadien 1a/1b sind mit einer erhöhten Präeklampsie- und Frühgeburtenrate assoziiert. Dieses Risiko wird durch eine Blutdruckeinstellung auf Zielwerte < 140/90 mmHg reduziert. Die Frühgeburtenrate vor 34 SSW kann außerdem durch Behandlung bei normotensiven Schwangeren mit Typ-1-Diabetes und Mikroalbuminurie mit alpha-Methyl-Dopa reduziert werden.

Nephropathien ab Stadium 3 nach KDOQI bei diabetischer Schwangerschaft sind selten, aber mit hohen fetalen, neonatalen und kindlichen Risiken assoziiert (Frühgeburtenrate, Wachstumsretardierungen, intrauteriner Fruchttod, perinatale/neonatale Mortalität, psychomotorische Retardierungen im Kindesalter). Außerdem besteht ein erhebliches mütterlich-soziales Risiko nach der Geburt: Aufnahme in das Dialyseprogramm, erhöhte

Mortalität noch vor Erreichen des Erwachsenenalters ihrer Kinder. Schwangerschaften bei diabetischen Frauen während Hämo- oder Peritonealdialyse sowie nach Nieren- oder Nieren-Pankreas-Doppeltransplantation sind sehr selten.

Bei diabetischer Nephropathie und Kinderwunsch soll auf besonders hohe mütterliche und fetale Risiken hingewiesen werden bei:

- einem Serum-Kreatininwert ab 1,5 mg/dl (ab 133 µmol/l),
- einer Nephropathie ab Stadium 3 (Kreatinin-Clearance < 60 ml/min),
- schwer einstellbarer arterieller Hypertonie.

Eine individuelle Risikobeurteilung in Zusammenarbeit mit dem Nephrologen ist unverzichtbar.

8.4 Diabetische Neuropathie

Bei geplanter Schwangerschaft und einer Diabetesdauer > 10 Jahre soll geprüft werden, ob es Hinweise für eine diabetische Gastroparese, eine orthostatische Hypotonie oder Hypoglykämie-Wahrnehmungsstörungen gibt. Eine Schwangerschaft per se führt nicht zum Neuauftreten oder zur Progression neuropathischer Veränderungen.

8.5 Makroangiopathie

Frauen mit Diabetes haben ein dreifach erhöhtes kardiovaskuläres Risiko, welches durch die Schwangerschaft weiter gesteigert wird. Gefährdet sind Frauen mit langer Diabetesdauer, höherem Lebensalter, Nephropathie, arterieller Hypertonie und Raucherinnen. Frauen nach Myokardinfarkt sollen mindestens ein Jahr mit einer Schwangerschaft warten. Vorrangig ist eine individuelle Risikoanalyse in Zusammenarbeit mit dem Kardiologen.

8.6 Schilddrüse

Bei diabetischen Frauen besteht eine hohe Prävalenz für eine Autoimmunthyreoiditis, besonders bei einem Alter über 30 Jahren. Präkonzeptionell oder bei Schwangerschaftsdiagnose soll ein Screening mittels TSH-Bestimmung erfolgen. Bei erhöhtem TSH-Wert schließen sich die Bestimmung von fT 4 und TPO-AK sowie eine Schilddrüsensonographie an. Subklinische Hypothyreosen müssen mit L-Thyroxin substituiert werden. Wegen des erhöhten Risikos auch einer postpartalen Schilddrüsendysfunktion sollen entsprechende Laborbestimmungen (TSH) innerhalb von 3–12 Monaten nach der Geburt erfolgen. Die Jodidgabe während und nach der Schwangerschaft kann auch bei erhöhtem

TPO-AK-Titer vorgenommen werden, eine Autoimmunthyreoiditis vom Hashimoto-Typ wird hierdurch weder induziert noch verschlimmert.

Bei manifester Hyperthyreose in der Schwangerschaft kann niedrig dosiert mit Thiamazol oder Propylthiouracil als Monotherapie behandelt werden. Thyreostatika sind auch in niedriger Dosierung während des Stillens unbedenklich. Jodid ist bei Hyperthyreose kontraindiziert.

9 Untersuchungen zur fetalen Zustandsdiagnostik

9.1 Ultraschalluntersuchungen

Die Mutterschaftsrichtlinien sehen drei Ultraschalluntersuchungen vor, die bei diabetischen Schwangeren durch Zusatzuntersuchungen zu ergänzen sind:

- 8–12 SSW: körperliche Integrität der Schwangerschaft und Herzaktionen,
- 11–14 SSW: Nackentransparenz-Messung (optional),
- 19–22 SSW: differenzierte Organdiagnostik (entsprechend Level DEGUM II),
- ab 24 SSW: alle 2–4 Wochen Biometrie, bei Auffälligkeiten auch häufiger.
- Sonographische Hinweiszeichen für eine diabetesspezifische Makrosomie sind:
  - Zunahme des Abdomenumfangs > 90. Perzentile (nach Hadlock) bei normalem Wachstum von Kopf und Femur,
  - Abdomenumfang bezogen auf die SSW erheblich größer als der Kopfumfang.

Vor der Entbindung sind die Schätzung des Geburtsgewichts und die Beurteilung des Verhältnisses von Abdomen (insulinsensitiv) und Kopf (nicht insulinsensitiv) zu empfehlen.

9.2 Dopplersonographie

Die Indikation für diese Untersuchung wird unabhängig von der Diabetesdiagnose der Schwangeren gestellt. Bei Wachstumsretardierung des Feten stellt sie eine zusätzliche Überwachungsmethode dar.

9.3 Kardiotokographie (CTG)

Die Häufigkeit der CTG-Kontrollen soll an die individuellen fetalen und mütterlichen Risiken angepasst werden. Hierdurch kann, besonders bei fetalen Risiken wie Wachstumsretardierung oder makrosomen Tendenzen, eine drohende intrauterine Asphyxie rechtzeitig erfasst werden.

9.4 Wehenbelastungstest, biophysikalisches Profil, Hormonbestimmungen, Fruchtwasserinsulin, Kindsbewegungen

Der Wehenbelastungstest als Routinemaßnahme ist obsolet, auch Bestimmungen des biophysikalischen Profils sind nicht als Routinemethode bei Diabetes angezeigt. Messungen von Östriol und Plazentalaktogen sind ebenfalls überholt. Fruchtwasserinsulin-Messungen ab der 28. SSW sind geeignet zur Quantifizierung des fetalen Hyperinsulinismus, jedoch wegen der Invasivität (Amniozentese erforderlich) und der nur an wenigen Zentren schnell und zuverlässig möglichen Laborbestimmung keine Routinemethode und daher individuellen Fragestellungen vorbehalten. Die Selbstüberwachung der Kindsbewegungen durch die Schwangere mittels täglichen Zählens („count to ten") kann in Einzelfällen (z. B. in ländlichen Regionen) die frühzeitige Erfassung fetaler Risiken im häuslichen Milieu verbessern helfen, wenn Sonographie/Dopplersonographie und CTG nicht orts- und zeitnah zur Verfügung stehen.

10 Behandlung geburtshilflicher Komplikationen

10.1 Infektionen

Die Häufigkeit von Infektionen des Urogenitaltraktes bei diabetischen Schwangeren ist erhöht und mit gesteigerter Frühgeburtenrate assoziiert. Daher werden regelmäßige Kontrollen und ggf. eine frühzeitige antibiotische Therapie empfohlen.

10.2 Frühgeburtsbestrebungen

10.2.1 Wehenhemmung

Vorzeitige Wehen werden mit dem Ziel einer Tragzeitverlängerung bis zum Abschluss einer Lungenreifeinduktion behandelt. Auf eine Tokolyse über einen längeren Zeitraum sollte verzichtet werden. Die orale Tokolyse mit einem Betamimetikum und/oder Magnesiumsulfat ist ineffektiv. Die i.v.-Tokolyse mit einem Betamimetikum führt aufgrund der glykogenolytischen Wirkung und wegen der häufig gleichzeitigen Bettruhe und Glukokortikoidgabe zum erheblichen Anstieg der Blutglukosewerte, so dass die Insulintherapie kurzfristig angepasst werden muss. Der Oxytocin-Antagonist Atosiban ist stoffwechselneutral und als i.v.-Tokolytikum der ersten Wahl anzusehen, oral kommt alternativ Nifedipin (Off-Label-Use) in Frage.

10.2.2 Lungenreifeinduktion

Das Frühgeburtenrisiko (Geburt vor vollendeten 37 SSW) ist bei Diabetes im Mittel fast fünffach erhöht. Gleichzeitig behindert ein fetaler Hyperinsulinismus die Surfactant-Bildung mit dem Risiko des Atemnotsyndroms beim Neugeborenen. Bei drohender Frühgeburt vor der 34. SSW ist daher eine fetale Lungenreifeinduktion mit 2 × 12 mg Betamethason im Abstand von 24 Stunden angezeigt. Nach Beginn der Glukokortikoidgabe muss für vier Tage mit einer Steigerung des Insulinbedarfs um 20–40% gerechnet werden.

11 Mütterliche Komplikationen und Notfälle – Hypertonie, Präeklampsie/Eklampsie

Die Präeklampsie ist definiert als ein Blutdruckanstieg > 140 mmHg systolisch oder > 90 mmHg diastolisch in Kombination mit einer Proteinausscheidung > 300 mg/24 Stunden nach 20 SSW. Bei einer Gestationshypertonie fehlt die Proteinurie. Bei einer schweren Präeklampsie werden Blutdruckwerte > 170 mmHg systolisch und/oder > 110 mmHg diastolisch gemessen. Ziel der Intervention bei diesen Befunden ist die Vermeidung einer Eklampsie, die u. a. durch das Auftreten zerebraler Krampfanfälle und dem Risiko intrazerebraler Blutungen gekennzeichnet ist. Leitsymptom des HELLP-Syndroms, einer typischen Komplikation der Präeklampsie, ist der persistierende rechtsseitige Oberbauchschmerz.

Durch Einnahme von 100 mg Acetylsalicylsäure (ASS)/Tag, beginnend spätestens mit der 12. SSW, lässt sich in Fällen, die als Hochrisiko durch die Geburtsmediziner eingestuft werden, das Präeklampsie-Risiko im Rahmen der Primärprävention vermindern. Hierzu zählen insbesondere Schwangere mit Typ-1-Diabetes mit arterieller Hypertonie und Nephropathie. ASS sollte spätestens mit 34 SSW abgesetzt werden. Eine generelle Primärprävention durch niedrig dosierte ASS bei allen Schwangeren mit Diabetes ist nicht gerechtfertigt.

Nach 20 SSW soll eine Hochdrucktherapie ab 160–170 mmHg systolisch oder 100–110 mmHg diastolisch oder – abhängig von klinischen Symptomen – auch früher begonnen und eine adäquate Überwachung veranlasst werden. Das individuelle Präeklampsie-Risiko kann durch eine Dopplersonographie der Arteria uterina abgeschätzt werden („Notch").

12 Entbindung

12.1 Wahl der Entbindungsklinik

Die Entbindung aller Schwangeren mit Typ-1- oder Typ-2-Diabetes (mit Insulintherapie) muss in einem Perinatalzentrum mindestens LEVEL 2 geplant werden (Richtlinie des Gemeinsamen Bundesausschusses der Ärzte und Krankenkassen). Eine rechtzeitige präpartale Vorstellung spätestens mit 36 SSW ist obligat. Bei pränatal diagnostizierten Fehlbildungen muss die Entbindung mit direkter Anbindung an die entsprechenden chirurgischen Spezialdisziplinen (Kinder-, Neuro-, Kardiochirurgie) erfolgen.

12.2 Geburtseinleitung und Sectio-Indikation

Die Indikationen zur Geburtseinleitung entsprechen denen stoffwechselgesunder Frauen. Bei Erreichen des errechneten Entbindungstermins ist ein aktives Geburtsmanagement angezeigt, Übertragungen sollen vermieden werden. Frühzeitiges Einleiten als Routinemethode erhöht die Sectiorate ohne Verringerung neonataler Risiken. Der Diabetes der Mutter ist per se keine Indikation zur primären Sectio. Bei einem Schätzgewicht > 4500 g (kleine Frauen: 4250 g) ist wegen des erhöhte Risikos einer Schulterdystokie eine primäre Sectio zu erwägen. Die Indikation zur sekundären Sectio soll bei Geburtsstillstand oder auffälligem CTG großzügig gestellt werden.

12.3 Stoffwechselführung unter der Geburt

Blutglukose-Zielwerte unter der Geburt sollen bei 70–110 mg/dl (3,9–6,1 mmol/l) liegen. Durch ein im Kreißsaal verfügbares, interdisziplinär autorisiertes, zentruminternes Behandlungsschema mit Anweisungen zu Infusionen und zur Insulindosis-Anpassung sollen mütterliche Hypo- oder Hyperglykämien sowie starke Schwankungen der Blutglukose bis zur Durchtrennung der Nabelschnur vermieden werden. Bei Beginn der Geburt soll zur besseren Therapiesteuerung kein langwirksames, sondern nur kurzwirksames Insulin injiziert werden. Die Insulinpumpe kann bis zum Geburtsende mit abgesenkter Basalrate eingesetzt werden, auch bei einer Sectiogeburt (Befestigung z. B. am Oberarm). Unter der Geburt sind stündliche Blutglukosekontrollen bei der Schwangeren (Point-of-Care-Test) angezeigt, aus denen sofort Therapiekonsequenzen gezogen werden müssen. Nach Geburt der Plazenta muss die Insulingabe angepasst werden.

12.4 Perinatale Morbidität und Mortalität

Die Frühgeburtenrate ist abhängig von der Stoffwechseleinstellung fünffach erhöht (absolut: 25–58%). Ebenso gesteigert ist die Verlegungsrate auf die Neugeborenen-Intensivstation. Die kindlichen Komplikationen umfassen u. a. Hypoglykämie, Hyperbilirubinämie, Polyglobulie, transiente hypertrophe Kardiomyopathie, Atemstörungen und Krämpfe.

Die gesamte perinatale Mortalität nach 22 SSW bis zum 7. Lebenstag unterscheidet sich bei Typ-1- und Typ-2-Diabetes nicht (2,8 und 2,5%). Die Raten liegen aber vier- bis sechsfach höher als in der Allgemeinbevölkerung.

Ätiologisch spielen eine Rolle:

- Fehlbildungen,
- Geburtskomplikationen,
- Folgen der (z. T. iatrogenen) Frühgeburtlichkeit,
- Atemstörungen,
- intrauteriner Fruchttod.

12.5 Postpartale und postnatale Aspekte

In den ersten Stunden nach der Geburt wird u. U. kein oder nur sehr wenig Insulin benötigt, etwa drei Tage danach ist der Insulinbedarf im Vergleich zu präkonzeptionell um ca. 20% vermindert; das Hypoglykämierisiko ist erhöht. Die Blutglukose soll in dieser Zeit alle 4–6 Stunden kontrolliert werden, um Trends der Blutglukoseentwicklung rechtzeitig zu erfassen.

13 Stillen und Impfen von Kindern diabetischer Mütter

Stillen wird allen Müttern mit Diabetes ausdrücklich empfohlen. Während des Stillens kann der Insulinbedarf vermindert sein. Durch reguläre Impfungen der Kinder steigt deren Typ-1-Diabetes-Risiko nicht an.

14 Besonderheiten bei Typ-2-Diabetes

Schwangerschaften bei Typ-2-Diabetes nehmen zu. Die perinatalen Risiken sind mindestens genauso hoch wie bei Typ-1-Diabetes. Schwangere mit Typ-2-Diabetes haben im Vergleich zu Typ-1-Diabetes eine höhere Adipositas-Rate, ein höheres Lebensalter, eine kürzere Diabetesdauer und eine höhere Rate an Begleitrisiken und -medikation. Sie gehören häufiger einer ethnischen Minorität an. Außerdem liegt häufiger eine chronisch arterielle Hypertonie vor, Präklampsien sind andererseits seltener. Die präkonzeptionelle

Vorbereitung ist schlechter, und sie nehmen seltener Folsäure perikonzeptionell ein. Die Erstvorstellung erfolgt meistens erst nach Abschluss der Embryogenese, und ein hoher Prozentsatz wird noch in der Frühschwangerschaft mit oralen Antidiabetika behandelt. Präkonzeptionell befindet sich ein hoher Anteil von Schwangeren mit Typ-2-Diabetes nicht in diabetologischer Betreuung, und bei ca. 30% war sechs Monate vor der Konzeption kein HbA1c dokumentiert, der Anteil ungeplanter Schwangerschaften ist höher als bei Typ-1-Diabetes.

Typ-2-Diabetes darf bei Schwangeren nicht bagatellisiert werden. Die Risiken sind dem Typ-1-Diabetes vergleichbar. Eine präkonzeptionelle Schulung und Umstellung von oralen Antidiabetika auf Insulin sowie eine diabetologische Mitbetreuung sind notwendig. Die Stoffwechselziele entsprechen denen des Typ-1-Diabetes.

15 Qualitätskontrolle

Schwangerschaften bei präkonzeptionell bekanntem Diabetes entsprechen einem seltenen Ereignis bei einer Hochrisikosituation. Die Strukturqualität sollte daher sowohl die ambulante als auch stationäre Versorgung für diese Zielgruppe in der Hand von spezialisierten Teams (Kompetenzzentren) zentralisieren. Es soll verpflichtend sein, Schwangerschaften bei präkonzeptionell bekanntem Diabetes bezüglich Prozess- und Ergebnisqualität zu erfassen und mit formulierten Gesundheitszielen zu vergleichen. Strukturierte Erhebungsbögen sollten hierfür von der Deutschen Diabetes-Gesellschaft und der Deutschen Gesellschaft für Gynäkologie und Geburtshilfe vorgehalten werden.

16 Adressen im Internet

www.deutsche-diabetes-gesellschaft.de

- ausführliche Fassung der evidenzbasierten Leitlinien

www.diabetes-deutschland.de

- Informationssystem zum Diabetes mellitus

Tab. 3: Handlungsliste Kinderwunsch, Schwangerschaft, Geburt.

Zeitpunkt/ Ereignis	Was tun?
Kinderwunsch	Beratung beim Diabetologen und Gynäkologen Begleitrisiken analysieren • Retinopathie (Überweisung zum Augenarzt), • Nephropathie (Urinalbumin, Serum-Kreatinin, GFR nach MDRD-Formel), • Neuropathie (Anamnese u. klinische Untersuchung), • KHK (Klinik, EKG, Ergometrie, Echokardiographie) 0,4–0,8 mg Folsäure/Tag verordnen, Beratung zu folatreicher Kost orale Antidiabetika gegen Insulin tauschen Schulungsstand überprüfen, Angehörige in Glukagon-Set einweisen Schilddrüsenfunktion mit TSH-Screening Jodid 200 µg/Tag verschreiben, Jodsalz empfehlen, Ernährungsberatung Stoffwechsel optimieren (HbA 1c < 7%) für mindestens drei Monate Hochdrucktherapie umstellen (ACE-Hemmer/AT-1-Antagonisten gegen alpha-Methyl-Dopa tauschen) langwirksame Insulinanaloga gegen NPH-Insulin tauschen
Diagnose der Schwangerschaft	Beratung beim Diabetologen und Gynäkologen über Blutglukose-Zielwerte informieren augenärztliche Untersuchung Urinalbumin-Screening, danach am Beginn jedes Trimenons
Alle 4–8 Wochen	Blutglukose-Selbstmessgerät mit Kontroll-Lösung überprüfen
8–12 SSW	Ultraschall – Intaktheit der Schwangerschaft überprüfen
11–14 SSW	Ultraschall – optional Nackentransparenz-Messung durchführen
Ab 16 SSW	Insulindosis bei steigendem Bedarf anpassen
19–22 SSW	differenzierte Organdiagnostik (Level DEGUM II)
20–24 SSW	augenärztliche Untersuchung
Ab 24 SSW	alle 2–4 Wochen Biometrie
Ab 32 SSW	CTG-Kontrolle, individuell vorgehen
32–36 SSW	Kontaktaufnahme mit Perinatalzentrum (mindestens LEVEL 2)
34–36 SSW	augenärztliche Untersuchung
36–38 SSW	Geburtsgewicht schätzen (> 4500 g – primäre Sectio diskutieren)
Vorzeitige Wehen	stationäre Aufnahme, Bettruhe, Tokolyse p.o.: Nifedipin, i.v.: Atosiban
Drohende Frühgeburt	fetale Lungenreifeinduktion mit 2 x 12 mg Betamethason über 24 h, Insulindosis anpassen (+20–40%)

Zeitpunkt/ Ereignis	Was tun?
Gestationshypertonie Präeklampsie	zur Prävention ASS 100 mg/Tag bei Risiken, Hochdrucktherapie ab 160–170 mmHg systolisch, 100–110 mmHg diastolisch, früher bei Symptomen (Verantwortung: Geburtsmediziner) adäquate Überwachung
Entbindungsklinik	rechtzeitige Vorstellung (spätestens mit 36 SSW) bei Insulintherapie Perinatalzentrum LEVEL 2 oder LEVEL 1
Geburt	Spontangeburt wird angestrebt, bei Geburtsbeginn kein langwirksames Insulin mehr injizieren, Pumpe weiter verwenden (Basalrate auf 50%)
Einleitung	bei Überschreiten des errechneten Entbindungstermins
Sectio	primär u. sekundär nur aus geburtsmedizinischer Indikation
Kind	Bereitschaft zur Atemhilfe (O_2, CPAP) Untersuchung und Beurteilung durch Neonatologen innerhalb 24 h nach der Geburt, Blutglukose mit 1, 3, 6, 12 Lebensstunden
Stillen	empfohlen für 6–12 Monate, dabei in jeder Beziehung unterstützen
Dokumentation	Basisdaten Diabetes und Daten Schwangerschaftsverlauf/ Geburt/Neugeborenes dokumentieren

Erstfassung	1999
Neufassung	2008
Beteiligte Fachgesellschaften, Arbeitsgemeinschaften und Organisationen	Deutsche Diabetes Gesellschaft Deutsche Gesellschaft für Gynäkologie und Geburtshilfe • Board für Pränatal- und Geburtsmedizin • Arbeitsgemeinschaft Materno-fetale Medizin • Arbeitskreis Erkrankungen in der Schwangerschaft Deutsche Gesellschaft für Perinatale Medizin
Autoren der letzten Überarbeitung	Dr. med. H. Kleinwechter, Kiel (Federführung DDG) PD Dr. med. U. Schäfer-Graf, Berlin (Federführung DGGG) Prof. Dr. med. C. Bührer, Basel (Schweiz) Dr. med. W. Hunger-Battefeld, Jena Prof. Dr. med. F. Kainer, München Prof. Dr. med. A. Kautzky-Willer, Wien (Österreich) Dr. med. B. Pawlowski, Düsseldorf Prof. Dr. med. H. Reiher, Berlin Dr. med. M. Sorger, Bonn
Anmerkungen	S3-Leitlinie Langfassung, Methoden- und Leitlinienreport siehe Homepages der DGGG und der AWMF

DGGG Leitlinienregister 2008	3	Pränatal- und Geburtsmedizin
	3.3	Schwangerschaft
	3.3.4	Diagnostik und Therapie des Gestationsdiabetes
AWMF Leitlinienregister	057/008 (S1)	

Deutsche Diabetes Gesellschaft (DDG), Deutsche Gesellschaft für Gynäkologie und Geburtshilfe (DGGG), Arbeitsgemeinschaft Materno-fetale Medizin (AGMFM), Arbeitskreis Erkrankungen in der Schwangerschaft, Deutsche Gesellschaft für Perinatale Medizin (DGPM)

Diagnostik und Therapie des Gestationsdiabetes (GDM)

Inhaltsverzeichnis

1	Ziel	125
2	Definition	125
3	Häufigkeit	125
4	**Folgen für Mutter und Kind**	**126**
	4.1 Akute Folgen für die Mutter	126
	4.2 Langzeitfolgen für die Mutter	126
	4.3 Akute Folgen für das Kind	127
	4.4 Langzeitfolgen für das Kind	127
5	**Diagnostisches Vorgehen**	**127**
	5.1 Indikation	127
	5.1.1 Frühzeitige Diagnostik bei Risikofaktoren für GDM	128
	5.1.2 Weitere Indikationen außerhalb der angegebenen Schwangerschaftswochen	128

Inhaltsverzeichnis (Fortsetzung)

	5.2	Methodik	129
		5.2.1 Oraler 50-g-Glukose-Screening-Test	129
		5.2.2 Diagnostischer 75-g-oraler Glukosetoleranz-Test (-oGTT)	129
	5.3	Qualität der Blutglukose-Messung	132
	5.4	Ungeeignete Methoden	132
6	**Therapie**		**132**
	6.1	Einstellungsziele	132
	6.2	Diabetologische Betreuung	133
		6.2.1 Schulung	133
		6.2.2 Selbstkontrolle	134
		6.2.3 Ernährungsumstellung	134
		6.2.4 Insulintherapie	135
		6.2.5 Orale Antidiabetika	136
		6.2.6 Muskelarbeit/Sport	136
		6.2.7 Eingeschränkte Glukosetoleranz (IGT)	136
	6.3	Geburtshilfliche Betreuung	137
		6.3.1 Überwachung während der Schwangerschaft	137
		6.3.2 Überwachung unter der Geburt	137
		6.3.3 Neugeborenes (5)	138
7	**Nachsorge, Langzeitprognose, Prävention**		**139**
	7.1	Mutter	139
	7.2	Kind	140
8	**Literatur**		**141**

1 Ziel

Rechtzeitige und generelle Untersuchung aller Schwangeren auf das Vorliegen eines Gestationsdiabetes im Rahmen einer Mutterschaftsvorsorge, die über die geltenden Mutterschaftsrichtlinien hinausgeht.

2 Definition

GDM (ICD-10: O24.4) ist definiert als eine erstmals in der Schwangerschaft aufgetretene oder diagnostizierte Glukosetoleranzstörung (1, 17).

Die Grenzen für die Glukosetoleranzstörung sind bisher nicht einheitlich und orientieren sich mehr am Risiko der Mutter, postpartal einen manifesten Diabetes mellitus zu entwickeln, als am Schwangerschaftsergebnis, dem sog. „fetal outcome". Bis zu einer internationalen Neubewertung der Grenzen sollen daher regional als Zwischenlösung eigene – plausible – Diagnosegrenzen festgelegt werden.

Die Definition des Gestationsdiabetes schließt auch die Möglichkeit der Erstmanifestation eines Typ-1- oder Typ-2-Diabetes mellitus oder anderer spezifischer Formen während der Schwangerschaft ein. Ebenso können bereits präkonzeptionell manifeste, aber bisher nicht diagnostizierte Fälle von Typ-2-Diabetes mellitus vorkommen. Besonders bei Schwangeren mit einer Glukosetoleranzstörung im ersten Schwangerschaftsdrittel besteht die Möglichkeit eines präkonzeptionell unerkannten Diabetes mellitus.

3 Häufigkeit

Gestationsdiabetes ist eine weltweit zunehmende Erkrankung und eine der häufigsten Schwangerschaftskomplikationen.

International schwanken die Angaben zur Häufigkeit des GDM von < 1% bis 20%. Die großen Unterschiede erklären sich in erster Linie durch die Häufigkeit des Typ-2-Diabetes mellitus in der untersuchten Bevölkerung, das methodische Vorgehen und – entscheidend – die unterschiedlichen Bewertungskriterien für den GDM.

In Ländern ohne generelles Screening wird GDM häufig nicht erkannt und deshalb nicht behandelt (40, 46). Dies zeigen die Perinatalerhebungen in Deutschland aus den Jahren 1995–1997 mit einer Häufigkeit des GDM auf der Basis von mehr als zwei Millionen Geburten je nach Bundesland von 0,26 bis 1,44%, im Bundesdurchschnitt von nur 0,47%. Eine Häufigkeit des GDM unter 2% ist nicht plausibel unter Berücksichtigung von epidemiologischen Daten zur Häufigkeit von Glukosetoleranzstörungen und Diabetes mellitus im Reproduktionsalter (16).

4 Folgen für Mutter und Kind

Die Häufigkeit mütterlicher, besonders aber kindlicher Komplikationen steht in einem kontinuierlichen positiven Zusammenhang mit den mütterlichen Blutglukosewerten, ein Schwellenwert existiert nicht. So findet man bereits bei eingeschränkter Glukosetoleranz ([47], IGT*, Synonyme: Gestations-IGT – GIGT –, Borderline-GDM, milde Gestationshyperglykämie – MGH, [42]), d.h. nur einem erhöhten Wert im Glukosetoleranz-Test, eine dem GDM vergleichbare fetale Morbidität (22, 35, 37).

* Impaired Glucose Tolerance

4.1 Akute Folgen für die Mutter

Schwangere mit GDM haben im Vergleich zu Schwangeren mit normaler Glukosetoleranz ein erhöhtes Risiko für Harnwegsinfekte, schwangerschaftsinduzierte Hypertonie und Präeklampsie/Eklampsie (46). Bei der Geburt stehen eine erhöhte Rate an Kaiserschnittentbindungen und an vaginal-operativen Entbindungen im Vordergrund (44).

4.2 Langzeitfolgen für die Mutter

Nach Schwangerschaften mit GDM besteht ein Risiko von 50% für das erneute Auftreten einer Glukosetoleranzstörung in der folgenden Schwangerschaft (25).

Frauen mit durchgemachtem GDM haben zehn Jahre postpartal ein Risiko von 40–50%, einen manifesten Diabetes mellitus – meist vom Typ 2 – zu entwickeln (28). Das Risiko, nach Schwangerschaften mit GDM einen manifesten Diabetes mellitus zu entwickeln, ist erhöht bei einem Blutglukose-Nüchternwert > 95 mg/dl (> 5,3 mmol/l) kapillär/> 105 mg/dl (> 5,8 mmol/l) im venösen Plasma während der Schwangerschaft, Insulinpflichtigkeit, Diagnose des GDM vor 24 SSW, einem GDM in einer früheren Schwangerschaft (36), eingeschränkter Glukosetoleranz im postpartalen oGTT und Übergewicht (18)

4.3 Akute Folgen für das Kind

Das erhöhte transplazentare Glukoseangebot der Mutter an den Feten zwingt diesen zu gesteigerter Insulinproduktion mit der Folge einer ß-Zell-Hypertrophie/-Hyperplasie. Der fetale Hyperinsulinismus und seine Auswirkungen auf den fetalen Organismus werden für die erhöhte Rate von Makrosomie mit Gefahr der Schulterdystokie, neonataler Hypoglykämie, Hypokalzämie, Polyglobulie, Hyperbilirubinämie und Atemnotsyndrom verantwortlich gemacht (44). Bei unbehandeltem GDM kann es zum intrauterinen Fruchttod kommen. In 28% der pränatalen Todesfälle muss ein unerkannter GDM als Todesursache angenommen werden (33).

4.4 Langzeitfolgen für das Kind

Eine nicht genetisch bedingte Disposition zum Diabetes durch eine intrauterine funktionelle und morphologische Schädigung der fetalen ß-Zellen wurde durch Langzeit-Beobachtungen nach fetalem Hyperinsulinismus nachgewiesen (Stoffwechsel-vermittelte Teratogenese) (11, 39).

Kinder von Müttern mit unzureichend behandeltem GDM haben ein erhöhtes Risiko, bereits in der Pubertät oder im frühen Erwachsenenalter Übergewicht und/oder eine Glukosetoleranzstörung/einen Diabetes mellitus zu entwickeln (30, 31, 38).

5 Diagnostisches Vorgehen

5.1 Indikation

Bei jeder Schwangeren sollte eine Untersuchung auf GDM durchgeführt werden (diese Empfehlung ist nicht Gegenstand der Mutterschaftsrichtlinien und damit nicht Gegenstand des Leistungskatalogs der gesetzlichen Krankenversicherung). Dazu bieten sich zwei Vorgehensweisen an:

Bei allen Schwangeren sollte eine einzeitige Untersuchung mit einem 75-g-oGTT zwischen 24–28[1] SSW erfolgen oder:

Es wird bei möglichst allen Schwangeren zwischen 24–28 SSW zunächst ein Screening-Test mit 50 g Glukose durchgeführt, der bei pathologischem Ausfall durch einen 75-g-oGTT komplettiert werden muss (zweizeitige Untersuchung).

---

1 von vollendeten 24 SSW (24+0) bis zu vollendeten 28 SSW (27+6)

Die Bestimmung der Uringlukose als Screeningparameter ist überholt.

5.1.1 Frühzeitige Diagnostik bei Risikofaktoren für GDM

Bei Vorliegen von mindestens einem der folgenden Risikofaktoren für GDM sollte der oGTT schon im 1. Trimenon der Schwangerschaft durchgeführt werden:

- Übergewicht (Body-Mass-Index vor der Schwangerschaft ≥ 27,0 kg/m^2),
- Diabetes bei Eltern/Geschwistern,
- Gestationsdiabetes in einer vorangehenden Schwangerschaft,
- Z.n. Geburt eines Kindes ≥ 4500 g,
- Z.n. Totgeburt,
- schwere kongenitale Fehlbildungen in einer vorangehenden Schwangerschaft,
- habituelle Abortneigung (≥ 3 Fehlgeburten hintereinander).

Bei unauffälligem Ergebnis in dieser Risikogruppe ist der oGTT zwischen 24–28 SSW angezeigt. Bei erneut unauffälligem Resultat soll der oGTT letztmalig zwischen 32–34 SSW wiederholt werden.

5.1.2 Weitere Indikationen außerhalb der angegebenen Schwangerschaftswochen

Zusätzlich soll bei Glukosurie in der Frühschwangerschaft oder Neuauftreten von Glukosurie zu einem späteren Zeitpunkt und/oder diabetesspezifischen Symptomen (Durst, Polyurie, Gewichtsabnahme unklarer Ursache) schnellstmöglich ein diagnostischer oGTT durchgeführt bzw. wiederholt werden, wenn der letzte oGTT mehr als vier Wochen zurückliegt.

Ein diagnostischer oGTT ist auch bei erstmalig festgestellter Makrosomie des Feten zur Ursachenklärung erforderlich.

Jeder außerhalb der Bedingungen eines formalen oGTT bestimmte Blutglukosewert ≥ 200 mg/dl (≥ 11,1 mmol/l) legt den Verdacht auf einen manifesten Diabetes mellitus nahe, besonders bei gleichzeitig bestehenden Symptomen. Dieser Verdacht muss durch eine zweite Blutglukose-Bestimmung, wie außerhalb der Schwangerschaft nüchtern oder postprandial, so schnell wie möglich bestätigt oder ausgeschlossen werden.

5.2 Methodik

5.2.1 Oraler 50-g-Glukose-Screening-Test

Der Test kann zu jeder Tageszeit, unabhängig von der vorausgegangenen Nahrungszufuhr, durchgeführt werden. Die Testlösung (50 g wasserfreie Glukose gelöst in 200 ml Wasser oder 200 ml eines entsprechenden Oligosaccharidgemisches) wird innerhalb von 3–5 Minuten getrunken. Bei stärkerer Schwangerschaftsübelkeit ist eine Verschiebung des Tests um einige Tage ratsam. Die Schwangere soll während des Tests in der Praxis/Ambulanz sitzen und nicht rauchen.

5.2.1.1 Bewertung

Das Blutglukose-Ergebnis eine Stunde nach Ende des Trinkens der Testlösung wird bewertet:

Bei einem Blutglukosewert im kapillären Vollblut oder venösen Plasma ≥ 140 mg/dl (≥ 7,8 mmol/l) besteht der Verdacht auf GDM, ein 75-g-oGTT muss angeschlossen werden. Ab einem Screeningwert von ≥ 200 mg/dl (≥ 11,1 mmol/l) (27) soll vor Durchführung des diagnostischen oGTT ein Nüchtern-Blutglukosewert bestimmt werden. Bei einem Nüchtern-Blutglukosewert ≥ 90 mg/dl (≥ 5,0 mmol/l) im kapillären Vollblut oder ≥ 95 mg/dl (≥ 5,3 mmol/l) im venösen Plasma kann dann auf den oGTT verzichtet und die Diagnose GDM gestellt werden.

5.2.2 Diagnostischer 75-g-oraler Glukosetoleranz-Test (-oGTT)

Der Test soll morgens nach einer mindestens achtstündigen Nahrungskarenz beginnen. Mindestens drei Tage vor dem Test darf keine Einschränkung der Kohlenhydrataufnahme erfolgen.

Bei einem Blutglukosewert nüchtern von ≥ 110 mg/dl (≥ 6,0 mmol/l) im kapillären Vollblut oder ≥ 126 mg/dl (≥ 7,0 mmol/l) im venösen Plasma soll kein Test durchgeführt und die Schwangere zu einer Diabetes-Schwerpunkteinrichtung zur weiteren Diagnostik und Betreuung überwiesen werden.

Die Testlösung (75 g wasserfreie Glukose gelöst in 300 ml Wasser oder 300 ml eines entsprechenden Oligosaccharidgemisches) wird innerhalb von 3–5 Minuten getrunken. Die Schwangere soll während des Tests in der Praxis/Ambulanz sitzen und nicht rauchen. Bei stärkerer Schwangerschaftsübelkeit ist eine Verschiebung des Tests um einige Tage ratsam.

5.2.2.1 Bewertung

Bewertet werden die Blutglukose-Messergebnisse vor dem Test (nüchtern) sowie eine und zwei Stunden nach Ende des Trinkens der Testlösung. Es werden die aus den Originaldaten von O'Sullivan (29) umgerechneten Grenzwerte von Carpenter und Coustan (8) angegeben. Ein GDM liegt nach dieser z.Zt. weit verbreiteten Definition vor, wenn mindestens zwei der folgenden drei Grenzwerte erreicht oder überschritten werden:

Messzeitpunkt	Kapilläres Vollblut		Venöses Plasma	
	(mg/dl)	(mmol/l)	(mg/dl)	(mmol/l)
Nüchtern	≥ 90	≥ 5,0	≥ 95	≥ 5,3
Nach einer Stunde	≥ 180	≥ 10,0	≥ 180	≥ 10,0
Nach zwei Stunden	≥ 155	≥ 8,6	≥ 155	≥ 8,6

Erreicht oder überschreitet nur ein Wert die oben angegebenen Grenzen, so liegt definitionsgemäß eine eingeschränkte Glukosetoleranz (IGT) vor, diese wird, bezogen auf die Behandlungsbedürftigkeit, wie ein diagnostizierter GDM gewertet. Weitere Ausführungen folgen unter 6.1.7.

Ein Nüchtern-Blutglukosewert größer als der Ein-Stunden-Wert kann darauf hindeuten, dass die Schwangere nicht nüchtern war. Im Zweifel sollte frühestens nach drei Tagen eine Testwiederholung durchgeführt werden.

Hiervon abweichende diagnostische Grenzwerte in regionalen Projekten/Netzwerken (20) können akzeptiert werden, wenn angestrebt wird, in solchen Projekten die Neugeborenen-Daten zu dokumentieren (möglichst im Vergleich zu Schwangeren mit normaler Glukosetoleranz).

International einheitliche und allgemein akzeptierte Kriterien zur Beurteilung der diagnostischen Schwellen im oGTT existieren zur Zeit nicht. Die von O'Sullivan 1964 etablierten Grenzwerte, die in unterschiedlichen Umrechnungen und Anpassungen verwendet werden, erfassen nicht das Risiko für kindliche Morbidität, sondern das Risiko der Mutter, nach der Schwangerschaft einen Diabetes zu entwickeln. Die von Carpenter und Coustan errechneten diagnostischen Schwellenwerte lagen nach einem direkten Vergleich der Methoden durch Sacks et al. (32) – Somogyi-Nelson im venösen Vollblut vs. Glukoseoxidase im venösen Plasma – auf der Basis einer von ihnen empirisch ermittelten Umrechnungsformel im 95%-Vertrauensintervall der Ursprungsmethode.

Die Ergebnisse einer weltweiten multizentrischen Studie (HAPO[2]-Studie) (3, 13) mit dem Ziel der Evaluierung von Grenzwerten, die mit einer erhöhten kindlichen Morbidität assoziiert sind, werden demnächst erwartet.

---

2   Hyperglycemia and Adverse Perinatal Outcome

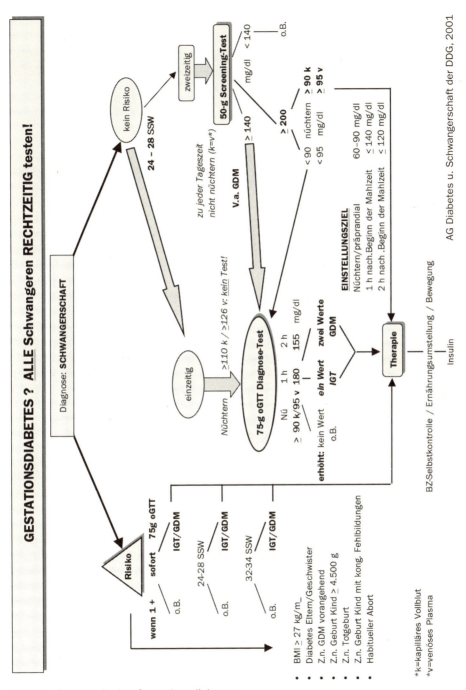

Abb. 1: Diagnostik des Gestationsdiabetes.

3.3.4 Diagnostik und Therapie des Gestationsdiabetes

5.3 Qualität der Blutglukose-Messung

Die Blutglukose-Messungen bei Screening und Diagnostik müssen mit einer qualitätsgesicherten Methode durchgeführt werden. Handmessgeräte, welche zur Patienten-Selbstkontrolle verwendet werden, sind ungeeignet und abzulehnen (15).

Die Diagnostik und das Screening auf GDM sollten möglichst vom betreuenden Frauenarzt durchgeführt werden:

Empfohlen wird die sofortige kapilläre Blutglukose-Bestimmung in der gynäkologischen Praxis mit einer qualitätsgesicherten Methode.

Zu beachten sind präanalytische Fehler durch Transport bzw. Zeitverzögerung (9) bis zur Messung, die zu systematischer Verminderung der Messergebnisse führen. Zum Versand in das Labor geeignet sind:

- Kapillarblut als Hämolysat,
- venöses Plasma in Versandbehältern mit Zusatz von Na-Fluorid zur Glykolysehemmung und EDTA oder Heparin zur Gerinnungshemmung, wenn diese Behälter bis zum Abholen durch den Transportdienst bei ca. 4 °C gelagert werden und die Blutglukose-Bestimmung im Labor zügig gewährleistet ist. Eine weitere Optimierung kann durch sofortige Zentrifugation und Abpipettierung des Plasma-Überstandes erreicht werden.

5.4 Ungeeignete Methoden

HbA1c und Fruktosamin sind für Screening und Diagnostik des GDM (falsch negativ) nicht geeignet ebenso wie einzelne Nüchtern- oder Gelegenheits-Blutglukosewerte.

6 Therapie

6.1 Einstellungsziele

Die kapillären Blutglukosewerte sollen nüchtern und präprandial 90 mg/dl (5,0 mmol/l), eine Stunde nach Beginn[3] der Mahlzeit 140 mg/dl (7,8 mmol/l) und zwei Stunden nach Beginn[3] der Mahlzeit 120 mg/dl (6,7 mmol/l) nicht überschreiten und bei Insulintherapie präprandial 60 mg/dl (3,3 mmol/l) nicht unterschreiten.

---

3   siehe Text

Einstellungsziele	Kapilläres Vollblut	
	(mg/dl)	(mmol/l)
Nüchtern/präprandial	60–90	3,3–5,0
1 Stunde postprandial[3]	≤ 140	≤ 7,8
2 Stunden postprandial[3]	≤ 120	≤6,7

HbA1c oder Fruktosamin können zur Beurteilung der Stoffwechseleinstellung wegen der zu langsamen Ansprechbarkeit als retrospektiver Parameter nur eingeschränkt herangezogen werden, sollen aber neben den Blutglukose-Selbstkontrollwerten der Patientin als patientenunabhängiger Parameter, mindestens bei Diagnosestellung, bestimmt werden. Die aktuelle Einstellung muss nach den Blutglukose-Selbstkontrollwerten erfolgen.

Eine Stoffwechseleinstellung mit Blutglukose-Mittelwerten < 87 mg/dl (< 4,8 mmol/l), errechnet aus drei prä- und drei postprandialen Werten eines Tagesprofils, führt zu einer Verdoppelung des Risikos für hypotrophe Feten und sollte vermieden werden (23).

6.2 Diabetologische Betreuung

Nach Diagnose eines GDM ist durch den betreuenden Frauenarzt für eine sofortige Weiterüberweisung in eine ambulante Diabetes-Schwerpunkteinrichtung Sorge zu tragen. Zeitverzögerungen zwischen Diagnose eines GDM und Behandlungsbeginn sind konsequent zu vermeiden.

Der mitbetreuende Diabetologe soll regelmäßig Schwangere mit GDM betreuen und ausreichende Erfahrungen bei der Behandlung insulinbehandelter Schwangerer (GDM und Typ-1-Diabetes mellitus) haben.

6.2.1 Schulung

Die begleitende Schulung ist vom Aufwand der Therapie abhängig und soll sofort, flexibel und individuell möglich sein.

Bei einem in der Frühschwangerschaft auftretenden, symptomatischen GDM mit der Notwendigkeit einer intensivierten Insulintherapie empfiehlt sich die Teilnahme an einer vollständigen, strukturierten Gruppenschulung.

6.2.2 Selbstkontrolle

Die Schwangere soll am Tag der Vorstellung in der Diabetes-Schwerpunkteinrichtung die Blutglukose-Selbstkontrolle mit einem Handmessgerät erlernen und Blutglukosewerte vor den drei Hauptmahlzeiten und eine Stunde nach Beginn der Mahlzeiten messen und dokumentieren (sechs Werte pro Tag). Häufigkeit und Zeitpunkt der Selbstkontrollen sind dem Verlauf und dem Aufwand der Therapie kontinuierlich anzupassen.

Anlässlich des Erstbesuches beim Diabetologen, beim ersten Folgebesuch und danach möglichst in vierwöchentlichem Abstand ist durch Vergleichsmessungen mit der Referenzmethode die Messgenauigkeit der Schwangeren zu überprüfen. Die Messergebnisse sollen im Bereich von 60–140 mg/dl (3,3–7,8 mmol/l) nicht mehr als 10% von der Labormethode abweichen.

Die Kontakte zur Diabetes-Schwerpunkteinrichtung sind individuell zu handhaben. Eine persönliche Besprechung der Blutglukose-Protokolle sollte im Allgemeinen nicht seltener als alle zwei Wochen stattfinden.

Die Harnzucker-Selbstkontrolle zur Beurteilung der Stoffwechseleinstellung ist überholt.

Harnaceton-Selbstkontrollen können übermäßigen Katabolismus und Ketonämie bei Verordnung einer kalorienreduzierten Kost bei übergewichtigen Schwangeren mit GDM aufdecken. Ein Harnacetonergebnis von ++ oder +++ sollte besonders bei gleichzeitiger Gewichtsabnahme eine Überprüfung der Ernährung (KH-Anteil und Gesamt-Tageskalorienmenge) veranlassen.

6.2.3 Ernährungsumstellung

Am Anfang der Therapie des GDM steht immer die Ernährungsberatung. Die Kostverordnung soll die persönlichen Vorlieben der Schwangeren, ihren Tagesrhythmus, ihr Körpergewicht, ihre sozio-ökonomische Situation und ihren kulturellen Status berücksichtigen.

Empfohlen wird eine Ernährung, die eine für die Bedürfnisse der Schwangerschaft adäquate Kalorienmenge und Zusammensetzung enthält. Der Kalorienbedarf für eine Schwangere im 2. und 3. Trimenon beträgt ca. 30 kcal/kg Körpergewicht. Bei Frauen mit einem Body-Mass-Index > 27 kg/m² am Beginn der Schwangerschaft sollte die Kalorienmenge auf 25 kcal/kg Körpergewicht reduziert werden (1). Eine gezielte Gewichtsabnahme ist zu vermeiden. Hingegen ist eine Gewichtsstagnation bzw. leichte Gewichtsreduktion von 1–2 kg zu Beginn der Ernährungsumstellung unbedenklich. Die

Beschränkung der Kohlenhydratmenge zur Verminderung der postprandialen Hyperglykämie soll 40% der Tageskalorien nicht unterschreiten (26).

Die Kostverordnung soll von einer ausgebildeten Fachkraft nach Kohlenhydrat-Einheiten (KE) quantifiziert werden. Die Beratung wird durch Mitgeben geeigneten schriftlichen Materials unterstützt, bei Bedarf ist eine Intensivierung und Wiederholung sinnvoll.

6.2.4 Insulintherapie

Kann das Einstellungsziel diätetisch nicht erreicht werden, ist Insulin indiziert. Orale Antidiabetika sind kontraindiziert. Nähere Erläuterungen zu oralen Antidiabetika und Glibenclamid bei 6.2.5.

Die Frage der Indikation zur Insulinbehandlung sollte nach Ausschöpfen der konservativen Maßnahmen (Ernährungsumstellung und körperliche Aktivität) im Allgemeinen innerhalb von zwei Wochen gestellt werden.

Anhaltspunkt zur Einleitung der Insulintherapie sind mehrfache Überschreitungen der Zielwerte (mindestens zwei präprandial und/oder postprandial erhöhte Werte pro Tagesprofil an mindestens zwei Tagen) innerhalb von einer Woche unter Berücksichtigung der individuellen Stoffwechselsituation und Messgenauigkeit der Schwangeren im Vergleich zur Referenzmethode.

Bei grenzwertig erhöhten Blutglukosewerten soll das Vorliegen einer fetalen Makrosomie in die Entscheidung einbezogen werden. Bei Überschreiten der 90. Perzentile des fetalen Abdominalumfangs (nach Hadlock) im Ultraschall (7, 19) sollte in diesen Fällen eine Insulintherapie begonnen werden. Andere Ansätze mit Berücksichtigung fetaler statt mütterlicher Kriterien bei der Behandlung des GDM verwenden die Höhe des fetalen Insulins im Fruchtwasser nach Amniozentese als Indikation zur Insulintherapie (45). Dies stellt jedoch die invasive, risikoreichere Methode dar.

Die Insulintherapie soll individuell begonnen und von der Schwangeren selbst durchgeführt werden. Kein Insulinregime ist dem anderen überlegen, entscheidend sind die erzielten Blutglukose-Ergebnisse. Eine intensivierte, nach Blutglukose-Messergebnis dosisadaptierte Insulintherapie bietet in vielen Fällen die erforderliche Flexibilität. Die Insulintherapie kann ambulant begonnen werden.

Als Präparate stehen Humaninsuline zur Verfügung. Insulinanaloga (InsulinAspart [NovoRapid®], InsulinGlargin [Lantus®] oder LisPro [Humalog®]) sind zur Zeit in der Schwangerschaft nicht zugelassen. Begrenzte Erfahrungen liegen zum Insulinanalogon LisPro (Humalog®) vor (14).

6.2.5 Orale Antidiabetika

Das Biguanidpräparat Metformin (z.B. Glucophage®), die Disaccharidase-Hemmstoffe Acarbose (Glucobay®) oder Miglitol (Diastabol®) und die Thiazolidinedione, sog. „Glitazone" oder „Insulin-Sensitizer", Rosiglitazone (Avandia®) oder Pioglitazone (Actos®) sind während Schwangerschaft und Stillzeit kontraindiziert.

Das Sulfonylharnstoff-Präparat Glibenclamid (z.B. Euglucon N®) wurde in einer randomisierten Studie (24) bei 404 selektionierten Schwangeren (Alter: 18–44 Jahre) mit Dosierungen bis 20 mg/Tag im Vergleich zu einer einzigen Insulinstrategie geprüft. Die Autoren dieser Studie folgerten aus ihren Daten, dass Glibenclamid eine wirksame und sichere Alternative zur Insulintherapie darstelle, da keine signifikanten Unterschiede beim „fetal outcome" zu verzeichnen waren.

Nach unserer Auffassung müssen an größeren Patientinnenzahlen noch die Fragen der Teratogenität von Glibenclamid, das Risiko protrahierter Hypoglykämien der Mutter sowie das Risiko eines fetalen Hyperinsulinismus mit der Gefahr einer iatrogenen Fetopathia diabetica und neonatalen Hypoglykämien geklärt werden. Diese Auffassung entspricht unter anderem auch den Empfehlungen der American Diabetes Association (2), in denen weitere Studien zur Beurteilung der Sicherheit von Glibenclamid bei GDM gefordert werden. Schließlich ist darauf hinzuweisen, dass Schwangerschaft und Stillzeit nach wie vor in Deutschland (ebenso wie in den USA) eine Kontraindikation für die Therapie mit Glibenclamid und anderen Sulfonylharnstoff-Präparaten bei Gestationsdiabetes und auch Typ-2-Diabetes mellitus darstellen. Außerhalb kontrollierter Studien muss also davon abgeraten werden, Glibenclamid bei Schwangeren mit GDM anzuwenden. Dies gilt auch für die neuen, kurzwirksamen, insulinotropen Nicht-Sulfonylharnstoff-Präparate Repaglinide (Novonorm®) und Nateglinide (Starlix®).

6.2.6 Muskelarbeit/Sport

Körperliche Aktivität unterstützt die Normalisierung erhöhter Blutglukosewerte durch den direkten Energieverbrauch und eine Verbesserung der Insulinsensitivität. Geeignet sind Ausdauersportarten, insbesondere postprandial durchgeführt. Geburtshilfliche Kontraindikationen sind zu beachten.

6.2.7 Eingeschränkte Glukosetoleranz (IGT)

Eine eingeschränkte Glukosetoleranz, gekennzeichnet durch Erreichen oder Überschreiten nur eines Grenzwertes im oGTT, kann mit einer dem GDM vergleichbaren fetalen/neonatalen Morbidität einhergehen, ohne dass hiermit die Diagnose-Kriterien eines GDM erfüllt sind (22, 35, 37, 42). Selbst unterhalb der zur Zeit festgelegten Grenzwerte nach Carpenter und Coustan besteht ein positiver Zusammenhang von mütterlichem Blutglukose-Ergebnis und fetaler Morbidität (41). Es wird deshalb empfohlen, dass Schwangere mit IGT ebenfalls die Blutglukose-Selbstkontrolle erlernen und eine Ernährungsberatung erhalten sollen.

6.3 Geburtshilfliche Betreuung

6.3.1 Überwachung während der Schwangerschaft

Die Mutterschaftsvorsorge bei diätetisch eingestellten Schwangeren mit GDM ohne zusätzliche Komplikationen entspricht den üblichen Richtlinien. Bei Insulintherapie des GDM ist die Überwachung identisch wie bei einer Schwangeren mit Typ-1-Diabetes mellitus, entsprechend der Stellungnahme der AG Diabetes und Schwangerschaft (5).

Nach Stellung der Diagnose GDM – besonders bei stark erhöhten Nüchtern-Blutglukosewerten – ist im Hinblick auf das erhöhte Fehlbildungsrisiko sicherzustellen, dass eine qualifizierte Ultraschallorgandiagnostik durchgeführt wird (34). Empfohlen werden ab 24 Schwangerschaftswochen monatliche Ultraschalluntersuchungen, um die Entstehung einer fetalen Makrosomie zu erfassen und ein Ultraschall vor der Entbindung zur Erhebung eines Schätzgewichtes. Zusätzliche dopplersonographische Untersuchungen sind nicht indiziert, es sei denn, es liegen andere geburtshilfliche Risiken vor, die eine dopplersonographische Abklärung erfordern. Bei der Mutter ist insbesondere auf Anzeichen von Harnwegs- und Vaginalinfektionen, Hypertonus und Präeklampsie zu achten.

Der Einsatz von Glukokortikoiden (z.B. Celestan®) zur Induktion der fetalen Lungenreife und der Verordnung von ß-Mimetika (z.B. Partusisten®) zur Tokolyse kann kurzfristig zu erheblicher Dekompensation der Blutglukosewerte führen und sollte nach strenger Indikation erfolgen. Die Insulindosis muss individuell adaptiert oder eine Insulinbehandlung erstmals begonnen werden.

Eine stationäre Stoffwechselkontrolle und geburtshilfliche Überwachung ein bis zwei Wochen vor der Entbindung ist als Routine bei GDM im Allgemeinen nicht angezeigt.

6.3.2 Überwachung unter der Geburt

Schwangere mit GDM sind Risikoschwangere. Die Entbindungsklinik sollte über besondere diabetologische Erfahrungen verfügen. Entbindungsabteilungen, die den beschriebenen Standards nicht nachkommen können, sollen alle Schwangeren mit GDM zur Entbindung an diabetologisch erfahrene Kliniken überweisen.

GDM allein ist für sich weder eine Indikation zur geplanten Sectio-Entbindung noch zur vorzeitigen Geburtseinleitung. Für die Entscheidungen über das geburtshilfliche Vorgehen sind spezifisch geburtshilfliche Gesichtspunkte maßgebend. Eine Überschreitung des errechneten Geburtstermins ist bei insulinpflichtigem GDM möglichst zu vermeiden. Bei unbefriedigender Stoffwechseleinstellung kann aus diabetologischer Sicht eine Einleitung vor dem Termin indiziert sein. Schwangere mit insulinpflichtigem GDM sollen unbedingt in einer Geburtsklinik mit Neonatologie entbunden werden, um eine optimale Primärversorgung des Kindes zu gewährleisten. Schwangere mit diätetisch eingestelltem GDM sollten über die Vorteile der Entbindung in einer Geburtsklinik mit Neonatologie zumindest informiert werden.

Bei geplanter Sectio wird empfohlen, am Morgen der OP kein Insulin mehr zu geben. Wird die Geburt eingeleitet, sind kurzwirksame Insuline zur besseren Steuerbarkeit einzusetzen. Bei Beginn regelmäßiger Wehentätigkeit soll kurzwirksames Insulin nur nach vorheriger Blutglukose-Messung injiziert werden. Zur Stoffwechselüberwachung bei Schwangeren mit insulinpflichtigem GDM empfiehlt sich eine zweistündliche Messung der Blutglukosewerte, die Zeitintervalle sind bei Bedarf individuell anzupassen.

Die Blutglukose soll unter der Geburt kapillär zwischen 70 und 110 mg/dl (3,8–6,1 mmol/l) liegen.

6.3.3 Neugeborenes (5)[4]

Die neonatale Morbidität ist bei suboptimaler, gelegentlich aber auch bei optimaler Diabetesführung in der Schwangerschaft durch Stoffwechselstörungen wie Hypoglykämie, Hypokalzämie, Hypomagnesiämie, Hyperbilirubinämie und Polyglobulie charakterisiert. Dabei können die Kinder äußerlich unauffällig wirken.

Jedes Neugeborene einer Mutter mit GDM muss daher (unabhängig von der Therapie der Mutter mit oder ohne Insulin) in besonderer Weise überwacht werden. Dies gilt grundsätzlich auch für jedes Neugeborene mit einem Gewicht oberhalb der 95. Perzentile der Gewichts-Tragzeitkurven.

Ein Neonatologe muss in Problemsituationen sofort hinzugezogen werden können. Bei zu erwartenden Komplikationen (Makrosomie, suboptimale Diabetesführung in der Schwangerschaft) soll er schon vor der Entbindung über den mütterlichen Diabetes informiert werden.

Eine Behandlung des Neugeborenen in der neonatologischen Intensivpflegeeinheit erfolgt in Abhängigkeit vom Zustand des Kindes in Anlehnung an die Empfehlungen für die Betreuung der Neugeborenen diabetischer Mütter (5), obligatorisch ist sie bei Atemstörungen, Makrosomie mit Hypoglykämie und Fehlbildungen. Eutrophe, am Termin

---

4 Die Überarbeitung der Neugeborenen-Empfehlungen von Müttern mit Typ-1-Diabetes mellitus sowie GDM ohne und mit Insulin ist geplant.

geborene Kinder können in der Regel auf der Entbindungsabteilung bleiben. Voraussetzung dafür sind: Bestimmung der Blutglukose postnatal nach einer Stunde, nach drei und zwölf Stunden und ggf. später.

Bei Kindern von insulinbehandelten Schwangeren mit GDM, besonders solchen mit klinischen Zeichen einer Fetopathia diabetica, sind postnatale Bestimmungen von Hämoglobin, Hämatokrit, Serumkalzium (auch ohne klinische Auffälligkeiten am 2. und 3. Tag), Serummagnesium bei Hypoglykämien und des Serumbilirubins zwischen dem 3. und 5. Tag erforderlich.

Im Kreißsaal werden die Blutglukose-Bestimmungen vorwiegend mit Teststreifen und Handmessgeräten durchgeführt. Für die Anwendung bei Neugeborenen sind diese Geräte nicht brauchbar. Die Richtigkeit und Präzision trockenchemischer Bestimmungen sind – vor allem bei niedrigen Glukosekonzentrationen und hohem Hämatokrit – häufig unbefriedigend. Daher sollen Blutglukosewerte des Neugeborenen mit qualitätsgesicherter Methodik kontrolliert werden.

Zur Prophylaxe von Hypoglykämien (kapilläre Blutglukose < 30 mg/dl/< 1,7 mmol/l) bei Neugeborenen diabetischer Mütter wird die Frühestfütterung in häufigen kleinen Portionen empfohlen. Eine prophylaktische Infusion von Glukose ist nicht indiziert. Frauen mit GDM wird empfohlen zu stillen.

7 Nachsorge, Langzeitprognose, Prävention

7.1 Mutter

Der Gestationsdiabetes bildet sich nach der Schwangerschaft meistens – aber nicht immer – wieder zurück. Bei Wöchnerinnen mit insulinpflichtigem GDM sollen Blutglukose-Bestimmungen am 2. Tag nach der Geburt nüchtern und ca. zwei Stunden nach dem Frühstück durchgeführt werden. Ergeben sich kapilläre Werte ≥ 110 mg/dl (≥ 6,1 mmol/l) nüchtern und/oder ≥ 200 mg/dl (≥ 11,1 mmol/l) postprandial, sollte sich unmittelbar eine diabetologische Weiterbetreuung anschließen.

Bei postpartal normalen Blutglukosewerten soll ein oraler Glukosetoleranztest 6–12 Wochen nach der Entbindung – unabhängig davon, ob die Mutter stillt oder nicht – durchgeführt und bei normalem Ergebnis mindestens alle zwei Jahre wiederholt werden. Der oGTT soll bei GDM mit hohen Nüchtern-Glukosewerten in der Schwangerschaft, Insulinpflichtigkeit, Diagnose des GDM im 1. Trimenon, Adipositas oder postpartal gestörter Nüchternglukose und/oder gestörter Glukosetoleranz bereits nach einem Jahr, ansonsten nach individuellen Gesichtspunkten, durchgeführt werden.

Das Ergebnis des postpartalen oGTT wird wie folgt bewertet (Tabelle 1) (10, 43):

Tab. 1: Bewertung des postpartalen oGGT.

Messzeitpunkt	Kapilläres Vollblut		Venöses Plasma		Bewertung
	(mg/dl)	(mmol/l)	(mg/dl)	(mmol/l)	
Nüchtern	< 100	< 5,5	< 110	< 6,0	normal
	100–109	5,6–5,9	110–125	6,1–6,9	gestörte Nüchternglukose
	≥ 110	≥ 6,0	≥ 126	≥ 7,0	Diabetes mellitus
Nach 2 Stunden	≤ 140	≤ 7,8	≤ 140	≤ 7,8	normal
	140–199	7,9–11,0	140–199	7,9–11,0	gestörte Glukosetoleranz
	≥ 200	≥ 11,1	≥ 200	≥ 11,1	Diabetes mellitus

Die alleinige Bestimmung eines Nüchtern-Blutglukosewertes, der zur Diagnosesicherung eines Diabetes ohnehin ein zweites Mal gemessen werden muss, ist nicht ausreichend und führt zur Unterschätzung der postpartalen Häufigkeit von Glukosetoleranzstörungen und manifestem Diabetes mellitus (21).

Empfehlungen zur generellen Bestimmung von Autoantikörpern gegen ß-Zellen (Anti-GAD, Anti-IA2, Anti-ICA) bei allen Müttern mit GDM zum Zeitpunkt der Geburt zur Abschätzung des postpartalen Risikos für einen Typ-1-(Autoimmun-)Diabetes können gegenwärtig noch nicht abgegeben werden. Die Bestimmungen sollten daher bei hohem Risiko für die Entwicklung eines Typ-1-Diabetes mellitus erfolgen (12).

Empfohlen wird die Information über und das Einleiten von diabetes- und makroangiopathisch präventiven Maßnahmen wie Gewichtsabnahme bei Übergewichtigen, regelmäßige Muskelarbeit (aktiver Lebensstil mit Verbesserung der Fitness) und bei Notwendigkeit Nichtraucher-Training. In die Umsetzung dieser Maßnahmen soll die primärärztliche/hausärztliche Versorgungsebene einbezogen werden.

7.2 Kind

Der betreuende Kinderarzt soll über einen entsprechenden Eintrag in das Kinderheft informiert werden, dass die Mutter des Kindes einen GDM hatte, da Kinder von Müttern mit Gestationsdiabetes ein erhöhtes Diabetes- und Adipositasrisiko tragen (11, 30, 31, 38, 39).

8 Literatur

1. American Diabetes Association: Gestational Diabetes Mellitus. Diabetes Care 2000; 23 (Suppl 1): S77–S79

2. American Diabetes Association: Gestational Diabetes mellitus. Diabetes Care 2001; 24 (Suppl 1): S77–S79

3. American Diabetes Association: Pregnancy and Diabetes Study. Professional Section Quarterly, Winter 2000; 9

4. Arbeitsgemeinschaft Diabetes u. Schwangerschaft der DDG: Die ärztliche Betreuung der schwangeren Diabetikerin. Diabetologie Informationen der Deutschen Diabetes-Gesellschaft 1997; 4: 275–281

5. Arbeitsgemeinschaft Diabetes u. Schwangerschaft der DDG: Empfehlungen für die Betreuung der Neugeborenen diabetischer Mütter. Diabetes Stoffwechsel 1996; 5: 37–38

6. Arbeitsgemeinschaft Diabetes und Schwangerschaft der Deutschen Diabetes-Gesellschaft: Diagnostik und Therapie des Gestationsdiabetes. Richtlinien der Deutschen Diabetes-Gesellschaft 1992. Frauenarzt 1993; 34: 13–14

7. Buchanan T, Kjos S, Schaefer U et al. Utility of Fetal Measurements in the Management of Gestational Diabetes. Diabetes Care 1998; Suppl 2: 99–106

8. Carpenter M, Coustan D. Criteria for screening tests for gestational diabetes. Am J Obstet Gynecol 1982; 144: 768–773

9. Corcoy R, Gasón N, De Leiva A et al. Usual Delay in Sample Processing Can Modify Gestational Diabetes Screening. Diabetes Care 2000; 23: 429

10. European Diabetes Policy Group 1999. A desktop guide to Type 2 diabetes mellitus. Diabetic Med 1999; 16: 716–730

11. Freinkel N. Banting Lecture 1980: Of Pregnancy and progeny. Diabetes 1980; 29: 1023–1035

12. Füchtenbusch M, Ferber K, Standl E et al. Prediction of Type 1 Diabetes Postpartum in Patients With Gestational Diabetes Mellitus by Combined Islet Cell Autoantibody Screening. Diabetes 1997; 46: 1459–1467

13. Hadden D. Evidence-based screening for gestational diabetes? Diabetic Med 2000; 17: 402–404

14. Jovanovic L, Ilic S, Pettit D et al. Metabolic and Immunologic Effects of Insulin Lispro in Gestational Diabetes. Diabetes Care 1999; 22: 1422–1427

15. Kerner W. Klassifikation und Diagnose des Diabetes mellitus. Dt Ärztebl 1998; 95: A-3144–3148

16. King H. Epidemiology of Glucose Intolerance and Gestational Diabetes in Women of Childbearing Age. Diabetes Care 1998; 21 (Suppl 2): B9–B13

17. Kjos S, Buchanan T. Gestational Diabetes Mellitus. N Engl J Med 1999; 341: 1749–1756

18. Kjos S, Peters R, Xiang A et al. Predicting future diabetes in Latino women with gestational diabetes. Diabetes 1995; 44: 586–591

19. Kjos S, Schaefer, U, Sutherland C et al. Management of class A2 Gestational Diabetes: Fetal ultrasound to select patients for insulin. Diabetes 1997; 46 (Suppl 1): A 261

20. Kleinwechter H. The government sponsored model project Gestational diabetes (GDM) Schleswig-Holstein: Prevalence and foetal outcome in unselected pregnant women following the successful implementation of screening for GDM. Diabetologia 2000; 43 (Suppl 1/Abstract): A 56

21. Kousta E, Lawrence N, Penny A et al. Implications of New Diagnostic Criteria for Abnormal Glucose Homeostasis in Women With Previous Gestational Diabetes. Diabetes Care 1999; 22: 933–937

22. Langer O, Brustman L, Anyaegbuman A. The significance of one abnormal glucose test value on adverse outcome in pregnancy. Am J Obstet Gynecol 1995; 175: 758–763

23. Langer O, Brustman L, Anyaegbunam A et al. Glycemic control in gestational diabetes mellitus – how tight is tight enough: small for gestational age versus large for gestational age? Am J Obstet Gynecol 1989; 161: 646–653

24. Langer O, Conway D, Berkus M et al. A Comparison of Glyburide and Insulin in Women with Gestational Diabetes Mellitus. N Engl J Med 2000; 343: 1134–1138

25. Major C, DeVeciana M et al. Recurrence of gestational diabetes: Who is at risk? Am J Obstet Gynecol 1998; 179: 1038–1042

26. Major C, Henry M, De Veciana M et al. The effects of carbohydrate restriction in patients with diet-controlled gestational diabetes. Obstet Gynecol 1998; 91: 600–604

27. Metzger B, Coustan D. Summary and Recommendations of the Fourth International Workshop-Conference on Gestational Diabetes mellitus. Diabetes Care 1998; 21 (Suppl 2): B161–B167

28. O'Sullivan J. The Boston Gestational Diabetes Studies: Review and Perspectives. In: Sutherland H, Stowers J, Pearson D (Hrsg.). Carbohydrate Metabolism in Pregnancy and the Newborn IV. Springer, London, 1989: 287–294

29. O'Sullivan J, Mahan C. Criteria for the oral glucose tolerance test in pregnancy. Diabetes 1964; 13: 278–285

30. Pettit D, Knowler W. Long-Term Effects of the Intrauterine Environment, Birth Weight, and Breast Feeding in Pima Indians. Diabetes Care 1998; 21 (Suppl 2): B138–B141

31. Plagemann A, Harder T, Kohlhoff R et al. Glucose tolerance and insulin secretion in children of mothers with pregestational IDDM or gestational diabetes. Diabetologia 1997; 40: 1094–1100

32. Sacks D, Abu-Fadil S, Greenspoon J et al. Do the current standards for glucose tolerance testing in pregnancy represent a valid conversion of O'Sullivan's original criteria? Am J Obstet Gynecol 1989; 161: 638–641

33. Salzberger M, Liban E. Diabetes and antenatal fetal death. Isr J Med Sci 1975; 11: 623–628

34. Schaefer U, Songster G et al. Congenital malformations in offspring of women with hyperglycemia first detected during pregnancy. Am J Obstet Gynecol 1997; 177: 1165–1171

35. Schäfer U, Dupak J Vogel M et al. Hyperinsulinism, neonatal adiposity, and placental immaturity in infants born to women with one abnormal glucose tolerance test value. J Perinatal Med 1998; 26: 27–36

36. Schäfer-Graf U, Xiang A, Buchanan T et al. Risikofaktoren für einen postpartalen persistierenden Diabetes nach Schwangerschaften mit Gestationsdiabetes. Geburtsh Frauenheilk 1999; 58: 640–646

37. Sermer M, Naylor D, Investigators TTHGD. Impact of increasing carbohydrate intolerance on maternal-fetal outcomes in 3.637 women without diabetes. Am J Obstet Gynecol 1995; 175: 146–156

38. Silverman B, Landsberg L, Metzger B. Fetal hyperinsulinism in offspring of diabetic mothers: association with the subsequent development of childhood obesity. Ann N Y Acad Sci 1993; 699: 36–45

39. Silverman B, Metzger B, Cho N et al. Impaired glucose tolerance in adolescent offspring of diabetic mothers: relationship to fetal hyperinsulinism. Diabetes Care 1995; 18: 611–617

40. Statistisches Bundesamt (Hrsg.). Gesundheitsbericht für Deutschland. Metzler, Stuttgart, 1999: 237–242

41. Tallarigo L, Giampietro O, Penno G et al. Relation of Glucose Tolerance to Complications of Pregnancy in Nondiabetic Women. N Engl J Med 1986; 315: 989–992

42. Vambergue A, Nuttens M, Verier-Mine O et al. Is mild gestational hyperglycemia associated with maternal and neonatal complications? The Diagest Study. Diabetic Med 2000; 17: 203–208

43. Vorstand der Deutschen Diabetes-Gesellschaft: Diagnose von Hyperglykämien. Diabetologie Informationen 2000; 22 (Heft 1): 35

44. Weiss, P. Diabetes in pregnancy: Lessons from the fetus. In: Dornhorst A, Hadden D (Hrsg.). Diabetes and Pregnancy: An international Approach to Diagnosis and Management. Wiley, Chichester, 1996: 221–240

45. Weiss P, Hoffmann H. Diagnosis and Treatment of Gestational Diabetes According to Amniotic Fluid Insulin Levels. Arch Gynecol 1986; 239: 81–91

46. Weiss P, Walcher W, Scholz H. Der vernachlässigte Gestationsdiabetes: Risiken und Folgen. Geburtsh Frauenheilk 1999; 59: 535–544

47. WHO Study Group. Prevention of Diabetes mellitus. WHO Technical Report Series 1994; 844, Genf

Erstfassung	2001
Überarbeitung	Gültigkeit im Jahr 2008 bestätigt
Beteiligte Fachgesellschaften, Arbeitsgemeinschaften und Organisationen	Deutsche Diabetes Gesellschaft Deutsche Gesellschaft für Gynäkologie und Geburtshilfe • Board für Pränatal- und Geburtsmedizin • Arbeitsgemeinschaft Materno-fetale Medizin • Arbeitskreis Erkrankungen in der Schwangerschaft Deutsche Gesellschaft für Perinatale Medizin
Autoren	PD Dr. med. U. Schäfer-Graf, Berlin (Federführung, DGGG) Dr. med. H. Kleinwechter, Kiel (Federführung, DDG) Prof. Dr. med. H. Reiher, Berlin Dr. med. M. Sorger, Bonn Prof. Dr. med. D. Jährig, Ronnenberg Prof. Dr. med. K. T. M. Schneider, München
Anmerkungen	S1-Leitlinie Methoden- und Leitlinienreport siehe Homepages der DGGG und der AWMF Diese Empfehlungen werden nach Veröffentlichung der HAPO-Studie voraussichtlich im Jahr 2009 überarbeitet.

DGGG Leitlinienregister 2008	3	Pränatal- und Geburtsmedizin
	3.3	Schwangerschaft
	3.3.5	Diagnostik und Therapie hypertensiver Schwangerschaftserkrankungen
AWMF Leitlinienregister	015/018 (S2k)	

Deutsche Gesellschaft für Gynäkologie und Geburtshilfe (DGGG), Board für Pränatal- und Geburtsmedizin, Arbeitsgemeinschaft Schwangerschaftshochdruck/Gestose

Diagnostik und Therapie hypertensiver Schwangerschaftserkrankungen

Inhaltsverzeichnis

1	Einleitung	147
2	Klassifizierung hypertensiver Erkrankungen in Schwangerschaft und Wochenbett	147
	2.1 Gestationshypertonie	148
	2.2 Präeklampsie (Syn.: Gestose)	148
	2.3 Eklampsie	148
	2.4 HELLP-Syndrom	149
	2.5 Chronische Hypertonie	149
	2.6 Pfropfpräeklampsie (Syn.: Pfropfgestose)	149
3	Prädiktion und Prävention	149
4	Klinische Symptomatik der hypertensiven Erkrankungen in Schwangerschaft und Wochenbett	150
	4.1 Prodromalsymptome einer drohenden Eklampsie	150
	4.2 HELLP-Syndrom	151

Inhaltsverzeichnis (Fortsetzung)

5	**Untersuchungen in der Schwangerenvorsorge**	**151**
5.1	Schwangerschaftsassoziierte Risiken für die Entwicklung einer Präeklampsie (16; EL IV)	151
5.2	Blutdruckmessung	151
5.3	Eiweißausscheidung im Urin (Proteinurie)	152
5.4	Ödeme	152
5.5	Klinisch-chemische und hämatologische Untersuchungen	152
6.	**Ambulante und klinische Überwachung**	**153**
6.1	Ambulante Betreuung	153
6.2	Indikationen zur Vorstellung in der Klinik	153
6.3	Maßnahmen in der Klinik	154
7	**Therapie**	**154**
7.1	Langzeitbehandlung mit oralen Antihypertensiva	155
8	**Behandlung schwerer hypertensiver Schwangerschaftserkrankungen**	**156**
8.1	Antihypertensive Therapie	156
8.2	Antikonvulsive Therapie	157
8.3	Volumenexpansion	158
9	**Indikationen zur Entbindung**	**158**
9.1	Präeklampsie ab der vollendeten 34. SSW bis 37. SSW (34+0 bis 36+6 SSW)	158
9.2	Präeklampsie ab der vollendeten 24. bis 34. SSW (24+0 bis 33+6 SSW)	159
9.3	Präeklampsie ≤ 24. SSW	159
9.4	Entbindungsmodus	160
10	**Betreuung im Wochenbett**	**160**
10.1	Medikamentöse Therapie nach der Entbindung	160
10.2	Stillen	160
10.3	Beratung	161
11	**Nachsorge nach Präeklampsie**	**161**
11.1	Nachbetreuung der Kinder	161
11.2	Weitere Lebensführung – Planung weiterer Schwangerschaften	161

Inhaltsverzeichnis (Fortsetzung)

12	**Besonderheiten beim HELLP-Syndrom**	**162**
	12.1 Diagnostik	162
	12.2 Weitere Hämolyseparameter	162
	12.3 Verlauf	163
	12.4 Fetale Entbindungsindikationen	163
	12.5 Maternale Entbindungsindikationen	163
	12.6 Besonderheiten der Therapie	164
	12.7 Nachsorge	164
13	**Literatur**	**165**
14	**Anhang: Medikamente in Wochenbett und Stillzeit zur Therapie des Bluthochdrucks**	**171**

1 Einleitung

Hypertensive Erkrankungen treten in 6 bis 8% aller Schwangerschaften auf, tragen zu 20 bis 25% der perinatalen Mortalität bei und stehen an erster bis dritter Stelle der mütterlichen Todesursachen. Von besonderem Einfluss ist die Präeklampsie, die für jeden dritten Fall schwerer geburtshilflicher Morbidität, für eine fünffach gesteigerte perinatale Mortalität und weltweit für mindestens 50.000 mütterliche Todesfälle pro Jahr verantwortlich ist (24, 71, 105).

2 Klassifizierung hypertensiver Erkrankungen in Schwangerschaft und Wochenbett

Die folgende Einteilung wie auch die Definitionen berücksichtigen Empfehlungen amerikanischer und australischer Fachgesellschaften sowie der International Society for the Study of Hypertension in Pregnancy (3, 9, 10, 69; EL IV).

2.1 Gestationshypertonie

Definition: Nach der abgeschlossenen 20. SSW auftretende Blutdruckwerte ≥ 140/90 mmHg ohne Proteinurie bei einer zuvor normotensiven Schwangeren, die zwölf Wochen nach der Geburt normale Blutdruckwerte aufweist.

2.2 Präeklampsie (Syn.: Gestose)

Definition: Gestationhypertonie und Proteinurie ≥ 300 mg/24 h, die nach der abgeschlossenen 20. SSW aufgetreten ist.

Die Diagnose Präeklampsie kann auch bei Fehlen einer Proteinurie gestellt werden, wenn alternativ

- eine fetale Wachstumsrestriktion,
- eine Beteiligung der Leber,
- Nierenfunktionsstörungen,
- neurologische Probleme oder
- hämatologische Störungen

erstmals nach der 20. SSW beobachtet werden (Definition s.u.) (9).

Eine Präeklampsie wird als **schwere Präeklampsie** bezeichnet, wenn zusätzlich mindestens eines der folgenden Kriterien erfüllt wird (3, 9):

- Nierenfunktionseinschränkung (Kreatinin ≥ 0,9 g/l oder Oligurie < 500 ml/24 h),
- Leberbeteiligung (Transaminasenanstieg, schwere Oberbauchschmerzen),
- Lungenödem oder Zyanose,
- hämatologische Störungen (Thrombozytopenie, Hämolyse),
- neurologische Symptome (schwere Kopfschmerzen, Sehstörungen),
- fetale Wachstumsrestriktion,
- Blutdruck ≥ 170/110 mmHg,
- Proteinurie ≥ 5 g/24 h.

2.3 Eklampsie

Definition: im Rahmen einer Präeklampsie auftretende tonisch-klonische Krampfanfälle, die keiner anderen Ursache zugeordnet werden können.

Cave: nur in etwa 50% mit schwerer Hypertonie assoziiert und selbst bei fehlender Hypertonie oder Proteinurie möglich (14–34% der Fälle) (18, 49; EL III).

2.4 HELLP-Syndrom

Definition: Trias aus

(H) Hemolysis = Hämolyse,
(EL) Elevated liver enzymes = pathologisch erhöhte Leberenzyme,
(LP) Low platelets = erniedrigte Thrombozytenzahl (< 100.000/µl).

Cave: In 5–15% liegt keine signifikante Proteinurie und in bis zu 20% der Fälle keine Hypertonie vor, in 15% fehlen gleichzeitig Hypertonie und Proteinurie (65; EL III).

2.5 Chronische Hypertonie

Definition: präkonzeptionell oder in der ersten Schwangerschaftshälfte diagnostizierte Hypertonie ≥ 140/90 mmHg, die postpartal mehr als zwölf Wochen persistiert.

2.6 Pfropfpräeklampsie (Syn.: Pfropfgestose)

Definition:

- chronische Hypertonie + Gestationsproteinurie oder
- chronische Hypertonie und vor der 20. SSW bestehende Proteinurie
  und
- zusätzliche, nach der 20. SSW auftretende Entwicklung
  - eines plötzlichen Anstiegs der Proteinurie oder
  - eines plötzlichen Blutdruckanstiegs oder
  - eines klinischen oder laborchemischen Merkmals der schweren Präeklampsie (s.o.).

3 Prädiktion und Prävention

Ein aussagekräftiger Test zur sicheren Früherkennung der Präeklampsie steht bislang nicht zur Verfügung (13; EL III). Zur Risikoabschätzung können aber anamnestische Angaben und Ergebnisse der im 2. Trimenon durchgeführten Dopplersonographie hilfreich herangezogen werden. Ein deutlich erhöhtes Risiko besteht bei familiärer Belastung, Diabetes mellitus Typ I, chronischer Hypertonie, chronischer Nierenerkrankung oder vorausgegangener Präeklampsie. Das Wiederholungsrisiko ist dabei umso größer, je früher die Erkrankung aufgetreten ist, und liegt über 60%, wenn sich eine Präeklampsie bereits vor der 28. SSW manifestiert hat (91; EL III).

Die Dopplersonographie uteriner Arterien liefert nach gegenwärtigem Wissensstand verlässlichere Informationen zur Vorhersage als die Bestimmung biochemischer Marker (58; EL III). Bei einem zwischen der 22. und 24. SSW diagnostizierten, bilateralen, abnormen Dopplersonogramm, gekennzeichnet durch unübersehbare Notches und/oder stark reduzierte diastolische Blutströmung, ist im weiteren Schwangerschaftsverlauf in mehr als 60% mit dem Auftreten einer Präeklampsie zu rechnen, wobei die zusätzliche Berücksichtigung maternaler Risikofaktoren die Sensitivität der Methode weiter verbessert (110; EL IIb).

Die einzige aktuell verfügbare Methode zur Prävention der Präeklampsie, von der insbesonders Frauen mit schwerer Präeklampsie in der Vorgeschichte profitieren, besteht in einer ab der Frühschwangerschaft beginnenden Einnahme von niedrig dosierter Acetylsalicylsäure (75–150 mg/Tag). In Deutschland hat sich inzwischen eine ASS-Dosierung von 100 mg/Tag etabliert. Nach der größten Placebo-kontrollierten ASS-Studie sollte mit der ASS-Einnahme spätestens mit der 16. SSW begonnen werden (11; EL IIa). Unter ASS ist bei ausreichender Sicherheit mit einem um 19% verminderten Präeklampsierisiko und einer Reduktion der perinatalen Mortalität um 16% zu rechnen (37; EL Ia). Die in eine antioxidative Therapie mit Vitamin C und E gesetzten Erwartungen haben sich bislang nicht erfüllt. Eine Prävention der Präeklampsie konnte in ersten großangelegten Studien, in die insgesamt über 4000 Schwangere mit erhöhtem Risiko aufgenommen wurden, nicht gezeigt werden (60, 73; EL Ib).

4 Klinische Symptomatik der hypertensiven Erkrankungen in Schwangerschaft und Wochenbett

- reproduzierbare Blutdruckwerte systolisch > 140 und/oder diastolisch > 90 mmHg; die relative Blutdruckerhöhung in der Schwangerschaft ist nicht mehr maßgeblich (9, 10),
- Proteinurie ≥ 300 mg/24 h,
- Gewichtszunahme ≥ 1 kg/Woche während des 3. Trimesters (82),
- Veränderungen der Laborparameter (s. Tabelle 2).

4.1 Prodromalsymptome einer drohenden Eklampsie

- Oberbauchschmerzen, Übelkeit, Erbrechen,
- zentralnervöse Symptome: Augenflimmern, persistierende Kopfschmerzen, Hyperreflexie.

4.2 HELLP-Syndrom

- Klinisches Leitsymptom ist der Oberbauchschmerz/Schmerzen im Epigastrium.

5 Untersuchungen in der Schwangerenvorsorge

Tab. 1: Risikofaktoren für Hochdruck in der Schwangerschaft.

Anamnestische Risikofaktoren	Relatives Risiko (RR: relatives Risiko für Präeklampsie) (Dekker, 2001)
Antiphospholipid-Syndrom	RR ~ 9
Z. n. Präeklampsie	RR ~ 7
Body-Mass-Index > 35	RR ~ 4
Vorbestehender Diabetes mellitus	RR ~ 3,5
Familiäre Belastung	RR ~ 3
Vorbestehende Nierenerkrankung (51)	RR ~ 3
Erstparität	RR ~ 2,5
Alter > 40	RR ~ 2
Chronische Hypertonie	Risiko ↑
Autoimmunerkrankungen (z. B. systemischer Lupus erythematodes mit Nephritis [36])	Risiko ↑↑
Thrombophilie (5, 38; EL Ib)	Datenlage unklar

5.1 Schwangerschaftsassoziierte Risiken für die Entwicklung einer Präeklampsie (16; EL IV)

- bilaterales Notching/erhöhter RI/PI der Aa. uterinae, persistierend über 24. vollständige SSW,
- Mehrlingsschwangerschaft,
- Gestationsdiabetes,
- Hydrops fetalis, Trisomien, Blasenmole.

5.2 Blutdruckmessung

Der diastolische Blutdruck sollte als Korotkoff 5 (K5; Verschwinden des Tones) oder Korotkoff 4 (Leiserwerden) – wenn K5 nicht messbar – registriert werden (77; EL IIb;

7; EL Ib). Die Messung sollte manuell mit an den Oberarmumfang adaptierten Manschetten durchgeführt werden (10; EL IV). Die erste Messung sollte nach einer zwei- bis dreiminütigen Ruhephase bei der sitzenden Patientin erfolgen (10; EL IV). Die Messung sollte primär an beiden Armen und später – bei geringen Differenzen – am rechten Arm gemessen werden.

Die 24-Stunden-Blutdruckmessung ist eine geeignete Methode, um einen Bluthochdruck in der Schwangerschaft weiter differentialdiagnostisch abzuklären (Verlust des zirkadianen Rhythmus als prognostisch ungünstiges Zeichen) und um den Erfolg therapeutischer Maßnahmen zu überprüfen (78; EL IIb; 8; EL IIa).

Für die weitere ambulante Betreuung der Schwangeren sind eine Blutdruck-Selbstmessung (Protokoll) mittels Oberarmmessgerät und die Erstellung eines Tagesprofils (mindestens morgens, mittags und spätabends) zu empfehlen.

5.3 Eiweißausscheidung im Urin (Proteinurie)

Der Nachweis von mehr als einer Spur ($\geq$ 1+) Eiweiß im Urin-Schnelltest ist als abklärungsbedürftig anzusehen. Im Hinblick auf die Erkrankung ist in diesen Fällen die Messung der quantitativen Eiweißausscheidung im 24-Stunden-Sammelurin notwendig ($\geq$ 300 mg/24 h) (59; EL IIb–III). Bei allen Patientinnen mit De-novo-Hypertension in der Schwangerschaft sollte eine quantitative 24-Stunden-Eiweißmessung im Urin erfolgen (30; EL IIb).

5.4 Ödeme

Ödeme allein sind ein uncharakteristisches Symptom, das nur dann von Bedeutung ist, wenn die Ödeme rasch zunehmen, d. h., wenn eine deutliche Gewichtszunahme innerhalb von kurzer Zeit (> 1 kg/Woche) festgestellt wird oder ein ausgeprägtes Gesichtsödem besteht. Bei einer raschen Ödementstehung/Gewichtszunahme kann es in Verbindung mit einer Proteinurie auch ohne Hypertonie zur Eklampsie kommen (vgl. Definition der Präeklampsie).

5.5 Klinisch-chemische und hämatologische Untersuchungen

Folgende klinisch-chemischen/hämatologischen Parameter können erkrankungstypisch verändert sein (Tabelle 2).

Tab. 2: Klinisch-chemische Laborparameter (in Anlehnung an die Working Group on High Blood Pressure in Pregnancy 2000, 8).

Parameter	Wert
Hämatokrit	> 38%
Thrombozyten	< 100.000/µl
Ein progredienter Abfall der Thrombozyten muss auch im Normwertbereich innerhalb weniger Stunden kontrolliert werden (Cave: HELLP-Syndrom, DIG)	
GPT (ALT)	Anstieg über Normbereich
GOT (AST)	Anstieg über Normbereich
LDH	Anstieg über Normbereich
Bilirubin (indirekt)	> 1,2 mg/dl
Harnsäure	> 5 mg/dl ab 32. SSW
Kreatinin	> 0,9 mg/dl
Eiweiß im Urin	≥ 300 mg/24 h
Haptoglobin	Abfall unter Normbereich
Andere Blutgerinnungstests (z.B. rapider D-Dimer-Anstieg [Hinweis auf DIG])	Verlaufsbeobachtung
Fibrinogenabfall	< 150 mg/dl

6. Ambulante und klinische Überwachung

6.1 Ambulante Betreuung

Bei adäquater Kooperation der Schwangeren und ausgeschlossenen manifesten Risiken für Mutter und Kind sowie Gewährleistung wöchentlicher ärztlicher Kontrollen können leichte Formen der Gestationshypertonie oder Präeklampsie ambulant betreut werden (u. a. häusliches Blutdruckprotokoll) (50, 69; EL IV). Neben körperlicher Schonung und der Ausschaltung zusätzlicher Stressfaktoren (evtl. Arbeitsunfähigkeit) stehen regelmäßige Messungen des Blutdrucks, des Körpergewichts und die Kontrolle auf Proteinurie im Vordergrund. Außerdem sollten die sonographische Abschätzung des fetalen Wachstums und der Fruchtwassermenge sowie die Registrierung eines CTGs erfolgen. Die Einleitung einer medikamentösen Therapie ist schweren Verlaufsformen vorbehalten und sollte ausschließlich Aufgabe der Klinik sein.

6.2 Indikationen zur Vorstellung in der Klinik

(62; EL IV)

- Hypertonie ≥ 160 mmHg systolisch bzw. ≥ 100 mmHg diastolisch,
- manifeste Präeklampsie,
- Proteinurie und starke Gewichtszunahme im 3. Trimenon (≥ 1 kg/Woche),
- drohende Eklampsie (vgl. Prodomalsymptome),
- klinischer Verdacht auf HELLP-Syndrom, vor allem persistierende Oberbauchschmerzen,
- Hinweise für eine fetale Bedrohung
    - suspektes/pathologisches CTG oder suspektes/pathologisches Dopplersonogramm,
    - intrauterine Wachstumsrestriktion (Schätzgewicht < 10. Perzentile);
- Hypertonie oder Proteinurie und weitere Risikofaktoren wie
    - vorbestehende mütterliche Erkrankungen (z.B. Diabetes mellitus),
    - Mehrlingsgravidität,
    - frühes Gestationsalter (< 34. SSW),
    - An-/Oligohydramnion.

6.3 Maßnahmen in der Klinik

- sofortige Blutdruckmessung bei Aufnahme mit anschließender engmaschiger Blutdruckmessung, vorzugsweise mittels 24-Stunden-Blutdruckmonitoring,
- Proteinurie-Diagnostik mittels Teststreifen bei Aufnahme und quantitative Eiweißbestimmung im 24-Stunden-Urin,
- tägliche Gewichtskontrolle,
- Laborkontrolle täglich bis zu 2 x pro Woche,
- Verlaufskontrolle klinischer Symptome, insbesondere Oberbauchschmerzen, Kopfschmerzen, Sehstörungen, Hyperreflexie (Reflexstatus prüfen), Bewusstseinsstörungen, Dyspnoe, Blutungsneigung,
- Kontrolle der stündlichen Urinausscheidung bei schwerer Präeklampsie, Pulsoxymetrie bei respiratorischer Symptomatik,
- CTG-Kontrolle 1 bis 3 x/Tag,
- Fetometrie alle 10 bis 14 Tage und Bestimmung der Fruchtwassermenge,
- Dopplersonographie wöchentlich bis täglich,
- RDS-Prophylaxe (24. kpl. bis 34. kpl. SSW).

7 Therapie

Die Einleitung einer medikamentösen Therapie sollte ausschließlich Aufgabe der Klinik sein, da erst eine stationäre Beobachtung unter kontrollierten Bedingungen die Notwendigkeit einer medikamentösen Blutdrucksenkung ergeben kann. Diese bleibt hinsichtlich der fetalen Entwicklung weiterhin problematisch und sollte daher erst bei anhaltenden

Blutdruckwerten ≥ 170 mmHg systolisch und/oder ≥ 110 mmHg diastolisch begonnen werden, bei vorbestehendem Hochdruck oder anderer Pfropfkonstellation (präexistente Nierenerkrankung, Diabetes mellitus) bereits ab Blutdruckwerten > 160/100 mmHg (41, 67, 69, 89; EL IV). Nach gegenwärtigem Wissensstand dient die antihypertensive Behandlung bei schwerer Hypertonie der Prävention maternaler zerebro-/kardiovaskulärer Komplikationen. Dabei steht die Vermeidung zerebraler Blutungen im Vordergrund, während zur wirksamen Eklampsie-Prophylaxe die zusätzliche Gabe von Magnesium i.v. erforderlich ist (12, 68, 88; EL Ia).

Ein Nutzen für die fetale Entwicklung und somit eine Verbesserung der kindlichen Prognose durch eine medikamentöse Blutdrucksenkung konnte bisher nicht nachgewiesen werden. Aktuelle Metaanalysen zahlreicher Studien zur medikamentösen Blutdrucksenkung bei milder bis mittelschwerer Hypertonie (< 170/110 mmHg) ergaben, dass antihypertensive Maßnahmen nur von geringem mütterlichen Nutzen sind (1; EL Ia), aber mit einer erhöhten Rate wachstumsretardierter Kinder und einem verminderten Geburtsgewicht einhergehen (15, 45; EL Ia). Vor diesem Hintergrund sind Therapieempfehlungen nur ein Kompromiss zur Vermeidung nachteiliger Effekte bei beiden Patienten (Mutter und Fetus). Blutdruckwerte zwischen 160 und 170 mmHg systolisch bzw. 100 und 110 mmHg diastolisch sollten aus maternalen Gründen nur zeitlich begrenzt und nur unter stationärer Beobachtung toleriert werden. Insbesondere bei einer erstmalig auftretenden schweren Hypertonie ist das zerebrale Gefäßsystem noch nicht an hohe Blutdruckwerte adaptiert und damit ein Durchbrechen der zerebrovaskulären Autoregulation mit Gefährdung durch eine konsekutive zerebrale Hyperperfusion nicht auszuschließen (92; EL IV).

Patientinnen mit Kinderwunsch und chronischer Hypertonie sollten mit Medikamenten behandelt werden, die mit einer Schwangerschaft vereinbar sind. Bei der medikamentösen Blutdruckeinstellung chronischer Hypertonikerinnen ist in der Schwangerschaft der physiologische Blutdruckabfall in der ersten Schwangerschaftshälfte zu berücksichtigen. Gegebenenfalls ist eine Dosisreduktion oder ein Absetzen der Medikation möglich.

7.1 Langzeitbehandlung mit oralen Antihypertensiva

Gelingt es mit Allgemeinmaßnahmen nicht, den Blutdruck unter 170–160/110–100 mmHg zu halten, muss eine medikamentöse antihypertensive Therapie eingeleitet oder eine vorbestehende Medikation intensiviert bzw. wieder aufgenommen werden. Bei der Wahl des Antihypertensivums sind mögliche Auswirkungen auf die fetale Entwicklung zu berücksichtigen (Tabelle 3).

Tab. 3: Langzeitbehandlung mit oralen Antihypertensiva.

	Medikament	Anmerkungen
Geeignet	Alpha-Methyldopa	Mittel der 1. Wahl
Eingeschränkt geeignet	Nifedipin	nicht indiziert im 1. Trimenon aufgrund teratogener Effekte im Tierversuch
	selektive β-1-Rezeptorblocker	erhöhtes Risiko fetaler Wachstumsrestriktion (Metoprolol als Mittel der Wahl)
	Dihydralazin	Reflextachykardie, Kopfschmerzen; Tachyphylaxie
Nicht geeignet	Diuretika	potentielle Beeinträchtigung der uteroplazentaren Perfusion durch zusätzliche Plasmavolumenreduktion; Ausnahme: Gabe möglich bei Frauen mit einer mittelschweren und schweren Hypertonie, die bereits eine ausreichende Zeit vor Eintritt einer Schwangerschaft (> drei Monate) in einer Kombinationstherapie effektiv mit einem Thiaziddiuretikum eingestellt waren
	ACE-Hemmer	akutes Nierenversagen bei Neugeborenen; Oligohydramnion, Schädelkalottendefekte, teratogene Effekte (1. Trimenon) (14)
	Angiotensin-AT1-Antagonisten	Oligohydramnion, Schädelknochenhypoplasie; im Analogieschluss zu ACE-Hemmern potentiell teratogen und nephrotoxisch für das Neugeborene
	alle anderen Antihypertensiva	ungenügende Informationen über Anwendung in der Schwangerschaft

8 Behandlung schwerer hypertensiver Schwangerschaftserkrankungen

8.1 Antihypertensive Therapie

Auch wenn randomisierte Studien zur Notwendigkeit einer akuten Blutdrucksenkung in der Schwangerschaft fehlen, besteht heute ein genereller Konsens, dass eine antihypertensive Therapie aus mütterlicher Indikation bei Blutdruckwerten ≥ 170/110 mmHg erforderlich ist (9, 22; EL IV).

Offen ist jedoch, welches Medikament in diesem Falle zu bevorzugen ist. Der jüngste Cochrane-Review wie auch eine kurz danach erschienene Metaanalyse zeigten keinen klaren Vorteil einer Substanz (21, 46; EL Ia). Allerdings ergab die genannte Metaanalyse, dass die Anwendung von Dihydralazin gegenüber anderen Antihypertensiva (u.a. Urapidil) mit schlechteren maternalen und perinatalen Ergebnissen verbunden ist, insbesondere im Vergleich mit Nifedipin und Labetalol. Die erhobenen Daten erlauben jedoch auch aus Sicht der Autoren keine abschließende Beurteilung (46). Somit können die in Deutschland erhältlichen Medikamente Nifedipin, Urapidil (102) und Dihydralazin ohne eindeutige Präferenz zur initialen Behandlung der schweren Hypertonie in der Schwangerschaft eingesetzt werden. Dabei ist allerdings der Off-Label-Use von Nifedipin und Urapidil zu beachten (Tabelle 4).

Jede initiale, antihypertensive Behandlung einer schweren Präeklampsie muss unter einer CTG-Überwachung erfolgen, da ein ausgeprägter Blutdruckabfall mit akuter fetaler Gefährdung verbunden sein kann. Die Patientinnen sind streng zu überwachen, wobei insbesondere engmaschige Blutdruckkontrollen erforderlich sind. Diastolische Zielblutdruckwerte von 90 bis 105 mmHg sollten nicht unterschritten werden (41, 89; EL IV).

Tab. 4: Medikamentöse Akuttherapie: Substanzen und Dosierung.

Antihypertensive Therapie	Nifedipin: initial 5 mg oral, ggf. Wiederholung nach 20 min oder Urapidil: initial 6,25–12,5 mg i.v. als Bolus über 2 min, danach 3–24 mg/h (Perfusor) alternativ Dihydralazin: 5 mg i.v. alle 20 min oder 5 mg i.v. als Bolus und anschl. 2–20 mg/h (Perfusor)
Antikonvulsive Therapie	Magnesiumsulfat: 4–6 g i.v. über 15–20 min, Erhaltungsdosis 1–2 g/h bis 24–48 h post partum Mittel der 2. Wahl: Phenytoin 250 mg i.v.
Bei Lungenödem/ Herzinsuffizienz	Furosemid: 10–20 mg i.v., ggf. Wiederholung mit erhöhter Dosis

8.2 Antikonvulsive Therapie

Die Behandlung der ersten Wahl zur Prophylaxe einer Eklampsie besteht in der intravenösen Gabe von Magnesiumsulfat, welches bei der schweren Präeklampsie, insbesondere bei zentralnervösen Symptomen, indiziert ist, da mit Magnesiumsulfat eine signifikante Reduktion der Eklampsierate zu erreichen ist. (20; EL Ia). Die Wirksamkeit dieser Anfallsprophylaxe ist bei milder Präeklampsie weniger klar, aber in Diskussion, nachdem eine großangelegte Studie, in die über 10.000 Schwangere mit milder wie auch mit schwerer Präeklampsie eingeschlossen wurden, eine Halbierung des Eklampsierisikos unter Magnesiumsulfat (1 g/h) gegenüber der Placebogabe gezeigt hat (95; EL IIa). Vorbehalte gegenüber einer Applikation von Magnesium wurden bei gleichzeitiger Nifedipingabe geäußert, da von Einzelfällen neuromuskulärer Blockade und der Potenzierung hypotensiver Effekte berichtet wurde (90, 103). Die retrospektive Analyse von über 1800

Fällen liefert jedoch keinen Hinweis für klinisch nachteilige Interaktionen dieser Substanzen (44, 95; EL IIa–III).

Bei manifester Eklampsie ist Magnesiumsulfat ebenso das Mittel der ersten Wahl. Eine Überlegenheit gegenüber Phenytoin wie auch gegenüber Diazepam in der Prävention von Rekonvulsionen und im Hinblick auf neonatale Ergebnisse konnte gezeigt werden (94; EL Ib). Die intravenöse Therapie (Tabelle 4) wird mit einer Initialdosis von 4 bis 6 g Magnesiumsulfat begonnen – appliziert in verdünnter Form über 15 bis 20 Minuten mittels Perfusor oder Kurzinfusion – und mit einer Erhaltungsdosis von 1 g/h fortgeführt. Die Patientin muss intensiv überwacht werden. Dabei genügen im Allgemeinen die Kontrollen des Reflexstatus (PSR), der Atemfrequenz (sollte 12/min nicht unterschreiten) und der Nierenfunktion (mindestens 100 ml Ausscheidung innerhalb von vier Stunden). Kalzium sollte zur sofortigen intravenösen Injektion als Antidot bereitliegen (1 Ampulle = 10 ml Kalziumgluconat 10% langsam i.v. über 3 min).

8.3 Volumenexpansion

Eine begleitende Volumentherapie erscheint aus rheologischen Gründen insbesondere bei vorliegender Hämokonzentration zur Verbesserung der Mikrozirkulation sinnvoll (23; EL IV). Die bislang durchgeführten randomisierten Studien zeigen allerdings keine Behandlungsvorteile (21, 31; EL Ia).

9 Indikationen zur Entbindung

Die Entbindung stellt bei der Präeklampsie die einzige kausale Therapie für die Schwangere dar. Eine Prolongation der Schwangerschaft dient in erster Linie der Vermeidung der Frühgeburt und setzt einen zu erwartenden Vorteil für das Kind voraus. Die Entscheidung zur Entbindung hängt somit wesentlich vom Schwangerschaftsalter ab und ist in der Regel nach abgeschlossenen 37 SSW indiziert (9, 87; EL IV).

9.1 Präeklampsie ab der vollendeten 34. SSW bis 37. SSW (34+0 bis 36+6 SSW)

Ab vollendeten 34 SSW sollte jede Patientin mit schwerer Präeklampsie möglichst bald entbunden werden (3; EL IV). Dies gilt ebenso bei schwerer fetaler Wachstumsrestriktion < 5. Perzentile und gleichzeitig pathologischer fetaler oder fetoplazentarer Blutströmung wie einem Zero- oder Reverse-Flow in der A. umbilicalis (4, 107; EL Ia). Von untergeordneter Bedeutung ist jedoch die Fruchtwassermenge, die bei der Präeklampsie keinen isolierten Einfluss auf den Schwangerschaftsausgang zu haben scheint (43; EL IIa).

9.2 Präeklampsie ab der vollendeten 24. bis 34. SSW (24+0 bis 33+6 SSW)

Die Betreuung soll in einem Perinatalzentrum erfolgen. Ein primär konservatives Vorgehen ist empfehlenswert, da unter kontinuierlicher Überwachung kaum schwerwiegende Auswirkungen auf die Mutter, aber klare Vorteile für das Kind zu erwarten sind (34, 57, 84; EL Ib). Ein grundsätzlich ähnliches Vorgehen erscheint beim HELLP-Syndrom vertretbar (2, 101; EL III). Eine schwere fetale Wachstumsrestriktion < 5. Perzentile stellt allein keine klare Indikation zur Entbindung bei schwerer Präeklampsie vor 34 SSW dar, solange hochpathologische Dopplerflowbefunde ausbleiben (76; EL III).

Die Abschätzung des Risikos und des möglichen Vorteils eines abwartenden Verhaltens muss ständig neu unter Berücksichtigung aller maternalen und fetalen Veränderungen erfolgen. Neben der erheblichen Bedeutung des Schwangerschaftsalters kommt der Frage nach abgeschlossener RDS-Prophylaxe eine wichtige Rolle bei der individuellen Entscheidung zu.

Neben fetalen Indikationen bestehen folgende maternale Indikationen zur Entbindung, wobei in jedem Einzelfall der Wert des Abschlusses der RDS-Prophylaxe gegen die Dringlichkeit der Schwangerschaftsbeendigung aus maternaler Indikation abgewogen werden sollte (69; EL IV):

- therapierefraktäre schwere Hypertonie,
- therapierefraktäre Niereninsuffizienz,
- akutes Lungenödem,
- disseminierte intravasale Gerinnung,
- persistierende schwere Oberbauchschmerzen,
- neu aufgetretene schwere zentralnervöse Symptome,
- Eklampsie.

9.3 Präeklampsie ≤ 24. SSW

Insgesamt ist mit erheblicher maternaler und perinataler Morbidität und Mortalität zu rechnen (32, 80; EL III). Die Entscheidung über die Fortsetzung der Schwangerschaft ist individuell zu treffen. Die Vermeidung mütterlicher Komplikationen steht dabei im Vordergrund.

9.4 Entbindungsmodus

Die Geburt kann bei stabilem maternalem und fetalem Zustand auf vaginalem Weg erfolgen, da bei optimaler Überwachung kein erhöhtes kindliches Risiko besteht (53; EL III). In die Entscheidung zum Geburtsmodus sind der Schweregrad und die Dynamik der Erkrankung und die Erfolgsaussichten auf eine vaginale Geburtsbeendigung (z. B. zervikale Reifung) einzubeziehen (66; EL IV).

10 Betreuung im Wochenbett

- Fortsetzung der intensivierten Überwachung bis zu 48 h postpartal (Cave: postpartales HELLP-Syndrom in 7–30%, postpartale Eklampsie in bis zu 28%) (79, 86; EL III).
- bei schwerer Präeklampsie: Magnesiumsulfat i.v. bis 48 h postpartal,
- Blutdruckmessung post partum bis zur Blutdrucknormalisierung, Anleitung zur Blutdruck-Selbstmessung (siehe Empfehlung Deutsche Hochdruckliga, www.hochdruckliga.de, 2007),
- Blutdruckzielwerte bei Entlassung < 150/100 mmHg,
- antihypertensive Therapie ausschleichen, ggf. umstellen.

10.1 Medikamentöse Therapie nach der Entbindung

Bei einer schwangerschaftsassoziierten Hypertonie ist das **Ausschleichen** einer medikamentösen antihypertensiven Therapie innerhalb von drei Tagen bis sechs Wochen postpartal in den meisten Fällen möglich. Falls innerhalb von sechs Wochen postpartal keine Blutdruck-Normalisierung zu erreichen ist: Diagnostik und Behandlung nach den Empfehlungen der Deutschen Hochdruckliga (www.hochdruckliga.de, 2007).

Fortsetzung der laufenden Therapie, ggf. Umsetzen auf orale Medikation (Metoprolol, Nifedipin, Alpha-Methyldopa, Dihydralazin); mit Einschränkung: ACE-Hemmer wie Captopril, Enalapril (siehe Empfehlungen Deutsche Hochdruckliga; www.hochdruckliga.de).

10.2 Stillen

Ein Abstillen wegen einer medikamentösen, antihypertensiven Therapie ist im Allgemeinen bei der großen Auswahl stillverträglicher Antihypertensiva nicht indiziert (Empfehlung s.o. und Anhang).

10.3 Beratung

Ein Abschlussgespräch mit der Patientin über die Erkrankung, den individuellen Verlauf und weitere Konsequenzen ist unbedingt erforderlich, nach Möglichkeit im Beisein ihres Partners mit dem Angebot zur erneuten Besprechung z.B. vor Planung/Eintritt einer erneuten Schwangerschaft (39, 40; EL IV). Der Verweis auf Selbsthilfegruppen (z.B. „Gestose-Frauen"; www.gestose-frauen.de) sollte erfolgen. Eine orale Kontrazeption ist im Zustand nach Präeklampsie/HELLP-Syndrom möglich (85; EL IV).

11 Nachsorge nach Präeklampsie

Weitere Diagnostik nach dem Wochenbett:

- Bestimmung von Serumkreatinin und Eiweißausscheidung, inkl. Mikroalbuminurie und Proteinurie idealerweise im 24-Stunden-Sammelurin,
- Evaluation einer evtl. Nierenschädigung drei Monate postpartal (52, 55; EL IIa),
- bei persistierender Proteinurie und/oder Serumkreatininerhöhung: Überweisung zum Nephrologen,
- bei schwerer Präeklampsie/HELLP-Syndrom, insbesondere nach einem Auftreten vor der 34. kpl. SSW: ggf. Thrombophilie-Diagnostik, besonders Anti-Phospholipid-Antikörper (72).

11.1 Nachbetreuung der Kinder

Die Überwachung und Nachsorge orientiert sich an den allgemeinen Richtlinien. Davon betroffen sind insbesondere wachstumsretardierte Kinder und Frühgeburten. Eine zusätzliche Untersuchung auf sensorische Integrationsstörungen sollte im ersten Lebensjahr aber auch für zeitgerecht entwickelte Kinder vorgesehen werden, ebenso für Kinder, die nach der 34. kpl. SSW geboren wurden. Eine weitere zusätzliche Untersuchung im 3. Lebensjahr, vorzugsweise in einem sozialpädiatrischen Zentrum, ist empfehlenswert (Elternerfahrungen/AG Gestose-Frauen; EL IV).

11.2 Weitere Lebensführung – Planung weiterer Schwangerschaften

(35, 74, 96, 109)

- Auf erhöhte Risiken für Patientin hinweisen, z.B. besteht ein erhöhtes kardiovaskuläres Risiko: > 90% Patientinnen entwickeln nach 20–25 Jahren eine chronische Hypertonie (81; EL IIa).

- Aufklärung über Wiederholungsrisiko der Präeklampsie/HELLP-Syndrom; dieses liegt bei 2 bis 19% (19, 54, 83, 99; EL III).
- Diagnostik und ggf. Therapie von kardiovaskulären Risikofaktoren (Nikotin, Blutfette, Diabetes, metabolisches Syndrom, Lebensstiländerung) (35, 70; EL IIa).
- Beratungsgespräch (Internist, Frauenarzt) vor geplanter Schwangerschaft (u.a. Prävention) (26, 27; EL IV).

12 Besonderheiten beim HELLP-Syndrom

12.1 Diagnostik

Die Diagnosestellung erfolgt laborchemisch mit Nachweis der Trias von Hämolyse, erhöhten Leberenzymen und Thrombozytopenie (106):

- Hemolysis: Hämolyse (Haptoglobin ↓),
- Elevated liver enzymes: Transaminasen ↑ (GOT, GPT),
- Low platelets: Thrombozytenzahl ↓ (< 100.000/µl).

Gleichzeitig können folgende klinische Symptome auftreten (63):

- rechtsseitiger Oberbauchschmerz/epigastrischer Schmerz in > 90%,
- Hypertonie in 80%,
- Proteinurie in 85–95%; 15% der Patientinnen weisen weder eine Proteinurie noch eine Hypertonie auf (HELLP-Syndrom sine prae-eclampsia),
- ggf. neurologische Symptomatik.

Der Nachweis einer Hämolyse erfolgt am besten durch Bestimmung des Haptoglobins (bei 95 bis 97% der Patientinnen erniedrigt, sensitivster Parameter der Hämolyse).

12.2 Weitere Hämolyseparameter

Nachweis von Fragmentozyten im peripheren Blutausstrich (54 bis 86%), Gesamtbilirubin erhöht: 47 bis 62%. Die LDH ist kein hämolysespezifischer Parameter beim HELLP-Syndrom (63, 108; EL IIb–IV). Sie korreliert aber mit dem Schweregrad der Erkrankung (47; EL III). Ein Anstieg des C-reaktiven Proteins ist beim HELLP-Syndrom in bis zu 62% der Fälle nachweisbar und nicht Folge einer Infektion (33; EL III).

Die laborchemischen Untersuchungen sollten initial in 6- bis 8-stündigen Intervallen wiederholt werden, vor allem dann, wenn sie zu Beginn der Erkrankung nur diskret oder aber im Hinblick auf die klassische Trias nur inkomplett verändert sind (61; EL IV).

Der rechtsseitige Oberbauchschmerz/epigastrische Schmerz kann beim HELLP-Syndrom bereits vor dem laborchemischen Nachweis eines HELLP-Syndroms auftreten. Bei Nachweis von rechtsseitigen Oberbauchschmerzen nach der 18. kpl. SSW muss differentialdiagnostisch ein HELLP-Syndrom ausgeschlossen bzw. nachgewiesen werden.

12.3 Verlauf

Fluktuierend in Schüben, mit Remissionen in bis zu 46% der Fälle (101) oder Exazerbation innerhalb von Stunden möglich, insbesondere Entwicklung einer Gerinnungsstörung (DIG) häufiger als bei der Präeklampsie (keine Heparingaben, Hämostasekorrektur ggf. mittels Gefrierplasma) (61, 86; EL III).

12.4 Fetale Entbindungsindikationen

Die Indikationen zur Entbindung aus fetaler Sicht entsprechen den allgemeinen Entbindungsindikationen (vgl. 9 Indikationen zur Entbindung) unter Einsatz der bekannten diagnostischen Methoden (Doppler, sonographische Biometrie, CTG, fetale Herzfrequenzvariabilität) unter Berücksichtigung des Gestationsalters.

12.5 Maternale Entbindungsindikationen

Die Indikation zur Entbindung aus maternaler Sicht richtet sich nach dem maternalen Zustand. Mit dem Ziel einer Senkung der neonatalen Morbidität und Mortalität ist ein konservatives Vorgehen – vorzugsweise in einem Perinatalzentrum – bei einem Gestationsalter unter 34. kpl. SSW grundsätzlich möglich (25; EL IIb). Die Indikationen zur unverzüglichen Schwangerschaftsbeendigung richten sich nach den mütterlichen und fetalen Indikationen der schweren Präeklampsie. Eine Schwangerschaftsbeendigung sollte insbesondere bei assoziierter, schwerer oder therapierefraktärer Präeklampsie, disseminierter intravasaler Gerinnung (DIG), schwerer Niereninsuffizienz und Lungenödem erfolgen (25, 42, 97, 101; EL IV).

Logistische Voraussetzungen für eine Schwangerschaftsprolongation ist eine Intensivüberwachung von Mutter und Kind, die Verfügbarkeit engmaschiger Laborkontrollen, die Möglichkeit der sofortigen Schwangerschaftsbeendigung durch Sectio caesarea und die enge interdisziplinäre Kooperation mit der Neonatologie und der Anästhesie. Das therapeutische Vorgehen zur Stabilisierung der maternalen Situation richtet sich grundsätzlich nach den bei der schweren Präeklampsie beschriebenen Kriterien (61; EL IV).

Nach der 34. kompletten Schwangerschaftswoche sollte bei nachgewiesenem HELLP-Syndrom eine Schwangerschaftsbeendigung erfolgen. Bei stabilen maternalen und fetalen Verhältnissen kann eine vaginale Entbindung angestrebt werden. Bisher liegen keine ausreichenden klinischen Erfahrungen zur Geburtseinleitung (z. B. mit Prostaglandinen) beim HELLP-Syndrom vor. Dabei ist zu berücksichtigen, dass bei Auftreten des HELLP-Syndroms oft unreife Muttermundsverhältnisse vorliegen und damit die Dauer und der Erfolg der Geburtseinleitung unkalkulierbar sind (61, 66; EL IV). Grundsätzlich ist unter Beachtung aller o. g. Kriterien eine Geburtseinleitung möglich.

12.6 Besonderheiten der Therapie

Glukokortikoide werden zunehmend im Rahmen der Prolongation der Schwangerschaft nach folgenden Therapieschemata eingesetzt:

- **Methylprednisolon** (Urbason®): 32 mg/d i.v. (bzw. bei Bedarf höhere Dosierung (28; EL IIb). Cave: Methylprednisolon ist eingeschränkt plazentagängig, so dass eine zusätzliche Lungenreife-Therapie (z.B. Betamethason) notwendig ist (6, 17, 104).
- **Dexamethason**: 2–3 x 10 mg/d i.v. (42; EL Ib).

Glukokortikoide führten in der Mehrzahl klinischer Studien zu einer klinischen und biochemischen Remission unterschiedlicher Dauer (28, 42, 56, 97, 100, 101; EL Ib–III). Eine Einzelstudie konnte dagegen keinen Effekt von Glukokortikoiden zeigen (29; EL IIa). Nach einer Cochrane-Analyse ist eine abschließende Bewertung derzeit noch nicht möglich (48; EL Ia).

12.7 Nachsorge

(26, 81, 85)

Ein HELLP-Syndrom ist keine Kontraindikation für weitere Schwangerschaften. Das Wiederholungsrisiko ist gegenüber Frauen nach unkomplizierten Schwangerschaften erhöht und liegt zwischen 2 und 19% (85, 93, 98; EL III) und nach einer deutschlandweiten Studie bei 12,8% (54; EL III). Das frühe HELLP-Syndrom (< 32. kpl. SSW) scheint mit einem erhöhten Risiko für ein erneutes frühes HELLP-Syndrom einherzugehen (93; EL III). In diesen Fällen ist eine Untersuchung auf angeborene oder erworbene Thrombophilien gerechtfertigt sowie in nachfolgenden Schwangerschaften – wie bei allen Schwangeren im Zustand nach Präklampsie – die Gabe von niedrig dosiertem Aspirin (100 mg/Tag) ab der Frühschwangerschaft gerechtfertigt. Patientinnen im Zustand nach HELLP-Syndrom sind nach den Kriterien einer Risikoschwangerschaft zu überwachen.

13 Literatur

1. Abalos E, Duley L, Steyn DW, Henderson-Smart DJ. Antihypertensive drug therapy for mild to moderate hypertension during pregnancy. Cochrane Database Syst Rev 2001; 2: CD002252

2. Abramovici D, Friedman SA, Mercer BM, Audibert F, Kao L, Sibai BM. Neonatal outcome in severe preeclampsia at 24 to 36 weeks' gestation: Does the HELLP (hemolysis, elevated liver enzymes, and low platelet count) syndrome matter? Am J Obstet Gynecol 1999; 180: 221–225

3. ACOG Practice Bulletin No. 33. Diagnosis and management of preeclampsia and eclampsia. Obstet Gynecol 2002; 99: 159–167

4. Alfirevic Z, Neilson JP. Doppler ultrasonography in high-risk pregnancies: Systematic review with meta-analysis. Am J Obstet Gynecol 1995; 172: 1379–1387

5. Alfirevic Z, Roberts D, Martlew V. How strong is the association between maternal thrombophilia and adverse pregnancy outcome? A systemic review. Eur J Obstet Gynecol Reprod Biol 2002; 101: 6–14

6. Blanford AT, Murphy BE. In vitro metabolism of prednisolone, dexamethason betamethasone and cortisol by the human placenta. Am J Obstet Gynecol 1977; 127: 264–267

7. Brown MA, Buddle ML, Farrell T, Davis G, Jones M. Randomised trial of management of hypertensive pregnancies by Korotkoff phase IV or phase V. Lancet 1998; 352: 777–781

8. Brown MA, Davis GK, McHugh L. The prevalance and clinical significance of nocturnal hypertension in pregnancy. J Hypertens 2001; 19: 1437–1444

9. Brown MA, Hague WM, Higgins J, Lowe S, McCowan L, Oats J, Peek MJ, Rowan JA, Walters BNJ. The detection, investigation and management of hypertension in pregnancy: Full consensus statement. Aust N Z J Obstet Gynaecol 2000; 40: 139–155

10. Brown MA, Lindheimer MD, de Swiet M, Van Assche A, Moutquin JM. The classification and diagnosis of the hypertensive disorders of pregnancy: Statement from the International Society for the Study of Hypertension in Pregnancy (ISSHP). Hypertens Pregnancy 2001; 20: IX–XIV

11. CLASP: a randomised trial of low-dose aspirin for the prevention and treatment of preeclampsia among 9364 pregnant women. CLASP (Collaborative Low-dose Aspirin Study in Pregnancy) Collaborative Study. Lancet 1994; 343: 619–629

12. Coetzee EJ, Dommisse J, Anthony J. A randomised controlled trial of intravenous magnesium sulphate versus placebo in the management of women with severe pre-eclampsia. Br J Obstet Gynaecol 1998; 105: 300–303

13. Conde-Agudelo A, Villar J, Lindheimer M. World Health Organisation systematic review of screening tests for preeclampsia. Obstet Gynecol 2004; 104: 1367–1391

14. Cooper WO, Hernandez-Diaz S, Arbogast PG, Dudley JA, Dyer S, Gideon PS, Hall K, Ray WA. Major congenital malformations after first-trimester exposure to ACE inhibitors. N Engl J Med 2006; 354: 2443–2451

15. Dadelszen von P, Ornstein MP, Bull SB, Logan AG, Koren G, Magee LA. Fall in mean arterial pressure and fetal growth restriction in pregnancy hypertension: a meta-analysis. Lancet 2000; 355: 87–92

16. Dekker G, Sibai B. Primary, and tertiary prevention of preeclampsia. Lancet 2001; 357: 209–215

17. Doruk E, Sammaritano L. New Insights into Pregnancy-related Complications in Systemic

Lupus Erythematosus. Current Rheumatology Reports 2003; 5: 357–363

18. Douglas KA, Redman CWG. Eclampsia in the United Kingdom. BMJ 1994; 309: 1395–1400

19. Dukler D, Porath A, Bashiri A, Erez O, Mazor M. Remote prognosis of primiparous women with preeclampsia. Eur J Obstet Gynecol Reprod Biol. 2001; 96: 69–74

20. Duley L, Galmezoglu AM, Henderson-Smart DJ. Magnesium sulfate and other anticonvulsants for women with preeclampsia. Cochrane Database Syst Rev 2003; 2: CD000025

21. Duley L, Henderson-Smart D. Drugs for rapid treatment of very high blood pressure during pregnancy. Cochrane Database Syst Rev 2002; 4: CD001449

22. Duley L, Meher S, Abalos E. Management of pre-eclampsia. BMJ 2006; 332: 463–468

23. Duley L, Williams J, Henderson-Smart DJ. Plasma volume expansion for treatment of preeclampsia. Cochrane Database Syst Rev 2002; 2: CD001805

24. Duley L. Maternal mortality associated with hypertensive disorders of pregnancy in Africa, Latin America and the Caribbean. Br J Obstet Gynaecol 1992; 99: 547–553

25. Fischer T, Krause M, Beinder E, Schlembach D, Rabenbauer B, Wildt L, Lang N. Schwangerschaftsverlängerung bei Patientinnen mit HELLP-Syndrom. Z Geburtsh Frauenheilk 1999; 59: 335–345

26. Fischer T, Langenfeld M. Nachbetreuung von Präklampsie-Patientinnen. In: Heilmann L, Rath W. Schwangerschaftshochdruck. Wissenschaftliche Verlagsgesellschaft, Stuttgart 2002: 279–296

27. Fischer T, Pildner v. Steinburg S, Diedrich F, Neumayer-Wagner P, Paepke S, Jacobs VR, Schneider KTM. Prävention der Präeklampsie. Zentralbl Gynaekol 2005; 127: 83–90

28. Fischer T, Wildt L. Glukokortikoide und HELLP-Syndrom. Gynäkologe 1999; 32: 783–790

29. Fonseca JF, Mendez F, Catano C, Arias F. Dexamethasone treatment does not improve the outcome of women with HELLP syndrome: A double-blind, placebo-controlled, randomized clinical trial. Am J Obstet Gynecol 2005; 193; 1591–1598

30. Gangaram R, Ojwang PJ, Moodley J, Maharaj D. The accuracy of uterine dipsticks as a screening test for proteinuria in hypertensive disorders of pregnancy. Hypertension pregnancy 2005; 24: 117–123

31. Ganzevoort W, Rep A, Bonsel GJ, Fetter WPF, van Sonderen L, De Vries JIP, Wolf H. A randomised controlled trial comparing two temporising management strategies, one with and one without plasma volume expansion, for severe and early onset pre-eclampsia. BJOG 2005; 112: 1358–1368

32. Gaugler-Senden IPM, Huijssoon AG, Visser W, Steegers EAP, de Groot CJM. Maternal and perinatal outcome of preeclampsia with an onset before 24 weeks' gestation. Audit in a tertiary referral center. Eur J Obstet Gynecol Reprod Biol 2006; 128: 216–221

33. Hackenberg H, Rappe N, Wohlers S, Meyer-Wittkopf M, Schulz KD. Wertigkeit des C-reaktiven Proteins (CRP) beim HELLP-Syndrom. Geburtsh Frauenheilk 1998; 58: 508–512

34. Haddad B, Deis S, Goffinet F, Paniel BJ, Cabrol D, Sibai BM. Maternal and perinatal outcomes during expectant management of 239 severe preeclamptic women between 24 and 33 weeks' gestation. Am J Obstet Gynecol 2004; 190: 1590–1597

35. Irgens HU, Reisaeter L, Irgens LM, Lie RT. Long term mortality of mothers and fathers after pre-eclampsia: population based cohort study. BMJ 2001; 323: 1213–1217

36. Julkunen H. Renal lupus in pregnancy. Scand J Rheumatol Suppl 1998; 107: 80–83

37. Knight M, Duley L, Henderson-Smart GJ, King JF. Antiplatelet agents for preventing and treating pre-eclampsia. Cochrane Database Syst Rev 2000; 2: CD000492

38. Lachmeijer AM, Dekker GA, Pais G, Aarnoudse JG, Kate LP, Arngrimsson R. Searching for preeclampsia genes: the current position. Eur J Obstet Gynecol Reprod Biol 2002; 105: 94–113

39. Leeners B, Neumaier-Wagner P, Sabine Kuse S, Stiller R, Rath W. Emotional stress and the risk to develop hypertensive diseases in pregnancy, Hypertens Preg 2007; 26: 211–226

40. Leeners B, Rath W, Kuse S, Neises M, Neumaier-Wagner P. Satisfaction with medical information in women with hypertensive disorders in pregnancy, J Psychosom Res 2006; 60: 39–44

41. Leveno KJ, Cunningham FG. Management of preeclampsia. In: Lindheimer MD, Roberts JM, Cunningham FG (eds). Chesley's hypertensive disorders in pregnancy. Appleton & Lange, Stamford, Connecticut, 1999: 543–580

42. Magann EF, Bass D, Chauhan SP, Sullivan DL, Martin RW, Martin JN. Antepartum corticosteroids: Disease stabilisation in patients with the syndrome of hemolysis, elevated liver enzymes, and low platelets (HELLP). Am J Obstet Gynecol 1994; 171: 1148–1153

43. Magann EF, Chauhan SP, Kinsella MJ, McNamara MF, Whitworth NS, Morrison JC. Antenatal testing among 1001 patients at high risk: The role of ultrasonographic estimate of amniotic fluid volume. Am J Obstet Gynecol 1999; 180: 1330–1336

44. Magee L, Miremadi S, li J, Cheng C, Ensom MHH, Carleton B, Cote AM, von Dadelszen P. Therapy with both magnesium sulphate and nifedipine does not increase the risk of serious magnesium-related maternal side-effects in women with preeclamsia. Am J Obstet Gynecol 2005; 193: 153–163

45. Magee LA, Cham C, Waterman EJ, Ohlsson A, von Dadelszen P. Hydralazine for treatment of severe hypertension in pregnancy: meta-analysis. BMJ 2003; 327: 955–960

46. Magee LA, Duley l. Oral beta-blockers for mild to moderate hypertension during pregnancy. Cochrane Database Syst Rev 2003; 3: CD002863

47. Martin JN, May WL, Magann EF, Terrone DA, Rinehart BK, Blake PG. Early risk assessment of severe preeclampsia: admission battery of symptoms and laboratory tests to predict likelihood of subsequent significant maternal morbidity. Am J Ostet Gynecol 1999; 180: 1407–1414

48. Matchaba P, Moodley J. Corticosteroids for HELLP syndrome in pregnancy. The Cochrane Database of Systemic Review 2002; 4: CD002076

49. Mattar F, Sibai BM. Eclampsia. VIII. Risk factors for maternal morbidity. Am J Obstet Gynecol 2000; 182: 307–312

50. Milne F, Redman C, Walker J, Baker P, Bradley J, Cooper C, de Swiet M, Fletcher G, Jokinen M, Murphy D, Nelson-piercy C, Osgood V, Robson S, Shennan A, Tuffnell A, Twaddle S, Waugh J. The pre-eclampsia community guideline (PRECOG): how to screen for and detect onset of pre-eclampsia in the community. BMJ 2005; 330: 576–580

51. Murakami S, Saitoh M, Kubo T, Koyama T, Kobayashi M. Renal disease in women with severe preeclampsia or gestational proteinuria. Obstet Gynecol 2000; 96: 945–949

52. Nagai Y, Arai H, Washizawa Y, Ger Y, Tanaka M, Maeda M, Kawamura S. FSGS-like lesions in pre-eclampsia. Clin Nephrol. 1991; 36: 134–140

53. Nassar AH, Adra AM, Chakhtoura N, Gomez-Marin O, Beydoun S. Severe preeclampsia remote from term: Labor induction or elective cesarean delivery? Am J Obstet Gynecol 1998; 179: 1210–1213

54. Neumaier-Wagner P, Rath W, Kuse S, Mütze S, Rudnik-Schönborn S, Zerres K, Leeners B. Recurrence risks of hypertensive diseases in pregnancy after HELLP syndrome. Am J Obstet Gynecol 2007 (in Druck)

55. Nisell H, Lintu H, Lunell NO, Mollerstrom G, Pettersson E. Blood pressure and renal function seven years after pregnancy complicated by hypertension. Br J Obstet Gynaecol. 1995; 102: 876–881

56. O'Brien JM, Miligan DA, Barton JR. Impact of high corticosteroid therapy for patients with HELLP (hemolysis, elevated liver enzymes, and low platelet count) syndrome. Am J Obstet Gynecol 2000; 183; 921–924

57. Odendaal HJ, Pattinson RC, Bam R, Grove D, Kotze TJW. Aggressive or expectant management for patients with severe preeclamsia between 28–34 weeks' gestation: A randomized controlled trial. Obstet Gynecol 1990; 76: 1070–1075

58. Parra M, Rodrigo R, Barja P, Bosco C, Fernadez V, Munoz H, Soto-Chacon E. Screening test for preeclamsia through assessment of uteroplacental blood flow and biochemical markers of oxidative stress and endothelial dysfunction. Am J Obstet Gynecol 2005; 193: 1486–1491

59. Phelan LK, Brown MA, Davis GK, Mangos G. A prospective study of the impact of automated dipstick urinalysis on the diagnosis of preeclampsia. Hypertens Pregnancy 2004; 23: 135–142

60. Poston L, Briley AL, Seed PT, Kelly FJ, Shennan AH. Vitamin C and vitamin E in pregnant women at risk for pre-eclampsia (VIP trial): randomised placebo-controlled trial. Lancet 2006; 367: 1145–1154

61. Rath W, Faridi A, Dudenhausen JW. HELLP syndrome. J Perinat Med 2000; 28; 249–260

62. Rath W. Hypertensive Schwangerschaftserkrankungen. Gynäkologe 1999; 32: 432–442

63. Rath W, Loos W, H Graeff, Kuhn W. Das HELLP-Syndrom. Gynäkologe 1992; 25: 430–440

64. Rath W. Aktuelles Management des HELLP-Syndroms. Frauenarzt 1991; 42: 838–845

65. Rath W. Das HELLP-Syndrom. Zentralbl Gynäkol 1994; 116: 195–201

66. Rath W. Hypertensive Schwangerschaftserkrankungen. In: Rath W, Friese K (Hrsg). Erkrankungen in der Schwangerschaft. Thieme-Verlag, Stuttgart, New York 2005: 73–97

67. Redman CWG, Beilin LJ, Bonnar J, Ounsted MK. Fetal outcome in a trial of antihypertensive treatment in pregnancy. Lancet 1976; II: 753–756

68. Redman CWG, Roberts JM. Management of pre-eclampsia. Lancet 1993; 341: 1451–1454

69. Report of the National High Blood Pressure Education Program. Working group report on high blood pressure in pregnancy. Am J Obstet Gynecol 2000; 183: S1–S22

70. Roberts JM, Gammill H. Pre-eclampsia and cardiovascular disease in later life. Lancet. 2005; 366: 961–962

71. Roberts JM. Pregnancy related hypertension. In: Creasy RK, Resnik R (eds). Maternal Fetal Medicine. 4th ed. W.B. Saunders, Philadelphia 1998: 833–872

72. Robertson L, Wu O, Langhorne P, Twaddle S, Clark P, Lowe GD et al. Thrombophilia in pregnancy: A systematic review. Br J Haematology 2006; 132: 171–196

73. Rumbold AR, Crowther CA, Haslam RR, Dekker GA, Robinson JS; ACTS Study Group. Vitamins C and E and the risks of preeclampsia and perinatal complications. Engl J Med 2006; 354: 1796–1806

74. Sattar N, Greer IA. Pregnancy complications and maternal cardiovascuar risk: opportunities

for intervention and prevention. BMJ 2002; 325: 157–160

75. Schaefer C, Spielmann H, Vetter K. Arzneiverordnung in Schwangerschaft und Stillzeit. 7. Aufl. Verlag Urban & Fischer, München 2006: 187 ff. und 626 ff.

76. Shear RM, Rinfret D, Leduc L. Should we offer expectant management in cases of severe preterm preeclampsia with fetal growth restriction? Am J Obstet Gynecol 2005; 192: 1119–1125

77. Shennan A, Gupta M, Halligan A, Taylor DJ, de Swiet M. Lack of reproducibility in pregnancy of Korotkoff phase IV as measured by mercury sphygmomanometry. Lancet 1996; 347: 139–142

78. Shennan AH, Kissane J, de Swiet M. Validation of the SpaceLabs 90207 ambulatory blood pressure monitor for use in pregnancy. Br J Obstet Gynaecol 1993; 100: 904–908

79. Sibai B, Dekker G, Kupferminc M. Pre-eclampsia. Lancet 2005; 365: 785–799

80. Sibai BM, Akl S, Fairlie F, Moretti M. A protocol for managing severe preeclampsia in the second trimester. Am J Obstet Gynecol 1990; 163: 733–738

81. Sibai BM, El-Nazer A, Gonzalez-Ruiz A. Severe preeclampsia-eclampsia in young primigravid women Subsequent pregnancy outcome and remote prognosis. Am J Obstet Gynecol 1986; 155: 1011–1016

82. Sibai BM, Ewell M, Levine RJ, Klebanoff MA, Esterlitz J, Catalano PM, Goldenberg RL, Joffe G. Risk factors associated with preeclampsia in healthy nulliparous women. The Calcium for Preeclampsia Prevention (CPEP) Study Group. Am J Obstet Gynecol 1997; 177: 1003–1010

83. Sibai BM, Mercer B, Sarinoglu C. Severe preeclampsia in the second trimester: recurrence risk and long-term prognosis. Am J Obstet Gynecol. 1991; 165: 1408–1412

84. Sibai BM, Mercer BM, Schiff E, Friedman SA. Aggressive versus expectant management of severe pre-eclampsia at 28 to 32 weeks' gestation: A randomized controlled trial. Am J Obstet Gynecol 1994; 171: 818–822

85. Sibai BM, Ramadan MK, Chari RS, Friedman SA. Pregnancies complicated by HELLP syndrome hemolysis elevated liver enzymes and low platelets Subsequent pregnancy outcome and longterm prognosis. Am J Obstet Gynecol 1995; 172: 125–129

86. Sibai BM, Ramadan MK, Usta I, Salama M, Mercer BM, Friedman SA. Maternal morbidity and mortality in 442 pregnancies with hemolysis, elevated liver enzymes, and low platelets (HELLP syndrome). Am J Obstet Gynecol 1993; 169: 1000–1006

87. Sibai BM. Diagnosis and management of gestational hypertension and preeclampsia. Obstet Gynecol 2003; 102: 181–192

88. Sibai BM. Diagnosis, prevention, and management of eclampsia. Obstet Gynecol 2005 ; 105: 402–410

89. Sibai BM. Treatment of hypertension in pregnant women. N Engl J Med 1996; 335: 257–265

90. Snyder SW, Cardwell MS. Neuromuscular blockade with magnesium sulfate and nifedipine. Am J Obstet Gynecol 1989; 161: 35–36

91. Steinhard J, Klockenbusch W. Schwangerschaftsinduzierte Hypertonie und Präeklampsie. Risikofaktoren und Vorhersagemöglichkeiten. Gynäkologe 1999; 32: 753–760

92. Strandgaard S, Paulson OB. Pathophysiology of stroke. J Cardiovasc Pharmacol 1990; 15: S38–S42

93. Sullivan CA, Magann EF, Perry KG Jr, Roberts WE, Blake PG, Martin JN Jr. The recurrence risk of the syndrome of hemolysis, elevated liver enzymes, and low platelets (HELLP) in subse-

quent gestations. Am J Obstet Gynecol 1994; 171: 940–943

94. The Eclampsia Trial Collaborative Group. Which anticonvulsant for women with eclampsia? Evidence from the Collaborative Eclampsia Trial. Lancet 1995; 345: 1455–1463

95. The Magpie Trial Collaborative Group. Do women with pre-eclampsia, and their babies, benefit from magnesium sulphate? The Magpie Trial. A randomised, placebo-controlled trial. Lancet 2002; 359: 1877–1890

96. Van Assche FA, Holemans K, Aerts L. Fetal growth and consequences for later life. J Perinat Med. 1998; 26 (5): 337–346

97. Van Pampus MG, Wolf H, Westenberg SM, van der Post JAM, Bonsel GJ, Treffers PE. Maternal and perinatal outcome after expectant management of the HELLP syndrome compared with pre-eclampsia without HELLP syndrome. Eur J Obstet Gynecol Reprod Biol 1998; 76: 31–36

98. Van Pamus MG, Wolf H, Mayruhu G, Treffers PE, Bleker OP. Long-term follow-up in patients with a history of (H)ELLP syndrome. Hypertens Pregnancy 2001; 20: 15–23

99. van Rijn BB, Hoeks LB, Bots ML, Franx A, Bruinse HW. Outcomes of subsequent pregnancy after first pregnancy with early-onset preeclampsia. Am J Obstet Gynecol 2006; 195: 723–728

100. van Runnard Heimel PJ, Huisjes AJ, Franx A, Koopman C, Bots ML, Bruinse HW. A randomised placebo-controlled trial of prolonged prednisolone administration to patients with HELLP syndrome remote from term. Eur J Obstet Gynecol Reprod Biol 2006; 128: 187–193

101. Visser W, Wallenburg HCS. Temporising management of severe pre-eclampsia with and without the HELLP syndrome. Br J Obstet Gynaecol 1995; 102: 111–117

102. Wacker JR, Wagner B, Briese V, Schauff B, Heilmann L, Bartz C, Hopp H. Antihypertemsive therapy in patients with preeclampsia: a prospective randomised multicentre study comparing dihydralazine with urapidil. Eur J Obstet Gynecol Reprod Med 2006; 27: 152–157

103. Waisman GD, Mayorga LM, Camera MI, Vignolo CA, Martinotti A. Magnesium plus nifedipine: potentiation of hypotensive effects in preeclampsia? Am J Obstet Gynecol 1988; 159: 308–309

104. Ward RM. Pharmacologic enhancement of fetal lung maturation. Clin Perinat 1994; 21: 523–542

105. Waterstone M, Bewley S, Wolfe C. Incidence and predictors of severe obstetric morbidity. Case-control study. BMJ 2001; 322: 1089–1094

106. Weinstein L. Syndrome of hemolysis, elevated liver enzymes, and low platelet count: a severe consequence of hypertension in pregnancy. Am J Obstet Gynaecol 1982; 142: 159–167

107. Westergaard HB, Langhoff-Roos J, Lingman G, Marsal K, Kreiner S. A critical appraisal of the use of umbilical artery Doppler ultrasound in high-risk pregnancies: use of meta-analyses in evidence-based obstetrics. Ultrasound Obstet Gynecol 2001; 17: 466–476

108. Wilke G, Rath W, Schutz E, Armstrong VW, Kuhn W. Haptoglobin as a sensitive marker of hemolysis in HELLP syndrome. Int J Gynecol Obstet 1992; 39: 29–34

109. Wilson BJ, Watson MS, Prescott GJ, et al. Hypertensive diseases of pregnancy and risk of hypertension and stroke in later life: results from cohort study. BMJ 2003; 326: 845–851

110. Yu CKH, Smith GCS, Papageorghiou AT, Cacho AM, Nicolaides KH. An integrated model for the prediction of preeclamsia using maternal factors and uterine artery Doppler velocimetry in unselected low-risk women. Am J Obstet Gynecol 2005; 193: 429–436

14 Anhang: Medikamente in Wochenbett und Stillzeit zur Therapie des Bluthochdrucks

Dieser Anhang ist nicht Bestandteil der offiziellen Leitlinie.
Zit. aus (75), S. 187 ff. und 626 ff.

Alpha-Methyldopa
Alpha-Methyldopa gehört zu den Antihypertensiva der Wahl in der Stillzeit. Es gelangt in geringen Konzentrationen in die Muttermilch. Toxische Symptome beim Säugling wurden nicht beobachtet.

Dihydralazin
Dihydralazin gehört ebenfalls zu den Antihypertensiva der Wahl in der Stillzeit. Es ist analog dem Hydralazin zu bewerten. Es gelangt in verminderter Konzentration in die Muttermilch. Ernsthafte toxische Symptome wurden in der Stillzeit nicht beobachtet.

Adrenerge Betarezeptorenblocker
Von den in Deutschland für die Therapie der arteriellen Hypertonie empfohlenen Betablockern ist der selektive Beta1-Rezeptorblocker Metoprolol in der Stillzeit zu bevorzugen. Betarezeptorenblocker gehen ebenfalls in die Muttermilch über und erreichen zum Teil Konzentrationen (Atenolol, Acebutolol), die höher sind als im mütterlichen Plasma. Wenn auch die Dosen, die der Säugling mit dem Stillen aufnimmt, gering sind, wird in Einzelfällen über einen Abfall von Blutdruck oder Herzfrequenz berichtet. Die Therapie sollte daher sorgfältig überwacht werden.

Kalziumantagonisten
Nifedipin, Nitrendipin und Verapamil erreichen nur geringe Konzentrationen in der Muttermilch, so dass kindliche Wirkungen nicht zu erwarten sind. Sie werden daher als Kalziumantagonisten der Wahl in der Stillzeit angesehen.

ACE-Hemmer
Captopril und Enalapril gehen nur minimal in die Muttermilch über, so dass kindliche Wirkungen nicht zu erwarten sind. In den bisher vorliegenden Untersuchungen wurden keine unerwünschten Wirkungen beim Säugling beobachtet. Wenn Antihypertensiva der ersten Wahl nicht wirksam oder nicht indiziert sind, können daher Captopril und Enalapril in der Stillzeit verordnet werden. Es wird jedoch empfohlen, klinische Verlaufskontrollen beim Säugling auf Hinweise für eine gestörte Nierenfunktion (Ödeme, Gewichtsverlauf) durchzuführen.

Angiotensin-II-Antagonisten
Über die Anwendung von Angiotensin-II-Antagonisten während der Stillzeit liegen bisher nur unzureichende Studien und Untersuchungsergebnisse vor.

Diuretika

Diuretika können die Milchproduktion, insbesondere bei bereits bestehender Laktationsschwäche, verringern. Eine Verdrängung des Bilirubins aus der Plasmaeiweißbindung und ein daraus sich ergebendes erhöhtes Kernikterusrisiko bei Hyperbilirubinämie werden für Furosemid und Thiazide diskutiert. Eine Anreicherung in der Milch wird unter einer Langzeitbehandlung mit Chlortalidon beobachtet. Wenn auch eine gering dosierte Behandlung mit Furosemid oder Hydrochlorothiazid unter engmaschiger Kontrolle möglicher Auswirkungen erwogen werden kann, sollten Diuretika in der Stillzeit nicht angewendet werden.

Über die Anwendung weiterer Antihypertensiva in der Stillperiode liegen bisher nur unzureichende Untersuchungsergebnisse und Erfahrungen vor.

Erstfassung	1999
Überarbeitung	2002, 2007
Beteiligte Fachgesellschaften, Arbeitsgemeinschaften und Organisationen	Deutsche Gesellschaft für Gynäkologie und Geburtshilfe • Board für Pränatal- und Geburtsmedizin • Arbeitsgemeinschaft Schwangerschaftshochdruck/Gestose • Arbeitsgemeinschaft Materno-Fetale Medizin Arbeitsgemeinschaft Gestose-Frauen
Autoren der letzten Überarbeitung	Prof. Dr. med. W. Rath, Aachen (Koordination) Prof. Dr. med. T. Fischer, Landshut (Schriftführung) Prof. Dr. med. W. Klockenbusch, Münster Prof. Dr. med. E. Beinder, Zürich (Schweiz) PD Dr. med. R. Dechend, Berlin Prof. Dr. med. R. Faber, Leipzig Prof. Dr. med. L. Heilmann, Rüsselsheim Prof. Dr. med. W. Heyl, Ludwigsburg PD Dr. med. V. Homuth, Berlin Prof. Dr. med. H. Kaulhausen, Remscheid S. Kuse, Issum Dr. med. P. Neumaier-Wagner, München Dr. med. S. Pildner von Steinburg, München PD Dr. med. F. Reister, Ulm Dr. med. S. Saupe, München Prof. Dr. med. B. Schauf, Tübingen PD Dr. med. D. Schlembach, Graz (Österreich) Prof. Dr. med. E. Schleußner, Jena Prof. Dr. med. R. Schild, Erlangen Prof. Dr. med. K. T. M. Schneider, München Prof. Dr. med. H. Stepan, Leipzig Prof. Dr. med. J. Wacker, Bruchsal Prof. Dr. med. H. Zeisler, Wien (Österreich)
Anmerkungen	S2k-Leitlinie Methoden- und Leitlinienreport siehe Homepages der DGGG und der AWMF

DGGG Leitlinienregister 2008	3	Pränatal- und Geburtsmedizin
	3.3	Schwangerschaft
	3.3.6	Diagnostik und Therapie peripartaler Blutungen
AWMF Leitlinienregister	015/063 (S1)	

Deutsche Gesellschaft für Gynäkologie und Geburtshilfe (DGGG), Interdisziplinäre Expertenkommission

Diagnostik und Therapie peripartaler Blutungen

Inhaltsverzeichnis

    Präambel 174

1   Hintergrund. 175

2   Risikofaktoren für eine PPH. 176
    2.1   Prä-, intra- und postpartale Risikofaktoren 176
    2.2   Präventive Maßnahmen bei Vorliegen von Risikofaktoren für eine PPH . . 177

3   Prinzipien bei schwerer PPH 178

4   Blutungsursachen. 179
    4.1   Postpartale Atonie 179
            4.1.1   Pharmakologische Therapie 179
            4.1.2   Chirurgische Maßnahmen 181
            4.1.3   Arterielle Katheterembolisation 184
            4.1.4   Relative Kontraindikationen für uteruserhaltende Maßnahmen. 184
            4.1.5   Postpartale Hysterektomie. 184

Inhaltsverzeichnis (Fortsetzung)

    4.2   Geburtstraumatische Verletzungen 185
    4.3   Plazentareste oder Lösungsstörungen. 185
           4.3.1   Retinierte Plazentareste 185
           4.3.2   Lösungsstörungen der Plazenta 186
    4.4   Koagulopathie 188
           4.4.1   Verlustkoagulopathie 188
           4.4.2   DIG und Verbrauchskoagulopathie 188
           4.4.3   Diagnostik der DIG 189
           4.4.4   Therapie der gestörten Hämostase 189

5   Literatur. 191

Präambel

Schwere peripartale Blutungen (PPH) sind mit einer Prävalenz von 0,5 bis 5,0% eine der häufigsten Notfälle in der Geburtshilfe. Sie stehen an erster Stelle mütterlicher Morbidität und Mortalität. Durch das Erkennen präpartaler Risikofaktoren können präventive Maßnahmen eingeleitet werden. Das Schulen des geburtshilflichen Personals und das Verbreiten von Leitlinien bzw. Empfehlungen liefern einen entscheidenden Beitrag zur Senkung der Häufigkeit, Morbidität und Mortalität peripartaler Blutungskomplikationen. Daher hat eine interdisziplinäre Expertenkommission aus Deutschland, Österreich und der Schweiz den derzeitigen Kenntnisstand zu Risikofaktoren, Prävention, Diagnostik und Therapie peripartaler Blutungskomplikationen erarbeitet. Das Vorgehen entsprach dem einer S1-Handlungsempfehlung der AWMF. Evidenzen sind daher in dem Text nicht angegeben. Erklärungen zum Interessenkonflikt wurden von allen Autoren abgegeben.

1 Hintergrund

Schwere peripartale Blutungen gehören zu den lebensbedrohlichsten und unkalkulierbarsten Notfällen in der Geburtshilfe. Sie stehen mit einem Anteil bis zu 25% an schwangerschaftsassoziierten Komplikationen gemeinsam mit Thromboembolien an erster Stelle der mütterlichen Todesursachen (8) und kosten jährlich ungeachtet einer erheblichen Dunkelziffer weltweit ca. 140.000 Frauen das Leben, d.h., alle vier Minuten stirbt eine Frau an einer postpartalen Blutungskomplikation (2). In den USA und Europa muss mit 1–2 mütterlichen Todesfällen auf 100.000 Lebendgeborene infolge von Blutungen gerechnet werden; lebensbedrohliche peripartale Blutungen betreffen 1:1000 Geburten (8). Ausweislich der Perinatalstatistiken ist bei 0,5–5% der vaginalen Geburten mit einem Blutverlust von > 1000 ml zu rechnen (4, 38, 54). Dabei ist eine Senkung der Prävalenz als Folge einer intensiven Publikationstätigkeit (Leitlinien, Empfehlungen) und einer Schulung des geburtshilflichen Personals unübersehbar.

Peripartale Blutverluste nach vaginaler Geburt oder Kaiserschnitt werden häufig nicht gemessen oder drastisch unterschätzt (13, 15). Das Blutvolumen einer Schwangeren beträgt ca. 9% des Körpergewichts.

Nach WHO-Definition liegt eine PPH vor

- bei einem Blutverlust > 500 ml nach vaginaler Geburt,
- bei einem Blutverlust > 1000 ml nach Sectio caesarea.

Eine schwere Blutung wird wie folgt definiert (37, 62):

- Blutverlust > 150 ml/min innerhalb von 20 min oder
- Verlust von 50% des zirkulierenden Blutvolumens innerhalb von drei Stunden oder
- akuter Blutverlust > 1500–2000 ml.

Klinisch werden Blutverluste zwischen 500 und 1500 ml in der Regel ohne Schocksymptome toleriert (8). Symptome des hämorrhagischen Schocks bei höherem Blutverlust sind Agitiertheit, Bewusstseinstrübung, Kaltschweißigkeit, blasses Hautkolorit, Tachykardie, Hypotension, Hyperventilation und Oligo-Anurie.

Hinsichtlich des Blutungszeitpunktes nach der Geburt wird zwischen einer frühen postpartalen Blutung (innerhalb von 24 Stunden nach der Geburt) und einer späten postpartalen Blutung (24 Stunden bis sechs Wochen nach der Geburt) unterschieden.

Pathophysiologische Endstrecke starker Blutungen ist der hämorrhagische Schock und die Verlust- und/oder Verdünnungskoagulopathie. In speziellen Situationen (z.B. bei vorzeitiger Plazentalösung, Amnion-Infektionssyndrom, Puerperalsepsis, septischem Abort, Fruchtwasserembolie) kann es zu einer gesteigerten Aktivierung des Gerinnungssystems mit der Folge einer disseminierten intravasalen Gerinnung (DIG) und konsekutiver Verbrauchskoagulopathie kommen (47).

Ziele der vorliegenden Empfehlungen sind die Prävention und die rechtzeitige Therapie klinisch relevanter peripartaler Blutungen zur Senkung der mütterlichen Morbidität und Mortalität.

2 Risikofaktoren für eine PPH

2.1 Prä-, intra- und postpartale Risikofaktoren

Grundsätzlich sollten frühzeitig in der Schwangerschaft anamnestische Risiken für eine PPH erfasst werden. Beim Zweittrimester-Ultraschallscreening sollte die Lokalisation der Plazenta dokumentiert und besonders bei anamnestischen Risiken (Voroperationen) oder Befundrisiken (Placenta praevia) an eine Implantationsstörung gedacht werden (vgl. 4.3.). In Tabelle 1 sind präpartale sowie intra- und postpartale Risikofaktoren zusammengefasst.

Tab. 1: Risikofaktoren für eine PPH.

	Präpartal	Intra- und postpartal
Plazenta	• Plazentalösungsstörung in der Anamnese • Placenta praevia und deren Risiken wie vorausgegangene Sectio • Placenta accreta, increta, percreta (53, 60)	• retinierte Plazentareste (4, 60)
Uterus	• Uterusatonie in vorangegangener Schwangerschaft (Wdh.-Risiko bis zu 25%) • vorausgegangene Uterusoperationen (z.B. Sectiones, Kürettagen) • Uterus myomatosus • Überdehnung des Uterus (z.B. Mehrlinge, Polyhydramnion, Querlage)	• Uterusatonie (29, 31, 54) • Uterusruptur, Inversio uteri (60)

	Präpartal	Intra- und postpartal
Gerinnung	• erworbene Gerinnungsstörung (z.B. medikamenteninduzierte oder organassoziierte Thrombopathie, Morbus Werlhof) • angeborene Gerinnungsstörung (z.B. von Willebrand-Jürgens-Syndrom, Einzelfaktorenmangel, angeborene Thrombopathien)	• Komorbidität mit disseminierter intravasaler Gerinnung (z.B. bei schwerer Präeklampsie/HELLP-Syndrom, vorzeitiger Plazentalösung, Amnioninfektionssyndrom, Sepsis und Fruchtwasserembolie) • andere Hämostasestörungen (Verdünnungskoagulopathie, Hyperfibrinolyse etc.)
Sonstiges	• Risiken für eine vorzeitige Plazentalösung (hochpathologischer Uterinaflow, Thrombophilie) • Blutungen vor der Geburt • Multiparität (> 5 Geburten) (53) • Hypertensive Schwangerschaftserkrankung (60) (z.B. HELLP-Syndrom mit Gefahr der DIG) • Chorioamnionitis • Nikotinabusus	• protrahierte Geburt (4, 60) • Geburtseinleitung und lang anhaltende Oxytocingabe (60) • Makrosomie (> 4000 g [4] bzw. hypertrophes Neugeborenes ["large for gestational age"]) (60) • operative vaginale Entbindung (zum Teil isolierte Atonien des unteren Uterinsegmentes) (4, 60) • Verletzung der Geburtswege (60) • Kaiserschnitt (besonders Notsectio nach protrahiertem Geburtsverlauf) (53)

2.2 Präventive Maßnahmen bei Vorliegen von Risikofaktoren für eine PPH

Eine generelle Vorstellung aller Schwangeren in einer Geburtsklinik wird empfohlen, ggf. in einem Perinatalzentrum. In der Klinik sollten folgende Maßnahmen durchgeführt werden:

1. adäquater Venenzugang unter der Geburt bei jeder Patientin, großlumige Venenzugänge bei Blutungskomplikationen,
2. Bereitstellen von Uterotonika (Oxytocin, z.B. Syntocinon®), Prostaglandinen (z.B. Sulproston: Nalador® und sofern verfügbar bzw. erhältlich Misoprostol: Cytotec®, beachte Off-Label-Use),
3. Logistik prüfen:
   • Verfügbarkeit eines „Notfall-Labors" (Blutbild, Blutgasanalyse [BGA], aPTT, Quick bzw. INR, Antithrombin [AT], Fibrinogen, evtl. Thrombelastographie [TEG]),
   • Anästhesist in Bereitschaft (im Haus),
   • erfahrener Geburtshelfer in Bereitschaft (im Haus),

- Blutbank verfügbar: Entgegennahme der Kreuzprobe, zeitnahe Beschaffung von Erythrozytenkonzentraten und Frischplasma,
- Verfügbarkeit von Gerinnungsfaktoren (Fibrinogen, rekombinanter Faktor VIIa [rFVIIa, NovoSeven®], Antifibrinolytika) prüfen.

Zum Vermeiden von Schadensfällen sind diese Voraussetzungen in jeder Geburtsklinik zu überprüfen, insbesondere die zeitnahe Beschaffung (möglichst innerhalb von 30 Minuten) von Blutkomponenten (z.B. Gefrierplasma, Erythrozyten, Thrombozyten sowie Gerinnungsfaktoren).

3 Prinzipien bei schwerer PPH

1. Blutverlust messen! (Cave: Blutverluste in Tüchern usw.)
2. rasche Klärung der Blutungsursache: Uterustonus tasten, auf unvollständige Plazenta überprüfen (Ultraschallkontrolle, manuelles oder instrumentelles Austasten), Trauma der Geburtswege durch Spiegeleinstellung ausschließen,
3. ursachenabhängig medikamentöse und/oder chirurgische Therapie,
4. Kontrolle der Vitalparameter, evtl. invasives Monitoring,
5. initiale Volumensubstitution zum Erhalt der Normovolämie: kristalloide und kolloidale Lösungen,
6. Blut kreuzen lassen, Notfalllabor (u.a. Blutbild, Gerinnung),
7. Erythrozytenkonzentrate und Gefrierplasma bestellen, ggf. bereitstellen (Kreißsaal, OP),
8. bei kritischem Blutverlust (vgl. Tabelle 2): Applikation von Erythrozytenkonzentraten und Gefrierplasma, evtl. Gerinnungsfaktoren z.B. Fibrinogen, rFVIIa und andere Hämostatika (Tranexamsäure, Aprotinin, Desmopressin),
9. Intensivüberwachung im stationären Verlauf, evtl. invasives Monitoring,
10. rechtzeitige operative Intervention bei Versagen konservativer Maßnahmen (Vorgehen s. 4.1.5).

Tab. 2: Grenzwerte für die Substitution von Erythrozyten, Thrombozyten und Gerinnungsfaktoren bei akuter und anhaltender Blutung (modifiziert und aktualisiert nach [51]).

Parameter	Grenzwert
Hämoglobin	7–8 g/dl
Thrombozytenzahl	< 50.000/µl
INR-Wert	> 1,5*
aPTT	> 1,5-fache Verlängerung des Normwertes
Fibrinogen	< 1 g/l
*entspricht z.B. Quick-Wert von < 40% mit Roche, Dade-Behring-Reagenz	

4 Blutungsursachen

Die Blutungsursachen lassen sich in vier Kategorien unterteilen („4Ts"):

- Tonus (postpartale Uterusatonie),
- Trauma (Verletzung der Geburtswege),
- Tissue (Plazentarest oder Lösungsstörung),
- Thrombin (Dekompensation der Gerinnung, Koagulopathie).

4.1 Postpartale Atonie

Häufigste Ursache der PPH ist die Uterusatonie (67–80% aller PPH, 2–8% aller Geburten) (29, 31, 54):

- Risikofaktoren antizipieren (s. 2.1),
- Diagnose: Anstieg des Fundus uteri, weicher, schlaffer Uterus, meist intermittierende, schwallartige Blutung,
Cave: Im Cavum uteri können sich 500–1000 ml Blut ansammeln → Diskrepanz zwischen Blutungsstärke nach außen und Entwicklung des schweren Volumenmangels,
- Blase entleeren!
- mechanische Maßnahmen: Reiben des Uterus (endogene Prostaglandinbildung), Expression und Halten des Uterus zur Verbesserung der Kontraktionsfähigkeit, bimanuelle Uteruskompression (z.B. Handgriff nach Hamilton),
- Ausschluss von Plazentaresten (Sonographie) und Geburtsverletzung (Spiegeleinstellung). Bei einer Uterusruptur sind evtl. eine ausgeprägte Mobilität des Uterus palpierbar und ein Hämatom oder freie Flüssigkeit/Koagel in der Sonographie sichtbar (oft keine starke vaginale Blutung).

4.1.1 Pharmakologische Therapie

Uterotonika sollten nach einem jeder Hebamme und jedem Geburtshelfer bekannten Applikationsschema verabreicht werden (Kreißsaalmanual, Notfallschema im Kreißsaal sichtbar):

a. **Oxytocin intravenös (ggf. intramuskulär):** Insgesamt dürfen maximal 6 I.E. unverdünnt langsam intravenös appliziert werden, 3 I.E. als Bolus, eventuell weitere 3 I.E. fraktioniert + 10–40 I.E. Oxytocin in 500–1000 ml Ringerlaktatlösung als Dauertropfinfusion (Dosis abhängig von uteriner Wirkung [2]). Wirkungseintritt bei i.v. Gabe innerhalb von einer Minute, bei intramuskulärer Applikation (maximal 10 I.E.) 3–5 Minuten.

Cave: Dosisabhängige hämodynamische Wirkung von Oxytocin, insbesondere bei Bolusgabe deutlich ausgeprägter als bei Kurzinfusion (z.B. 5 I.E. über 5 Minuten) infolge vasodilatatorischer Wirkung: Reflextachykardie, Erhöhung des Herzminutenvolumens, vorübergehender Abfall des arteriellen Blutdrucks (68).

Daher: hohes Risiko bei mütterlicher Hypotension und kardiovaskulärer Belastung; Myokardischämie und Todesfälle beschrieben (48, 67). Andere Nebenwirkungen: z.B. Blutdruckanstieg/-abfall, Herzrhythmusstörungen, Flush, Kopf- und Brustschmerzen, Übelkeit, Erbrechen besonders bei Bolusgabe. Minimale effektive Dosis von Oxytocin i.v. (ED90): 0,35 I.E. (9).

b. **Methylergometrin (Methergin®):** 1 Ampulle (= 1 ml) enthält 0,2 mg Methylergometrin: Nach Jacobs (29) sollte Methergin® als intravenöse Bolusgabe nicht angewandt werden und wird aufgrund des Nebenwirkungsprofils in vielen deutschen Kliniken in intravenöser Applikationsform nicht mehr eingesetzt. In Deutschland u.a. zugelassen als langsame intravenöse Gabe bis zu 0,1 mg (eine halbe Ampulle) bei verstärkter postpartaler Blutung.
Wichtige Kontraindikationen: Bluthochdruck, postpartal nach Präeklampsie/Eklampsie, ischämische Gefäßerkrankungen, schwere Leber- und Nierenfunktionsstörungen, Sepsis.
Anmerkung: Zunehmende Zahl von Berichten über schwere mütterliche Komplikationen, z.B. Koronarspasmen, Herzrhythmusstörungen, Myokardinfarkte mit Todesfällen, zerebrale Angiopathie (20, 23, 36, 58, 72).

c. Bei Versagen von Oxytocin unverzüglich intravenöse Gabe von Sulproston (**Nalador® 500**): 1 Ampulle = 500 µg in 500 ml Infusionslösung über Infusomaten, Anfangsdosis: 1,7 ml/min, bei Bedarf bis maximal 8,3 ml/Min., Erhaltungsdosis: 1,7 ml/min
Tagesmaximaldosis 1500 µg!
Cave: Für die Behandlung der Uterusatonie oder postpartalen Blutung ist in Deutschland Prostaglandin $F_2\alpha$ (Dinoprost, Minprostin® $F_2\alpha$) nicht mehr zugelassen. Misoprostol (Cytotec®) wurde inzwischen in Deutschland aus wirtschaftlichen Gründen vom Markt genommen, ist jedoch in anderen Ländern (z.B. Schweiz) verfügbar (Off-Label-Use beachten!). Dosierung: 1000 µg Misoprostol rektal (28, 34, 35, 66). Nach einer Cochrane-Analyse (39) liegen bisher keine ausreichenden Daten vor, die den Vorteil von Misoprostol gegenüber anderen First-line-Uterotonika beweisen.

d. **Intrauterine Anwendung von Prostaglandinen:** Bei Versagen der intravenösen Prostaglandinapplikation wurde über erfolgreiche uterine Tamponaden (z.B. mit Sulproston getränkte Bauchtücher) berichtet. Bei der Atonie ist die Wirksamkeit fraglich, da die Kontraktilität des Uterus behindert und das Infektionsrisiko erhöht wird. Bei diffusen Blutungen aus Plazentalösungsflächen kann eine Tamponade hilfreich sein, vor allem als effektive Überbrückungsmaßnahme vor operativer Intervention (2). Zur intrakavitären Anwendung von Sulproston liegen wenige Daten vor und es ist in dieser Applikationsform nicht zugelassen (Off-Label-Use)! Die intramyometrane Applikation von Sulproston (z.B. in den Fundus uteri bei Sectio caesarea) entspricht nicht der Zulassung. Zur intrakavitären Blutstillung ist der Bakri-Ballon (auch Sengstaken-Blakemore-Sonde oder ähnlicher Ballonkatheter, Inhalt ca. 300 ml) eine weitere mechanische Methode, zu der allerdings bei der postpartalen Uterusatonie die Datenlage begrenzt ist. Ein Zufuhrsystem ermöglicht nach intrauteriner Auffüllung des Ballons eine zusätzliche intrakavitäre Applikation von Uterotonika, der Ballon kann bis zu 24 Stunden in utero belassen werden. Verwendung des Ballonkatheters im Sinne eines Tamponade-Tests: falls wirksam, Belassen für 24 Stunden. Falls ungenügend wirksam: chirurgische Therapie (i.d.R. Laparotomie) notwendig (12, 59).

4.1.2 Chirurgische Maßnahmen

Nach Versorgung von Geburtsverletzungen und nach Ausschöpfen der manuellen und medikamentösen Maßnahmen (inklusive Tamponade-Test mit Ballonkatheter, s. 4.1.1) stehen die Embolisation und chirurgische Maßnahmen zur Verfügung mit dem Bestreben, den Uterus zu erhalten. Chirurgische Maßnahmen sind nachfolgend aufgeführt:

a. **Uteruskompressionsnähte:** Ziel dieser Maßnahme ist die Verkleinerung der Plazentahaftfläche und die Tamponade der Blutungsquellen. Indiziert ist diese Maßnahme bei diffusen uterinen Blutungen nach Spontangeburt sowie nach vorausgegangener Sectio caesarea. Methoden:
   - klassische B-Lynch-Naht („Hosenträger-Naht"), Details und Modifikationen der Methode bei Mousa und Walkinshaw (40), evtl. Modifikation nach Hayman mit durchgreifenden Rucksacknähten (19, 24) (Abbildung 1),
   - Kompressionsnähte nach Pereira et al. (46): Kombination aus transversalen und longitudinalen Nähten (Abbildung 2),
   - Methode nach Cho et al. (10): Vereinigung von Uterusvorder- und -hinterwand. Der Faden wird je zweimal transmural von vorne nach hinten und versetzt zurück gestochen, wobei 3–4 cm große Vierecke mit lokaler Adaptation der Uteruswände resultieren (sog. square suture). Dieses Verfahren eignet sich auch bei Blutungen im unteren Uterinsegment (Abbildung 3),
   - weitere Methoden: Z-Naht nach Kainer et al. (32): Der Faden wird mit einer großen Nadel quer durch die Vorder- und Hinterwand des Uterus gestochen; ist das Myometrium für eine zuverlässige Verankerung der Naht zu dünn, wird die Naht um 90° versetzt gelegt (ohne Abbildung);
b. abdominelle Ligatur der A. uterina, selten Komplikationen (Fistel zwischen Arteria und Vena uterina, intraligamentäres Hämatom, Ureterläsion) (42) (Abbildung 4). Auch die transvaginale Ligatur der Arteria uterina wurde vereinzelt beschrieben (25). Cave: Ureterläsion.

c. schrittweise uterine Devaskularisation: In fünf Schritten erfolgt die Ligatur der auf- und absteigenden Äste der Arteria uterina sowie der Kollateralen zur Arteria ovarica (1).
d. Ligatur der Arteria iliaca interna: Diese Maßnahme ist technisch anspruchsvoll, da eine Freilegung der Arteria iliaca interna über 3–4 cm notwendig ist und die Arterie distal des dorsalen Hauptastes – ca. 2,5 cm hinter der Bifurkation – doppelt ohne Durchtrennung unterbunden wird. Vor der Ligatur müssen der Ureter, die Aa. iliacae externae und communes sowie die Vv. iliacae internae identifiziert werden. (Cave: Verletzung dieser Venen bei der Unterminierung der Arterien!)
e. Laparoskopie: Anlage passagerer Uterinaclips (Yasargil-Clip) bds., die im Wochenbett laparoskopisch wieder entfernt werden (persönliche Mitteilung A. Schneider, Berlin).

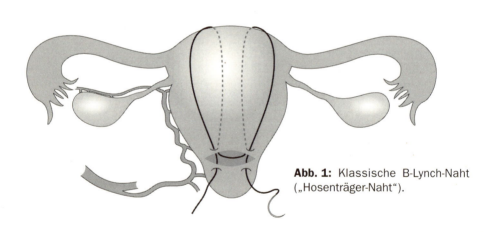

Abb. 1: Klassische B-Lynch-Naht („Hosenträger-Naht").

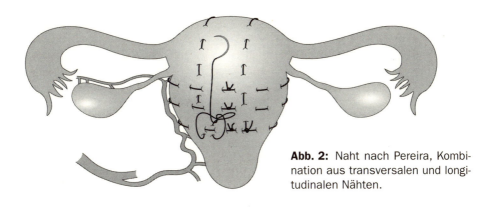

Abb. 2: Naht nach Pereira, Kombination aus transversalen und longitudinalen Nähten.

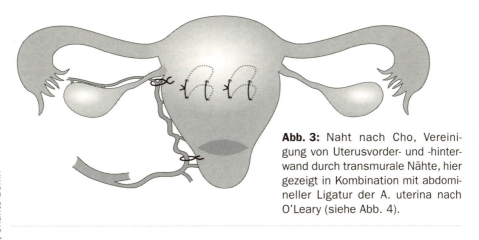

Abb. 3: Naht nach Cho, Vereinigung von Uterusvorder- und -hinterwand durch transmurale Nähte, hier gezeigt in Kombination mit abdomineller Ligatur der A. uterina nach O'Leary (siehe Abb. 4).

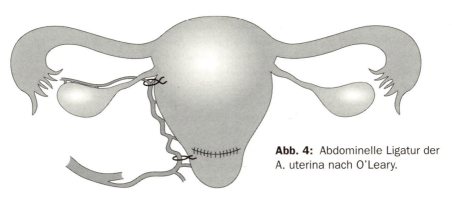

Abb. 4: Abdominelle Ligatur der A. uterina nach O'Leary.

4.1.3 Arterielle Katheterembolisation

Die Katheterembolisation der Aa. uterinae (Übersicht bei [55]) ist bei schweren geburtshilflichen Weichteilverletzungen, insbesondere bei Störungen der Plazentaimplantation, Uterusatonie, Zervix- und Abdominalgravidität, mit einem Erfolg von 80–100% eingesetzt worden (14, 43, 44, 63, 70, 71, 74). Die Katheterembolisation kann evtl. auch als Ultima Ratio bei persistierender diffuser Blutung im kleinen Becken nach bereits erfolgter postpartaler Hysterektomie durchgeführt werden (6). Jede geburtshilfliche Abteilung sollte abklären, ob und innerhalb welcher Zeit diese Methode im Klinikum zur Verfügung steht. Komplikationen: u.a. Perforation der Arteria iliaca interna (44), Uterus- und Blasennekrose (50), temporäre Ischämie des Musculus gluteus, ischialgiforme Neuropathie und Postembolisationssyndrom.

4.1.4 Relative Kontraindikationen für uteruserhaltende Maßnahmen

Uteruserhaltende Maßnahmen sind relativ kontraindiziert bei

- ausgedehnter plazentarer Implantationsstörung (Placenta increta/percreta), bei der das Implantationsbett der Plazenta eröffnet ist, therapieresistent blutet oder große Uteruswandanteile einnimmt,
- nicht rekonstruierbarer Uterusverletzung,
- septischem Uterus.

4.1.5 Postpartale Hysterektomie

Die Hysterektomie ist die Ultima Ratio bei durch konservative Maßnahmen nicht beherrschbarer postpartaler Blutung (Häufigkeit: ca. 1:2500 Geburten) (31, 61). Dabei ist Folgendes zu beachten:

- Aufgrund der starken Vaskularisation des Uterus (Arteria-uterina-Perfusion am Termin ca. 500 ml/min) und der nicht einfachen Abgrenzbarkeit der Zervix ist die Operation anspruchsvoll.
- Der mittlere Blutverlust beträgt 2–3 Liter.
- Die suprazervikale Hysterektomie wird bevorzugt.
- Bei einer Placenta praevia ist die totale Hysterektomie in der Regel notwendig, die Adnexe werden erhalten.
- Die Morbidität und die Mortalität sind hoch (1% mütterliche Todesfälle).
- Die Entscheidung, ob ein konservatives Vorgehen nicht mehr Erfolg versprechend und eine operative Intervention zwingend geboten ist, erfordert große Erfahrung und die Berücksichtigung der Kreislaufparameter und der Gerinnungssituation. Daher

sollte die Indikation zur Hysterektomie durch einen erfahrenen Geburtshelfer gestellt werden. Die Entscheidung zur Hysterektomie darf nicht zu spät getroffen werden.
- Zur Vermeidung einer tödlichen Blutungskomplikation ist vor der operativen Intervention die Gabe von Erythrozytenkonzentraten und Gefrierplasma, ggf. Thrombozytenkonzentraten unerlässlich (vgl. Tabelle 2).
- Die Gabe von rFVIIa (Off-Label-Use) sollte vor einer Hysterektomie erwogen werden, um diese zu vermeiden (3). Eine Applikation von rFVIIa darf jedoch bei bedrohlicher Situation nicht zu einer Verzögerung des Eingriffs führen.

4.2 Geburtstraumatische Verletzungen

Sie stehen mit ca. 10% an dritter Stelle der Ursachen postpartaler Blutungskomplikationen (54). Neben der Uterusruptur gelten vor allem ausgedehnte Scheidenrisse, Verletzungen der Zervix, parametrane Blutungen oder profuse Blutungen aus ausgedehnten Episiotomien (z.B. bei Varikosis) als Ursachen.

Handlungsschema:
- Risiken antizipieren (z.B. vaginal-operative Geburt, Makrosomie, Schulterdystokie),
- andere Blutungsursachen ausschließen (z.B. Atonie),
- rechtzeitige Narkosebereitschaft (im Hause),
- optimale Sicht mit zusätzlicher Assistenz schaffen und Blutungsquelle exakt lokalisieren,
- frühzeitig Narkose bei Incompliance oder schlechter Sicht,
- rasche chirurgische Versorgung durch erfahrenen Geburtshelfer, um Blutverlust zu minimieren. Cave: fehlerhafte Nahttechnik, Nichterfassen des oberen Wundwinkels → spätere Hämatombildung mit „okkultem Blutverlust" (Diagnose: Tastuntersuchung und Ultraschall),
- Volumensubstitution meist ausreichend bei rechtzeitiger chirurgischer Blutstillung.

4.3 Plazentareste oder Lösungsstörungen

4.3.1 Retinierte Plazentareste

Retinierte Plazentareste treten mit einer Häufigkeit von 1:300 Geburten auf. Klinische Hinweise sind eine verstärkte Blutung nach Entwicklung der Plazenta und eine mangelhafte Uteruskontraktion (nicht obligat).

Vorgehen:
- Sofortige postpartale Inspektion der Plazenta (evtl. Zweitmeinung: Hebamme/Geburtshelfer): Defekte der Plazentaoberfläche, Blutungen aus Plazentadefekten, aberrierende Gefäße in die Eihäute → Nebenplazenta?

- Sonographie,
- Therapie: zeitnahe manuelle Austastung und evtl. Kürettage zur Vermeidung weiterer Blutverluste, hochdosierte intravenöse Uterotonikagabe.

4.3.2 Lösungsstörungen der Plazenta

Lösungsstörungen sind Folge eines partiellen oder vollkommenen Fehlens der maternalen Dezidua, welches zu einem direkten Kontakt zwischen dem Chorion frondosum und dem Myometrium führt. Je nach Invasionstiefe wird unterschieden zwischen Placenta accreta, increta oder percreta (bis zur Serosa oder sogar über die Uterusgrenzen hinaus). Die Häufigkeit liegt zwischen 1:540 und 1:7000 Geburten (steigende Prävalenz infolge steigender Sectioraten). 20% der Fälle sind kombiniert mit einer Placenta praevia.

Präpartales Handlungsschema:
- Prädisponierende Faktoren antizipieren: u.a. nach Sectio, nach Kürettage, bei submukösen Myomen, vorangegangenen Endometritiden, Myomenukleationen, nach Plazentalösungsstörungen in vorangegangener Schwangerschaft,
- sonographische Diagnostik: Typisch ist die fehlende Abgrenzung zwischen Plazenta und Myometrium mit ausgeprägten Lakunen (Farb-Dopplersonographie), insbesondere im Bereich einer Sectionarbe. Die Vaginalsonographie erlaubt die Einschätzung der Infiltrationstiefe unter der Blase noch genauer und ob eine Invasion in das Zervixstroma bei einer Placenta praevia vorliegt. Der diagnostische Wert des MRT in diesen Fällen ist bisher nicht hinreichend geklärt und Gegenstand derzeitiger Forschung (11).

4.3.2.1 Plazentalösungsstörungen nach vaginaler Geburt
Placenta adhaerens, accreta, increta oder percreta sind Ursachen für eine Lösungsstörung nach vaginaler Geburt.

Vorgehen:
- Sofern innerhalb von 30 Minuten nach der Geburt des Kindes keine Plazentalösung und/oder Blutverlust > 500 ml:
  1. sonographische Untersuchung insbesondere bei prädisponierenden Faktoren (s.o.),
  2. Narkose bzw. Regionalanästhesie,
  3. manuelle Plazentalösung und evtl. Nachkürettage (Ultraschallkontrolle u.U. hilfreich) (33). Begleitend: hochdosierte Gabe von Uterotonika i.v., intraoperativ einmalige Antibiotikagabe i.v.,
  4. Bei unvollständiger Entfernung der Plazenta ohne verstärkte Blutung können eingewachsene Plazentareste zunächst in utero belassen werden und nach einem

Zeitintervall (auch Wochen später) bei einer zweiten Operation entfernt oder nach Wochen unter regelmäßiger ambulanter Kontrolle spontan geboren werden (69).
- kein inadäquater Zug an der Nabelschnur (Abriss der Nabelschnur),
- Placenta incarcerata ausschließen: Blase entleeren,
- bei frustranem Lösungsversuch und persistierendem, prostaglandinresistentem Blutverlust: rechtzeitige operative Intervention, ggf. Hysterektomie, bei Placenta praevia unter Mitnahme der Zervix, bei stabilem Kreislauf und radiologischer Interventionsbereitschaft kann eine beidseitige Uterinaembolisation in Betracht kommen (43).

4.3.2.2 Plazentalösungsstörungen bei Sectio caesarea

Bei ausgedehnten transmuralen Implantationsstörungen, insbesondere im Bereich der Uterusvorderwand (z.B. Placenta percreta), kann unter der Uterusserosa Plazentagewebe großflächig oder fokal durchschimmern; dabei sind großlumige subseröse Gefäße und Lakunen sichtbar. Bei unvorhergesehenen ausgedehnten Plazentaimplantationsstörungen sind folgende Maßnahmen möglich:

1. Sectiohysterektomie, insbesondere bei unstillbarer und anhaltender starker Blutung aus dem Plazentabett (z.B. bei fokaler „iatrogener" Ablösung der Plazenta),
2. Kindsentwicklung unter Umgehung der Plazentahaftstelle (z.B. Fundusquerinzision bei tief sitzender Vorderwandpercreta) und Belassen der Plazenta in utero,
3. Bei gesicherter intraoperativer Diagnose (s.o.) kann auch eine Hysterektomie nach Kindsentwicklung ohne den Versuch der Plazentalösung vorgenommen werden.
4. fokale Uteruswandresektion unter Belassen des Uterus bei lokal begrenzter Plazentalösungsstörung (30),
5. fokale intrakavitäre Z-Nähte zur Blutstillung bei kleinen Blutungsarealen.

Beim konservativen Vorgehen ohne Hysterektomie mit Belassen der Plazenta folgt nach der Kindsentwicklung die übliche Gabe von Uterotonika, keine manuelle Lösung, sondern das Belassen der Plazenta und zweischichtiger Verschluss der Uterotomie mit Einzelknopfnähten (41, 45). Grundsätzlich ist ein expektatives Vorgehen bei belassener Plazenta über mehrere Wochen möglich und es kann zweizeitig die Spontangeburt der Plazenta erfolgen (26, 41, 69). Bei postoperativer hämoglobinwirksamer Blutung nach Belassen der Plazenta kann mittels uteriner Embolisation oder über einen Ballonkatheter in der Arteria iliaca interna auch eine (gegebenenfalls passagere) Gefäßokklusion erzielt werden. Ob damit ein verminderter perioperativer Blutverlust zu erzielen ist, wird in der Literatur kontrovers diskutiert (7, 43). Eine zweizeitige Hysterektomie nach vorausgegangener Sectio mit partieller Rückbildung kann besser planbar sein und die Operationsmorbidität senken (41, 43).

4.4 Koagulopathie

4.4.1 Verlustkoagulopathie

Die Verlustkoagulopathie ist die häufigste Ursache der peripartalen Hämostasestörung. Mit ihr muss ab einem Blutverlust von ca. 1,5 l gerechnet werden. Die Substitution großer Blutverluste mit kristalloiden und kolloidalen Lösungen sowie Erythrozytenkonzentraten führt zu einer Verdünnung mit Abfall der Konzentration aller Gerinnungsfaktoren und deren Aktivität. Eine blutungsbedingte Verlustkoagulopathie geht daher nahezu immer mit einer Verdünnungskoagulopathie einher, deren Ausmaß von Art und Menge des zugeführten Volumenersatzmittels, den Ausgangskonzentrationen der Hämostasefaktoren und der Dynamik des Blutverlustes abhängig ist. Wenn das gesamte Blutvolumen nur mit Erythrozyten, kristallinen und kolloidalen Lösungen ersetzt wird, liegt die Restaktivität der Gerinnungsfaktoren zwischen 30 und 40% und ist damit für eine Hämostase noch gerade ausreichend (16).

Nach ca. 2,5-fachem Ersatz des Blutvolumens ist mit einer klinisch relevanten Thrombozytopenie (< 50.000/µl) zu rechnen (27). Die Fibrinpolymerisation wird durch die Interaktion mit künstlichen Kolloiden gestört. Darüber hinaus wird die Koagulopathie durch eine Hypothermie (z.B. nach Infusion nicht vorgewärmter Volumenersatzmittel) und eine Azidose begünstigt (22).

4.4.2 DIG und Verbrauchskoagulopathie

Die häufigsten Ursachen einer disseminierten intravasalen Gerinnung (DIG) mit konsekutiver Verbrauchskoagulopathie in der Geburtshilfe sind:

- vorzeitige Plazentalösung (evtl. Kombination mit Verlustkoagulopathie),
- schwere hypertensive Schwangerschaftskomplikationen: Präeklampsie/Eklampsie/HELLP-Syndrom,
- septische Komplikationen (Amnioninfektionssyndrom, Puerperalsepsis),
- Fruchtwasserembolie (selten: 1:13.000 Geburten),
- ausgedehnte Gewebetraumatisierungen.

Ein „Dead-fetus-Syndrom" als Ursache für eine maternale Gerinnungsstörung gibt es wahrscheinlich nicht.

Eine DIG mit Verbrauchskoagulopathie entwickelt sich in drei Phasen:

- Phase I: Aktivierung des Gerinnungssystems (Hyperkoagulabilität) durch die Einschwemmung thromboplastischen Materials (Tissue Factor) in die mütterliche Zirkulation,

- Phase II: disseminierte intravasale Gerinnung mit Verbrauch an Gerinnungsfaktoren und -inhibitoren, reaktive Hyperfibrinolyse,
- Phase III: Verbrauchskoagulopathie mit Blutung und/oder Mikro- und Makrothrombosierung,
- Phase IV: Erholungsphase mit Anstieg zunächst der Fibrinogenkonzentration, später der anderen Gerinnungsfaktoren (Details bei [5]).

4.4.3 Diagnostik der DIG

Neben den in Tabelle 2 dargestellten diagnostischen Parametern und Grenzwerten sind folgende Untersuchungen von Bedeutung:

- Thrombelastographie im Vollblut: ermöglicht schnelle Messung der Fibrinbildung und Beurteilung des Gerinnsels im Vollblut sowie Polymerisationsstörung durch Fibrinspaltprodukte oder Kolloide,
- D-Dimere: Messung der Hyperfibrinolyse (Grenzwert abhängig von Methode, z.B. Dade-Behring > 0,5 mg/l), müssen im Verlauf ansteigen (Cave: geringe Spezifität),
- Clot-Observation-Test: Beobachtung der Gerinnselbildung im Vollblut, nachdem dieses in ein unbeschichtetes Glasgefäß/-röhrchen oder in eine Spritze (z.B. normale 5-ml-Spritze) gegeben wurde. Nach ca. 8–10 Minuten (alle 30 s vorsichtig kippen) bildet sich normalerweise ein Gerinnsel. Das Auflösen des Gerinnsels nach 30 bis 60 Minuten weist auf eine Hyperfibrinolyse hin (49).

Bei DIG ist eine intensivmedizinische Überwachung obligat. Es ist eine Verlaufsdiagnostik der Gerinnungsparameter (INR, aPTT, Fibrinogenspiegel, Antithrombinspiegel, D-Dimere, ggf. Thrombelastographie [TEG], Blutbild) zu fordern.

4.4.4 Therapie der gestörten Hämostase

Entscheidend für das Ausmaß der Hämostasestörung und für die Prognose ist die rechtzeitige Beseitigung der Krankheitsursache (z.B. rasche Entbindung bei schwerer vorzeitiger Lösung oder bei DIG). Die kritischen Grenzwerte bei akuten Blutungskomplikationen sind in Tabelle 2 zusammengestellt. Bei persistierender Blutung sollte wie folgt vorgegangen werden:

a. adäquate Volumenzufuhr mit vorgewärmten kristalloiden und kolloidalen Lösungen,
b. Korrektur der metabolischen Azidose, Aufrechterhaltung der Normothermie, ionisiertes Kalzium im Normbereich halten (z.B. durch Gabe von Basen oder ionisiertem Kalzium),

c. Blutverlust > 20% des Blutvolumens bzw. Erreichen der in Tabelle 1 aufgeführten Grenzwerte: Applikation von Erythrozytenkonzentraten und Gefrierplasma (FFP, initial 15–20 ml pro kg Körpergewicht) (vgl. 3). Im Notfall ohne Kreuzprobe: Erythrozytenkonzentrate der Blutgruppe 0 Rhesus negativ und Gefrierplasma der Blutgruppe AB,
d. Gefrierplasma nicht ausreichend wirksam/nicht vorhanden:
   - Fibrinogen-Konzentrate: Im Allgemeinen ist eine Substitution mit 2–4 g ausreichend. Nach Fibrinogengabe sollte die Fibrinogenkonzentration mindestens 1 g/l betragen. Die Gabe von 3 g Fibrinogen bei einem Plasmavolumen von 3 l erhöht die Fibrinogenkonzentration um ca. 1 g/l.
   Cave: Fibrinogen sollte allerdings nur dann appliziert werden, wenn eine pathologisch gesteigerte Gerinnungsaktivierung (zu meist mit Hyperfibrinolyse) nicht mehr fortbesteht (in der akuten geburtshilflichen Situation schwierig zu beurteilen). Es sollte vor der Fibrinogengabe ein Antifibrinolytikum, z.B. 1000 mg Tranexamsäure i.v., verabreicht werden (57, 65).
   - Wenn die INR nicht mit Frischplasma korrigiert werden kann, können PPSB-Präparate appliziert werden, z.B. 20 IE/kg KG bei INR 1,5–2,0. Cave: Potentiell thrombogenes Risiko u.a. durch hohe Prothrombin-Konzentrationen (lange Halbwertszeit).
e. Rechtzeitige Applikation von rFVIIa erwägen; rFVIIa ersetzt nicht adäquate chirurgische, embolisierende und konventionelle hämostatische Maßnahmen (52, 73); durch rFVIIa kann jedoch eine postpartale Hysterektomie eventuell vermieden werden. Die Indikation zur Gabe wird in Kooperation zwischen Geburtshelfern, Intensivmedizinern/Anästhesisten und, wenn möglich, Hämostaseologen gestellt. Bisher existieren in der Geburtshilfe keine verbindlichen Empfehlungen zur Dosis und zu Applikationsintervallen/Wiederholungsgaben: (Lit. bei 17, 18). Üblicherweise werden 60–120 µg/kg KG rFVIIa als Bolus i.v. und bei anhaltend schwerer Blutung eventuell als zweiter Bolus nach 15 min bis maximal 60 Minuten 60–120 µg/kg KG rFVIIa gegeben.
f. Cave: vorherige Gabe von PPSB wegen erhöhter Prothrombin-Konzentrationen (s.o.).
g. Thrombozytopenie (< 50.000/µl) bei persistierendem Blutverlust mit Notwendigkeit zur Erythrozytensubstitution stellt eine zwingende Indikation zur Thrombozytentransfusion dar (21, 51, 56, 64).
h. Bei nachgewiesener Hyperfibrinolyse (Clot-Observation-Test, TEG-Analyse) sollten Antifibrinolytika (z.B. Tranexamsäure mindestens 1000 mg i.v.) gegeben werden bzw. bei Verdacht die Gabe erwogen werden.
i. Kein Heparin während der Blutung oder bei erhöhter Blutungsgefahr (Cave: Blutungsverstärkung!), stattdessen Antithrombin-Aktivität ≥ 70% einstellen, je nach Blutverlust 1000–2000 I.E., AT-Konzentrat-Gabe, z.B. 2000 I.E., bei gesamtem Blutvolumenverlust.
j. Eine Kontrolle der Hämostaseparameter sollte mindestens alle vier Stunden erfolgen, in der akuten Situation häufiger (ca. alle 30 Minuten).

5 Literatur

1. Abd Rabbo SA. Stepwise uterine devascularization: a novel technique for management of uncontrolled postpartum hemorrhage with preservation of the uterus. Am J Obstet Gynecol 1994; 171: 694–700

2. ACOG Practice Bulletin: Clinical Management Guidelines for Obstetrician-Gynecologists Number 76, October 2006: postpartum hemorrhage. Obstet Gynecol 2006; 108: 1039–1047

3. Ahonen J, Jokela R, Korttila K. An open non-randomized study of recombinant activated factor VII in major postpartum haemorrhage. Acta Anaesthesiol Scand 2007; 51: 929–936; doi: 10.1111/j.1399-6576.2007.01323.x

4. Bais JMJ, Eskes M, Pel M, Bonsel GJ, Bleker OP. Postpartum haemorrhage in nulliparous women: incidence and risk factors in low and high risk women. A Dutch population-based cohort study on standard (≥ 500 ml) and severe (≥ 1000 ml) postpartum haemorrhage. Eur J Obstet Gynecol Reprod Biol 2004; 115: 166–172

5. Barthels M, von Depka M. Erworbene Koagulopathien: Disseminierte intravasale Gerinnung (DIC)/Verbrauchskoagulopathie. In: Barthels M, von Depka M (Hrsg.). Das Gerinnungskompendium. Georg Thieme Verlag, Stuttgart – New York, 2003: 91–115

6. Bloom AI, Verstandig A, Gielchinsky Y, Nadiari M, Elchalal U. Arterial embolisation for persistent primary postpartum haemorrhage: before or after hysterectomy? BJOG 2004; 111: 880–884

7. Bodner LJ, Nosher JL, Gribbin C, Siegel RL, Beale S, Scorza W. Balloon-assisted occlusion of the internal iliac arteries in patients with placenta accrete/percreta. Cardiovasc Intervent Radiol 2006; 29: 354–361

8. Bouwmeester FW, Bolte AC, van Geijn HP. Pharmalogical and surgical therapy of primary postpartum hemorrhage. Curr Pharmaceut Des 2005; 11: 759–773

9. Carvalho JCA, Balki M, Kingdom J, Windrim R. Oxytocin requirements at elective caesarean delivery: a dose-finding study. Obstet Gynecol 2004; 104: 1005–1010

10. Cho JH, Jun HS, Lee CN. Hemostatic suturing technique for uterine bleeding during caesarean delivery. Obstet Gynecol 2000; 96: 129–131

11. Comstock CH. Antenatal diagnosis of placenta accrete: a review. Ultrasound Obstet Gynecol 2005; 26: 89–96

12. Condous GS, Arulkumaran S, Symonds I, Chapman R, Sinha A, Razvi K. The "tamponade test" in the management of massive postpartum hemorrhage. Obstet Gynecol 2003; 101: 767–772

13. Descargues G, Pitette P, Gravier A, Roman H, Lemoine JP, Marpeau L. Missed diagnosis of postpartum hemorrhage] [Les hemorragies non-diagnostiquees du post-partum. J Gynecol Obstet Biol Reprod (Paris) 2001; 30: 590–600

14. Deux JF, Bazot M, Le Blanche AF, Tassart M, Khalil A, Berkane N, Uzan S, Boudghene F. Is selective embolization of uterine arteries a safe alternative to hysterectomy in patients with postpartum hemorrhage? AJR Am J Roentgenol 2001; 177:145–149

15. Duthie SJ, Ven D, Yung GL, Guang DZ, Chan SY, Ma HK. Discrepancy between laboratory determination and visual estimation of blood loss during normal delivery. Eur J Obstet Gynecol Reprod Biol. 1991; 38 (2): 119–124

16. Erber WN. Massive blood transfusion in the elective surgical setting. Transfus Apher Sci 2002; 27: 83–92

17. Franchini M, Lippi G, Franchi M. The use of recombinant activated factor VII in obstetric and gynaecologic haemorrhage. BJOG 2007; 114: 8–15

18. Franchini M. The use of recombinant activated factor VII in life-threatening postpartum hemorrhage. Transfusion Alternatives in Transfusion Medicine 2007; 9: 1–7

19. Ghezzi F, Cromi A, Ucella S, Raio L, Bolis P, Surbek D. The Hayman technique: a simple method to treat postpartum haemorrhage. BJOG 2007; 114: 362–365

20. Gowri V, Al Hinai A. Postpartum second degree heart block induced by Methergine. Int J Gynaecol Obstet 2003; 81: 227–229

21. Grottke O, Henzler D, Rossaint R. Use of blood and blood products in trauma. Pract Res Clin Anaesthesiol 2007; 21: 257–270

22. Grottke O, Henzler D, Spahn DR, Rossaint R. Koagulopathie. Bedeutung beim polytraumatisierten Patienten und aktuelle Aspekte der Gerinnungstherapie. Anaesthesist 2007; 56: 95–108

23. Hayashi Y, Ibe T, Kawato H, Futamura N, Koyabu S, Ikeda U, Shimada K. Postpartum acute myocardial infarction induced by ergonovine administration. Intern Med 2003; 42: 983–986

24. Hayman RG, Arulkumaran S, Steer PJ. Uterine compression sutures: surgical management of postpartum hemorrhage. Obstet Gynecol 2002; 99: 502–506

25. Hebisch G, Huch A. Vaginal uterine artery ligation avoids high blood loss and pueroeral hysterectomy in postpartum hemorrhage. Obstet Gynecol 2002; 100: 574–578

26. Henrich W, Fuchs I, Ehrenstein T, Kjos S, Schmider A, Dudenhausen JW. Antenatal diagnosis of placenta percreta with planned in situ retention and methotrexate therapy in a women infected with HIV. Ultrasound Obstet Gynecol 2002; 20: 90–93

27. Hiippala S. Replacement of massive blood loss. Vox Sang 1998; 74 (Suppl 2): 399–407

28. Hofmeyr GJ, Walraven G, Gulmezoglu AM, Maholwana B, Alfirevic Z, Villar J. Misoprostol to treat portpartum haemorrhage: a systematic review. BJOG 2005; 112: 547–553

29. Jacobs AJ, Causes and treatment of postpartum hemorrhage ®2007 UpToDate®; http://www.utdol.com/utd/store/index.do

30. Jaraquemada JMP, Pasareti M, Nassif JC, Hermosid S. Anterior placenta percreta: surgical approach, hemostasis and uterine repair. Acta Obstet Gynecol Scand 2004; 83: 738–744

31. Joseph KS, Rouleau J, Kramer MS, Young DC, Liston RM, Baskett TF. Investigation of an increase in postpartum haemorrhage in Canada. BJOG 2007; 114: 751–759

32. Kainer F, Schiessl B, Kästner R. Geburtshilfliche Notfälle. Geburtsh u Frauenheilk 2003; 63 (Refresher): R161–R184

33. Krapp M, Axt-Fliedner R, Berg C, Geipel A, Germer U, Gembruch U. Cinical application of grey scale and colour doppler sonography during abnormal third stage of labour. Ultraschall in Med 2007; 28: 63–66

34. Langenbach C. Misoprostol in preventing postpartum hemorrhage: a meta-analysis. Int J Gynecol Obstet 2006; 92: 10–18

35. Lapaire O, Schneider MC, Stoz F, Surbek DV et al. Oral misoprostol vs. intravenous oxytocin in reducing blood loss after emergency cesarean section. Int J Gynecol Obstet 2006; 95: 2–7

36. Lin YH, Seow KM, Hwang JL, Chen HH. Myocardial infarction and mortality caused by methylergonovine. Acta Obstet Gynecol Scand 2005; 84: 1022

37. Macphail S, Talks K. Massive post-partum haemorrhage and management of disseminated intravascular coagulation. Curr Obstet Gynecol 2004; 14: 123–131

38. Magann EF, Evans S, Chauhan SP, Lanneau G, Fisk AD, Morrison JC. The length of the third stage of labor and the risk of postpartum hemorrhage. Obstet Gynecol 2005; 105: 290–293

39. Mousa HA, Alfirevic Z. Treatment for primary postpartum haemorrhage. Cochrane Database Syst Rev 2007; 1: CD003249, DOI:10.1002/4651858

40. Mousa HA, Walkinshaw S. Major postpartum haemorrhage. Curr Opin Obstet Gynaecol 2001; 13: 595–603

41. O'Brien JM, Barton JR, Donaldson ES. The management of placenta percreta: conservative and operative strategies. Am J Obstet Gynecol 1996; 175: 1632–1638

42. O'Leary JA. Uterine artery ligation in the control of postceasarean hemorrhage. J Reprod Med 1995; 40: 189–193

43. Ojala K, Perala J, Kariniemi J, Ranta P, Raudaskoski T, Tekay A. Arterial embolization and prophylactic catheterization for the treatment for severe obstetric hemorrhage. Acta Obstet Gynecol Scand 2005; 84: 1075–1080

44. Ornan D, White R, Pollak J, Tal M. Pelvic embolization for intractable postpartum hemorrhage: long-term follow-up and implications for fertility. Obstet Gynecol 2003; 102: 904–910

45. Oyelese Y, Smulian JC. Placenta previa, placenta accrete, and vasa previa. Obstet Gynecol 2006; 107: 927–941

46. Pereira A, Nunes F, Pedroso S, Saraiva J, Retto H, Meirinho M. Compressive uterine sutures to treat postpartum bleeding secondary to uterine atony. Obstet Gynecol 2005; 106: 569–572

47. Pfanner G, Kilgert K. Geburtshilfliche Blutungskomplikationen. Hämostaseologie 2006; 26 (Suppl. 1): S56–S63

48. Pinder AJ, Dresner M, Calow C, Shorten GD, O´Riordan J, Johnson R. Haemodynamic changes caused by oxytocin during caesarean section under spinal anaesthesia. Int J Obstet Anesth 2002; 11: 156–159

49. Poe MF. Clot observation test for clinical diagnosis of clotting defects. Anesthesiology 1959; 20: 825–829

50. Porcu G, Roger V, Jacquier A, Mazouni C, Rojat-Habib MC, Girard G, Pellegrin V, Bartoli JM, Gamerre M. Uterus and bladder necrosis after uterine artery embolisation for postpartum haemorrhage. BJOG 2005; 112: 122–123

51. Pötzsch B, Madlener K, Unkrig C, Müller-Berghaus G. Therapie mit Blutkomponenten und Plasmaderivaten in der Geburtshilfe. Gynäkologe 1997; 30: 782–789

52. Rath W, Schierbrock S, Heilmann L. Rekombinanter Faktor VIIa – eine neue vielversprechende Option zur Behandlung schwerer peripartaler Blutungskomplikationen Geburtsh Frauenheilk 2006; 66: 833–840

53. Reyal F, Sibony O, Oury JF, Luton D, Bang J, Blot P. Criteria for transfusion in severe postpartum hemorrhage: analysis of practice and risk factors. Eur J Obstet Gynecol Reprod Biol 2004; 112: 61–64

54. Rizvi F, Mackey R, Barrett T, McKenna P, Geary M. Successful reduction of massive postpartum haemorrhage by use of guidelines and staff education. BJOG 2004; 111: 495–498

55. Royal College of Radiologists and ROC of Obstetricians and Gynaecologists: Clinical recommendations on the use fo uterine artery embolization in the management of Fibriods. RCR &

RCOG Press, London, 2001 ISBN 1-900364-46-8

56. Samama CM, Djoudi R, Lecompte T, Nathan N, Schved JF. Perioperative platelet transfusion. Recommendations of the French Health Products Safety Agency (AFSSAPS) 2003. Minerva Anestesiol 2006; 72: 447–452

57. Scherer RU, Giebler RM. Perioperative Gerinnungsstörungen. Anästhesiol Intensivmed Notfallmed Schmerzther 2004; 39: 415–443

58. Sengoku R, Iguchi Y, Yaguchi H, Sato H, Inoue K. A case of postpartum cerebral angiopathy with intracranial hemorrhage and subarachnoid hemorrhage immediately after delivery. Rinsho Shinkeigaku 2005; 45: 376–379

59. Seror J, Allouche C, Elhaik S. Use of Sengstaken-Blakemore tube in massive postpartum hemorrhage: a series of 17 cases. Acta Obstet Gynecol Scand 2005; 84: 660–664

60. Sheiner E, Sarid L, Levy A, Seidman DS, Hallak M. Obstetric risk factors and outcome of pregnancies complicated with early postpartum hemorrhage: a population-based study. J Matern Fetal Neonatal Med 2005; 18: 149–154

61. Smith J, Mousa HA. Peripartum hysterectomy for primary postpartum haemorrhage: incidence and maternal morbidity. J Obstet Gynaecol 2007; 27: 44–47

62. Sobieszcyk S, Breborowicz GH. Management recommendations for postpartum hemorrhage. Arch Perinatol Med 2004; 10: 1–4

63. Soncini E, Pelicelli A, Larini P, Marcato C, Monaco D, Grignaffini A. Uterine artery embolization in the treatment and prevention of postpartum hemorrhage. Int J Gynaecol Obstet 2007; 96: 181–185

64. Spahn DR. Strategies for transfusion therapy. Best Pract Res Clin Anaesthesiol 2004; 18: 661–673

65. Spannagl M., Koscielny J., Kiesewetter H. Kapitel: Prokoagulatoren (Fibrinogen, Fibrinkleber, Faktor VII, rekombinanter Faktor VII, PPSB, Faktor VIII, aktiviertes PPSB, F XIII) In: Leitlinien zur Therapie mit Blutkomponenten und Plasmaderivaten (Bundesärztekammer) Deutscher Ärzteverlag Köln, 4. Auflage, 2008, in press

66. Surbek DV, Fehr PM, Hosli I, Holzgreve W. Oral misoprostol for third stage of labor: a randomized placebo-controlled trial. Obstet Gynecol 1999; 94: 255–258

67. Tamhane P, O'Sullivan G. Oxytocin in parturients with cardiac disease. Int J Obstet Anesth 2006; 15: 332–333

68. Thomas JS, Koh SH, Cooper GM. Haemodynamic effects of oxytocin given as i.v. bolus or infusion on women undergoing Caesarean section. Br J Anaesth 2007; 98: 116–119

69. Timmermanns S, van Hof AC, Duvekot JJ. Conservative management of abnormally invasive placentation. Obstet Gynecol Surv 2007; 62: 529–539

70. Tourne G, Collet F, Seffert P, Veyret C. Place of embolization of the uterine arteries in the management of post-partum haemorrhage: a study of 12 cases. Eur J Obstet Gynecol Reprod Biol 2003; 110: 29–34

71. Tsang ML, Wong WC, Kun KY, Tai CM, Ng TK, Lau KY, Wong TP. Arterial embolisation in intractable primary post-partum haemorrhage: case series. Hong Kong Med J 2004; 10: 301–306

72. Tsui BC, Stewart B, Fitzmaurice A, Williams R. Cardiac arrest and myocardial infarction induced by postpartum intravenous ergonovine administration. Anesthesiology 2001; 94: 363–364

73. Vincent JL, Rossaint R, Riou B, Ozier Y, Zidemann D, Spahn DR. Recommendations on the

use of recombinant activated factor VII as an adjunctive treatment for massive bleeding: a European perspective. Crit Care 2006; 10: 1–12

74. Yong SP, Cheung KB. *Management of primary postpartum haemorrhage with arterial embolisation in Hong Kong public hospitals. Hong Kong Med J 2006; 12: 437–441*

Erstfassung	2008
Beteiligte Fachgesellschaften, Arbeitsgemeinschaften und Organisationen	Deutsche Gesellschaft für Gynäkologie und Geburtshilfe • Interdisziplinäre Expertengruppe
Autoren	Prof. Dr. med. W. Rath, Aachen (Federführung) Prof. Dr. med. D. Surbek, Bern (Schweiz) Prof. Dr. med. F. Kainer, München Dr. med. O. Grottke, Aachen Prof. Dr. med. H. Hopp, Berlin Prof. Dr. med. Dr.-Ing. H. Kiesewetter, Berlin PD Dr. med. J. Koscielny, Berlin PD Dr. med. H. Maul, Heidelberg PD Dr. med. D. Schlembach, Graz (Österreich) PD Dr. med. G.-F. von Tempelhoff, Aschaffenburg Prof. Dr. med. W. Henrich, Berlin
Anmerkungen	S1-Leitlinie Methoden- und Leitlinienreport siehe Homepages der DGGG und der AWMF

DGGG Leitlinienregister 2008	3	Pränatal- und Geburtsmedizin
	3.3	Schwangerschaft
	3.3.7	Indikationen zur Einweisung von Schwangeren in Krankenhäuser der adäquaten Versorgungsstufe
AWMF Leitlinienregister	024/001 (S1)	

Deutsche Gesellschaft für Gynäkologie und Geburtshilfe (DGGG), Gesellschaft für Neonatologie und Pädiatrische Intensivmedizin (GNPI), Deutsche Gesellschaft für Perinatale Medizin (DGPM), Deutsche Gesellschaft für Kinderheilkunde und Jugendmedizin (DGKJ), Bundesarbeitsgemeinschaft Leitender Ärztinnen und Ärzte in der Frauenheilkunde und Geburtshilfe (BLFG)

Indikationen zur Einweisung von Schwangeren in Krankenhäuser der adäquaten Versorgungsstufe

Inhaltsverzeichnis

Vorbemerkung 198

1 Versorgungsstufe 1 198

2 Versorgungsstufe 2A 199

3 Versorgungsstufe 2B 199

4 Versorgungsstufe 3 200

5 Allgemein 200

6 Literatur 201

Vorbemerkung

Die Entbindung von bestimmten Risikoschwangeren benötigt im Hinblick auf die Mutter oder das Kind spezialisierte Kenntnisse, Fähigkeiten und Ausrüstung, die aus Häufigkeits-, Erfahrungs- und Kostengründen nicht an jedem Ort vorhanden sein können (2, 3, 5). Es ist daher bei den entsprechenden Risikogruppen angezeigt, vor der geplanten oder bevorstehenden Entbindung die Schwangere in ein Krankenhaus der für sie adäquaten Versorgungsstufe zu verlegen (1, 8, 9). In Einzelfall muss allerdings abgewogen werden, ob die Verlegung für die Schwangere und ihr Kind Gewinn bringt gegenüber den Risiken und Nachteilen eines Transports (beispielsweise Zeitverlust bei Hypoxieverdacht) (7). Es werden die Indikationen zur Einweisung von Risikoschwangeren in Krankenhäuser der adäquaten Versorgungsstufe aufgelistet.

Hinweis: Diesem Papier liegen die Empfehlungen der medizinischen Fachgesellschaften für die strukturellen Voraussetzungen der perinatologischen Versorgung in Deutschland (4) zugrunde. Die entsprechende Versorgungsstufe nach G-BA ist jeweils zusätzlich aufgeführt. Beide Empfehlungen entsprechen sich nicht vollständig u. a. wegen der fehlenden Vorgaben zu Mindestmengen an Patienten im G-BA-Papier (6).

1 Versorgungsstufe 1

Versorgungsstufe 1   **Geburtshilfliche Abteilung ohne angeschlossene Kinderklinik**
G-BA   **Geburtskliniken (keine Stufenangabe hierfür)**

Weiterverlegungsindikationen aus Stufe 1 in Stufe 2 bzw. 3 für Schwangere bei

- drohender Frühgeburt (Gestationsalter < 36+0 SSW),
- fetaler Wachstumsretardierung mit einem erwarteten Geburtsgewicht < 3. Perzentile,
- fetaler Fehlbildung oder Verdacht darauf mit Notwendigkeit zu weiterer Diagnostik und/oder Therapie,
- fetaler Stoffwechselerkrankung,
- Diabetes der Mutter,
- Morbus haemolyticus fetalis,
- Drogenabhängigkeit der Mutter,
- Verdacht auf Infektion des Feten,
- Zwillingen und höhergradigen Mehrlingen.

2 Versorgungsstufe 2A

Versorgungsstufe 2A Geburtshilfliche Abteilung mit angeschlossener Kinderklinik (perinatologische Grundversorgung)
G-BA Perinataler Schwerpunkt

Weiterverlegungsindikation aus Stufe 2A in Stufe 2B bzw. 3 für Schwangere bei

- drohender Frühgeburt < 32+0 SSW,
- erwartetem Geburtsgewicht < 1500 g,
- Zwillingen < 34+0 SSW (nach G-BA Papier < 33+0 SSW),
- höhergradigen Mehrlingen.

Nach G-BA zusätzlich bei

- schweren schwangerschaftsassoziierten Erkrankungen (fetaler Wachstumsretardierung < 3. Perzentile bei Präeklampsie, Gestose, HELLP-Syndrom),
- insulinpflichtiger diabetischer Stoffwechselstörung mit fetaler Gefährdung.

3 Versorgungsstufe 2B

Versorgungsstufe 2B Perinatologischer Schwerpunkt
G-BA Perinatalzentrum LEVEL 2

In Kliniken der Versorgungsstufe 2B werden Schwangere behandelt, wenn keine zusätzlichen schweren Erkrankungen von Mutter und Kind vorliegen, bei

- drohender Frühgeburt ≥ 29+0 SSW,
- geschätztem Geburtsgewicht > 1000 g (G-BA > 1250 g),
- pränatal diagnostizierten fetalen Fehlbildungen, bei denen nach der Geburt eine unmittelbare Notfallversorgung des Neugeborenen erforderlich ist,
- präpartal bekannten Erkrankungen der Mutter, die eine intensive Überwachung der Schwangerschaft erfordern, aber Mutter oder Feten akut nicht bedrohen.

Weiterverlegungsindikationen aus Stufe 2B in Stufe 3 für Schwangere mit den folgenden unter Stufe 3 angegebenen Risiken.

4 Versorgungsstufe 3

Versorgungsstufe 3   **Perinatalzentrum**
G-BA   **Perinatalzentrum LEVEL 1**

In ein Perinatalzentrum müssen Schwangere verlegt werden bei

- drohender Frühgeburt < 29+0 SSW oder einem geschätzten Geburtsgewicht < 1000 g (nach G-BA < 1250 g),
- allen höhergradigen Mehrlingsschwangerschaften (nach G-BA > 2 < 33+0 SSW und > 3 alle),
- pränatal diagnostizierten Erkrankungen, bei denen nach der Geburt eine zügige Behandlung des Neugeborenen erforderlich ist, z.B.
  - angeborenen Fehlbildungen (z.B. kritischer Herzfehler, Zwerchfellhernie, Meningomyelozele, Gastroschisis),
  - Morbus haemolyticus fetalis,
  - Hydrops fetalis,
  - feto-fetalem Transfusionssyndrom,
  - hämodynamisch relevanten fetalen Herzrhythmusstörungen.

5 Allgemein

Neugeborene mit Erkrankungen, die einer umgehenden chirurgischen Versorgung bedürfen (z.B. kritische Herzfehler, Zwerchfellhernien, Meningomyelozelen, Bauchwanddefekten), sollen in einem Zentrum geboren werden, welches diese Therapie anbietet, soweit solche Zentren existieren (z.B. bietet nahezu kein kinderkardiochirurgisches Zentrum gleichzeitig ein Perinatalzentrum unter einem Dach).

Kritisch kranke Schwangere sollten in ein Zentrum mit suffizienter Therapiemöglichkeit verlegt werden (z.B. Schwangere mit kritischen Herzfehlern in Perinatalzentren mit kardiologischer Intensiveinrichtung bzw. Schwangere mit Hirnblutungsverdacht in Perinatalzentren mit angeschlossener Neurochirurgie). Bei gleichzeitiger kindlicher Mitgefährdung sollte die Verlegung in ein Zentrum der Versorgungsstufe 3 (G-BA: LEVEL 1) erfolgen.

6 Literatur

1 Arad I, Baras M, Bar-Oz B, Gofin R. Neonatal transport of very low birth weight infants in Jerusalem, revisited. Isr Med Assoc J 2006; 8 (7): 477–482

2 Arad I, Baras M, Gofin R, Bar-Oz B, Peleg O. Does parity affect the neonatal outcome of very-low-birth-weight infants? Eur J Obstet Gynecol Reprod Biol 2001; 94 (2): 283–288

3 Bacak SJ, Baptiste-Roberts K, Amon E, Ireland B, Leet T. Risk factors for early death among extremely low-birth-weight infants. Am J Obstet Gynecol 2002; 192 (3): 862–867

4 Bauer K, Vetter K, Groneck P, Herting E, Gonser M, Hackeloer BJ, Harms E, Rossi R, Hofmann U, Trieschmann U. Empfehlungen für die strukturellen Voraussetzungen der perinatologischen Versorgung in Deutschland. Z Geburtsh Neonatol 2006; 210: 19–24

5 Chien LY, Whyte R, Aziz K, Thiessen P, Matthew D, Lee SK, Canadian Neonatal Network. Improved outcome of preterm infants when delivered in tertiary care centers. Obstet Gynecol 2001; 98 (2) : 247–252

6 Gemeinsamer Bundesausschuss. Vereinbarung über Maßnahmen zur Qualitätssicherung von Früh- und Neugeborenen. BAnz. Nr. 205, 15.10.2005: 15684, . zuletzt geändert am 17.10. 2006, BAnz 2006: 7050 http://www.g-ba.de/downloads/62-492-82/Vb-NICU-2006-10-17.pdf

7 Kugelman A, Reichman B, Chistyakov I, Boyko V, Levitski O, Lerner-Geva L, Riskin A, Bader D; Israel Neonatal Network. Postdischarge infant mortality among very low birth weight infants: a population-based study. Pediatrics 2007; 20 (4): 788–794

8 Shah PS, Shah V, Qiu Z, Ohlsson A, Lee SK, Canadian Neonatal Network. Improved outcomes of outborn preterm infants if admitted to perinatal centers versus freestanding pediatric hospitals. J Pediatr 2005; 146 (5): 626–631

9 Towers CV, Bonebrake R, Padilla G, Rumney P. The effect of transport on the rate of severe intraventricular hemorrhage in very low birth weight infants. Obstet Gynecol 2000; 95 (2): 291–295

Erstfassung	1992, 1996
Überarbeitung	2003, 2008
Beteiligte Fachgesellschaften, Arbeitsgemeinschaften und Organisationen	Deutsche Gesellschaft für Gynäkologie und Geburtshilfe • Board für Pränatal- und Geburtsmedizin • Arbeitsgemeinschaft Materno-fetale Medizin Gesellschaft für Neonatologie und Pädiatrische Intensivmedizin Deutsche Gesellschaft für Perinatale Medizin Deutsche Gesellschaft für Kinderheilkunde und Jugendmedizin Bundesarbeitsgemeinschaft Leitender Ärztinnen und Ärzte in der Frauenheilkunde und Geburtshilfe
Autoren der letzten Überarbeitung	Prof. Dr. med. K. T. M. Schneider, München (Federführung) PD Dr. med. M. Gonser, Wiesbaden Prof. Dr. med. R. Maier, Marburg Prof. Dr. med. F. Pohlandt, Ulm PD Dr. med. C. Roll, Datteln Prof. Dr. med. A. Teichmann, Aschaffenburg Prof. Dr. med. K. Vetter, Berlin Dr. A. von der Wense, Hamburg
Anmerkungen	S1-Leitlinie Leitlinienreport siehe Homepages der DGGG und der AWMF

DGGG Leitlinienregister 2008	3	Pränatal- und Geburtsmedizin
	3.4	Geburtshilfe
	3.4.1	Empfehlungen zur Dokumentation der Geburt – das Partogramm
AWMF Leitlinienregister	015/017 (S1)	

Empfehlungen zur Dokumentation der Geburt – Das Partogramm

3.4.1 identisch mit 4.4.4 siehe Band IV, S. 99 ff.

DGGG Leitlinienregister 2008	3	Pränatal- und Geburtsmedizin
	3.4	Geburtshilfe
	3.4.2	Anwendung des CTG während Schwangerschaft und Geburt
AWMF Leitlinienregister	015/036 (S1)	

Deutsche Gesellschaft für Gynäkologie und Geburtshilfe (DGGG), Arbeitsgemeinschaft Materno-fetale Medizin (AGMFM), Deutsche Gesellschaft für Perinatale Medizin (DGPM)

Anwendung des CTG während Schwangerschaft und Geburt

Inhaltsverzeichnis

1.	**Hintergrund**...	207
	1.1 Ziel, Zielgruppe und Methode	207
2	**Einführung**	207
	2.1 Zielsetzung und Problematik der CTG-Registrierung	207
	2.2 Physiologie und Pathophysiologie	208
	2.3 Einflussfaktoren	208
3	**Methodik**	210
	3.1 Signalgewinnung	210
	3.2. Registrierdauer, Körperhaltung, Schreibgeschwindigkeit	211
	3.3. Beurteilungsparameter	211
4	**Klinische Wertigkeit**	212
	1.1 Antepartual...	212
	4.2. Subpartual	212

Inhaltsverzeichnis (Fortsetzung)

5	**Empfehlungen**	**213**
	5.1 Patientensicherheit	213
	5.2. Registrierdauer und Häufigkeit	213
	5.3 Indikationen antepartual	214
	5.4. Indikationen subpartual	214
	5.5 Klassifizierung	215
	5.5.1 Einzelparameter der FHF und Bewertungsschema	215
	5.5.2 FIGO-Guidelines	218
	5.5.3 Elektronische Online-Auswertung	218
6	**Diagnostische Zusatztests und deren Wertigkeit**	**219**
	6.1 Antepartual	219
	6.1.1 Ruhe-CTG (Non-Stress-Test)	219
	6.1.2 Wehenbelastungstest (Stress-Test)	219
	6.1.3 Dopplersonographie	220
	6.1.4 Fetale Stimulation	220
	6.1.5 Fetale Verhaltenszustände (fetal behavioral states)	221
	6.1.6 Biophysikalisches Profil	221
	6.1.7 Fetale Bewegungen	221
	6.2 Subpartual	222
	6.2.1 Fetalblutanalyse sub partu	222
7	**Dokumentations- und Aufbewahrungspflicht**	**223**
8	**Fort- und Weiterbildung**	**223**
9	**Weitere Entwicklungen**	**224**
	9.1. Antepartuale Diagnostik	224
	9.1.1. Automatisierte CTG-Auswertung	224
	9.1.2. Andere Ansätze	225
	9.2. Subpartual	225
	9.2.1 ST-Strecken-Analyse (STAN)** mit direktem fetalem EKG	225
	9.2.2 Pulsoxymetrie	226
10	**Zusammenfassende Empfehlung**	**227**
11	**Literatur**	**228**

1. Hintergrund

1.1 Ziel, Zielgruppe und Methode

Ziel dieses Konsensuspapiers ist es, die Anwendung des Kardiotokogramms (CTG) zur Überwachung des ungeborenen Kindes auf der Basis evidenzbasierter Methoden zu standardisieren. Dies erfolgt unter Berücksichtigung von Stör- und Einflussgrößen auf das CTG, unter Verwendung einheitlicher Definitionen und objektiver Bewertungsmöglichkeiten sowie durch Hinweise auf vorgeschaltete Diagnostik- und additive Überwachungsverfahren.

Zielgruppe dieses Konsensuspapiers sind alle Berufsgruppen, die mit Hilfe einer CTG-Registrierung Schwangerschaft und Geburt überwachen, v. a. Frauenärzte und Hebammen.

Methode: Die Erstellung dieser Leitlinie erfolgte unter besonderer Berücksichtigung der bisherigen Empfehlungen (73), der FIGO-Richtlinien (50, 70), der Richtlinien des Royal College of Obstetricians and Gynaecologists (72), der NICHD (61) und des American College of Obstetricians and Gynaecologists (3, 4) sowie – soweit vorliegend – evidenzbasierter Daten. Der Grad der Evidenz ist wie folgt angegeben:

Tab. 1: Evidenzlevel (EL) (nach 72).

Level	Evidenz
Ia	Systematischer Review einer Metaanalyse randomisierter kontrollierter Studien
Ib	Mindestens eine randomisierte kontrollierte Studie
IIa	Mindestens eine kontrollierte Studie mit gutem Design ohne Randomisierung
IIb	Mindestens eine anderweitige Quasi-Experimentalstudie mit gutem Design
III	Nicht experimental beschreibende Studien mit gutem Design wie vergleichende, korrelierende und Fallstudien
IV	Experten-Komitee; Berichte oder Meinungen und/oder klinische Erfahrung respektierter Persönlichkeiten

2 Einführung

2.1 Zielsetzung und Problematik der CTG-Registrierung

Ziel der CTG-Registrierung ist die rechtzeitige Erkennung fetaler Gefahrenzustände, um intervenieren zu können, bevor eine Schädigung des Feten eintritt. Dabei steht die Erkennung von Mustern der fetalen Herzfrequenz (FHF) im Vordergrund, die mit einer mangelhaften Sauerstoffversorgung des Feten verknüpft sind.

In aller Regel kann man aus als normal eingestuften FHF-Mustern zuverlässig auf das Wohlbefinden des Feten schließen.

Das Hauptproblem bei der Beurteilung ergibt sich aber daraus, dass sehr häufig pathologisch eingestufte FHF-Muster physiologische Veränderungen widerspiegeln und damit als falsch positiv (falsch pathologisch) zu bewerten sind. Daraus ergibt sich sowohl ante- wie auch subpartual ein Anstieg der Geburtseinleitungen und der operativen Entbindungsfrequenz. Die Ursachen liegen meistens in der Nichtbeachtung zahlreicher Stör- und Einflussgrößen (u. a. fetaler Verhaltenszustände, Gestationsalter), der fehlenden Anwendung ergänzender Testverfahren, Interpretationsunsicherheit sowie inkonsistenten Grenzwerten und Auswertungsmodalitäten.

2.2 Physiologie und Pathophysiologie

Das fetale Herz und der fetale Kreislauf gewährleisten die fetale Versorgung. Unter physiologischen Bedingungen erfolgt die Regulation in diesem System über nervale Beeinflussung des Herzens. Einfluss auf diese Steuerung haben übergeordnete medulläre Zentren, die durch Presso- und Chemorezeptoren sowie lokale Stoffwechselvorgänge gesteuert werden. Unter physiologischen Bedingungen kann somit durch eine ständige Anpassung des arteriellen und venösen Blutdruckes, des Herz-Zeit-Volumens und des Gefäßwiderstands ein suffizienter Stoffwechsel aufrechterhalten werden.

Abweichungen von dieser Steady-State-Situation verändern die fetale Herzfrequenz (FHF) mit Akzelerationen, Variabilität, Tachykardie, Dezelerationen und Bradykardie. Die Komplexizität der fetalen Antwort auf verschiedene Stör- und Einflussgrößen führt nicht selten zu Fehlinterpretationen der FHF.

2.3 Einflussfaktoren

Die FHF unterliegt folgenden Einflussfaktoren (EL IIa):

Tab. 2: Einflussfaktoren auf das fetale CTG (modifiziert nach 36).

Maternal	Fetoplazentar	Fetal	Exogen
Körperhaltung	Plazentainsuffizienz	Bewegungen	Medikamente
Körperl. Aktivität	NS-Kompression	Verhaltenszustände	Rauchen
Fieber	Gestationsalter	Weckreize	Drogen
Kreislaufschock	Chorioamnionitis	Hypoxämie	Lärm
Uterusaktivität			

Bei den maternalen Faktoren hat neben dem bekannten Rückenlageschocksyndrom auch die aufrechte Körperhaltung Auswirkungen auf die uteroplazentare Perfusion (79). Die uterine Durchblutung hängt direkt vom arteriellen Mitteldruck der Mutter ab. Insbesondere hohe diastolische Blutdruckwerte vermindern die uterine Durchblutung. Eine Erhöhung des Uterustonus und/oder Wehentätigkeit führen grundsätzlich zur Gefahr einer Oxygenierungseinschränkung des Feten. Diese frühzeitig zu erkennen, ist vor allem bei Frühgeburten wichtig, um einer Schädigung des Gehirns vorzubeugen.

Ähnliche Musterveränderungen des CTG können auch fetoplazentare Ursachen haben (z.B. Plazentainsuffizienz). Während passagere Nabelschnurkompressionen zumeist saltatorische FHF-Muster zur Folge haben, kann eine relevante Plazentalösung nach einer tachykarden Phase zu einer Bradykardie führen. Eine Chorioamnionitis kann bereits zu einem Anstieg der fetalen basalen Herzfrequenz und gleichzeitig zu einer Abnahme der Variabilität führen, bevor eine Erhöhung der Körpertemperatur der Mutter nachweisbar wird. Besonders bei Frühgeburten sollte die durch Endotoxine ausgelöste fetale Tachykardie zum Handeln Anlass geben, da der enge Zusammenhang zwischen frühkindlicher Hirnschädigung und Chorioamnionitis bekannt ist (27).

Die wichtigsten fetalen Faktoren mit Einfluss auf die Herzfrequenzkurve sind das Gestationsalter und die fetalen Verhaltensmuster („fetal behavioral states") (17).

Bei geburtsreifen Kindern sind die zyklischen Wechsel der Herzfrequenzmuster und die mit ihnen assoziierten Veränderungen der fetalen Verhaltens- und Bewegungsmuster zwischen Ruhe (Stadium 1F, Dauer 20–30 min) und Aktivität (Stadium 2F, Dauer 20–90 min) die sichersten Zeichen für fetales Wohlbefinden in der Eröffnungs- und frühen Austreibungsperiode. In diesen zwei definierten Aktivitätszuständen verbringen reife Feten etwa 80–90% ihrer Zeit. Die verbleibende Zeit befinden sie sich in ruhigen (Stadium 3F) oder aktiven (Stadium 4F) Wachzuständen.

Fetale Atembewegungen wurden früher für Indikatoren fetalen Wohlbefindens gehalten, treten aber zu unregelmäßig auf, um als solche verwertbar zu sein. Sie verstärken aber die Kurzzeit-Variabilität als Ausdruck fetaler respiratorischer Arrhythmie. Ein Singultus des Kindes ist ebenfalls in der Herzfrequenzregistrierung erkennbar (spike).

Viele Medikamente überwinden mühelos die Plazentaschranke und erreichen in hoher Konzentration das Gehirn und die Zentren der Kreislaufregulation (20, 37, 52, 66, 88, 89; EL IIa). Dies gilt besonders für Sedativa, Anästhetika (allgemein und lokal wirksame) und Antiepileptika, die die Herzfrequenz-Variabilität herabsetzen und einen silenten Kurvenverlauf bewirken können. Betamimetika (z.B. Fenoterol, Salbutamol), wie sie zur Tokolyse-Therapie eingesetzt werden, werden zwar überwiegend an der Plazentaschranke metabolisiert, sind aber auch in geringen Mengen oder als Metabolite noch wirksam, so dass sie zu einer Steigerung der Herzfrequenz des Feten mit gleichzeitiger Verminderung der Variabilität führen können. Antihypertonika wie die in der Inneren

Medizin häufig eingesetzten Betarezeptorenblocker passieren im Verhältnis 1:1 die Plazentaschranke und können dosisabhängig eine komplette Blockade des sympathischen Nervensystems des Feten verursachen. Dies führt u. U. zur Abflachung von Akzelerationen, zu ausgeprägten Bradykardien oder auch zu Tachykardien. Darüber hinaus kann die Betablockade die für den Fall eines Sauerstoffmangels erforderliche fetale Kreislaufzentralisation und Glukosemobilisation beeinträchtigen.

Exogene taktile und akustische Faktoren (Reize) beeinflussen das FHF-Muster ebenfalls und können diagnostisch genutzt werden (siehe auch 6.1.4).

3 Methodik

3.1 Signalgewinnung

Am häufigsten findet das Dopplerultraschallverfahren zur Ableitung der fetalen Herzfrequenz (Kardiogramm) Verwendung. Gepulste Ultraschallsignale werden von einem am Abdomen der Mutter platzierten Dopplerultraschall-Transducer gesendet, vom fetalen Herzen reflektiert und von der Ultraschallsonde wieder empfangen. Über die meist eingesetzte Autokorrelationsverarbeitung wird die Herzfrequenz des Kindes errechnet. Das Kardiogramm spiegelt damit zumeist die Herzschläge nicht eins zu eins wider. Vielmehr sind je nach verwendetem Algorithmus etwa fünf Herzzyklen in Folge nötig, um aus störungsreichen Doppler-Rohsignalen den tatsächlichen Verlauf der fetalen Herzfrequenz zu rekonstruieren (54).

Ein CTG gilt nur dann als auswertbar, wenn die Signalausfallrate unter 15% liegt. Bei Beginn der Registrierung und in Zweifelsfällen sollte die Herzfrequenz der Mutter von der des Feten unterschieden werden. Bei Mehrlingen müssen die Herzfrequenzen aller Kinder getrennt abgeleitet werden. In Ausnahmefällen (bei nicht sicher beurteilbarer FHF, speziell in der Austreibungsperiode, sowie beim ersten Mehrling) ist das Anlegen einer so genannten Skalpelektrode direkt am vorangehenden fetalen Teil (z.B. Kopf) sinnvoll.

Die Registrierung von Wehen erfolgt über einen abdominalen Drucktransducer, der den durch die Wehen ausgelösten Spannungszustand der Bauchdecke in ein Schreibsignal, das Tokogramm, umwandelt. Eine intraamniale Druckableitung ist im Allgemeinen entbehrlich. Die simultane Registrierung von Wehen und FHF definiert das CTG und wird generell empfohlen.

Bei Geräten mit integrierter Erkennung von niederfrequenten Bewegungssignalen des Kindes werden diese aus denselben Dopplersignalen des FHF-Transducers – jedoch mit anderer Signalerkennungstechnik – extrahiert und in einem dritten Kanal dargestellt (Kineto-Kardiotokogramm = K-CTG).

3.2. Registrierdauer, Körperhaltung, Schreibgeschwindigkeit

Antepartual bzw. bei der Aufnahme in den Kreißsaal (Eintritts-CTG) beträgt die übliche (Mindest-)Registrierdauer 30 Minuten. Das CTG sollte insbesondere in höherem Gestationsalter in halblinker bzw. linker Seitenlage der Mutter geschrieben werden, um ein Vena-cava-Syndrom zu vermeiden.

Die Schreibgeschwindigkeit (Vorschub) des Papiers beträgt üblicherweise 1 cm/min, die visuelle Auflösung ist allerdings bei einer Geschwindigkeit von 2 oder 3 cm/min besser. In jeder Klinik sollte man sich jedoch auf eine Geschwindigkeit festlegen, um die notwendige Sicherheit in der Interpretation zu gewährleisten.

3.3. Beurteilungsparameter

Von der fetalen Herzfrequenz werden

- basale fetale Herzfrequenz (Basisfrequenz),
- Akzelerationen,
- Dezelerationen,
- Oszillationen,
- Oszillationsamplitude (Bandbreite),
- Langzeitoszillationen (Oszillations-Frequenz)

klassifiziert. Es handelt sich hierbei um lang-, mittel- und kurzfristige Merkmale, die aus der FHF-Verlaufskurve extrahiert werden. Die Dezelerationen werden bei Vorhandensein von Wehen in uniforme frühe und späte einerseits sowie variable Dezelerationen andererseits unterteilt.

Über das Tokogramm lassen sich im Wesentlichen Frequenz, Dauer, Form und Regularität der Wehen erfassen, bei intraamnialer Druckaufnahme auch der Basaltonus und die Amplitude (mmHg).

4 Klinische Wertigkeit

1.1 Antepartual

Routinemäßig wird derzeit bei über 90% der Schwangeren ein CTG geschrieben, wobei die Anfertigung des CTG im Niedrigrisikokollektiv zu keiner Verbesserung der perinatalen Daten führt (72; EL IIa).

Die vier vorliegenden randomisierten Studien (10, 22, 40, 47) zeigen aber selbst in Risikokollektiven keine Verringerung der perinatalen Mortalität bzw. Morbidität (65; EL Ia). Beim Einsatz des CTG in Hochrisikokollektiven ohne additive Zusatzdiagnostik lässt sich in einer Metaanalyse sogar eine signifikante Erhöhung der perinatalen Mortalität feststellen (EL Ia). Eine iatrogen induzierte erhöhte Frühgeburtlichkeit mag die wesentliche Ursache hierfür sein. Hierzu trägt die hohe Falschpositiv-Rate des CTG bei gleichzeitig hoher Inter- und Intraobservervariabilität bei (8, 12, 46, 87; EL IIa).

Die Kombination mit der Dopplersonographie in Risikokollektiven führte inzwischen zu einer Abnahme der perinatalen Mortalität um etwa 30% (95; EL Ia), so dass der fetale Zustand bei auffälligem CTG insbesondere bei Frühgeburten durch den Einsatz der Dopplersonographie validiert werden sollte.

4.2. Subpartual

Die zunächst vorliegenden prospektiv randomisierten Studien (25, 30–33, 39, 41, 44, 45, 48, 49, 58, 59, 80, 97) fanden selbst in Hochrisikokollektiven keine Verbesserung des perinatalen Outcomes, abgesehen von einer Reduktion von Krämpfen im Neugeborenenalter (86; EL Ia). Das ACOG kam sogar zu dem Schluss, dass die intermittierende Auskultation in vorgegebenen Intervallen der CTG-Überwachung gleichwertig sei (4). Bei Verzicht auf die CTG-Überwachung wäre die Auskultation jedoch zeit- und personalintensiv, erlaubt unter medikolegalem Blickwinkel nur eine lückenhafte Dokumentation (64) sowie kein frühzeitiges Erkennen der Verschlechterung des fetalen Zustands.

Neuere Auswertungen der vorliegenden Studien ergeben allerdings Vorteile der elektronischen CTG-Registrierung:

Nach Vintzileos führt das CTG zu einer Reduktion der Hypoxie-bedingten perinatalen Mortalität (90; EL Ib) und zu einer signifikant verbesserten Erkennung der verschiedenen Formen der Geburtsazidose (91; EL Ib). Eine Metaanalyse von neun Studien belegt eine Reduktion der perinatalen Mortalität von über 50%, allerdings unter Inkaufnahme einer Erhöhung der Rate operativer Entbindungen um den Faktor 2,5 (92; EL Ia).

Nach Nelson ist das spätere Auftreten von Zerebralparese und neonataler Enzephalopathie signifikant mit späten Dezelerationen im CTG (OR 3,9) und eingeschränkter Variabilität (OR 2,7) assoziiert (60; EL IIa). Nach Gaffney finden sich bei abnormen CTG-Mustern signifikant höhere Raten neonataler Enzephalopathie und Zerebralparesen (23, 24; EL IIa). Nach Spencer geht ein abnormes CTG-Muster – beurteilt nach FIGO – ebenfalls mit einer signifikant höheren neonatalen Enzephalopathierate einher (81; EL IIa).

5 Empfehlungen

5.1 Patientensicherheit

Die abgegebene niedrige Ultraschallenergie über das eingesetzte Dopplerverfahren bei der Detektion der FHF bzw. der Kindsbewegungen hat bisher zu keinem Bericht über schädigende Effekte geführt.

Bei Verwendung einer direkt am Skalp angebrachten Kopfschwartenelektrode sind in bis zu 1,3% der Fälle Infektionen und Verletzungen beschrieben (5, 42).

Als Beitrag zur Patientensicherheit sollten der Einsatz der Kardiotokographie und der nach dem gleichen Prinzip arbeitenden Verfahren (z.B. K-CTG) trotz fehlender Gefährdungshinweise nur bei den unter 5.3 und 5.4 angegebenen Indikationen erfolgen.

Bei ausreichender Signalqualität kann subpartual auf die Anwendung einer fetalen Skalpelektrode verzichtet werden.

5.2. Registrierdauer und Häufigkeit

Üblicherweise beträgt die Registrierdauer 30 min. Bei suspektem FHF-Muster sollte die Registrierdauer verlängert werden. Bei speziellen Analyseverfahren (z.B. 13; Oxford System) ist bei rückversicherndem Ergebnis eine Verkürzung bis auf 10 min möglich. Die maximale Registrierdauer, nach der eine „Oxford"-Analyse durchgeführt werden sollte, beträgt 60 Minuten.

Die Häufigkeit der Registrierung richtet sich nach dem individuell klinisch und kardiotokographisch ermittelten Risiko. Sie kann von einmal bei einem ambulantem Besuch über mehrmals täglich bis hin zur Dauerüberwachung reichen.

Bei ambulanter Überwachung und Registrierintervallen von über vier Tagen sollten insbesondere bei den unter 5.3 kursiv angegebenen Diagnosen additive Verfahren mit längerer Vorwarnzeit (Dopplersonographie, US-Fruchtwassermenge, K-CTG) zum Einsatz kommen.

5.3 Indikationen antepartual

Die Autoren halten den bisherigen Indikationskatalog der Mutterschaftsrichtlinien mit nur drei Erstindikationen für die CTG-Registrierung (drohende Frühgeburt ab der 26. SSW, auskultatorisch festgestellte Herztonalterationen, Verdacht auf vorzeitige Wehentätigkeit) für dringend änderungsbedürftig und haben folgende Empfehlungen in Anlehnung an die Empfehlungen des RCOG erarbeitet (EL IIa, IV):

Die Indikation für eine antepartuale CTG-Registrierung bestehen bei (alphabetische Reihenfolge)

- Anämie der Mutter (Hämoglobin < 10 g/dl oder ≤ 6 mmol/l),
- Arrhythmien des Feten (speziell Tachyarrhythmien) im Ultraschall,
- Blutungen während der Spätschwangerschaft,
- Blutgruppeninkompatibilität,
- *Bluthochdruck (≥ 140/90 mmHg),*
- Diabetes mellitus,
- Dopplerbefund suspekt oder pathologisch (z.B. PI in Art. umb. > 90. P.),
- Drogenabusus (z.B. Nikotinabusus),
- Hydramnion (AFI > 25 cm),
- Infektionen viral (z.B. TORCH incl. Parvovirus B19) und bakteriell (AIS),
- Kindsbewegungen vermindert,
- Kreislaufinstabilität maternal,
- *Mehrlingsschwangerschaft,*
- *Oligohydramnion („single-pocket" < 2 cm),*
- Terminüberschreitung > 7 Tage,
- *Thrombophilien und Kollagenosen,*
- Unfall mit abdominalem Trauma oder schwerer mütterlicher Verletzung,
- vorzeitigen Wehen (Tokolyse) / drohender Frühgeburt,
- *Wachstumsrestriktion < 10. Perzentile.*

Bei den kursiv geschriebenen Indikationen sollte zusätzlich eine Doppleruntersuchung erfolgen.

5.4. Indikationen subpartual

Ein 30-minütiges Aufnahme-CTG zum Ausschluss einer primären Gefährdung des Feten und zum Nachweis von Kontraktionen wird für sinnvoll gehalten (EL IV).

Die subpartuale Überwachung kann bei risikofreien Schwangerschaften und bisher unauffälligem CTG in der frühen Eröffnungsperiode intermittierend alle 30 Minuten bis maximal zwei Stunden elektronisch (mindestens 30 Minuten), bei fehlender Registriermöglichkeit auch durch Auskultation (mindestens 10 Minuten mit strikter Dokumentation) erfolgen. In der späten Eröffnungs- und während der Austreibungsperiode soll das CTG kontinuierlich geschrieben werden. Bei Risikoschwangerschaften (s. antepartuale Indikationen zum CTG) kann eine kontinuierliche CTG-Überwachung während der gesamten Eröffnungs- und Austreibungsperiode erforderlich sein.

Eine CTG-Registrierung ist auch bei Tokolyse bzw. bei Gabe von wehenfördernden Medikamenten (Oxytocin, Prostaglandine) – sofern Wehen nachweisbar sind – indiziert (s. auch Leitlinie „Medikamentöse Wehenhemmung").

Pathologische FHF-Muster sollten bei Persistenz über 30 Minuten durch eine fetale Blutgasanalyse (FBA) am vorangehenden fetalen Pol – sofern technisch durchführbar – abgeklärt werden. Ausnahmen sind schwere fetale Bradykardien oder hochpathologische CTG-Muster, die eine sofortige Intervention mit Geburtsbeendigung erfordern.

5.5 Klassifizierung

5.5.1 Einzelparameter der FHF und Bewertungsschema

Tab. 3: Parameter der FHF und deren Definition (modifiziert n. RCOG und FIGO).

Terminologie	Definition
Grundfrequenz (SpM)	ist die mittlere über mindestens 5–10 Minuten beibehaltene FHF in Abwesenheit von Akzelerationen bzw. Dezelerationen in Schlägen pro Minute (SpM). Im Bereich der fetalen Unreife liegt die mittlere FHF eher im oberen Streubereich. Ein trendmäßig zunehmender Anstieg der FHF muss besonders beachtet werden!
• Normalbereich	110–150 SpM*
• leichte Bradykardie	100–109 SpM
• leichte Tachykardie	151–170 SpM
• schwere Bradykardie	< 100 SpM
• schwere Tachykardie	> 170 SpM
Bandbreite (Variabilität) (SpM)	Fluktuationen der fetalen Grundfrequenz treten 3–5-mal pro Minute auf. Bandbreite ist die SpM-Differenz zwischen höchster und tiefster Fluktuation in der auffälligsten Minute innerhalb des 30-minütigen Registrierstreifens.
• normal	> 5 SpM im kontraktionsfreien Intervall
• suspekt	< 5 SpM und > 40 Minuten, aber < 90 Minuten oder > 25 SpM
• pathologisch	< 5 SpM und > 90 Minuten

Terminologie	Definition
Akzelerationen	Anstieg der FHF > 15 SpM bzw. > ½ Bandbreite und > 15 s
• normal	zwei Akzelerationen in 20 Minuten
• suspekt	periodisches Auftreten mit jeder Wehe
• pathologisch	keine Akzeleration > 40 Minuten (Bedeutung noch unklar)
Dezelerationen	Abfall der FHF > 15 SpM bzw. > ½ Bandbreite und > 15 s
• frühe	uniforme, wehenabhängig periodisch wiederholte Absenkung der FHF, früher Beginn mit der Wehe. Rückkehr zur Grundfrequenz am Ende der Wehe
• späte	uniforme, wehenabhängig periodisch wiederholte Absenkung der FHF, Beginn zwischen Mitte und Ende der Wehe. Nadir > 20 s nach Wehengipfel. Rückkehr zur Grundfrequenz nach dem Ende der Wehe. Bei einer Bandbreite < 5 SpM sind auch Dezelerationen < 15 SpM gültig.
• variable	variabel in Form, Dauer, Tiefe und zeitlicher Abhängigkeit von Wehen, intermittierend/periodische wiederholte Absenkung der FHF mit raschem Beginn und rascher Erholung. Auch isoliertes Auftreten (in Verbindung mit Kindsbewegungen)
• atypische variable	variable Dezelerationen mit einem der zusätzlichen Merkmale: • Verlust des primären bzw. sekundären FHF-Anstieges, • langsame Rückkehr zur Grundfrequenz nach Kontraktionsende, • verlängert erhöhte Grundfrequenz nach der Wehe, • biphasische Dezeleration, • Oszillationsverlust während der Dezeleration, • Fortsetzung der Grundfrequenz auf niedrigerem Level
• verlängerte	abrupter Abfall der FHF unter die Grundfrequenz um mind. 60–90 Sekunden. Als pathologisch zu werten, wenn sie über zwei Wehen bzw. > 3 Minuten anhalten
• sinusoidales Muster	Langzeitschwankung der Grundfrequenz wie Sinuswelle. Das glatte, undulierende Muster von mind. 10 Minuten besitzt eine relativ fixe Wiederkehr von 3–5 Zyklen pro Minute und eine Amplitude von 5–15 SpM ober- und unterhalb der Grundfrequenz. Eine Grundfrequenzvariabilität lässt sich nicht nachweisen.

* Neuere Untersuchungen zeigen, dass der physiologische Bereich der fetalen Herzfrequenz am Termin vermutlich zwischen 115 (4. Perz.) und 160 Schlägen pro Minute (96. Perz.) liegt (14; EL II).

Die Autoren empfehlen folgende Bewertung des CTG nach normal/suspekt/pathologisch („NSP"-Schema, n. RCOG modifiziert):

Tab. 4: Bewertung der Einzelparameter der FHF (modifiziert n. FIGO und RCOG).

Parameter	Grundfrequenz (SpM)	Bandbreite (SpM)	Dezelerationen	Akzelerationen
Normal	110–150	≥ 5	keine[1]	vorhanden, sporadisch[2]
Suspekt	100–109 151–170	< 5 ≥ 40 min > 25	frühe/variable Dez. einzelne verlängerte Dez. bis 3 min	vorhanden, periodisch (mit jeder Wehe)
Pathologisch	< 100 > 170 sinusoidal[3]	< 5 ≥ 90 min	atypische variable Dez. späte Dez. einzelne verlängerte Dez. > 3 min	fehlen > 40 min (Bedeutung noch unklar)

1 FHF-Dezelerationsamplitude ≥ 15 SpM, Dauer ≥ 15 s
2 FHF-Akzelerationsamplitude ≥ 15 SpM, Dauer ≥ 15 s
3 sinusoidale FHF: ≥ 10 SpM, Dauer ≥ 10 min

Tab. 5: FHF-Klassifikation in normal, suspekt, pathologisch einschl. Handlungsbedarf (n. FIGO).

Kategorie	Definition
Normal	alle vier Beurteilungskriterien normal (kein Handlungsbedarf)
Suspekt	mindestens ein Beurteilungskriterium suspekt und alle anderen normal (Handlungsbedarf: konservativ)
Pathologisch	mindestens ein Beurteilungskriterium pathologisch bzw. zwei oder mehr suspekt (Handlungsbedarf: konservativ und invasiv)

Das CTG muss subpartual ständig klassifiziert werden. Dabei ist jeweils ein 30-Minuten-Abschnitt mit der höchsten Dichte an suspekten bzw. pathologischen FHF-Parametern (soweit vorhanden) zu analysieren (EL IV). Bei unauffälligem Muster genügt ein Eintrag auf dem CTG bzw. in der Akte mit Signatur (s. Dokumentation) ca. alle zwei Stunden (z.B. N für Normal).

Bei Einstufung „suspekt" sollte eine wiederholte Beurteilung nach ca. 30 Minuten mindestens mit einer Angabe der Anzahl der suspekten Parameter dokumentiert werden (z.B. S1 für „1 suspekter Parameter"). Zur Klärung oder Verbesserung des Musters können konservative Maßnahmen erfolgen (z.B. Lagewechsel, Infusion, O_2-Gabe).

Bei Einstufung „pathologisch" muss eine ständige Beurteilung erfolgen, die alle ca. 10 Minuten zusammen mindestens mit der Angabe der Anzahl suspekter Parameter dokumentiert wird (z.B. S2 oder P4 für 4 pathologische Parameter). Neben dem Ergreifen konservativer Maßnahmen (z.B. Tokolyse, Weckversuch, Lagewechsel, Infusion, O_2-Gabe) ist eine Blutgasanalyse beim Feten (FBA) vorzunehmen, wenn dies möglich oder sinnvoll ist (Ausnahme z.B. Ende der Pressperiode). Falls keine Verbesserung des CTG-Musters in einem der drei bedeutsamen Parameter erzielbar ist bzw. die FBA pathologische Werte (s. Tabelle 6) anzeigt, ist die rasche Entbindung indiziert.

5.5.2 FIGO-Guidelines

Die FIGO-Guidelines sind sowohl ante- wie subpartual einsetzbar. Sobald eines der angegebenen Kriterien als suspekt bzw. pathologisch definiert ist, gilt das gesamte CTG als suspekt bzw. pathologisch. Es wird ebenfalls beim Zusammentreffen zweier suspekter Kriterien als pathologisch eingestuft (vgl. Tabelle 5). Der FIGO-Score ist bisher der einzige auf breitem Konsens beruhende Score. Die Beurteilung eines CTG durch einen Score zwingt zu einer intensivierten Auseinandersetzung mit der CTG-Registrierung und schafft die Möglichkeit einer objektiveren Verlaufskontrolle (29). Je komplexer ein Score angelegt ist, desto schlechter ist allerdings seine Reproduzierbarkeit. Die beste Reproduzierbarkeit besitzen Bewertungsschemata mit den Kategorien CTG-Kriterien mit und ohne Handlungsbedarf. Bei pathologischem FIGO-Score ist die postnatale Morbidität erhöht (81; EL II a).

5.5.3 Elektronische Online-Auswertung

Studien zur Inter- und Intraobservervariabilität zeigen, dass durch die Einführung einer computergestützten Klassifizierung der CTG-Registrierung eine insgesamt zuverlässigere Einordnung des CTG-Musters möglich wird (38; EL IIa). Insbesondere kann eine zeitnahe Bewertung vorgenommen werden, falls die CTG-Analyse „online" erfolgt. Die verschiedenen Methoden zur Online-Auswertung (z.B. 13, DMW-FIGO, 77) können aufgrund ihrer Reliabilität derzeit alle empfohlen werden. Studien zur Auswirkung auf die perinatale Mortalität und Morbidität liegen allerdings noch nicht in ausreichender Form vor.

Auch die Autoren vertreten die Auffassung, dass die zukünftige CTG-Analyse kontinuierlich und automatisiert erfolgen wird. Dennoch sind grundlegende Kenntnisse über Physiologie und Pathophysiologie des fetalen Kreislaufsystems für die Bewertung des CTGs erforderlich.

6 Diagnostische Zusatztests und deren Wertigkeit

6.1 Antepartual

6.1.1 Ruhe-CTG (Non-Stress-Test)

Das Ruhe-CTG wird im internationalen Sprachgebrauch auch als Non-Stress-Test (NST) bezeichnet.

Physiologische Grundlagen: Der NST basiert auf der Annahme, dass ein Fetus bei Wohlbefinden seine Herzfrequenz über autonome Einflüsse des sympathischen bzw. parasympathischen Nervensystem moduliert. Die Herzfrequenzsteuerung des nicht deprimierten Fetus beantwortet die physiologisch auftretenden Kindsbewegungen mit einer Akzeleration der Herzfrequenz.

Beurteilung des NST: Im NST wird das Kardiotokogramm ohne induzierte Wehen beurteilt. Bewertet werden die Akzelerationen der fetalen Herzfrequenz, die mit den Bewegungen des Kindes auftreten. Ein reaktives Muster liegt bei einer 20-minütigen Registrierung mit zwei bewegungsassoziierten FHF-Akzelerationen vor. Die Abnahme von Akzelerationen (Kindsbewegungen) oder ihr völliges Fehlen kann auf einen fetalen O_2-Mangel hinweisen.

Neben dem Akzelerationsverlust ist insbesondere der Variation der fetalen Herzfrequenz Beachtung zu schenken. Ein „silentes" Oszillationsmuster mit einer Bandbreite < 5 Schlägen/min ist bei längerem Bestehen (> 90 min) mit einer erhöhten perinatalen Morbidität verbunden (60).

Evidenzbasierung des NST: Die Analyse der vier prospektiv randomisierten Untersuchungen (10, 22, 40, 47) zum Einsatz des antepartualen Non-Stress-CTG zeigt keinen erkennbaren Vorteil (65; EL Ia). Somit kann unter dem Gesichtspunkt der Evidenzbasierung die routinemäßige Anwendung des NST *nicht empfohlen* werden.

6.1.2 Wehenbelastungstest (Stress-Test)

Im Wehenbelastungs-/Kontraktionstest wird die fetale Herzfrequenz während einer Kontraktion des Uterus beurteilt. Der Kontraktionstest beruht entweder auf spontaner oder induzierter Wehentätigkeit (Oxytocinapplikation als Oxytocinbelastungstest = OBT). Physiologische Grundlage des Kontraktionstests ist die kurzfristige Einschränkung der uterinen Perfusion während der Kontraktion. Bei einer "Borderline"-Oxygenation kann es dabei zum Auftreten von FHF-Dezelerationen kommen.

Auch der OBT weist *keinen evidenzbasierten klinischen Vorteil* auf (82, 85; EL IIa). Die Falschpositiv-Rate beträgt bis zu 50%. Als unerwünschte Nebenwirkungen des OBT können Polysystolien und Dauerkontraktionen mit fetaler Bradykardie auftreten.

6.1.3 Dopplersonographie

Die Dopplersonographie (DS) ist bei Verwendung einer Hüllkurvenanalyse und der Analyse der systolisch-diastolischen Variabilität besser reproduzierbar als das CTG und alle CTG-basierten Tests einschließlich des OBT. Als einzige Methode konnte bei der DS im antepartualen Einsatz in Risikokollektiven (siehe „Mutterschaftsrichtlinien") in prospektiv randomisierten Studien eine signifikante ca. 30%ige Reduktion der perinatalen Mortalität ohne eine Erhöhung der operativen Interventionsrate festgestellt werden (95; EL Ia). Gleichzeitig besitzt die Untersuchung der Art. umbilicalis den deutlichsten Vorwarneffekt vor Auftreten pathologischer CTG-Muster (ca. drei Wochen zwischen 24. und 37. SSW) im Vergleich zu allen anderen Überwachungsverfahren.

Da eine in den Mutterschaftsrichtlinien verankerte Indikation zum Einsatz der DS die „suspekte" fetale FHF Registrierung ist, sollte diese Methode bei Schwangerschaften vor dem Terminzeitraum (< 37+0 SSW) und pathologischer FHF *stets eingesetzt werden*, um eine vorzeitig iatrogen induzierte Frühgeburt zu vermeiden.

Bei pathologischen DS-Befunden (insbesondere bei Kreislaufzentralisation, enddiastolischem Null- und Umkehrfluss in arteriellen bzw. venösen Gefäßen) sollte die FHF-Registrierung zum Einsatz kommen, da sie eine kontinuierlichere Überwachung erlaubt und bei vorselektierten Kollektiven die Spezifität der FHF-Registrierung deutlich ansteigt.

Das venöse Kompartiment wird bei zunehmender Dekompensation nicht in jedem Fall pathologisch (21, EL IIa). Langzeituntersuchungen zum Stellenwert des venösen Dopplerverfahrens beim kompromittierten Feten liegen derzeit noch nicht vor.

6.1.4 Fetale Stimulation

Durch fetale Stimulation (manuell, akustisch, lichtoptisch, am erfolgreichsten vibroakustisch) können die mit fetalen Tiefschlafperioden assoziierten nichtreaktiven oder eingeengten FHF-Muster teilweise abgeklärt werden. Die Inzidenz dieser Muster kann durch den Einsatz dieser Methode um 48% reduziert werden. Damit wird die Spezifität der CTG-Interpretation erhöht (84; EL IIa).

Es sollten allerdings nur ein bis maximal zwei kurz dauernde (1 s) Impulse z.B. mit einem modifizierten Elektrolarynx gesetzt werden, da bei intensiverer Anwendung fetale

Gefährdungen beschrieben sind. Mögliche Auswirkungen auf das fetale Gehör sind bislang allerdings noch nicht ausreichend untersucht.

Da bisher evidenzbasiert keine Verbesserung des perinatalen Ergebnisses nachgewiesen wurde, besteht die bessere – aber nicht schnellere – Alternative in einer Verlängerung der Registrierdauer (> 40 min), um das Ende einer Schlafphase abzuwarten.

6.1.5 Fetale Verhaltenszustände (fetal behavioral states)

In Terminnähe finden sich in 80% der Feten periodisch wiederkehrende Verhaltenszustände, die auch unter der Geburt auftreten können. Es lassen sich vier verschiedene Verhaltenszustände klassifizieren (62; EL IIa). Fetale Tiefschlafperioden sind dabei durch eine eingeengte bis silente Bandbreite charakterisiert, die als hypoxieverdächtiges Muster fehlinterpretiert werden können. Verlängerung der Registrierdauer > 40 min bzw. der Einsatz von Weckverfahren (z.B. vibroakustische Stimulation, s. oben) können helfen, zwischen beiden Diagnosen zu differenzieren. Dies ist vor allem vor dem Hintergrund wichtig, dass der Fet ca. 40% des Tages in Ruhezuständen, davon 25–35% im Tiefschlaf verbringt. Bei fehlender differenzierender Abklärung findet sich so ein hoher Anteil falsch positiver CTG-Befunde (62; EL II a).

6.1.6 Biophysikalisches Profil

Das biophysikalische Profil ist die synoptische Betrachtung der fetalen Atem- und Körperbewegungen, des Muskeltonus, der Fruchtwassermenge (via Ultraschall) sowie der fetalen Reaktivität (im Ruhe-CTG) in einem Score. Ziel dieses vor allem im angloamerikanischen Sprachraum als Absicherungstest genutzten Verfahrens ist eine angestrebte Verbesserung der Prädiktion einer fetalen Gefährdung gegenüber der Bewertung der Einzelkriterien. Obwohl zahlreiche Studien insbesondere bei negativem Ausfall einen hohen negativen Prädiktionswert aufwiesen, zeigt die metaanalytische Betrachtung in der Cochrane Database bezüglich des perinatalen Ergebnisses in randomisierten Studien keinen Vorteil (2, 53; ELIa).

6.1.7 Fetale Bewegungen

Bei knapper Versorgung ökonomisiert der Fetus seine Energie, indem er unter anderem seine Bewegungsintensität einschränkt. Die Verkürzung der fetalen Kindsbewegungsdauer ist ein früher Hinweis (ca. 12–14 Tage) einer drohenden kindlichen Gefährdung. Die kontinuierliche elektronische Registrierung der Kindsbewegungen kann über ein so genanntes Kineto-Kardiotokogramm (K-CTG) erfolgen. Im K-CTG werden additiv zum CTG in einem dritten Kanal Kindesbewegungen nach Anzahl und Dauer durch unterschiedliche Balkenlänge dargestellt. Über das Dopplerprinzip werden dabei durch einen geeigneten Algorithmus niederfrequente Signale von Extremitäten- und Körperbewegungen registriert. Die korrekte Bewegungserfassung ist dabei mit 81% Sensitivität und 98% Spezifität der mütterlichen Perzeption weit überlegen. Als pathologisch gilt eine Verkürzung der Kindsbewegungsdauer unterhalb der 5. Perzentile publizierter Normkurven (28; EL IIa). Die ebenfalls registrierte Kindsbewegungsanzahl wird erst sehr spät eingeschränkt und stellt somit keinen wertvollen Überwachungsparameter dar. Mit der Zuordnung von FHF-Akzelerationen zu Kindsbewegungen lässt sich bei suspekten FHF-Mustern z.B. die Lage der Baseline präzise definieren und so die Falschpositiv-Rate um bis zu 50% senken (28; EL IIa).

6.2 Subpartual

6.2.1 Fetalblutanalyse sub partu

Die diskontinuierliche Fetalblutanalyse (FBA) mit der Saling-Technik (75) erlaubt eine zuverlässige Säuren-Basen-Diagnostik. Sie ist von Medikamenteneinwirkungen weitgehend unabhängig.

Die Indikation zur FBA am fetalen Skalp ergibt sich aus dem Herzfrequenzmuster: Bei Hinweisen auf eine Hypoxämie sollte kurzfristig eine FBA durchgeführt werden.

Tab. 6: pH-Werte, PO_2 und Base excess (BE) aus dem Fetalblut (FBA) und empfohlenes Vorgehen (mod. nach FIGO).

Fetalblutanalyse (FBA)*	Folgerung
pH ≥ 7,25	FBA sollte bei persistierender FHF-Abnormalität innerhalb von 30 Minuten wiederholt werden.
pH 7,21–7,24	FBA sollte innerhalb von 30 Minuten wiederholt oder die Entbindung erwogen werden (bei raschem pH-Abfall seit der letzten Messung).
pH ≤ 7,20 PO_2 > 65 mm Hg (resp. Azidose) BE > –9,8 (z.B. –15) (met. Azidose)	Die rasche Entbindung ist insbesondere bei metabolischer Azidose indiziert.

* Alle Fetalblut-Messungen sollten vor dem Hintergrund des initialen pH-Wertes, des Metabolismus, des Geburtsfortschrittes und der sonstigen klinischen Befunde bei Fet und Mutter interpretiert werden.

Kontraindikationen bzw. Hinderungsgründe für eine FBA sind (mod. n. RCOG)

- maternale Infektion (z.B. HIV, Hepatitis A, C, Herpes-simplex-Virus),
- fetale Gerinnungsstörungen (z.B. Hämophilie),
- Frühgeburtlichkeit (< 34 SSW),
- geschlossene Zervix bzw. ungenügend eröffneter Muttermund,
- nicht führender Mehrling,
- Ende der Pressperiode (rasche Entbindung ist anzustreben).

Der für die Hypoxämie-Diagnostik wesentliche Parameter des fetalen Blutes ist der aktuelle pH-Wert. Für klinische Konsequenzen sind die maternogene Azidätssteigerung sowie der physiologische Abfall des pH-Wertes im fetalen Blut zu berücksichtigen. Die 10. Perzentile für pH-Werte des fetalen Blutes am Ende der Geburt ist am Termin 7,20. Neben der Azidätsmessung sind für eine differenzierte Zustandsdiagnostik die pO_2- und pCO_2-Bestimmung und die Berechnung des Basenexzess sinnvoll. Weniger störanfällig ist die Bestimmung der Laktat-Konzentration im fetalen Blut (18, 69).

Der Stellenwert der FBA ist in der kombinierten Geburtsüberwachung mit dem CTG zu sehen. In Fällen nicht interpretierbarer oder abnormer FHF-Muster gibt die Bestimmung der Parameter des Säure-Basen-Haushalts die notwendige diagnostische Sicherheit.

Der Einsatz der FBA führt zu einer signifikanten Reduktion vermeidbarer operativer Entbindungen und zu einer Reduktion neonataler Krämpfe (33, 90–92; EL Ib).

7 Dokumentations- und Aufbewahrungspflicht

Das CTG muss stets beurteilt und abgezeichnet werden. Jedes CTG ist mit den wichtigsten Personalien der Schwangeren, der Schwangerschaftswoche sowie (falls nicht automatisch vorhanden) mit Datum und Uhrzeit zu beschriften sowie zu befunden. Unter Zugrundelegung der berufsrechtlichen Regelung in den einzelnen Bundesländern sind ärztliche Aufzeichnungen (CTG und Patientenakte) mindestens zehn Jahre aufzubewahren. Bei der Verwendung elektronischer Speichermedien ist darauf zu achten, dass diese nicht überschreibbar bzw. löschbar sind und die zeitliche Speichervorgabe erfüllen können (16).

8 Fort- und Weiterbildung

Es gibt evidenzbasierte Daten, dass eine regelmäßige CTG-Schulung das fetale Outcome verbessert (6, 55; EL IIa). Der Einsatz elektronischer Systeme mit integrierter Signalanalyse (unauffällig, suspekt, pathologisch) ist für die Aus- und Weiterbildung sinnvoll, da der Lernerfolg vor und nach der Schulung objektiv gemessen werden kann (EL Ia).

9 Weitere Entwicklungen

9.1. Antepartuale Diagnostik

9.1.1. Automatisierte CTG-Auswertung

Die „Dawes-Redman-Kriterien" dienen ausschließlich der antepartualen fetalen Zustandsbeschreibung durch eine computerisierte Analyse der fetalen Herzfrequenz mit dem Ziel einer objektiven Beurteilung in kürzestmöglicher Zeit (minimal 10 min). Anhand von Korrelationen mit Outcome-Kriterien konnte gezeigt werden, dass das Erreichen der Dawes-Redman-Kriterien in hohem Maße eine Rückversicherung für einen ungefährdeten Feten darstellt (13, 83; EL IIa).

Rückversichernden Kriterien:

- Kurzzeitvariation (Short term variation, STV) > 4 ms (die STV misst die Variation der durchschnittlichen absoluten zeitlichen Differenz zwischen konsekutiven Herzschlägen – nur computerisiert erfassbar),
- Abwesenheit sinusoidaler Rhythmen,
- mindestens eine Episode hoher FHF-Variation,
- keine tiefen bzw. wiederholten FHF-Dezelerationen,
- FHF-Akzelerationen und/oder fetale Bewegungen,
- Normokardie.

Insbesondere eine Abnahme der STV kann in serieller Beobachtung auf eine zunehmende Kompromittierung des Feten zwischen 25. und 38. SSW hinweisen (EL IIa), siehe Tabelle 7.

Tab. 7: Zusammenhang zwischen Kurzzeitvariation metab. Azidose und intrauterinem Fruchttod (IUFT).

STV (ms)	< 2,6	2,6–3,0	> 3,0
Metab. Azidose	10,3%	4,3%	2,7%
IUFT	24,1%	4,3%	0%

Allerdings liegen derzeit noch keine prospektiv randomisierten Studien vor, die den Nutzen der Methode belegen. Derartige Studien befinden sich in Vorbereitung (Oxford-, TRUFFLE-Studie).

9.1.2. Andere Ansätze

Eine andere Methode beschäftigt sich mit der elektronischen Quantifizierung relevanter Herzfrequenzmuster und deren Korrelation mit den perinatalen Daten (Q-CTG) (68; EL IIb).

Eine weitere Variante ist die Online-Analyse der fetalen Herzfrequenz nach dem FIGO-Schema in Form eines Ampelsystems (grün = o.B., gelb = suspekt, rot = pathologisch [77; IIb]). Das System wurde mit der visuellen Analyse von CTG-Experten getestet und führt zu einer signifikanten Verbesserung der Reproduzierbarkeit. Seit Kurzem kann die STV nach Dawes/Redman auch geräteunabhängig online berechnet und mit dem FIGO-Score kombiniert werden (76).

Studien zum Einsatz von mobilen CTG-Geräten, die das telemedizinische Home Monitoring gestatten, zeigen übereinstimmend die Sicherheit der Technik und eine hohe Patientenzufriedenheit.

Die Einführung elektronischer Dokumentationssysteme wird aufgrund verschiedener Aspekte (Online-Auswertung mit höherer Reproduzierbarkeit) allgemein empfohlen (EL IV). Entschieden abzulehnen sind aber alle Systeme, die in die ärztliche Entscheidungs- und Therapiehoheit eingreifen oder haftungsrechtliche Konsequenzen für den Arzt nach sich ziehen können.

Es ist derzeit allerdings noch offen, ob aus derartigen Analysen detaillierte bzw. verbindliche Handlungsempfehlungen abgeleitet werden können.

9.2. Subpartual

9.2.1 ST-Strecken-Analyse (STAN)** mit direktem fetalem EKG

Der Anstieg der T-Wellen-Amplitude ist das Ergebnis eines vermehrten Glykogen-Abbaues der Myokardzellen während einer metabolischen Azidose. Der T/QRS-Quotient steigt daher mit zunehmender fetaler Hypoxie und konsekutiver metabolischer Azidose während der Geburt an. Die Methode kann nach 36 abgeschlossenen Schwangerschaftswochen eingesetzt werden (Kontraindikationen für STAN und Fetalelektrode wie bei FBA).

Um klinische Schlussfolgerungen ziehen zu können, muss die FHF zusammen mit den „ST-events"-Markierungen analysiert werden.

Studien zeigen sowohl eine Reduktion der Rate operativer Entbindungen als auch eine Reduktion der Rate von Neugeborenen mit metabolischer Azidose. Die kontinuierliche Information über einen metabolischen Parameter ermöglicht unter gewissen Vorbedingungen (30-minütige Vorlaufregistrierung, anfängliche Prüfung des fetalen Säure-Basen-Haushaltes des Feten) eine Reduzierung der FBA-Anzahl mit der Saling-Technik bei Erhalt der Überwachungssicherheit (57; EL IIa).

Bei pathologischen Signalen ist jedoch die fetale Hypoxämie/Hypoxie häufig bereits weit fortgeschritten, so dass wenig Handlungsspielraum verbleibt.

Die Methode wurde in einem Cochrane-Review von 2006 (7; 57) zusammengefasst: In vier Studien mit knapp 10.000 Gebärenden wurde die Aussagekraft des CTG mit bzw. ohne zusätzlicher STAN-Analyse verglichen (EL Ia). In der Gruppe mit STAN wurden signifikant weniger Kinder mit schwerer Azidose, neonataler Enzephalopathie, operativer Entbindung und Skalpblutuntersuchung geboren. Die geringere Azidosefrequenz in der mit STAN überwachten Gruppe wird weniger auf die schlechtere Sensitivität des CTG, sondern mehr auf zusätzliche Hinweise auf eine fetale Gefährdung durch den STAN zurückgeführt (71). Die negativen Aspekte des STAN liegen in der Notwendigkeit der Überwachung mittels Skalpelektrode.

Das Hauptproblem der Evaluation der STAN-Methode liegt darin, dass keine Studie versucht hat, eine Vermeidung des „Treatment Paradox" zu erzielen (56). Hierunter versteht man, dass einem Test u.U. deshalb ein schlechter Vorhersagewert nachgesagt wird, weil während der Evaluationsphase der Kliniker in Kenntnis des Ergebnisses Fälle mit einem abnormen Ergebnis durch eine wirksame Therapie behandelt hat. Der Kliniker assoziiert dann ein abnormes Ergebnis mit einem guten Outcome. Auch das Umgekehrte kann der Fall sein.

Bis zum Vorliegen einer solchen Studie kann die Methode nicht breit empfohlen werden.

9.2.2 Pulsoxymetrie

Die fetale Pulsoxymetrie misst subpartual die Sauerstoffsättigung ($FSpO_2$) z.B. an der kindlichen Wange bzw. am fetalen Skalp (durch Spiralelektrode). Tierexperimentelle und klinische Studien belegen, dass mit Unterschreiten von 30% $FSpO_2$ die Zahl fetaler Hypoxämien deutlich zunimmt.

In einem Cochrane-Review von 2004 erfüllt lediglich eine Studie die strengen Auflagen (19; EL Ib). Obwohl die Schnittentbindungsrate wegen drohender Hypoxie in der Pulsoxymetrie-Gruppe niedriger lag, blieb die Gesamtrate unverändert. In einer Arbeit von 2006 (9) wurden über 5000 Gebärende methodologisch korrekt verglichen. In der einen Gruppe wurden die Pulsoxymetrie-Daten dem Kliniker während der Geburt mitgeteilt, in der anderen Gruppe konnten diese Signale nicht eingesehen werden. Die Kenntnisse der Pulsoxymetrie führten dabei weder zu einer Senkung der Schnittentbindungsrate noch zu einer Senkung der Azidoserate.

Zusätzlich zu diesen Daten scheint die Pulsoxymetrie eine geringere Sensitivität zur Erfassung eines fetalen Gefahrenzustandes zu haben als das CTG. Dies gilt insbesondere bei Auftreten einer fetalen Anämie, bei welcher die Sauerstoffsättigung zwar sehr gut, die Sauerstoffversorgung des Körpers aber sehr schlecht sein kann.

Auch wenn technische Probleme von Signalverlusten aufgrund mangelhafter Sensorfixierung durch eine invasive Skalpelektrode weitgehend gelöst wurden, kann die Pulsoxymetrie als Zusatzverfahren zum Monitoring unter der Geburt nach der derzeitigen Datenlage nicht empfohlen werden.

10 Zusammenfassende Empfehlung

Antepartual ist das CTG geeignet, bei Risikoschwangerschaften, die durch Anamnese- bzw. Befundrisiken (s. Indikationen) ermittelt werden, Hinweise für eine drohende kindliche Gefährdung zu geben. Der Vorwarneffekt für eine Dekompensation variiert allerdings zwischen einem und vier Tagen. Es ist daher sinnvoll, bei chronisch gefährdeten Schwangerschaften zusätzliche Überwachungsinstrumente mit längerer Vorwarnzeit einzusetzen, wie die Dopplersonographie, die Ermittlung der Fruchtwassermenge per Ultraschall oder die Messung der Kindsbewegungsdauer mittels K-CTG. Die durch zahlreiche Stör- und Einflussgrößen bis zu 60% hohe Falschpositiv-Rate des CTG kann durch Einsatz der Dopplersonographie, Verlängerung der FHF-Registrierdauer bzw. fetale Stimulation (Weckversuch) reduziert werden.

Das subpartuale CTG-Monitoring führt bei Analyse der hypoxiebedingten Morbidität sowohl zu einer signifikanten Reduktion der perinatalen Mortalität als auch zu einer signifikanten Reduktion der neonatalen Morbidität (Reduzierung der Häufigkeit von Krampfanfällen in der Neugeborenenperiode sowie der Häufigkeit von Zerebralparesen). Die subpartual ebenfalls hohe Falschpositiv-Rate des CTG und eine möglicherweise damit verbundene erhöhte operative Entbindungsfrequenz kann durch den ergänzenden Einsatz von Fetalblutanalysen reduziert werden.

Ante- wie auch subpartual soll der Zustand des Feten durch Einsatz möglichst objektiver Bewertungskriterien beurteilt werden. Hierzu eignen sich in besonderer Weise Scores, die die Parameter des CTGs visuell quantifizieren, und bereits in Entwicklung befindliche elektronische Verfahren, die das CTG „online" analysieren.

Grundsätzlich ist die Kenntnis von Physiologie und Pathophysiologie der fetalen Herz-Kreislauf-Regulation notwendige Voraussetzung für eine adäquate Interpretation der Herzfrequenzsteuerung.

11 Literatur

1. Agrawal SK, Doucette F, Gratton R, Richardson B, Gagnon R. Intrapartum computerized fetal heart rate parameters and metabolic acidosis at birth. Obstet Gynecol 2003; 102: 731–738

2. Alfirevic Z, Neilson JP. Biophysical profile for fetal assessment in high risk pregnancies. In: The Cochrane Library 2004; 2. Chichester, UK: John Wiley & Sons, Ltd

3. American College of Obstetricians and Gynecologists. Intrapartum fetal heart rate monitoring. ACOG Technical Bulletin No 132. Washington, DC 1989

4. American College of Obstetricians and Gynecologists. Fetal heart rate patterns: monitoring, interpretation, and management. ACOG Technical Bulletin No 207. Int J Gynaecol Obstet 1995; 51: 65–74

5. Ashkenazi S, Metzker A, Merlob P, et al. Scalp changes after fetal monitoring. Arch Dis Child 1985; 60: 267–269

6. Beckley S, Stenhouse E, Greene K. The development and evaluation of a computer-assisted teaching programme for intrapartum fetal monitoring. Br J Obstet Gynecol 2000; 107: 1138–1144

7. Berger R, Bender S, Sefkow S, Klingmüller V, Künzel W, Jensen A. Peri/intraventricular haemorrhage: a cranial ultrasound study on 5286 neonates. Eur J Obstet Gynecol Reprod Biol 1997; 75: 191–203

8. Bernardes J, Costa Pereira A, Ayres de Campos D, et al. Evaluation of interobserver agreement of cardiotocograms. Int J Gynecol Obstet 1997; 57: 33–37

9. Bloom SL, Spong CY, Thom E, Varner MW, Rouse DJ, Weininger S, Ramin SM, Caritis SN, Peaceman A, Sorokin Y, Sciscione A, Carpenter M, Mercer B, Thorp J, Malone F, Harper M, Iams J, Anderson G. Fetal pulse oximetry and caesarean delivery. New Engl J Med 2006; 355: 195–202

10. Brown VA, Sawers RS, Parsons RJ, et al. The value of antenatal cardiotocography in the management of high risk pregnancy: a randomized controlled trial. Br J Obstet Gynaecol 1982; 89: 716–722

11. Carbonne B, Langer B, Goffinet F, et al. Clinical importance of fetal pulse oximetry. II. Comparative predictive values of oximetry and scalp pH. Multicenter study. J Gynecol Obstet Biol Reprod (Paris) 1999: 28: 137–144

12. Cibilis LA. On intrapartum fetal monitoring. Am J Obstet Gynecol 1996; 174: 1382–1389

13. Dawes GS, Moulden M, Redman CWG. Short term fetal heart rate variation, decelerations, and umbilical flow velocity waveforms before labour. Obstet Gynecol 1992; 80: 673–78

14. Daumer M, Scholz M, Boulesteix AL, Pildner von Steinburg S, Schiermeier S, Hatzmann W, Schneider KTM. The normal fetal heart rate study: analysis plan. Nature Proceedings 2007; 10.1038/npre.980.1

15. Devoe LD, Ross M, Wilde C et al. United States multicenter clinical usage study of the STAN 21 electronic fetal monitoring system. Am J Obstet Gynecol 2006; 195: 729–734

16. DKG Leitfaden: Aufbewahrungsverpflichtungen und –fristen von Dokumenten im Krankenhaus. NKG Mitteilung 2006; 394

17. Drogtrop AP, Ubels R, Nijhuis JG. The association between fetal body movements, eye movements, and heart rate patterns in pregnanccies between 25 and 30 weeks of gestation. Early Hum Dev 1990; 23: 67–73

18. Dudenhausen JW, Luhr C, Dimer JS. Umbilical artery blood gases in healthy term newborn infants. Int J Gynecol Obstet 1997; 57: 251–258

19. East CE, Colditz PB. Fetal pulse oximetry for fetal assessment in labour. Cochrane database of systematic reviews 2004; 4: 1–28

20. Fedorkow DM, Stewart TJ, Parboosingh J. Fetal heart rate changes associated with general anestesia. Am J Perinat 1989; 6: 287–288

21. Ferrazzi E, Rigano S, Bozzo M, Bellotti M, Giovannini N, Galan H, Battaglia FC. Umbilical vein blood flow in growth-restricted fetuses. Ultrasound Obstet Gynecol 2000; 16: 432–438

22. Flynn AM, Kelly J, Mansfield H, et al. A randomized controlled trial of non-stress-antepartum cardiotocography. Br J Obstet Gynaecol 1982; 89: 427–433

23. Gaffney G, Flavell V, Johnson A, et al. Cerebral palsy and neonatal encephalopathy. Arch Dis Child Fetal Neonat Ed 1994; 70: F195–F200

24. Gaffney G, Sellers S, Flavell V, et al. A Case-control study of intrapartum care, cerebral palsy, and perinatal death. Br Med J 1994; 308: 743–750

25. Garcia J, Corry M, MacDonald D, et al. Mothers' views of continuous electronic fetal heart monitoring and intermittent auscultation in a randomized controlled trial. Birth 1985; 12: 79–86

26. Garite TJ, Dildy GA, McNamara H, et al. A multicenter controlled trial of fetal pulse oximetry in the intrapartum management of nonreassuring fetal heart rate patterns. Am J Obstet Gynecol 2000;183: 1049–1058

27. Garnier Y, Coumans A, Berger R, et al. Endotoxemia severely affects circulation during normoxia and asphyxia in immature fetal sheep. J Soc Gynecol Invest 2001; 8: 134–142

28. Gnirs J, Schelling M, Kolben M, Schneider KTM. Referenzkurven für das fetale Bewegungsprofil. Geburtsh Frauenheilkd 1998; 58: 355–362

29. Gonser M, König M, Marzusch K. Schema zur CTG-Interpretation nach den FIGO-Richtlinien. Gynäkol Prax 1995; 19: 649–659

30. Grant A, O'Brien N, Joy MT, et al. Cerebral palsy among children born during the Dublin randomised trial of intrapartum monitoring. Lancet 1989; 8674: 1233–1236

31. Hansen PK, Smith SF, Nim J, et al. Maternal attitudes to fetal monitoring. Eur J Obstet Gynecol Reprod Biol 1985; 20: 43–51

32. Haverkamp AD, Thompson HE, McFee JG, Cetrulo C. The evaluation of continuous fetal heart rate monitoring in high-risk pregnancy. Am J Obstet Gynecol 1976; 125: 310–317

33. Haverkamp AD, Orleans M, Langendoerfer S, et al. A controlled trial of the differential effects of intrapartum fetal monitoring. Am J Obstet Gynecol 1979; 134: 399–412

34. Herbst A, Ingemarsson I. Intermittent versus continuous electronic fetal monitoring in labour: a randomized study. Br J Obstet Gynaecol 1994; 101: 663–668

35. Impey L, Reynolds M, MacQuillan K, et al. Admission cardiotocography: a randomised controlled trial. Lancet 2003; 361: 465–470

36. Jensen A, Martius G. Überwachung und Leitung der Entbindung. In: Martius G, Rath W (Hrsg.). Geburtshilfe und Perinatologie. Thieme, Stuttgart, 1991: 386–442

37. Jensen A, Roman C, Rudolph AM. Effects of reducing uterine blood flow distribution and oxygen delivery. J Developmental Physiology 1991; 15: 309–323

38. Keith RDF, Beckley S, Garibaldi JM, et al. A multicentre comparitive study of 17 experts and an intelligent computer system for managing labour using the cardiotocogram. Br J Obstet

Gynaecol 1995; 102: 688–700

39. Kelso AM, Parsons RJ, Lawrence GF, et al. An assessment of continuous fetal heart rate monitoring in labor. Am J Obstet Gynecol 1978; 131: 526–532

40. Kidd L, Patel N, Smith R. Non-stress antenatal cardiotocography – a prospective randomized clinical trial. Br J Obstet Gynaecol 1985; 92: 1156–1159

41. Killien MG, Shy K. A randomized trial of electronic fetal monitoring in preterm labor: mother's views. Birth 1989; 16: 7–12

42. Koepcke E, Seidenschnur G. Risk of infection in generalized invasive supervision of labor. Zentralbl Gynakol (Germany, East) 1983; 105 (17): 1130–1134

43. Kuhnert M, Schmidt S. Intrapartum management of nonreassuring fetal heart rate patterns: A randomized controlled trial of fetal pulse oximetry. Am J Obstet Gynecol 2004; 191: 1989–1995

44. Langendoerfer S, Haverkamp AD, Murphy J, et al. Pediatric follow up of a randomised controlled trial of intrapartum fetal monitoring techniques. J Ped 1980; 97: 103–107

45. Leveno KJ, Cunningham FG, Nelson S, et al. A prospective comparison of selective and universal electronic fetal monitoring in 34,995 pregnancies. N Engl J Med 1986; 315: 615–619

46. Lotgering FK, Wallenburg HCS, Schouten HJA. Interobserver and intraobserver variation in the assessment of antepartum cardiotocograms. Am J Obstet Gynecol 1982; 144: 701–705

47. Lumley J, Lester A, Anderson I, et al. A randomized trial of weekly cardiotokography in high-risk obstetric patients. Br J Obstet Gynaecol 1983; 90: 1026–1028

48. Luthy DA, Shy KK, van Belle G. A randomized trial of electronic fetal heart monitoring in premature labor. Obstet Gynecol 1987; 69: 687–695

49. MacDonald D, Grant A, Sheridan-Perreira M. The Dublin randomized controlled trial of intrapartum fetal heart rate monitoring. Am J Obstet Gynecol 1985; 152: 524–539

50. Maeda K. FIGO News: Report of the FIGO Study Group on the Assessment of New Technology. Evaluation and standardization of fetal monitoring. Int J Gynaecol Obstet 1997; 59: 169–173

51. Mahomed K, Nyoni R, Mulambo T, et al. Randomised controlled trial of intrapartum fetal heart rate monitoring. Br Med J 1994; 308: 497–500

52. Mardirosoff C, Dumont L, Boulvain M, Tramer MR. Fetal bradycardia due to intrathecal opioids for labour analgesia: a systematic review. Br J Obstet Gynecol 2002; 109: 274–281

53. Miller DA, Yolanda AB, Richard HP. The modified biophysical profile: Antepartum testing in the 1990s. Am J Obstet Gynecol 1996; 174: 812–817

54. Morgenstern J, Abels T, Somville T, et al. Accuracy of fetal heart rate monitoring. Gynäkologe 1994; 27: 123–129

55. Murray ML, Higgins P. Computer versus lecture: strategies for teaching fetal monitoring. J Perinatol 1996; 16: 15–19

56. National Health and Medical Research Council. How to review the evidence: systematic identification and review of the scientific literature. Biotext, 1999, Canberra

57. Neilson JP. Fetal electrocardiogram (ECG) for fetal monitoring during labour. The Cochrane Library 2004; 2. Chichester, UK: John Wiley & Sons, Ltd.STAN

58. Neldam S, Osler M, Hansen PK, et al. Monitoring of labour with cardiotocography and stethoscopic examination in normal and at risk deliveries. A controlled clinical investigation

(translation). Ugeskrift for Laeger 1985; 147: 2901–2907

59. Neldam S, Osler M, Hansen PK, et al. Intrapartum fetal heart rate monitoring in a combined low- and high-risk population: a controlled clinical trial. Eur J Obstet Gynecol Reprod Biol 1986; 23: 1–11

60. Nelson KB, Dambrosia JM, Ting TY, et al. Uncertain value of electronic fetal monitoring in predicting cerebral palsy. N Engl J Med 1996; 334: 613–618

61. NICHD (National Institute of Child Health and Human Development). Electronic fetal heart rate monitoring: Research guidelines for interpretation. Research Planning Workshop. Am J Obstet Gynecol 1997; 177: 1385–1390

62. Nijhuis JG, van de Pas M. Behavioral states and their ontogeny: human studies. Semin Perinatol 1992; 16: 206–210

63. Noren H, Blad S, Carlsson A, Flisberg A, Gustavsson A, Lilja H, Wennergren M, Hagberg H. STAN in clinical practice – The outcome of 2 years of regular use in the city of Gothenburg. Am J Obstet Gynecol 2006; 195: 7–15

64. OLG Oldenburg 15.5.90 5U 114/89; OLG Karlsruhe 28.11.97 U 28/79; OLG Hamburg 30.03.79 1 U 115/77; BGH NJW 1992, 1560=VersR 1992: 745

65. Pattison N, McCowan L. Cardiotocography for antepartum fetal assessment (Cochrane Review). The Cochrane Library 2004; 2. Chichester, UK: John Wiley & Sons, Ltd

66. Petrie RH, Yeh SY, Murata Y, et al. The effects of drugs on fetal heart rate variability. Am J Obstet Gynecol 1987; 130: 294–299

67. Renou P, Chang A, Anderson I. Controlled trial of fetal intensive care. Am J Obstet Gynecol 1976; 126: 470–476

68. Roemer VM. Quantitative CTG-Bewertung sub partu mit einem neuen CTG-Score: Wie gut sind die Korrelationen mit den Parametern des fetalen Säure-Basen-Haushaltes im Nabelschnurblut? Z Geburtshilfe Neonatol 2003; 121–126

69. Rooth G. Perinatal acid-base balance. Studentlitteratur, Lund, 1988

70. Rooth G, Huch A, Huch R. FIGO News: Guidelines for the use of fetal monitoring. Int J Gynaecol Obstet 1987; 25: 159–167

71. Rosen KG. Fetal electrocardiogram waveform analysis in labour. Curr Opin Obstet Gynecol 2005; 17: 147–150

72. Royal College of Obstetricians and Gynaecologists: The Use of Electronic Fetal Monitoring. Evidence-based Clinical Guideline Number 8, 2001

73. Rüttgers H. Kardiotokographie. Standards in der Perinatalmedizin. Perinat Med 1989; 1: 9–14

74. Samueloff A, Langer O, Berkus M, Field N, Xenakis E, Ridgway L. Is fetal heart rate variability a good predictor of fetal outcome? Acta Obstet Gynecol Scand 1994; 73: 39–44

75. Saling E. Das Kind im Bereich der Geburtshilfe. Thieme, Stuttgart, 1966

76. Schiermeier S, Westhof G, Daumer M, Scholz M, Hatzmann W. Die Kurzzeitvariation der fetalen Herzfrequenz und der FIGO-CTG-Score. Erste Erfahrungen in der Kombination dieser Überwachungsparameter. Geburtsh Frauenheilk 2006; 66: 752–755

77. Schindler T. Delayed Moving Window Algorithm for Online Cardiotocogram Analysis – A Comparison of Computerized CTG Analysis, 1. Auflage. Verlag Mainz, Aachen, 2002

78. Schneider KTM. Die Überwachung der Geburt aus forensischer Sicht. Gynäkologe 1994; 27:

79. Schneider KTM, Bung P, Weber S, et al. An orthostatic uterovascular syndrome – A prospective, longitudinal study. Am J Obstet Gynecol 1993; 169: 183–189

80. Shy KK, Luthy DA, Bennett FC, et al. Effects of electronic fetal heart rate monitoring, as compared with periodic auscultation, on neurologic development of premature infants. N Engl J Med 1990; 322: 588–593

81. Spencer JA, Badawi N, Burton P, et al. The intrapartum CTG prior to neonatal encephaopathy at term: a case-control study. Br J Obstet Gynaecol 1997; 104: 25–28

82. Staisch KJ, Westlake JR, Bashore RA. Blind oxytocin challenge test and perinatal outcome. Am J Obstet Gynecol 1980; 138: 399–403

83. Street P, Dawes GS, Moulden M, Redman CWG. Short term variation in abnormal antenatal fetal heart rate records. Am J Obstet Gynecol 1991; 165: 515–523

84. Tan KH, Smyth R. Fetal vibroacoustic stimulation for facilitation of tests of fetal wellbeing (Cochrane Review). The Cochrane Library 2004; 2. Chichester, UK: John Wiley & Sons, Ltd

85. Thacker SB, Berkelman RL. Assessing the diagnostic accuracy and efficacy of selected antepartum fetal surveillance techniques. Obstet Gynecol Surv 1986; 41: 121–141

86. Thacker SB, Stroup D, Chang M. Continuous electronic heart rate monitoring for fetal assessment during labor (Cochrane Review). The Cochrane Library 2004; 2. Chichester, UK: John Wiley & Sons, Ltd

87. Trimbos JB, Keirse MJNC. Observer variability in assessment of antepartum cardiotocograms. Br J Obstet Gynaecol 1978; 85: 900–906

88. Van Geijn HP, Jongsma HW, Doesburg WH, et al. The effect of diazepam administration during pregnancy or labor on the heart rate variability of the newborn infant. Eur J Obstet Gynecol Reprod Biol 1980; 10: 187–201

89. Van Woerden EE, van Geijn HP. Factors influencing the fetal heart rate. In: van Geijn HP, Copray FJA (Hrsg.). A critical appraisal of fetal surveillance. Excerpta Medica, Amsterdam, 1994: 211–220

90. Vintzileos AM, Antsaklis A, Varvarigos I, et al. A randomized trial of intrapartum electronic fetal heart rate monitoring versus intermittent auscultation. Obstet Gynecol 1993; 81: 899–907

91. Vintzileos AM, Nochimson DJ, Antsaklis A et al. Comparison of intrapartum electronic fetal heart rate monitoring versus intermittent auscultation in detecting fetal acidemia at birth. Am J Obstet Gynecol 1995; 173: 1021–1024

92. Vintzileos AM, Nochimson DJ, Guzman ER, et al. Intrapartum electronic fetal heart rate monitoring versus intermittent auscultation: a meta-analysis. Obstet Gynecol 1995; 85: 149–155

93. Visser GH, Dawes GS, Redman CW. Numerical analysis of the normal human antenatal fetal heart rate. Br J Obstet Gynaecol 1981; 88: 792–802

94. Voigt M, Schneider KT, Jahrig K. Analyse des Geburtengutes des Jahrgangs 1992 der Bundesrepublik Deutschland. Teil 1: Neue Perzentilwerte für die Körpermaße von Neugeborenen. Geburtshilfe Frauenheilkd 1996; 56: 550–558

95. Westergaard HB, Langhoff-Roos J, Lingman G, Marsal K, Kreiner S. A critical appraisal in high-risk pregnancies: use of meta-analysis in evidence-based obstetrics. Ultrasound. Obstet Gynecol 2001; 17: 466–76

96. Westerhuis ME, Moons KG, van Beek E, Bijvoet SM, Drogtrop AP, van Geijn HP, van Lith

JM, Mol BW, Nijhuis JG, Oei SG, Porath MM, Rijnders RJ, Schuitemaker NW, van der Tweel I, Visser GH, Willekes C, Kwee A. A randomised clinical trial on cardiotocography plus fetal blood sampling versus cardiotocography plus ST-analysis of the fetal electrocardiogram (STAN(R)) for intrapartum monitoring. BMC Pregnancy Childbirth 2007; 26: 13

97. Wood C, Renou P, Oats J, et al. A controlled trial of fetal heart rate monitoring in a low-risk obstetric population. Am J Obstet Gynecol 1981; 141: 527–534

98. Woodward LJ, Anderson PJ, Austin NC, Howard K, Inder TE. Neonatal MRI to predict neurodevelopmental outcomes in preterm infants. N Engl J Med 2006; 355 (7): 685–694

Erstfassung	2005
Überarbeitung	2008
Beteiligte Fachgesellschaften, Arbeitsgemeinschaften und Organisationen	Deutsche Gesellschaft für Gynäkologie und Geburtshilfe • Board für Pränatal- und Geburtsmedizin • Arbeitsgemeinschaft Materno-fetale Medizin • Arbeitsgemeinschaft Medizinrecht Deutsche Gesellschaft für Perinatale Medizin
Autoren der letzten Überarbeitung	Prof. Dr. med. K. T. M. Schneider, München (Federführung) Prof. Dr. med. M. Butterwegge, Osnabrück Dr. rer. nat. M. Daumer, München Prof. Dr. med. J. Dudenhausen, Berlin PD Dr. med. M. Gonser, Wiesbaden Prof. Dr. med. B. J. Hackeloer, Hamburg Prof. Dr. med. P. Husslein, Wien Prof. Dr. med. K. Hecher, Hamburg Prof. Dr. med. A. Jensen, Bochum Dr. med. S. Pildner von Steinburg, München Prof. Dr. med. W. Rath, Aachen Prof. Dr. med. R. Rauskolb, Northeim Prof. Dr. med. S. Schmidt, Marburg Prof. Dr. med. K. Vetter, Berlin Prof. Dr. med. R. Zimmermann, Zürich
Anmerkungen	S1-Leitlinie Methoden- und Leitlinienreport siehe Homepages der DGGG und der AWMF

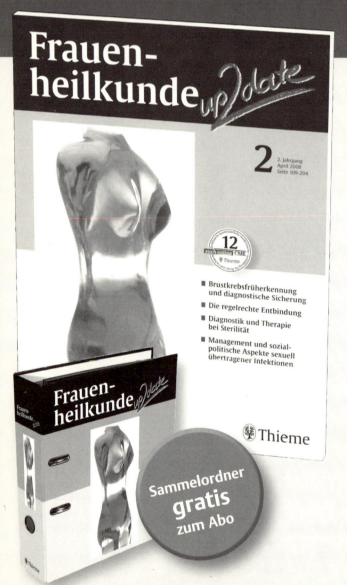

DGGG Leitlinienregister 2008	3	Pränatal- und Geburtsmedizin
	3.4	Geburtshilfe
	3.4.3	Geburt bei Beckenendlage
AWMF Leitlinienregister	015/051 (S1)	

Deutsche Gesellschaft für Gynäkologie und Geburtshilfe (DGGG),
Arbeitsgemeinschaft Materno-fetale Medizin (AGMFM)

Geburt bei Beckenendlage

Inhaltsverzeichnis

1 Vorbemerkungen 236

2 Derzeitige Situation 236

3 Klinische Untersuchung 237
   3.1 Klinische Beckenbeurteilung 237
   3.2 Ultraschalluntersuchung 238
   3.3 Formen der BEL und Entbindungsmodus 238
   3.4 Gestationsalter und Entbindungsmodus 238

4 Klinikstruktur 239

5 Präpartale Beratung und Aufklärung 239

6 Vaginale Geburt 239

Inhaltsverzeichnis (Fortsetzung)

7	Sectio caesarea bei Beckenendlage.	240
	7.1 Sekundäre Sectio	240
8	Zusammenfassung	240
9	Anhang: Äußere Wendung aus BEL	240
10	Literatur	241

1 Vorbemerkungen

Nach den Mutterschaftsrichtlinien (B II, h) stellt die regelwidrige Poleinstellung „Beckenendlage" (BEL) ein Schwangerschafts- und Geburtsrisiko dar. Für Risikoschwangerschaften und Risikogeburten wird in den Mutterschaftsrichtlinien unter B II 6. gefordert: „Der betreuende Arzt soll die Schwangere bei der Wahl der Entbindungsklinik unter dem Gesichtspunkt beraten, dass die Klinik über die nötigen personellen und apparativen Möglichkeiten zur Betreuung von Risikogeburten oder Risikokindern verfügt" (40).

2 Derzeitige Situation

Seit vielen Jahren wird der Entbindungsmodus von Einlingen in Beckenendlage am Termin im Hinblick auf peri- und neonatale Morbidität und Mortalität kontrovers diskutiert. So bildete sich im Jahre 1984 in Deutschland eine Expertengruppe (Standardkommission „Beckenendlage"), die eine Empfehlung für die Beckenendlagengeburtshilfe erarbeitete (5).

Seit der Publikation der Term Breech Trial Collaborative Group (19) wird die Diskussion um den Entbindungsmodus bei Beckenendlage neu geführt (11, 12, 16, 17, 22, 26, 29, 45, 46).

Wegen methodischer Mängel der Studie der Term Breech Trial Collaborative Group (TBT) kann der Präferenz der primären Sectio nicht als allgemeingültigem Standard gefolgt werden (11, 27, 30–33). Verschiedene nationale Fachgesellschaften (ACOG [1], RCOG [43]) sowie die Cochrane Database/Systematic Review (21) übernahmen jedoch die Empfehlungen des Term Breech Trial (19). Unberücksichtigt blieb bei diesen Empfehlungen, dass sie auf einem Untersuchungskollektiv von ca. 5% vaginaler Entbindungen basieren und Kliniken mit besseren perinatologischen Ergebnissen und Anwesenheit eines erfahrenen Geburtshelfers unterrepräsentiert waren. Daher schlossen sich viele nationale Fachgesellschaften den Empfehlungen des TBT (19) bzw. der Empfehlung des Cochrane Systematic Reviews (21) zur Beckenendlagengeburtshilfe nicht an, wie z. B. Norwegen (29).

Bei der Durchsicht und Bewertung der Literatur zeigt sich, dass die Ergebnisse der peri- und neonatalen (Früh-)Mortalität und Morbidität hauptsächlich von einer strengen Risikoselektion, der Qualifikation des Geburtshelfers und der dazugehörigen spezialisierten Struktur der Entbindungsklinik abhängen (2, 3, 6–10, 14, 16, 23, 24, 33, 34, 36, 39, 41, 46, 53). Je höher der Ausbildungsstand und je spezialisierter die Entbindungsklinik, desto geringer sind peri- und neonatale Morbidität und Mortalität bei vaginaler Entbindung aus Beckenendlage. Die Ergebnisse des 2-Jahres-Follow-ups der Kinder des Term Breech Trial unterstützen dies (52). Eine geplante Sectio caesarea reduziert im Vergleich mit einer geplanten vaginalen Geburt bei Beckenendlage nicht das Risiko eines neonatalen Todes oder einer neurologischen Entwicklungsverzögerung in einem Zeitraum bis zu zwei Jahren nach der Geburt. Der eigentliche Vorteil der geplanten Sectio caesarea scheint in der niedrigeren perinatalen Frühmorbidität zu liegen, die aber keinen Einfluss auf die Spätmorbidität ausübt. Die geplante Sectio caesarea kann einen eher seltenen intrapartalen Sauerstoffmangel bzw. ein Geburtstrauma vermeiden (10, 52, 54).

Um hohe Sectio-Raten bei Beckenendlage zu reduzieren, wird in vielen Publikationen auf den Versuch der externen Wendung verwiesen (10, 13, 21). Diese Methode besitzt einen hohen Stellenwert und sollte zum Standardrepertoire der geburtshilflichen Fort- und Weiterbildung gehören.

Die vorliegende Stellungnahme soll dazu beitragen, die Entscheidung zur vaginalen Geburt bzw. zur elektiven Sectio caesarea anhand wissenschaftlicher Daten zu erleichtern.

3 Klinische Untersuchung

3.1 Klinische Beckenbeurteilung

Eine Beckenbeurteilung erfolgt klinisch durch einen erfahrenen Geburtshelfer. Aufwendige radiologische oder magnetresonanztomographische Untersuchungen zur Beurteilung der mütterlichen Beckenverhältnisse sind im Prinzip entbehrlich (Literatur bei 10, S. 33ff.).

3.2 Ultraschalluntersuchung

Zielstellung der Fetometrie ist die Beurteilung der Größe und der Proportionen des Feten. Die größte Wahrscheinlichkeit einer komplikationsarmen vaginalen Entbindung besteht bei zeitgerecht entwickeltem Kind und annähernd gleich großen Umfangsproportionen von Kopf und Abdomen. Daher ist die Messung der fetalen Kopfmaße (biparietaler und fronto-occipitaler Durchmesser bzw. Kopfumfang) und Abdomenmaße (transversaler und a.-p.-Durchmesser bzw. größter Abdomenumfang – entspricht nicht der ATD-Ebene) eine unabdingbare Voraussetzung zur Einschätzung des Geburtserfolges.

Zur ultrasonographischen Diagnose der fetalen Makrosomie eignet sich der Abdominalumfang > 35 cm, geschätztes Gewicht > 4000 g bzw. > 38 cm, geschätztes Gewicht > 4500 g (15, 25, 48).

3.3 Formen der BEL und Entbindungsmodus

Am Termin beobachtet man in ca. 70% der Fälle eine reine Steißlage und in ca. 20% eine Steiß-Fußlage. Feten mit reiner Steißlage sowie mit Steiß-Fußlage können bis zu 70% vaginal entwickelt werden. Bei einer Steiß-Fußlage muss jedoch mit einer erhöhten Wahrscheinlichkeit von Nabelschnur- bzw. Extremitätenvorfällen (Fußlage) gerechnet werden.

Eine Fußlage entwickelt sich zu ca. 10% aus einer Steiß-Fußlage und kann daher erst intra partum und nach Blasensprung diagnostiziert werden. Das Kriterium für die Indikationsstellung zur sekundären Sectio caesarea sind die gesprungene Fruchtblase und das ausgestreckte Bein des Fetus (Fußvorfall/Fußlage) in Abhängigkeit von der Zervixweite und dem Höhenstand des Steißes.

3.4 Gestationsalter und Entbindungsmodus

Die Rate an sekundären Sectiones caesareae betrug in allen Gestationswochen zwischen 30 und 40% (10). Bei einem Gestationsalter < 37+0 SSW existiert aufgrund fehlender Daten und Evidenz keine Empfehlung zum Entbindungsmodus (53). Ob eine primäre Sectio caesarea gegenüber einer vaginalen Entbindung Vorteile für das Frühgeborene besitzt, ist unklar. Die Entscheidung ist von der klinischen Gesamtsituation abhängig.

4 Klinikstruktur

Für eine vaginale Geburt aus Beckenendlage muss in der Geburtsklinik ein versierter Facharzt anwesend sein. In der Geburtsklinik soll ein neonatologisches und anästhesiologisches Team jederzeit für den geburtshilflichen Einsatz abrufbar sein, gegebenenfalls müssen diese Teams anlässlich einer Entbindung aus BEL anwesend sein.

5 Präpartale Beratung und Aufklärung

Anlässlich der Vorstellung zur Entbindung in einer Frauenklinik sollte mit der Schwangeren ein ausführliches Informationsgespräch geführt werden. In diesem soll sie von einem Facharzt über den Geburtsablauf, die möglichen Risiken, Vor- und Nachteile der vaginalen sowie der abdominal-operativen Entbindung aufgeklärt werden. Besonderes Gewicht sollen die Qualifikation der Geburtshelfer sowie die vorhandene Klinikstruktur erhalten. Nulliparität stellt keine Kontraindikation für eine vaginale Entbindung dar.

Unter Berücksichtigung der klinischen Gesamtsituation ergibt sich das Beratungsergebnis.

Wichtig ist die Erzielung eines Einverständnisses der Schwangeren zum vorgesehenen Entbindungsmodus (Zustimmung nach Information – „informed consent").

6 Vaginale Geburt

Nach Ausschluss von Kontraindikationen zur vaginalen Entbindung (s. u.) sollte diese in üblicher Weise wie eine Entbindung aus Schädellage betreut werden (CTG-Registrierung, ggf. Fetalblutuntersuchung, Ultraschall). Die Geburtsdynamik und das Befinden des Feten entscheiden letztlich über eine Indikation zur sekundären Sectio caesarea. Eine Katheter-Periduralanästhesie ist empfehlenswert.

Spezifische Kontraindikationen für einen geplanten vaginalen Entbindungsversuch aus BEL sind:

- Wachstumsretardierung des Fetus (< 10. Perzentile),
- sonographisches Schätzgewicht gleich oder größer 3800 g (2),
- Dysproportion (KU >> AU),
- Fußlage,
- Beckenanomalie.

7 Sectio caesarea bei Beckenendlage

Die Sectio caesarea stellt eine gleichwertige alternative Geburtsform bei BEL dar. Die primäre, elektive Sectio weist etwa die gleichen maternalen Morbiditäts- und Mortalitätsraten auf wie eine vaginale Entbindung (50). Bei der Beratung zu berücksichtigen sind die spezifischen Aspekte von Schwangerschaft und Geburt nach Kaiserschnitt (4, 18, 28, 37, 47, 49, 51).

Diese Fakten müssen Inhalt des Aufklärungsgespräches zum geplanten Geburtsmodus sein. In diesem Gespräch soll der Arzt darauf hinweisen, dass der vaginale Entbindungsversuch das Risiko einer sekundären Sectio caesarea – auch einer Notsectio – mit entsprechenden Risiken beinhaltet.

7.1 Sekundäre Sectio

Ein protrahierter Geburtsverlauf spielt neben den üblichen Kriterien für eine sekundäre Sectio eine größere Rolle als bei einer Geburt aus Schädellage.

8 Zusammenfassung

Wünscht eine Schwangere eine vaginale Geburt bei BEL, kann diesem Wunsch entsprochen werden, wenn den gegeben Empfehlungen unter besonderer Berücksichtigung der Mutterschaftsrichtlinien (B II, 6.) gefolgt wird. Dazu gehören:

- individualisierte und ergebnisoffene Beratung der Schwangeren,
- adäquate Struktur und Organisation der Geburtsklinik,
- Qualifikation der Geburtshelfer.

9 Anhang: Äußere Wendung aus BEL

Die äußere Wendung kann ab 36+0 SSW durchgeführt werden. Ein ergebnisoffenes Aufklärungsgespräch über den Eingriff inklusive potentielle Nebenwirkungen und Risiken sollte nach Möglichkeit wenigstens einen Tag vor dem Eingriff stattgefunden haben.

Eine Anästhesie zum Wendungsversuch ist nicht indiziert. Während des Wendungsversuchs soll die Möglichkeit einer notfallmäßig durchzuführenden Sectio caesarea sichergestellt sein. Eine Tokolyse ist nicht zwingend erforderlich. Dauer und Häufigkeit einer CTG-Registrierung nach dem Wendungsversuch sollen in Abhängigkeit von der klinischen Situation angeordnet werden. Sonographische Lagekontrollen sind nach einem erfolgreichen Wendungsversuch obligatorisch. Schwangere mit negativem Rhesusfaktor erhalten nach dem Wendungsversuch eine Anti-D-Prophylaxe. Die Wendung wird als (tages-)ambulanter Eingriff durchgeführt.

Spezifische Kontraindikationen sind:

- vorzeitiger Blasensprung,
- vaginale Blutung unklarer Genese,
- Placenta praevia.

10 Literatur

1. ACOG committee opinion. Mode of term singleton breech delivery. Number 265, December 2001. American College of Obstetricians and Gynecologists. Int J Gynaecol Obstet 2002; 77 (1): 65–66

2. Alarab M, Regan C, O'Connell MP, Keane DP, O'Herlihy C, Foley ME. Singleton Vaginal Breech Delivery at Term: Still a Safe Option. Obstet Gynecol 2004; 103 (3): 407–412

3. Albrechtsen S, Rasmussen S, Reigstad H, Markestad T, Irgens LM, Dalaker K. Evaluation of a protocol for selecting fetuses in breech presentation for vaginal delivery or cesarean section. Am J Obstet Gynecol 1997; 177: 586–592

4. Arbeitsgemeinschaft Medizinrecht in der Deutschen Gesellschaft für Gynäkologie und Geburtshilfe. Stellungnahme zu absoluten und relativen Indikationen zur Sectio caesarea und zur Frage der so genannten Sectio auf Wunsch. Frauenarzt 2001; 42 (11): 1311–1317

5. Berg D, Albrecht H, Dudenhausen JW, Hochuli E, Neuhäuser G, Versmold HAT, Brand M, Eskes T, Kubli F, Staudach A, Wulf H. Bericht der Standardkommission „Beckenendlage" der Deutschen Gesellschaft für Perinatale Medizin. Z Geburtsh u Perinat 1984; 188: 100

6. Berg D, Selbmann HK, Süß J, Galecki A. Neonatale Mortalität bei Geburt aus Beckenendlage. TW Gynäkologie 1994; 7: 79–84

7. Büscher U, Dudenhausen JW. Lagenanomalien des Fetus in der Schwangerschaft: Beckenendlage. Gynäkologe 2002; 35: 69–80

8. Danielian PJ, Wang J, Hall MH. Long term outcome by method of delivery of fetuses in breech presentation at term: population based follow up. BMJ 1996; 312: 1451–1453

9. de Leeuw JP, de Haan J, Derom R, Thiery M, van Maele G, Martens G. Indications for caesarean section in breech presentation. Eur J Obstet Gynecol Reprod Biol 1998 Aug; 79 (2): 131–137

10. Feige A, Krause M. Beckenendlage. Urban & Schwarzenberg, München 1998

11. Feige A. Eine Antwort auf die Hannah-Studie. Geburtsh Frauenheilk 2002;62: 500–504

12. FIGO Committee on Perinatal Health. Recommendations on guidelines for the management of breech delivery. Eur J Obstet Gynecol Reprod Biol 1995; 58 (1): 89–92

13. Flock F, Stoz F, Paulus W, Scheuerle B, Kreienberg R. Äußere Wendung aus Beckenendlage in Schädellage: Einflussfaktoren, Nutzen und Risiken. Zentralbl Gynäkol 1998; 120: 60–65

14. Gilbert WM, Hicks SM, Boe NM, Danielsen B. Vaginal Versus Cesarean Delivery for Breech

Presentation in California: A Population-Based Study. Obstet Gynecol 2003; 102 (5): 911–917

15. Gilby JR, Williams MC, Spallacy WN. Fetal abdominal circumference measurements of 35 and 38 cm as predictors of macrosomia. A risk factor for shoulder dystocia. J Reprod Med 2000; 45 (11): 936–939

16. Giuliani A, Schöll WMJ, Basver A, Tamussino KF. Mode of delivery and outcome of 699 singleton breech deliveries at a single center. Am J Obstet Gynecol 2002; 187: 1694–1698

17. Golfier F, Vaudoyer F, Ecochard R, Champion F, Audra P, Raudrant D. Planned vaginal delivery versus elective caesarean section in singleton term breech presentation: a study of 1116 cases. Eur J Obstet Gynecol Reprod Biol 2001; 98 (2): 186–192

18. Hannah ME et al for the Term breech Trial 3-Month Follow-up Collaborative Group. Outcomes at 3 Month after planned caesarean vs. planned vaginal delivery for breech presentation at term. JAMA 2002; 287 (14): 1822–1831

19. Hannah ME, Hannah WJ, Hewson SA, Hodnett ED, Saigal S, Willan AR for the Term Breech Trial Collaborative Group. Planned caesarean section versus planned vaginal birth for breech presentation at term: a randomised multicentre trial. Lancet 2000; 356: 1375–1383

20. Hofmeyr GJ, Hannah ME. Planned Caesarean section for term breech delivery. Cochrane Database Syst Rev 2001; (1):CD000166

21. Hofmeyr GJ. Interventions to help external cephalic version for breech presentation at term. Cochrane Database Syst Rev 2002; (2): CD000184

22. Holge KL, Kilburn L, Hewson S, Gafni A, Wall R, Hannah ME. Impact of the international term breech trial on clinical practice and concerns: a survey of centre collaborators. J Obstet Gynaecol Can 2003; 25 (1): 14–16

23. Irion O, Hirsbrunner Almagbaly P, Morabia A. Planned vaginal delivery versus elective caesarean section: a study of 705 singleton term breech presentation. Br J Obstet Gynaecol 1998; 105 (7): 710–717

24. Ismail MA, Nagib N, Ismail T, Cibils LA. Comparison of vaginal and caesarean section delivery for fetuses in breech presentation. J Perinat Med 1999; 27 (5): 339–351

25. Jazayeri A, Heffron JA, Phillips R, Spellacy WN. Macrosomia prediction using ultrasound abdominal circumference of 35 centimeters or more. Obstet Gynecol 1999; 93 (4): 523–526

26. Kayem G, Goffinet F, Clement D, Hessabi M, Cabrol D. Breech presentation at term: morbidity and mortality according to the type of delivery at Port Royal Maternity hospital from 1993 through 1999. Eur J Gynecol Reprod Biol 2002; 102 (2): 137–142

27. Keirse MJNC. Evidence-based childbirth only for breech babies? Birth 2002; 29: 55–59

28. Kitschke HJ, Misselwitz B, Lieb E. Die Sectio caesarea in Hessen. Gynäkologe 2001; 34: 99–101

29. Kolâs T, Hofoss D, Daltveit AK, Nilsen ST, Henriksen T, Häger R, Ingemarsson I, Oian P. Indications for cesarean deliveries in Norway. Am J Obstet Gynecol 2003; 188: 864–870

30. Kotaska A. Inappropriate use of randomisation trials to evaluate complex phenomena: case study of vaginal breech delivery. BMJ 2004; 329: 1039–1042

31. Krause M, Feige A. Beckenendlage. gynäkol prax 2002; 26: 437–443

32. Krause M, Feige A. Beckenendlage: Ist die Sectio wirklich der bessere Entbindungsmodus? Frauenarzt 2001; 42: 746–749

33. Krause M, Feige A. Beckenendlagengeburtshilfe in Deutschland – eine Bestandsaufnahme.

Therap Umschau 2002: 59 (12); 677–681

34. Krebs L, Langhoff-Roos J, Thorngren-Jerneck K. Long-term outcome in term breech infants with low Apgar score – a population-based follow-up. Eur J Obstet Gynecol Reprod Biol 2001; 100 (1): 5–8

35. Krebs L, Langhoff-Ross J. Breech presentation: neonatal morbidity and mortality after vaginal and abdominal delivery at term. In: Künzel W (Hrsg.). European Practice in Gynecology and Obstetrics: Breech Delivery. Editions Scientifiques et Médicales. Elsevier SAS, Paris 2002: 151–163

36. Krebs L, Topp M, Langhoff-Roos J. The relation of breech presentation at term to cerebral palsy. Br J Obstet Gynaecol 1999; 106 (9): 943–947

37. Kühnert M, Schmidt S, Feller A, Vonderheit KH. Sectio caesarea: ein harmloser Eingriff aus mütterlicher Sicht? Geburtsh Frauenheilk 2000; 60: 354–361

38. Lashen H, Fear K, Sturdee D. Trends in the management of the breech presentation at term; experience in a District General hospital over a 10-year period. Acta Obstet Gynecol Scand 2002; 81: 1116–1122

39. Münstedt K, von Georgi R, Reucher S, Zygmunt M, Lang U. Term breech and long-term morbidity – caesarean section versus vaginal breech delivery. Eur J Obstet Gynecol Reprod Biol 2001; 96 (2): 163–167

40. Mutterschaftsrichtlinien. In: Richtlinien des Bundesausschusses der Ärzte und Krankenkassen über ärztliche Betreuung während der Schwangerschaft und nach der Entbindung, zuletzt geändert am 23.10.1998, in Kraft getreten am 27.1.1999

41. Queenan JT. Teaching Infrequently Used Skills: Vaginal Breech Delivery. Obstet Gynecol 2004; 103 (3):405–406

42. Rayl J, Gibson PJ, Hickok DE. A population-based case-control study of risk factors for breech presentation. Am J Obstet Gynecol 1996; 174: 28–32

43. RCOG-Guidelines. Clinical Green Top Guidelines: The Management of Breech Presentation, http://www.rcog.org.uk/

44. Rortveit G, Daltveit AK, Hannestad YS, Hunskaar S for the Norwegian EPINCONTStudy. Urinary Incontinence after Vaginal Delivery or Cesarean Section. N Engl J Med 2003; 348: 900–907

45. Sanches-Ramos L, Wells TL, Adair CD, Arcelin G, Kaunitz AM, Wells DS. Route of breech delivery and maternal and neonatal outcomes. Int J Gynaecol Obstet 2001; 73 (1): 7–14

46. Shennan A, Bewley S. How to manage term breech deliveries. BMJ 2001; 323: 244–245

47. Smith GCS, Pell JP, Dobbie R. Caesarean section and risk of unexplained stillbirth in subsequent pregnancy. Lancet 2003; 362: 1779–1784

48. Sokol RJ, Chik L, Dombrowski MP, Zador IE. Correctly identifying the macrosomic fetus: improving ultrasonography-based prediction. Am J Obstet Gynecol 2000; 182 (6): 1489–1495

49. Vetter K. Sectio caesarea – Risiken für die nachfolgende Schwangerschaft. In: Huch A, Chaoui R, Huch R. Sectio caesarea. Uni-Med Bremen, 2001: 60–66

50. Welsch H, Krone HA, Wisser J. Maternal mortality in Bavaria between 1983 and 2000. Am J Obstet Gynecol 2004; 191 (1): 304–308

51. Welsch H. Wunschsectio als Normalgeburt der Zukunft? Vortrag auf dem 10. Kongress der Deutschen Gesellschaft für Pränatal- u. Geburtsmedizin, Hamburg, 11.5.2002

52. Whyte H et al. for the 2-year infant follow-up Term Breech Trial Collaborative Group. Outcomes of children at 2 years after planned cesarean birth versus planned vaginal birth for breech presentation at term: The International Randomized Term Breech Trial. Am J Obstet Gynecol 2004; 191: 864–871

53. Wolf H, Schaap AH, Bruinse HW, Smolders-de Haas H, van Ertbruggen I, Treffers PE. Vaginal delivery compared with caesarean section in early preterm breech delivey: a comparison of long term outcome. Br J Obstet Gynaecol 1999, 106 (5): 486–491

54. Wolke D, Söhne B, Schulz J, Ohrt B, Riegel K. Die kindliche Entwicklung nach vaginaler und abdominaler Entbindung bei Beckenendlage. In: Feige A, Krause M (Hrsg.) Beckenendlage. Urban & Schwarzenberg, München 1998: 186–206

Erstfassung	2003
Überarbeitung	2006 Gültigkeit im Jahr 2008 bestätigt.
Beteiligte Fachgesellschaften, Arbeitsgemeinschaften und Organisationen	Deutsche Gesellschaft für Gynäkologie und Geburtshilfe • Board für Pränatal- und Geburtsmedizin • Arbeitsgemeinschaft Materno-fetale Medizin
Autoren der letzten Überarbeitung	Prof. Dr. med. B. J. Hackelöer, Hamburg (Federführung) Prof. Dr. med. R. Berger, Neuwied Prof. Dr. med. J. Dudenhausen, Berlin Prof. Dr. med. A. Feige, Nürnberg PD Dr. med. W. Gonser, Wiesbaden Prof. Dr. med. H. Halle, Berlin Prof. Dr. med. M. Häusler, Graz (Österreich) Prof. Dr. med. F. Kainer, München PD Dr. med. M. Kühnert, Marburg Prof. Dr. med. K. T. M. Schneider, München Prof. Dr. med. K. Vetter, Berlin PD Dr. med. E. Weiss, Böblingen Prof. Dr. med. J. Wisser, Zürich (Schweiz)
Anmerkungen	S1-Leitlinie Methoden- und Leitlinienreport siehe Homepages der DGGG und der AWMF.

DGGG Leitlinienregister 2008	3	Pränatal- und Geburtsmedizin
	3.4	Geburtshilfe
	3.4.4	Vorgehen beim vorzeitigen Blasensprung
AWMF Leitlinienregister	015/029 (S1)	

Deutsche Gesellschaft für Gynäkologie und Geburtshilfe (DGGG), Arbeitsgemeinschaft Infektiologie und Infektimmunologie in Gynäkologie und Geburtshilfe (AGII), Arbeitsgemeinschaft Materno-fetale Medizin (AGMFM)

Vorgehen beim vorzeitigen Blasensprung

Inhaltsverzeichnis

1 Ziel 246

2 Gruppe I (< 20+0 SSW) 248

3 Gruppe II (20+0 bis < 24+0 SSW) 248

4 Gruppe III (24+0 bis < 34+0 SSW) 249

5 Gruppe IV ($\geq$ 34+0) 250

1 Ziel

Einheitliches diagnostisches und therapeutisches Vorgehen beim vorzeitigen Blasensprung in den unterschiedlichen Gestationsaltersabschnitten.

1.1 Gruppeneinteilung

Gruppe I	< 20+0 SSW
Gruppe II	≥ 20+0 bis < 24+0 SSW
Gruppe III	≥ 24+0 bis < 34+0 SSW
Gruppe IV	≥ 34+0

1.2 Allgemeine Maßnahmen

Patientinnen der Gruppe II und III (bis < 34+0 SSW) sollen in ein Perinatalzentrum verlegt werden. Ausnahme: mütterliche Gefährdung.

Objektivierung des Blasensprunges durch Spekulumeinstellung, wobei in ca. 90% eine klinische Diagnose möglich ist.

Amnioninfektionssyndrom

Ausschluss eines Amnioninfektionssyndroms (AIS). Die unten aufgeführten Zeichen sind keine Frühzeichen, sondern Parameter einer manifesten Infektion.

- Temperaturerhöhung (≥ 38 °C),
- mütterliche Tachykardie (≥ 100 Spm),
- fetale Tachykardie (≥ 150 Spm),
- druckschmerzhafter Uterus,
- zunehmende Wehentätigkeit,
- übel riechendes Fruchtwasser,
- Leukozytose (≥ 15.000/µl),
- CRP-Erhöhung (serieller Anstieg).

Bei manifestem AIS mit vitaler mütterlicher Gefährdung: Beendigung der Schwangerschaft unter antibiotische Therapie.

Zervix- und Vaginalabstrich nativ und mikrobiologisch. Nur bei Patientinnen mit BS, die nach 37+0 SSW mit zervixwirksamer Wehentätigkeit aufgenommen werden, kann auf einen Abstrich verzichtet werden.

Streptokokken der Gruppe B

Tritt ein Blasensprung vor der 36+0 SSW auf und sind zu diesem Zeitpunkt hämolysierende Streptokokken der Gruppe B (GBS) nachgewiesen, sollte dann mit einer mütterlichen antibiotischen Prophylaxe zur Vermeidung der Neugeborenensepsis durch GBS an die Mutter begonnen werden, wenn mit einer baldigen Geburt zu rechnen ist. Als Mittel der Wahl gilt das Penicillin G i.v. einmalig 5 Mio. E., anschließend 2,5 Mio. E. alle vier Stunden bis zur Geburt. Alternativ können Ampicillin oder Cefazolin zu Anwendung kommen.

Unbekannter GBS-Status

Bei einem Blasensprung vor 36+0 SSW und unbekanntem GBS-Status der Mutter sollte dann mit einer antibiotischen Prophylaxe begonnen werden, wenn eine baldige Geburt nicht auszuschließen ist. Besteht die Hoffnung, dass die Geburt verzögert werden kann, sollte im Rahmen der Aufnahmeuntersuchung ein mikrobiologischer Abstrich von Anorektum und Scheide zum Nachweis der GBS entnommen werden. Die antibiotische Prophylaxe ist dann entweder bis zur Geburt bzw. bis zum Vorliegen eines negativen Ergebnisses des GBS-Abstriches (in der Regel 48 h) fortzuführen.

Bei einem Blasensprung ab 36+0 SSW ist eine antibiotische Prophylaxe bis zur Geburt indiziert, wenn die Dauer des Blasensprunges ≥ 18 h beträgt, wenn es zu einer Temperaturerhöhung der Mutter auf ≥ 38,0 °C unter der Geburt kommt, wenn bei einer vorausgegangen Geburt eine Neugeborenensepsis durch GBS aufgetreten ist, wenn eine GBS-Bakteriurie in dieser Schwangerschaft nachweisbar war, wenn ein präpartales GBS-Screening einen positiven Abstrichbefund auf GBS ergeben hat oder wenn Zeichen eines AIS (s. oben) vorliegen.

Bei Frauen mit vorzeitigem Blasensprung reduziert eine prophylaktische Antibiotikagabe die maternale und fetale Morbidität und kann zu einer Verlängerung der Schwangerschaftsdauer führen. Die prophylaktische Gabe soll z.B. mit Mezlocillin, Piperacillin, Clindamycin, Ampicillin oder Erythromycin erfolgen. Welches Antibiotikum oder welche Antibiotika-Kombinationen am besten geeignet sind und wie lange die Prophylaxe durchgeführt werden soll, kann z.Zt. nicht mit abschließender Sicherheit gesagt werden.

LungenreifeInduktion

Eine Lungenreifeinduktion soll entsprechend den Empfehlungen der NIH-Konsenskonferenz beim vorzeitigen Blasensprung zwischen 24 SSW und 32 SSW (ggf. bis 34 SSW), außer bei einem manifesten AIS, erfolgen. Hierfür wird eine Dosierung von 2 x 12 mg Betamethason i.m. im Abstand von 24 h empfohlen. Eine routinemäßige Wiederholung wird nicht empfohlen.

Weitere Maßnahmen

Der Vorteil einer Tokolyse über zu mindest 48 h bis zum Abschluss der Lungenreife ist nachgewiesen.

Eine Ultraschalluntersuchung zur Beurteilung der Fruchtwassermenge, des fetalen Zustandes und der Biometrie ist bei Aufnahme vorzunehmen. Eine Wiederholung empfiehlt sich in regelmäßigen Intervallen.

Eine digitale vaginale Untersuchung und ein transvaginaler Ultraschall bei vorzeitigem Blasensprung sind kontraindiziert.

2 Gruppe I (< 20+0 SSW)

2.1 Vorgehen
Kein Anhalt für AIS:

- Abwarten unter Bettruhe nach Absprache mit der Schwangeren möglich,
- CRP-Kontrollen alle 6 bis 24 h,
- regelmäßige Kontrolle der FW-Menge und Vitalität des Kindes,
- bei persistierendem Oligo-/Anhydramnion Aufklärung über schlechte Prognose des Kindes (Lungenhypoplasie etc.) und ggf. Beendigung der Schwangerschaft.

2.2 Antibiotische Therapie
Keine ausreichenden Daten verfügbar.

2.3 Lungenreifeinduktion
Keine Lungenreifeinduktion.

2.4 Tokolyse
Keine Tokolyse.

3 Gruppe II (20+0 bis < 24+0 SSW)

3.1 Vorgehen
Kein Anhalt für AIS:

- Abwarten unter Bettruhe nach Absprache mit der Schwangeren möglich,
- ggf. antibiotische Therapie,
- CRP-Kontrollen alle 6 bis 24 h,
- regelmäßige Kontrolle FW-Menge und Vitalität des Kindes,
- falls Erreichen 24+0 SSW, dann Vorgehen wie in Gruppe III.

3.2 Antibiotische Therapie
Die Indikation ist nicht wissenschaftlich belegt, wird aber nach Expertenmeinung befürwortet.

3.3 Lungenreifeinduktion
Grundsätzlich keine Lungenreifeinduktion. Vereinzelte Arbeiten zeigen einen Vorteil ab 23+0 SSW.

3.4 Tokolyse
Unzureichende Datenlage.

- **Sonderfall:** manifestes AIS ≥ 23+0 SSW: → Entbindung anstreben.

4 Gruppe III (24+0 bis < 34+0 SSW)

4.1 Vorgehen
Manifestes AIS:

- zügige Entbindung unter antibiotischer Therapie.

Kein Anhalt für AIS:

- Abwarten unter Bettruhe, Antibiotikagabe, Tokolyse und Lungenreifeinduktion,
- CRP-Kontrollen alle 6 bis 24 h,
- CTG (≤ alle 12 h),
- regelmäßiger Ultraschall/Doppler,
- bei Erreichen von 34+0 SSW Vorgehen wie in Gruppe IV.

4.2 Antibiotische Therapie
Ja.

4.3 Lungenreifeinduktion
Ja, aber nicht bei AIS (hier ist die zügige Entbindung M.d.W.).

4.4 Tokolyse
Ja.

- Ziel: bis Abschluss der Lungenreifeinduktion,
- Dauer: zumindest 48 h,
- nicht bei AIS (hier ist die zügige Entbindung M.d.W.).

5 Gruppe IV (≥ 34+0)

5.1 Vorgehen
Manifestes AIS: → zügige Entbindung unter antibiotischer Therapie durch Sectio caesarea, falls keine schnelle Geburt zu erwarten ist.

Kein Anhalt für AIS: → aktive Beendigung der Schwangerschaft nach 12–24 h (wenn kein spontaner Wehenbeginn).

5.2 Antibiotische Therapie
34+0 bis 37+0 SSW: generell.
> 37+0: nicht generell.

5.3 Lungenreifeinduktion
Keine Lungenreifeinduktion.

5.4 Tokolyse
Keine Tokolyse.

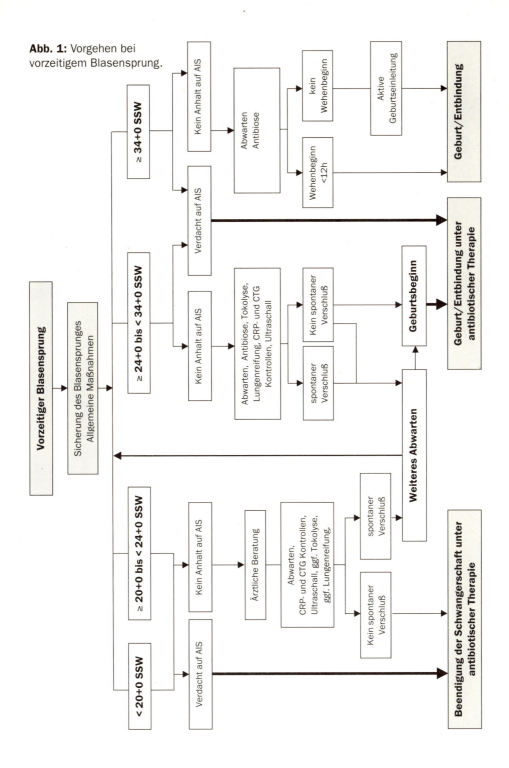

Abb. 1: Vorgehen bei vorzeitigem Blasensprung.

3.4.4 Vorgehen beim vorzeitigen Blasensprung

Erstfassung	2006
Überarbeitung	Gültigkeit im Jahr 2008 bestätigt.
Beteiligte Fachgesellschaften, Arbeitsgemeinschaften und Organisationen	Deutsche Gesellschaft für Gynäkologie und Geburtshilfe • Arbeitsgemeinschaft Infektiologie und Infektimmunologie in Gynäkologie und Geburtshilfe • Arbeitsgemeinschaft Materno-fetale Medizin
Autoren	Prof. Dr. med. K. Friese, München (Federführung) Prof. Dr. med. O. Dammann, Hannover Prof. Dr. med. J. W. Dudenhausen, Berlin Prof. Dr. med. O. Genzel-Boroviczény, München Dr. med. A. Gingelmaier, München PD Dr. med. M. Gonser, Wiesbaden Dr. med. B. Hollwitz, Hannover Prof. Dr. med. U. Hoyme, Erfurt Prof. Dr. med. F. Kainer, München Prof. Dr. med. J. Martius, Agatharied PD Dr. med. I. Mylonas, München Prof. Dr. med. V. Ragosch, Hamburg Prof. Dr. med. K. T. M. Schneider, München Prof. Dr. med. K. Vetter, Berlin Prof. Dr. med. I. Wachter, München Prof. Dr. med. M. Weigel, Schweinfurt Prof. Dr. med. E. R. Weißenbacher, München
Anmerkungen	S1-Leitlinie Methoden- und Leitlinienreport siehe Homepages der DGGG und der AWMF

DGGG Leitlinienregister 2008	3	Pränatal- und Geburtsmedizin
	3.4	Geburtshilfe
	3.4.5	Schwangerenbetreuung und Geburtsleitung bei Zustand nach Kaiserschnitt
AWMF Leitlinienregister	015/021 (S1)	

Deutsche Gesellschaft für Gynäkologie und Geburtshilfe (DGGG), Arbeitsgemeinschaft Materno-fetale Medizin (AGMFM)

Schwangerenbetreuung und Geburtsleitung bei Zustand nach Kaiserschnitt

Inhaltsverzeichnis

1   Zielgruppe 255

2   Häufigkeit 255

3   **Erfolgsraten des vaginalen Entbindungsversuches** 255
    3.1   Günstige Faktoren für einen erfolgreichen vaginalen Entbindungsversuch 255
    3.2   Ungünstige Faktoren für einen erfolgreichen vaginalen Entbindungsversuch 255

4   **Risiken und Komplikationen bei Zustand nach Sectio** 256
    4.1   Folgende Risiken werden lt. Literatur vermehrt festgestellt ... 256
    4.2   Mütterliche Komplikationen bei Z. n. Sectio 256
    4.3   Kindliche Komplikationen bei Z. n. Sectio 257

Inhaltsverzeichnis (Fortsetzung)

5   Beratung und Betreuung während der Schwangerschaft 257

6   Erhöhte Risiken für vaginalen Entbindungsversuch bei Z. n. Sectio und Kontraindikationen 258
    6.1   Erhöhtes Risiko für einen vaginalen Entbindungsversuch bei Zustand nach Sectio caesarea 258
    6.2   Kontraindikationen für einen vaginalen Entbindungsversuch bei Zustand nach Sectio caesarea 258

7   Vorgehen bei Diabetes oder Verdacht auf fetale Makrosomie 258

8   Vorgehen bei der Geburtseinleitung bei Zustand nach Sectio 259
    8.1   Voraussetzungen für Geburtseinleitung bei Z. n. Sectio 259
    8.2   Günstige Faktoren für eine Geburtseinleitung. 259
    8.3   Ungünstige Faktoren für eine Geburtseinleitung................ 259
    8.4   Intensive Risiko-Nutzen-Abwägung bei Geburtseinleitung bei Z. n. Sectio erforderlich bei (IIb, 49, 52). 259
    8.5   Erfolgsrate der Geburtseinleitung bei Z. n. Sectio. 260
    8.6   Risiken der Geburtseinleitung bei Z. n. Sectio 260
          8.6.1 Uterusrupturrisiko bei Geburtseinleitung mit Wehenmitteln 260

9   Allgemeine Stellungnahmen. 261
    9.1   Medikamente und Maßnahmen, die bei Schwangeren mit Zustand nach Sectio angewandt werden dürfen 261
    9.2   Medikamente, die bei Schwangeren mit Zustand nach Sectio nicht angewandt werden dürfen 261
    9.3   Nicht notwendige Maßnahmen 261

10   Schlussfolgerung. 262

11   Literatur 262

1 Zielgruppe

Zielgruppe dieser S1-Empfehlung sind alle Berufsgruppen, die Schwangere während der Schwangerschaft und unter der Geburt überwachen, v. a. Frauenärzte und Hebammen.

2 Häufigkeit

Die stetig steigende Zahl an Schnittentbindungen (Arbeitsgemeinschaft für Qualitätssicherung BQS) (2004: 28%) führt dazu, dass Geburtshelfer zunehmend mit Schwangeren konfrontiert werden, die bereits einmal oder mehrfach durch Kaiserschnitt entbunden wurden (Risikofaktor „Zustand nach Sectio caesarea" nach BQS 2004: 10%) (8).

3 Erfolgsraten des vaginalen Entbindungsversuches

Die Erfolgsraten vaginaler Entbindungsversuche bei Zustand nach einer Sectio variieren je nach untersuchtem Kollektiv zwischen 50 und 90% (im Mittel 73%) (IIb, 5, 28–32). Auch bei Zustand nach zwei und mehr Kaiserschnitten führt der vaginale Entbindungsversuch in 45 bis 90% (im Mittel 68%) zum Erfolg (IIb, 12, 31).

3.1 Günstige Faktoren für einen erfolgreichen vaginalen Entbindungsversuch

- erfolgreiche vaginale Entbindung vor oder nach Kaiserschnitt (OR [Odds Ratio] 4,2; 95% CI 3,8–4,5 [86,6%]) (IIb, 25, 31),
- vorausgegangene Sectioindikation kein Missverhältnis (OR 1,7; 95% CI 1,5–1,8) (IIb, 31),
- spontaner Wehenbeginn (OR 1,6; 95% CI 1,5–1,8) (IIb, 31),
- Schätzgewicht < 4000 g (OR 2,0; 95% CI 1,8–2,3) (IIb, 31).

3.2 Ungünstige Faktoren für einen erfolgreichen vaginalen Entbindungsversuch

- Geburtseinleitung (IIb, 31),
- Wehenaugmentation (IIb, 31),
- Adipositas (BMI ≥ 30) und/oder Gewichtszunahme > 20 kg (IIb, 31),
- fetale Makrosomie (IIb, 31),
- Abstand zur vorausgegangenen Sectio < 12 Monate (IIb, 11, 31; III, 56).

4 Risiken und Komplikationen bei Zustand nach Sectio

4.1 Folgende Risiken werden lt. Literatur vermehrt festgestellt

- eingeschränkte Fertilität
  - 1 x Sectio: OR = 0,83; 95% CI 0,73–0,96 (– 17%), allerdings bei hoher Rate von Notfallsectiones (III, 15);
- IUFT
  - 1 x Sectio kontrovers in Literatur, vermutlich erhöht (IIb, 7; III, 51);
- Placenta praevia
  - 1 x Sectio RR 4,5 (3,6–5,5) 0,8% (IIb, 4),
  - 2 x Sectio RR 7,4 (7,1–7,7) 2% (IIb, 4),
  - 3 x Sectio RR 6,5 (3,6–11,6) 4,2% (IIb, 4),
  - 4 x Sectio RR 43,9 (13,5–149,5) (IIb, 4);
- Placenta accreta/increta
  - Placenta praevia + 1 x Sectio: RR 4,5 (2,09–9,50) (III, 37),
  - Placenta praevia + 2 x Sectio: RR 11,31 (5,59–22,92) (III, 37);
- Ruptur nach uterinem Querschnitt
  - 1 x Sectio RR 2,07 (1,29–3,30) = ca. 0,5% (III, 12),
  - 2 x Sectio RR 3 (III, 12);
- Ruptur nach uterinem Längsschnitt
  - 1 x Sectio 6–12% (III, 37);
- Ruptur nach wiederholtem Kaiserschnitt
  - ≥ 2 x Sectio 2% vs. 1,1% nach 1 x Sectio (kein signifikanter Unterschied) (III, 6);
- Ruptur nach Abstand zur vorausgegangenen Sectio
  - < 12 Monate: 4,8% (IIb, 11),
  - 13–24 Monate: 2,7% (IIb, 11),
  - > 24 Monate: 0,9% (IIb, 11).

4.2 Mütterliche Komplikationen bei Z. n. Sectio

Die meisten Autoren unterscheiden nicht zwischen der häufig symptomlosen Narbendehiszenz (gedeckte Uterusruptur) und der Uterusruptur.

Die Häufigkeit einer Narbendehiszenz bzw. -ruptur beträgt nach uterinem Querschnitt etwa 0,06 bis 2% und entspricht somit den Raten, die auch bei elektiver Resectio gefunden werden (Ia, 19; IIa, 23, 36; IIb, 13, 22, 33, 35; III, 12). Es besteht eine Korrelation zwischen dem kindlichen Geburtsgewicht und der Prävalenz von Uterusrupturen (III, 21, 56), ebenso wie bei zu kurzem Intervall zwischen der letzten Sectio und der jetzigen Entbindung (< 12 Monate) (IIb, 11). Die Rate an Narben-Komplikationen nach uterinem Längsschnitt liegt mit bis zu 6–12% deutlich höher (IIa, 24, 27, 30, 34).

Die Rupturraten nach zwei vorangegangenen Sectiones sind nicht signifikant höher als nach nur einer Sectio. Dagegen ist die Häufigkeit der klinisch nicht sehr bedeutsamen Narbendehiszenzen (Auseinanderweichen der Uterotomie ohne Ruptur des Peritoneum viscerale und in der Regel ohne Blutung) mit bis zu 5% etwas höher (III, 6).

Die häufigste mütterliche Todesursache bei Z. n. Sectio ist die Folge von Blutungsproblemen bei Placenta praevia, Placenta accreta und increta (IIa, 45; III, 3, 16, 54, 55).

4.3 Kindliche Komplikationen bei Z. n. Sectio

Die neonatale Mortalität ist bei einem vaginalen Entbindungsversuch gegenüber der elektiven Sectio erhöht (OR 1,71; 95% CI 1,28–2,28), ebenso die Häufigkeit eines 5-Minuten-Apgar-Wertes unter 7 (OR 2,24; 95% CI 1,29–3,88) (IIa, 36).

5 Beratung und Betreuung während der Schwangerschaft

Eine prospektive Geburtsplanung in der Geburtsklinik sollte obligat sein. Zur Ermittlung der uterinen Schnittführung beim vorangegangenen Kaiserschnitt sollte der Bericht über die vorausgegangene Operation eingesehen werden (IIa, 2, 30, 49).

Die ergebnisoffene Beratung über den geplanten Geburtsmodus sollte rechtzeitig genug erfolgen, um der Schwangeren ausreichend Gelegenheit zu geben, die Vor- und Nachteile beider Vorgehensweisen (vaginaler Entbindungsversuch bzw. elektive Resectio) zu überdenken (IIa, 24, 49; IIb, 26; III, 46; IV, 9, 41).

Das Aufklärungsgespräch muss in der Patientenakte dokumentiert werden (III, 46; IV, 41). Aus den oben genannten Risiken ergibt sich die Notwendigkeit einer intensivierten Diagnostik. So soll durch Ultraschalluntersuchungen im 2. bzw. 3. Trimenon eine Plazentalokalisation im Narbenbereich ausgeschlossen werden. Im positiven Fall soll auf jeden Fall versucht werden, die Insertionstiefe festzustellen, um eine Placenta increta oder percreta auszuschließen (III, 48, 50).

6 Erhöhte Risiken für vaginalen Entbindungsversuch bei Z. n. Sectio und Kontraindikationen

6.1 Erhöhtes Risiko für einen vaginalen Entbindungsversuch bei Zustand nach Sectio caesarea

(IIa, 34, 39, 40, 49; III, 12, 21, 28)

- vorausgegangener uteriner T-Schnitt (möglichst OP-Bericht anfordern!),
- Befundrisiken: z.B. Verdacht auf Missverhältnis, Geburtsgewicht > 4250 g,
- Geburtseinleitung mit PGE_2,
- Gemini, BEL.

6.2 Kontraindikationen für einen vaginalen Entbindungsversuch bei Zustand nach Sectio caesarea

(IIa, 49, 52; IIb, 30, 31; III, 2, 28)

- fehlende Zustimmung der Schwangeren,
- Fortbestehen des Grundes für den vorausgegangenen Kaiserschnitt (z.B. Beckendeformität),
- vorausgegangener korporaler Längsschnitt (möglichst OP-Bericht anfordern!),
- vorausgegangene Uterusoperation mit Eröffnung des Cavums (z.B. Myom),
- Zustand nach Narbendehiszenz bzw. -ruptur,
- Befundrisiken wie z.B. Placenta praevia oder Placenta increta/percreta.

7 Vorgehen bei Diabetes oder Verdacht auf fetale Makrosomie

Bei Schwangeren mit Gestationsdiabetes oder Typ-I-Diabetes liegen die Erfolgsraten einer vaginalen Geburt tendenziell niedriger als bei stoffwechselgesunden Frauen (IIb, 21). Dabei muss berücksichtigt werden, dass die Sectioindikation bei dieser Risikokonstellation insbesondere bei Verdacht auf fetale Makrosomie (erhöhte Prävalenz) großzügiger gestellt wird. Mit steigendem Geburtsgewicht sinkt die Erfolgsrate des vaginalen Entbindungsversuchs. Bei einem Geburtsgewicht > 4000 g liegt sie in Abhängigkeit von der geburtshilflichen Anamnese und der Ausprägung der Makrosomie zwischen 37 und 52%. Sie erhöht sich, wenn bereits eine vaginale Entbindung stattgefunden hat (65–93%, IIb, 21).

Die Erhöhung der Rate von Uterusrupturen wird unterschiedlich beurteilt (IIb, 21; III, 54). Gesichert scheint ein erhöhtes Risiko oberhalb eines Geburtsgewichts von 4250 g oder bei Frauen ohne vorausgehende vaginale Entbindung zu bestehen (IIb, 21). Bei Verdacht auf fetale Makrosomie sollte die methodisch bedingte Ungenauigkeit der sonographischen Gewichtsschätzung berücksichtigt werden.

8 Vorgehen bei der Geburtseinleitung bei Zustand nach Sectio

8.1 Voraussetzungen für Geburtseinleitung bei Z. n. Sectio

- Erfahrungen im Umgang mit Oxytocin und Prostaglandinen (40),
- ausführliches und ergebnisoffenes Aufklärungsgespräch vor der Geburtseinleitung über Erfolgsaussichten, Risiken und Komplikationen gegenüber einer elektiven Resectio, Einwilligung der Patientin und Dokumentation in der Patientenakte (40; IIa, 49, 52),
- kontinuierliche Überwachung (insbesondere CTG) von Mutter und Kind (IIa, 49, 52),
- Vermeidung uteriner Überstimulationen (Notfalltokolyse muss verfügbar sein, keine gleichzeitige Gabe von Oxytocin und Prostaglandinen [Rupturrisiko 4,5%]) (40; III, 56),
- Infrastruktur für jederzeitige eilige Resectio und Laparotomie bei Komplikationen (1; IIa, 49, 52).

8.2 Günstige Faktoren für eine Geburtseinleitung

- frühere vaginale Geburt (OR 3,9; 95% CI 3,6–4,3, Erfolgsrate 86,6%) (IIb, 31).

8.3 Ungünstige Faktoren für eine Geburtseinleitung

- vorausgegangene Sectio wegen Geburtsstillstand/Missverhältnis (OR 1,7; 95% CI 1,5–1,8) (IIb, 31),
- Geburtsgewicht ≥ 4000 g (OR 2,0; 95% CI 1,8–2,3) (III, 56),
- BMI ≥ 30 (IIb, 31).

8.4 Intensive Risiko-Nutzen-Abwägung bei Geburtseinleitung bei Z. n. Sectio erforderlich bei (IIb, 49, 52)

- Diabetes mellitus,

- Geminigravidität,
- V. a. Makrosomie,
- Terminüberschreitung.

8.5 Erfolgsrate der Geburtseinleitung bei Z. n. Sectio

Die Erfolgsrate (d.h. vaginale Geburt) einer Geburtseinleitung nach vorausgegangener Sectio liegt im Mittel mit 74% (60–85%) ähnlich hoch wie bei spontaner Wehentätigkeit (IIb, 17, 20, 22; IIa, 34). Auch hier weisen Schwangere mit vaginaler Geburt vor oder nach einer Sectio höhere Erfolgsraten auf als Frauen ohne vorherige vaginale Entbindung (III, 25, 51).

8.6 Risiken der Geburtseinleitung bei Z. n. Sectio

8.6.1 Uterusrupturrisiko bei Geburtseinleitung mit Wehenmitteln

Oxytocin < Prostaglandine < Prostaglandin-Insert < Misoprostol

Nach den vorliegenden Daten steigt das Rupturrisiko von links nach rechts an (IIa, 34, 45, 47, 49, 52; IIb, 17, 18, 20, 33; III, 1, 12, 42). Dabei muss berücksichtigt werden, dass Prostaglandine eher bei ungünstigem Zervixscore zum Einsatz kommen.

Oxytocin intravenös ist gut steuerbar und darf unter kontinuierlicher CTG-Überwachung zur Geburtseinleitung bei reifer Zervix (Bishop-Score = 8) eingesetzt werden. Allerdings ist auch hierunter das Rupturrisiko erhöht (IIb, 22; IIa, 49, 52).

Daher sollten lokal applizierbare PG-E_2-Derivate nur nach medizinischer Indikation zur Geburtseinleitung und umfassender Aufklärung der Schwangeren über das erhöhte Rupturrisiko angewendet werden.

Diese Aufklärung ist in der Krankenakte zu dokumentieren (IIa, 2, 49, 52). Dabei sind die Zulassungsrichtlinien (Fachinformationen) der verschiedenen PGE_2-Präparate zu berücksichtigen. Danach kann nur das 1-mg- bzw. 2-mg-Minprostin-E_2-Vaginalgel mit „besonderer Vorsicht" bei Schwangeren nach vorausgegangener Sectio zur Geburtseinleitung eingesetzt werden (relative Kontraindikation). Zum Einsatz von Prostaglandinen liegen aktualisierte Leitlinien „Anwendung von Prostaglandinen in Geburtshilfe und Gynäkologie" (3.3.2 ; S. 77) vor (18).

Die synthetischen PG-Analoga (z.B. Sulproston) sind bei Z. n. Sectio kontraindiziert, Prostaglandin-E_2-Vaginalinsert und Misoprostol (PGE_1) dürfen wegen des signifikant erhöhten Rupturrisikos von 10,2% (III, 53) bzw. 18,8% (IIb, 10; IIa, 49, 52) nicht gegeben werden.

9 Allgemeine Stellungnahmen

9.1 Medikamente und Maßnahmen, die bei Schwangeren mit Zustand nach Sectio angewandt werden dürfen

(IV, 18; III, 14, 30; IIa, 49, 52)

- Analgetika (keine spezielle Anwendungsbeschränkung),
- Oxytocin (keine spezielle Anwendungsbeschränkung),
- Prostaglandin E_2 (strenge Indikationsstellung),
- Periduralanästhesie (keine spezielle Anwendungsbeschränkung),
- äußere Wendung bei Beckenendlage.

9.2 Medikamente, die bei Schwangeren mit Zustand nach Sectio nicht angewandt werden dürfen

(IIb, 10, IV, 18, 39; IIa, 47, 49, 52; III, 53)

- Prostaglandin-Insert (Propess®),
- Misoprostol (Zytotec®).

9.3 Nicht notwendige Maßnahmen

(30; IIa, 49, 52)

- Pelvimetrie,
- sonographische Überprüfung der Uterotomienarbe,
- intrauterine Druckmessung,
- „prophylaktische" vaginal-operative Entbindung,
- Nachtastung der Sectionarbe nach der Geburt,
- Empfehlung der Sterilisation nach mehr als zwei Sectiones.

10 Schlussfolgerung

Eine vaginale Entbindung bei Zustand nach Sectio ist in vielen Fällen möglich und erfolgversprechend.

Die sorgfältige Aufklärung der Schwangeren über Erfolgschancen und Risiken sollte rechtzeitig erfolgen und gut dokumentiert werden. Dabei ist über die höheren Inzidenzen von Placenta praevia, Placenta accreta und increta sowie der Uterusruptur (insbesondere bei wiederholter Sectio, kurzem Zeitintervall, uterinem Längsschnitt oder bei Geburtseinleitung mit Prostaglandinen) aufzuklären. Soweit wie möglich sollten die erkennbaren Risiken antepartual diagnostisch erfasst und geeignete Präventiv-Maßnahmen eingeleitet werden.

11 Literatur

1. ACOG Committee Opinion No. 342. Induction of labor for vaginal birth after caesarean delivery. Obstet Gynecol 2006; 108 (2): 465–468

2. ACOG Practice Bulletin Nr. 54. Vaginal birth after previous cesarean. Obstet Gynecol 2004; 104 (1): 203–212

3. ACOG Committee opinion Nr. 266. Placenta accrete. Obstet Gynecol 2002; 99: 169–170

4. Ananth CV, Smulian JC, Vinzileos AM. The association of placenta previa with history of caesarean delivery and abortion: a metaanalysis. Am J Ob Gyn 1997; 177: 1071–1078

5. Appleton B, Targett C, Rasmussen M, Readman E, Sale F, Permezel M. Vaginal birth after Caesarean section: an Australian multicentre study. VBAC Study Group. Aust N Z J Obstet Gynaecol 2000; 40 (1): 87–91

6. Asakura H, Myers SA. More than one previous cesarean delivery: a 5-year experience with 435 patients. Obstet Gynecol 1995; 85 (6): 924–929

7. Bahtiyar MO, Julien S, Robinson JN, Lumey L, Zybert P, Copel JA, Lockwood CJ, Norwitz ER. Prior cesarean delivery is not associated with an increased risk of stillbirth in a subsequent pregnancy: Analysis of U.S. perinatal mortality data, 1995–1997. Am J Obstet Gynecol 2006; 195: 1373–1378

8. Bundesstelle für Qualitätssicherung in der ärztlichen Versorgung (BQS) Geburtshilfe, Düsseldorf, Jahresauswertung 2004

9. Biswas A. Management of previous cesarean section. Curr Opin Obstet Gynecol 2003; 15 (2): 123–129

10. Blanchette HA, Nayak S, Erasmus S. Comparison of the safety and efficacy of intravaginal misoprostol (prostaglandin E_1) with that of dinaprostone (prostaglandin E_2) for cervical ripening and induction of labor in a community hospital. AJOG 1999; 180: 1551–1559

11. Bujold E, Mehta SH, Bujold C, Gauthier RJ. Intradelivery interval and intrauterine rupture Am J Obstet Gynecol 2002; 187: 1199–1202

12. Caughey AB, Shipp TD, Repke JT, Zelop CM, Cohen A, Lieberman E. Rate of uterine rupture during a trial of labor in women with one or two prior caesarean deliveries. AJOG 1999; 181: 872–876

13. Chauhan SP, Martin JN Jr, Henrichs CE, Morrison JC, Magann EF. Maternal and perinatal complications with uterine rupture in 142,075 patients who attempted vaginal birth after cesarean delivery: A review of the literature. Am J Obstet Gynecol 2003; 189 (2): 408–417

14. Chelmow D, Laros RK Jr. Maternal and neonatal outcomes after oxytocin augmentation in patients undergoing a trial of labor after prior cesarean delivery. Obstet Gynecol 1992; 80 (6): 966–971

15. Collin SM, Marshall T, Filippi V. Caesarean section and subsequent fertility in sub-Saharan Africa. BJOG 2006; 113 (3): 276–283

16. Confidential Enquiry into Maternal and Child Health (CEMACH). Why Mothers Die 2000–2002. The Sixth Report of the Confidential Enquiries into Maternal Deaths in the United Kingdom. RCOG Press, London, 2004

17. Delaney T, Young DC. Spontaneous versus induced labor after a previous caesarean delivery. Obstet Gynecol 2003; 109: 39–44

18. DGGG-Leitlinie „Anwendung von Prostaglandinen in Geburtshilfe und Gynäkologie" Sept. 2006. AWMF Register-Nr. 015/031

19. Dodd JM, Crowther CA, Huertas E, Guise JM, Horey D. Planned elective repeat caesarean section versus planned vaginal birth for women with a previous caesarean birth. Cochrane Database Syst Rev 2004; 18, CD0044224 (reprinted 2006)

20. Dodd J, Crowther C. Induction of labour for women with a previous Caesarean birth: a systematic review of the literature. Aust N Z J Obstet Gynaecol 2004; 44 (5): 392–395

21. Elkousy MA, Sammel M, Stevens E, Peipert JF, Macones G. The effect of birth weight on vaginal birth after cesarean delivery success rates. Am J Obstet Gynecol 2003; 188 (3): 824–830

22. Flamm BL, Lim OW, Jones C, Fallon D, Newman LA, Mantis JK. Vaginal birth after caesarean section: results of a multicenter study. AJOG 1988; 158: 1079–1084

23. Guise JM, Berlin M, McDonagh MS, Osterweil P, Nygren P, Chan BK, Helfand M. Systematic review of the incidence and consequences of uterine rupture in women with previous caesarean section. BMJ 2004; 329 (7456): 19–25

24. Guise JM, McDonagh MS, Osterweil P, Nygren P, Chan BK, Helfand M. Safety of vaginal birth after caesarean: a systematic review. Obstet Gynecol 2004; 103: 420–429

25. Hendler I, Bujold E. Effect of prior vaginal delivery or prior vaginal birth after caesarean delivery on obstetric outcomes in women undergoing trial of labor. Obstet Gynecol 2004; 104: 273–277

26. Hibbard JU, Ismail MA, Wang Y, Te C, Karrison T, Ismail MA. Failed vaginal birth after a cesarean section: how risky is it? I. Maternal morbidity. Am J Obstet Gynecol 2001; 184 (7): 1365–1371

27. Hofmeyr GJ, Say L, Gulmezoglu AM. WHO systematic review of maternal mortality and morbidity: the prevalence of uterine rupture. BJOG 2005; 112 (9): 1221–1228

28. Huch A, Chaoui R: Sectio caesarea: In (Hrsg): Schneider H, Husslein P, Schneider KTM. Die Geburtshilfe, 2. Auflage. Springer Verlag, Berlin, Heidelberg, New York, 2004

29. Kolben M, Weikl R, Scholz M. Geburtsleitung bei Zustand nach sectio caesarea. Ergebnis einer Umfrage an 176 Kliniken der Bundesrepublik Deutschland. Geb Fra 1997; 57: 486–490

30. Kolben M, Vetter K, Schneider KTM, Ratzel R. Empfehlung zur Geburtsleitung bei Zustand nach Kaiserschnitt. Frauenarzt 1999; 40: 1003–1004

31. Landon MB, Leindecker S, Spong CY, Hauth JC, Bloom S, Varner MW, Moawad AH, Caritis SN, Harper M, Wapner RJ, Sorokin Y, Miodovnik M, Carpenter M, Peaceman AM, O'Sullivan MJ, Sibai BM, Langer O, Thorp JM, Ramin SM, Mercer BM, Gabbe SG; National Institute of Child Health and Human Development Maternal-Fetal Medicine Units Network. The MFMU Cesarean Registry: factors affecting the success of trial of labor after previous cesarean delivery. Am J Obstet Gynecol 2005; 193: 1016–1023

32. Liebermann E, Ernst EK, Rooks JP, Stapleton S, Flamm B. Results of the national study of vaginal birth after cesarean in birth centers. Obstet Gynecol 2004; 104: 933–942

33. Lydon RM, Holt VL, Easterling TR, Martin DP. Risk of uterine rupture during labor among women with a prior caesarean delivery. N Engl Med 2001; 245: 3–8

34. McDonagh MS, Osterweil P, Guise JM. The benefits and risks of inducing labour in patients with prior cesarean delivery – a systematic review. BJOG 2005; 112: 1007–1015

35. McMahon MJ, Luther ER, Bowes WA Jr, Olshan AF. Comparison of a trial of labor with an elective second cesarean section. N Engl J Med 1996; 335 (10): 689–695

36. Mozurkewich EL, Hutton EK. Elective repeat cesarean delivery versus trial of labor: a meta-analysis of the literature from 1989 to 1999. Am J Obstet Gynecol 2000; 183 (5): 1187–1197

37. Miller DA, Chollet JA, Goodwin TM: Clinical risk factors for placenta previa-placenta accrete. Am J Ob Gyn 1997; 177: 210–214

38. National Institute of Clinical Excellence, Scottish Executive Health Department, Department of Health, Social Services und Public Safety Northern Ireland. Why Mothers Die 1997–1999. The Confidential Enquires into Maternal Deaths in the UK (CEMD). RCOG Press, London, 2001

39. ÖGGG Konsensuspapier „Einsatz von Prostaglandin E_2 zum Zervixpriming und/oder zur Geburtseinleitung", 2002

40. Rath W. Geburtseinleitung bei Zustand nach Sectio. Leitlinie der DGGG 2006

41. Ratzel R. Zur Frage der Aufklärungspflicht bei Zustand nach Sectio hinsichtlich der in Aussicht genommenen Entbindungsart. Frauenarzt 1992; 33: 837

42. Ravasia DJ, Wood SL, Pollard JK. Uterine rupture during induced trial of labor among women with previous caesarean delivery. AJOG 2000; 183: 1176–1179

43. RCOG. Evidence Based Clinical Guideline No 9. Induction of Labour 2001

44. Richter R, Bergmann RL, Dudenhausen JW. Previous caesarean or vaginal delivery: Which mode is a greater risk of perinatal death at the second delivery? Eur J Obstet Gynecol Reprod Biol, Science online 2006; 6: 1–14

45. Rosen MG, Dickinson JC, Westhoff CL. Vaginal birth after caesarean section: a meta-analysis of morbidity and mortality. Obstet Gynecol 2000; 43: 513–523

46. Rozenberg P. The counselling of patient with prior C-section. Gynecol Obstet Fertil 2005; 33 (12): 1003–1008

47. Sanchez-Ramos L, Gaudier FL, Kaunitz AM. Cervical ripening and labor induction after previous cesarean delivery. Clin Obstet Gynecol 2000; 43: 513–523

48. Sambaziotis H, Conway C, Figueroa R, Elimian A, Garry D. Second-trimester sonographic comparison of the lower uterine segment in pregnant women with and without a previous cesa-

rean delivery. J Ultrasound Med 2004; 23 (7): 907–911

49. SCOG Clinical Practice Guidelines. Guidelines for vaginal birth after previous caesarean birth. Int J Gynecol Obstet 2005; 89: 319–331

50. Sen S, Malik S, Salhan S. Ultrasonographic evaluation of lower uterine segment thickness in patients of previous cesarean section. Int J Gynaecol Obstet 2004; 87 (3): 215–219

51. Smith GCS, Pell JP, Dobbie R. Cesarean section and risk of unexplained stillbirth in subsequent pregnancy. Lancet 2003; 362: 1779–1784

52. Society of Obstetricians and Gynaecologists of Canada. SOGC clinical practice guidelines. Guidelines for vaginal birth after previous caesarean birth. Number 155 (Replaces guideline Number 147), February 2005. Int J Gynaecol Obstet 2005; 89 (3): 319–331

53. Taylor DR, Doughty AS, Kaufman H, Yang L, Iannucci TA. Uterine rupture with the use of PGE_2 vaginal inserts for labor induction in women with previous cesarean sections. J Reprod Med 2002; 47 (7): 549–554

54. Welsch H. Müttersterblichkeit. In (Hrsg): Schneider H, Husslein P, Schneider KTM. Die Geburtshilfe, 2. Auflage. Springer Verlag, Berlin, Heidelberg, New York, 2004

55. Yap OW, Kim ES, Laros RK Jr. Maternal and neonatal outcomes after uterine rupture in labor. Am J Obstet Gynecol 2001; 184 (7): 1576–1581

56. Zelop CM, Shipp TD, Repke JT, Cohen A, Lieberman E. Outcomes of trial of labor following previous cesarean delivery among women with fetuses weighing > 4000 g. Am J Obstet Gynecol 2001; 185 (4): 903–905

Erstfassung	1998
Überarbeitung	2007
Beteiligte Fachgesellschaften, Arbeitsgemeinschaften und Organisationen	Deutsche Gesellschaft für Gynäkologie und Geburtshilfe • Board für Pränatal- und Geburtsmedizin • Arbeitsgemeinschaft Materno-fetale Medizin
Autoren der letzten Überarbeitung	Prof. Dr. med. M. Kolben, Gräfelfing (Federführung) Dr. med. C. Bartz, Siegen PD Dr. med. M. Gonser, Wiesbaden Prof. Dr. med. W. Rath, Aachen PD Dr. med. U. Schäfer-Graf, Berlin Prof. Dr. med. K. T. M. Schneider, München
Anmerkungen	S1-Leitlinie Methoden- und Leitlinienreport siehe Homepages der DGGG und der AWMF

DGGG Leitlinienregister 2008	3	Pränatal- und Geburtsmedizin
	3.4	Geburtshilfe
	3.4.6	Vaginal-operative Entbindungen
AWMF Leitlinienregister	015/023 (S1)	

Deutsche Gesellschaft für Gynäkologie und Geburtshilfe (DGGG),
Board für Pränatal- und Geburtsmedizin

Vaginal-operative Entbindungen

Inhaltsverzeichnis

1	Ziel	268
2	Vorbedingungen	268
3	Indikation	269
4	Klinische Diagnostik des Höhenstandes	269
	4.1 Kopf in Beckenmitte (BM)	269
	4.2 Kopf auf Beckenboden/in Beckenausgang	270
	4.3 Bedeutung der Ultraschalluntersuchung	270
5	Anlegen des Instrumentes und Traktionen	270
6	Wahl des Instrumentes	271
	6.1 Vor-/Nachteile Forzeps vs. Vakuumextraktion (13; EL Ia)	271
	6.2 Vor-/Nachteile Metallglocke vs. Silikongummi-Glocke (14; EL Ia)	272

Inhaltsverzeichnis (Fortsetzung)

7	**Komplikationen**	**272**
	7.1 Kindliche Verletzungen	273
	7.2 Mütterliche Verletzungen	273
8	**Sectio versus vaginal-operative Entbindung/Sectiobereitschaft**	**274**
9	**Juristische Gesichtspunkte**	**274**
10	**Schlussfolgerung**	**275**
11	**Literatur**	**276**

1 Ziel

Die instrumentelle Entbindung wird zur Beseitigung einer akuten fetalen Bedrohung, eines Geburtsstillstandes oder aus mütterlicher Indikation in der Austreibungsperiode indiziert.

Indikationen, Voraussetzungen und Kontraindikationen der vaginal-operativen Entbindung beruhen auf klinischen Erfahrungen sowie auf Empfehlungen bzw. Leitlinien von Expertenkommitees (1, 10, 16; EL IV).

2 Vorbedingungen

Dem Operationsbeginn geht eine Befunderhebung voraus, bei der folgende Voraussetzungen erfüllt sein bzw. Parameter kontrolliert werden sollten:

- Vollständige Eröffnung des Muttermundes,
- Höhenstand des Kopfes in Beckenmitte/auf Beckenboden,
- Haltung und Einstellung,
- Blasensprung,
- Ausschluss eines Kopf-Becken-Missverhältnisses,
- leere Harnblase,
- adäquate Analgesie/Anästhesie.

3 Indikation

Die Durchführung einer operativen Entbindung kann maternal, fetal oder kombiniert indiziert sein.

- Fetale Indikation: pathologisches CTG, fetale Hypoxämie, fetale Azidose,
- maternale Indikation: Erschöpfung der Mutter; Kontraindikation zum Mitpressen: kardiopulmonale, zerebrovaskuläre Erkrankungen,
- kombinierte Indikation („Geburtsstillstand"): protrahierte Austreibungsperiode mit/ohne Haltungs-, Einstellungsanomalie.

4 Klinische Diagnostik des Höhenstandes

Für die vaginal-operative Entbindung sind eine möglichst exakte Höhenstandsbestimmung, die Erkennung einer noch ausstehenden geburtsmechanischen Adaptation und die Einschätzung der Möglichkeit einer operativen Korrektur von entscheidender Bedeutung (1). Während das Durchtrittsplanum mittels vaginaler Untersuchung nicht bestimmbar ist, kann die Leitstelle durch Angabe von Zentimetern oberhalb (–) bzw. unterhalb der Interspinallinie (+) palpatorisch approximativ verfolgt werden. Diese Einteilung nach de Lee geht von der Interspinalebene als 0-Ebene aus und ermöglicht die Höhenstandsbestimmung von Leitstelle und Durchtrittsplanum. Es wird von der Beurteilung des Höhenstandes der Leitstelle ausgegangen und auf den Höhenstand des Durchtrittsplanums in Beckeneingang (BE) oder Beckenmitte (BM) geschlossen.

Dieses Vorgehen ist möglich, weil bei Hinterhauptshaltung der Abstand von der kleinen Fontanelle bis zum geburtsmechanisch wirksamen Planum suboccipito-bregmaticum 4 cm beträgt. Bei Deflexionshaltungen ist zu berücksichtigen, dass sich das Durchtrittsplanum mehr als 4 cm oberhalb der Leitstelle befindet. Auch bei Veränderungen der Kopfform durch eine stärkere Konfiguration kann das Durchtrittsplanum weiter als 4 cm von der knöchernen Leitstelle entfernt sein. Das ist deswegen so wichtig, weil folgenschwere Fehleinschätzungen des Höhenstandes unbedingt zu vermeiden sind (20).

4.1 Kopf in Beckenmitte (BM)

Bei Hinterhauptshaltung des Kopfes beginnt die Beckenmittenposition, wenn das Hinterhaupt vollständig in das Becken **eingetreten** ist. Das **Durchtrittsplanum** hat dann den Beckeneingang an der engsten Stelle in Höhe der Conjugata vera obstetrica passiert und befindet sich 4 cm oberhalb der Interspinallinie. Die **knöcherne Leitstelle** hat damit in der Führungslinie die Interspinallinie (0) erreicht. Die BM-Position endet, wenn die **Leitstelle** auf dem BB (+4) steht (10). Bei einem Höhenstand des Kopfes in Beckenmitte ist in der Regel auch die Rotation noch nicht vollendet und stellt entsprechende Anforderungen an den geburtshilflichen Operateur. Wegen des Schwierigkeitsgrades und der Gefährlichkeit der operativen Entbindung bei einem Höhenstand der Leitstelle oberhalb +2 oder bei einer Abweichung der Pfeilnaht von der antero-posterioren Position über 45° muss bei solchen Eingriffen ein erfahrener Facharzt zugegen sein.

4.2 Kopf auf Beckenboden/in Beckenausgang

Die vaginal-operative Entbindung von Beckenboden (BB) weist die geringste Gefährdung für die Mutter und das Kind auf. Die Entbindungen von Beckenboden stellen die große Mehrzahl der instrumentellen Entbindungen dar. Der Kopf steht **auf Beckenboden**, wenn die knöcherne Leitstelle den Beckenboden (+4) erreicht hat. Das Durchtrittsplanum steht dann parallel zur Beckenausgangsebene in Höhe der Spinae. Bei der inneren Untersuchung sind die Spinae und die Kreuzbeinhöhle nicht mehr zu tasten. Dieser Höhenstand ist von außen durch die Handgriffe nach Schwarzenbach oder de Lee zu diagnostizieren. Der Kopf ist in der Tiefe zu sehen und die Pfeilnaht ist in den meisten Fällen ausrotiert oder weicht nur geringfügig vom geraden Durchmesser ab (Ausnahme: tiefer Querstand). Tritt der Kopf in den Introitus und bleibt er auch in der Wehenpause sichtbar (Einschneiden des Kopfes), so erreicht das Durchtrittsplanum in der letzten Phase des Austrittsmechanismus (Durchschneiden des Kopfes) den Bereich der Beckenausgangsebene. Gelingt die spontane Entwicklung des kindlichen Kopfes in dieser Situation nicht, wird die operative Entbindung von dieser Position als **Beckenausgangs-VE** oder **Beckenausgangs-Zange** bezeichnet. Die operative Entbindung von Beckenausgang hat vor allem unterstützende Funktion bei Erschöpfung der Mutter.

4.3 Bedeutung der Ultraschalluntersuchung

Für das Anlegen der Instrumente und der Zugrichtung ist die exakte Beurteilung der Stellung des Rückens, der Haltung (Deflexionshaltung!) und der Einstellung des Kopfes erforderlich. Wenn dies durch die digitale Untersuchung nicht zuverlässig möglich ist, hat vor dem Eingriff eine Ultraschalluntersuchung zu erfolgen, um einen exakten Befund erheben zu können. Durch die Darstellung der Orbita, des Kleinhirns und des Rückens ist eine zuverlässige Beurteilung möglich.

5 Anlegen des Instrumentes und Traktionen

Bei einem Höhenstand des Kopfes oberhalb von BB ist die geburtsmechanische Adaptation in Form der Haltungs- und Einstellungsveränderungen selten abgeschlossen, insbesondere bei einem Höhenstand der Leitstelle oberhalb +2. Die instrumentelle Entwicklung des Kopfes hat über das Anlegen des Instrumentes die raumsparende Adaptation herbeizuführen, um die mechanischen Belastungen des Kindes gering zu halten. Nach dem Anlegen des Instruments ist nach den ersten Traktionen die Entscheidung zu treffen, ob die operative Entbindung ohne wesentliche Gefährdung des Kindes und der Mutter möglich ist und fortgeführt werden kann. Die Dauer der Vakuumapplikation (5 bzw. 10 Minuten) weist einen Zusammenhang zur Häufigkeit von Kephalhämatomen (4; EL Ib) und zu Lazerationen der Kopfhaut (18; EL IIb) auf. Folgt der Kopf dem Zug nicht, lässt die VE-Traktion nicht die Tendenz zur Beugung und Drehung des Kopfes erkennen oder gelingt die Rotation mit der Zange nicht leicht, so ist der Versuch einer instrumentellen Entbindung abzubrechen und die Sectio caesarea unverzüglich durchzuführen (10).

6 Wahl des Instrumentes

Der Erfolg vaginal-operativer Entbindungen aus BM wird vor allem von der Indikationsstellung und dem Zustand des Kindes bei Operationsbeginn abhängen. Forzeps und Vakuumextraktor sind akzeptable und sichere Instrumente für die vaginal-operative Entbindung. Die Erfahrung des Operateurs ist entscheidend für die Auswahl des geeigneten Instruments in der gegebenen geburtshilflichen Situation (12, 16; EL IV). Nach der Schlussfolgerung des Cochrane-Reviews von 2004 (13; EL Ia) wird die Vakuumextraktion empfohlen, um die maternale Morbidität zu reduzieren, gleichzeitig wird aber als kompensatorisches Benefit der Forzepsentbindung die Reduktion von Kephalhämatomen und retinalen Blutungen hervorgehoben.

6.1 Vor-/Nachteile Forzeps vs. Vakuumextraktion (13; EL Ia)

Vakuumextraktion	höhere Rate nicht erfolgreich beendeter Operationen, von Kephalhämatomen, von retinalen Blutungen und von Ikterus
Forzeps	höhere Rate von Regional- oder Allgemeinanästhesien und von mütterlichem Trauma
Kein Unterschied	zur Sectiorate, zu den Apgar-Werten und zum 5-Jahres-Follow-up von Müttern und Kindern

6.2 Vor-/Nachteile Metallglocke vs. Silikongummi-Glocke (14; EL Ia)

Silikongummi-Glocke	höhere Rate nicht erfolgreich beendeter Operationen, insbesondere bei okzipito-posteriorer Einstellung (hiHHH, Deflexionshaltungen), bei okzipito-transverser Einstellung und bei schwierigen okzipito-anterioren Einstellungen (Beckenmitte-Positionen mit nicht abgeschlossener Rotation)
Metallglocke	höhere Rate von neonatalen Skalp-Verletzungen

Von begrenzter oder inkonsistenter wissenschaftlicher Evidenz sind folgende Empfehlungen (2, 4, 16, 19; EL Ib/III/IV):

- Vaginal-operative Entbindungen aus Beckenmitte mit einem Höhenstand oberhalb +2 sollten nur bei hoher Erfolgsaussicht durch einen in der Methode ausgebildeten und trainierten Geburtshelfer ausgeführt werden (10, EL IV).
- Die Dauer der Vakuumapplikation beeinflusst die Häufigkeit von Kephalhämatomen, daher ist diese Zeit vom Operateur zu minimieren (4, EL Ib).
- Die Inzidenz von intrakraniellen Blutungen ist bei Neugeborenen, die durch Sectio nach fehlgeschlagener instrumenteller Entbindung geboren wurden, am höchsten. Das trifft auch für die Kombination von Vakuumextraktion und Forzeps zu, so dass eine vaginal-operative Entbindung bei sehr niedriger Erfolgsaussicht nicht indiziert werden sollte (2, 19, EL III).
- Von einer Vakuumextraktion < 34 Schwangerschaftswochen wird wegen eines erhöhten Risikos für Kephalhämatome, intrakranielle Blutungen und Neugeborenen-Ikterus von Expertenkommitees abgeraten (16, EL IV).

Die Entscheidung „Zange oder Vakuum" ist in den letzten Jahren durch die höhere Rate von mütterlichen Verletzungen sowie deren Langzeitauswirkungen bei Anwendung der Zange beeinflusst worden (3, 11, 20; EL Ib). Als Trend lässt sich bei der Wahl des Instruments für vaginal-operative Geburten erkennen – und zwar auch in Ländern mit bevorzugtem Einsatz der Zange (7, 15) –, dass die Frequenz der Vakuumextraktion progressiv angestiegen ist bei gleichzeitigem Abfall der Zangenentbindungsfrequenz.

7 Komplikationen

Die Gefahr von Verletzungen erhöht sich mit dem Schwierigkeitsgrad der vaginal-operativen Entbindung. Das Anlegen der **Zange** gelingt bei einem Höhenstand oberhalb +2 nur selten optimal und führt damit relativ häufig zu Hämatomen und Abschürfungen an der Haut des Kindes. Die verminderte Haftfähigkeit bei exzentrischer Anlage der **Glocke** und die verlängerte Extraktionsdauer bei notwendiger Haltungs- und Einstellungskorrektur erhöhen die Gefahr des Abreißens der Glocke, was zu kurzfristigen intrakraniellen Druckschwankungen (bis zu 50 mmHg) führen kann.

7.1 Kindliche Verletzungen

Wegen der kindlichen Komplikationen ist vor forcierten **Vakuumextraktionen** bei akuter fetaler Bedrohung zu warnen. Ein zu schneller Aufbau des Vakuums kann zur mangelhaften Fixierung und bei gleichzeitig überhöhter Zugkraft zum Abreißen der Glocke führen. Die dabei auftretenden intrakraniellen Druckschwankungen können zur Ausbildung einer zerebralen Blutung beitragen (5, 22). Sichtbare Folgen vaginal-operativer Entbindungen sind Kephalhämatome mit einer Frequenz von 3% bei Zangenentbindungen und 12% bei Vakuumextraktionen, mit einer signifikanten Erhöhung bei Vakuumextraktionen wegen „drohender Asphyxie" (3, 11, 21; EL Ib/III). Kindliche Verletzungen nach **Zangenentbindung** sind Abschürfungen der Haut, Hämatome und passagere Paresen des N. facialis. Schädelfrakturen und intrakranielle Blutungen sollten bei richtiger Operationstechnik bei beiden Methoden nicht vorkommen.

Die **Frühmorbidität** bei vaginal-operativen Entbindungen aus BM unterscheidet sich trotz der höheren operativen Belastung des Kindes (der Kopf hat den Beckenboden noch nicht erreicht, die Haltungsänderung und Rotation sind nicht abgeschlossen) nicht von der bei instrumentellen Entbindungen von Beckenboden. Die Azidosehäufigkeit wird im Wesentlichen von der Indikation und weniger vom Instrument bestimmt (21). Der Vergleich mit dem Ausgang nach **Sectio caesarea** als alternativem Entbindungsverfahren bei BM-Position ergab bei gleicher Indikationsstellung keinen Unterschied hinsichtlich des neonatalen Adaptationsverhaltens sowie der Häufigkeit von sprachlichen und neuromotorischen Entwicklungsverzögerungen (6; EL IIb).

7.2 Mütterliche Verletzungen

Mütterliche Verletzungen wie Damm-, Scheiden- und Zervixrisse werden von der Wahl des Instrumentes beeinflusst. In besonderem Maße sind diese aber auch von der Qualifikation des Operateurs abhängig. Das Risiko der Verletzung für die Mutter und das Kind ist desto höher, je höher der Kopf steht und je weiter die Pfeilnaht von der antero-posterioren Position abweicht (1, 9, 11). Nicht jede vaginal-operative Entbindung erfordert eine Episiotomie. Das Risiko für Dammrisse III./IV. Grades erhöht sich mit einer Episiotomie, ohne das Schulterdystokie-Risiko zu reduzieren (23; EL III).

Während nur ein geringer Unterschied zur Häufigkeit des Auftretens von Scheidenrissen festzustellen ist, kommt es bei Zangenentbindungen, insbesondere aus der BM-Position, signifikant häufiger zu Dammrissen III. und IV. Grades (11, 21; EL Ib/III). Angesichts dieser Verletzungen ist es erforderlich, dass nach jeder Zangenentbindung aus Beckenmitte eine Inspektion der gesamten Scheide sowie auch der Zervix in ihrem vollen Umfang erfolgt, um diese Verletzungen frühzeitig zu diagnostizieren und chirurgisch zu versorgen.

Ergebnisse von Befragungen weisen bei Forzepsentbindungen signifikant häufiger auf unerträgliche Schmerzen unter der Geburt und später im Dammbereich hin (7, 8). Das trifft auch für okkulte Analsphinkterverletzungen und deren Auswirkungen auf Drangsymptomatik und Stuhlinkontinenz zu (11, 17; EL Ib/III).

8 Sectio versus vaginal-operative Entbindung/Sectiobereitschaft

Bei akuter fetaler Bedrohung (persistierende fetale Bradykardie) wird die vaginal-operative Entbindung gegenüber der Sectio wegen der schnelleren Entwicklung des Kindes in der Regel bevorzugt. Primär als schwer einzuschätzende vaginal-operative Entbindungen sollten in solchen Situationen unbedingt unterbleiben. In Grenzsituationen ist die sofortige Sectio caesarea vorzunehmen, insbesondere bei eingeschränkten Reserven des Kindes (fetale Wachstumsretardierung). Bei kombiniertem Risiko – Geburtsstillstand und leicht kompromittierter Fet – kann eine Fetalblutgasanalyse über die vorhandenen fetalen Reserven aufklären.

Wenn erst während der Operation eine Fehlbeurteilung des Höhenstandes oder der Einstellung des Kopfes erkannt wird, darf die vaginal-operative Entbindung nicht erzwungen werden. Daher müssen die generellen organisatorischen Voraussetzungen für die sofortige Durchführung einer Notfallsectio erfüllt sein (10).

Die vaginal-operative Entbindung bei einem Höhenstand der Leitstelle oberhalb +2 ist nur bei rotierter Pfeilnaht (≤ 45°) erlaubt und muss dem erfahrenen und in der Technik ausgebildeten Geburtshelfer vorbehalten sein. Schon die Einschätzung der Durchführbarkeit einer instrumentellen Entbindung aus BM wird von der persönlichen Erfahrung des Geburtshelfers entscheidend beeinflusst und sollte demzufolge auch nur vom Erfahrenen indiziert werden (10).

9 Juristische Gesichtspunkte

Sobald sich unter der Geburt die Möglichkeit abzeichnet, dass ein operativer Eingriff notwendig werden kann, muss, wenn möglich, der Geburtshelfer das Aufklärungsgespräch mit der Patientin führen und sie über alternative operative Entbindungsverfahren aufklären. Je früher dies geschieht, desto eher ist damit zu rechnen, dass die Patientin noch einwilligungsfähig ist. Das bedeutet, dass sie dem Aufklärungsgespräch noch folgen kann und das erforderliche Urteils- und Einsichtsvermögen hat, um das Für und Wider der empfohlenen Behandlung abzuwägen.

Die erforderliche Aufklärung ist so rechtzeitig vor Eintritt einer (voraussehbaren) Notsituation vorzunehmen, dass der Schwangeren noch eine Risikoabwägung möglich ist. Bei der **BM-Position** des kindlichen Kopfes ist die Aufklärung über die verschiedenen geburtshilflichen Methoden – Vakuum, Zange und Sectio – von besonderer Bedeutung, da die Gefahren für Mutter und Kind bei diesen Verfahren gänzlich unterschiedlich sind und daher nach der Rechtsprechung die Mutter die Entscheidung zu treffen hat, ob sie den Interessen des Kindes oder ihren eigenen Interessen den Vorzug gibt (10). Zwischen dieser juristischen Forderung und der geburtshilflichen Realität besteht eine erhebliche Diskrepanz, die sich daraus ergibt, dass die Gebärende in der gegebenen Situation mit der Entscheidung zu den verschiedenen Alternativen meist absolut überfordert ist. Aus diesem Konflikt zwischen der Beachtung der Patientenautonomie und der Fürsorgepflicht des Arztes ist abzuleiten, dass die Aufklärung individuell zu erfolgen hat. Allgemein gilt der Grundsatz: Je dringlicher die Situation, desto kürzer die Aufklärung. Es ist zu empfehlen, den Patientinnen schon in der Schwangerschaft eine Basisinformation über vaginale und abdominale geburtshilfliche Eingriffe zu geben, um auch in dringlichen Situationen ein ausreichendes Verständnis für das dann notwendigerweise sehr verkürzte Aufklärungsgespräch zu erzielen.

10 Schlussfolgerung

Die korrekt indizierte und ausgeführte instrumentelle Entbindung bedingt gegenüber der Sectio caesarea eine geringere Morbidität der Mutter und führt nicht zu einer zusätzlichen fetalen Risikoerhöhung.

11 Literatur

1. ACOG Practice Bulletin Number 17 (2000) Operative vaginal delivery. Int J Gynaecol Obstet 2001; 74: 69–76

2. Bashore RA, Phillips WH Jr, Brinkmann CR 3rd. A comparison of the morbidity of midforceps and cesarean delivery. Am J Obstet Gynecol 1990; 162: 1428–1434

3. Bofill JA, Rust OA, Schorr SJ, Brown RC, Martin RW, Martin JN, Morrison JC. A randomized prospective trial of the obstetric forceps versus the M-cup vacuum extractor. Am J Obstet Gynecol 1996; 75: 1325–1330

4. Bofill JA, Rust OA, Devidas M, Roberts WE, Morrison JC, Martin JN Jr. Neonatal cephalhematoma from vacuum extraction. J Reprod Med 1997; 42: 565–569

5. Castillo M, Fordham LA. MR of neurologically symptomatic newborns after vacuum extraction delivery. Am J neuroradiol 1995; 16: 816–819

6. Dierker LJ, Rosen MG, Thompson K, Lynn P. Midforceps deliveries: Long-term outcome of infants. Am J Obstet Gynecol 1986; 154: 764–768

7. Drife JO. Choice and instrumental delivery. Br J Obstet Gynaecol 1996; 103: 608–611

8. Garcia J, Anderson J, Vacca A, Elbourne D, Grant A, Chalmers I. Views of women and their medical and midwifery attendants about instrumental delivery using vacuum extraction and forceps. J Psychosom Obstet Gynaecol 1985; 4: 1–9

9. Hankins GDV, Rowe TF. Operative vaginal delivery – Year 2000. Am J Obstet Gynecol 1996; 175: 275–282

10. Hopp H, Dudenhausen JW, Martius G, Schneider H, Schneider KTM, Ulsenheimer K, Weitzel H. Stellungnahme: Vaginal-operative Entbindungen aus Beckenmitte. Deutsche Gesellschaft für Gynäkologie und Geburtshilfe (DGGG). Frauenarzt 1999; 40: 1471–1473

11. Johanson RB, Rice C, Doyle M, Arthur J, Anyanwu L, Ibrahim J, Warwick A, Redman CWE, O'Brien PMS. A randomised prospective study comparing the new vacuum extractor policy with forceps delivery. Br J Obstet Gynaecol 1993; 100: 524–530

12. Johanson RB. Instrumental vaginal delivery. RCOG Clinical Green Top Guidline 2000. Royal College of Obstetricians and Gynaecologists, London 2000

13. Johanson RB, Menon BKV. Vacuum extraction versus forceps for assisted vaginal delivery. Cochrane Database Syst Rev 2004; 2: CD000224

14. Johanson RB, Menon BKV. Soft versus rigid vacuum extractor cups for assisted vaginal delivery. Cochrane Database Syst Rev 2004; 2: CD000446

15. Meniru GI. An Analysis of recent trends in vacuum extraction and forceps delivery in the United Kingdom. Br J Obstet Gynaecol 1996; 103: 168–170

16. RCOG Clinical Green Top Guideline. Operative vaginal delivery No. 26, Oct. 2005. RCOG Press, London, 2005: 1–13

17. Sultan AH, Kamm MA, Hudson CN, Thomas JM, Bartram CI. Anal-sphincter disruption during vaginal delivery. N Engl J Med 1993; 329: 1905–1911

18. Teng FY, Sayre JW. Vacuum extraction: Does duration predict scalp injury? Obstet Gynecol 1997; 89: 281–285

19. Towner D, Castro MA, Eby-Wilkens E, Gilbert WM. Effect of mode of delivery in nulliparous women on neonatal injury. N Engl J Med 1999; 341: 1709–1714

20. Williams MC, Knuppel RA, Weiss A, Kanarek N, O'Brien WF. A prospective randomised comparison of forceps and vacuum assisted vaginal delivery. Am J Obstet Gynecol 1991; 164: 323–328

21. Weitzel HK, Hopp, H.: Zangen- versus Vakuumextraktion. In: Künzel W, Kirschbaum M. Gießener Gynäkologische Fortbildung 1995. Springer, Berlin, Heidelberg, New York, 1996: 219–227

22. Weitzel HK, Hopp H. Wann steht der Kopf zangengerecht – vakuumgerecht? Gynäkologe 1998; 31: 742–750

23. Youssef R, Ramalingam U, Macleod M, Murphy DJ. Cohort study of maternal and neonatal morbidity in relation to use of episiotomy at instrumental delivery. Br J Obstet Gynaecol 2005; 112: 941–945

Erstfassung	1999 (Titel „Vaginal-operative Entbindung aus Beckenmitte")
Neufassung	2008
Beteiligte Fachgesellschaften, Arbeitsgemeinschaften und Organisationen	Deutsche Gesellschaft für Gynäkologie und Geburtshilfe • Board für Pränatal- und Geburtsmedizin • Arbeitsgemeinschaft Medizinrecht
Autoren der letzten Überarbeitung	Prof. Dr. med. H. Hopp, Berlin (Federführung) Prof. Dr. med. J. Dudenhausen, Berlin Prof. Dr. med. K. T. M. Schneider, München Prof. Dr. jur. Dr. K. Ulsenheimer, München Prof. Dr. med. K. Vetter, Berlin Prof. Dr. med. H. K. Weitzel, Berlin
Anmerkungen	S1-Leitlinie Methoden- und Leitlinienreport siehe Homepages der DGGG und der AWMF

DGGG Leitlinienregister 2008	3	Pränatal- und Geburtsmedizin
	3.5	Neonatologie
	3.5.1	Empfehlungen für die strukturellen Voraussetzungen der perinatologischen Versorgung in Deutschland
AWMF Leitlinienregister	087/001 (S1)	

Deutsche Gesellschaft für Perinatale Medizin (DGPM), Gesellschaft für Neonatologie und Pädiatrische Intensivmedizin (GNPI), Deutsche Gesellschaft für Gynäkologie und Geburtshilfe (DGGG), Deutsche Gesellschaft für Kinder- und Jugendmedizin (DGKJ), Deutsche Gesellschaft für Kinderchirurgie (DGKiC), Deutsche Gesellschaft für Anästhesiologie und Intensivmedizin (DGAI)

Empfehlungen für die strukturellen Voraussetzungen der perinatologischen Versorgung in Deutschland

Inhaltsverzeichnis

1 Stufensystem der perinatologischen Versorgung 282

2 Versorgungsstufe 1: Geburtshilfliche Abteilung ohne
angeschlossene Kinderklinik 282
   2.1 Mindestanforderungen an die geburtshilfliche Abteilung 282
      2.1.1 Personal für die Geburtshilfe 282
      2.1.2 Mindestgeburtenzahl 283
      2.1.3 Assoziierte Institutionen für die Versorgung der Mutter 283
   2.2 Organisation der Neugeborenenversorgung in einer geburtshilflichen
      Abteilung ohne angeschlossene Kinderklinik 283
   2.3 Verlegung Neugeborener aus Geburtskliniken in Kinderkliniken 284
   2.4 Absolute Verlegungsindikationen 284

Inhaltsverzeichnis (Fortsetzung)

3 Versorgungsstufe 2A: Geburtshilfliche Abteilung mit angeschlossener Kinderklinik (perinatologische Grundversorgung) 285
   3.1 Strukturmerkmale der geburtshilflichen Abteilung. 285
       3.1.1 Personal für die Geburtshilfe 285
       3.1.2 Mindestgeburtenzahl. 285
       3.1.3 Assoziierte Institutionen für die Versorgung der Mutter 285
   3.2 Strukturmerkmale der Kinderklinik 286
       3.2.1 Voraussetzungen 286
   3.3 Zuweisungskriterien. 286
       3.3.1 Präpartale Zuweisung 286
       3.3.2 Postnatale Zuweisung 286

4 Versorgungsstufe 2B: Perinatologischer Schwerpunkt (intermediäre perinatologische Versorgung) 287
   4.1 Strukturmerkmale der Geburtshilfe in einem Perinatologischen Schwerpunkt. 287
   4.2 Strukturmerkmale der Neonatologie in einem Perinatologischen Schwerpunkt. 288
   4.3 Zuweisungskriterien. 289
       4.3.1 Präpartale Zuweisung 289
       4.3.2 Postnatale Zuweisung 289

5 Versorgungsstufe 3: Perinatalzentrum 289
   5.1 Strukturmerkmale der Geburtshilfe in einem Perinatalzentrum 290
   5.2 Strukturmerkmale der Neonatologie in einem Perinatalzentrum. 291
   5.3 Zuweisungskriterien. 291
       5.3.1 Präpartale Zuweisung 291
       5.3.2 Postnatale Zuweisung 292

6 Anmerkung der Fachgesellschaften 292
   6.1 Klarstellung der DGAI. 293

Die vorliegenden Empfehlungen haben zum Ziel, die perinatologische Versorgung von Schwangeren, Müttern, Neu- und Frühgeborenen risikoadjustiert interdisziplinär zu organisieren. Dazu ist es erforderlich, genaue Voraussetzungen zu definieren, die für die Versorgung von Schwangeren, Müttern, Neu- und Frühgeborenen mit unterschiedlichen Risiken von den Kliniken vorgehalten werden müssen. Die vorgeschlagenen Strukturen sind Voraussetzungen für eine wissenschaftlich begründete, bedarfsgerechte und hochwertige Perinatalmedizin.

Die Empfehlungen haben folgende grundlegende Zielsetzungen:

1. Schwangere mit bekannten Risiken sollen nur noch in Frauenkliniken versorgt werden, in denen eine adäquate präpartale und geburtshilfliche Behandlung möglich ist.
2. Kinder, bei denen eine postnatale Therapie absehbar ist, sollen nur noch in Einrichtungen geboren werden, in denen sich eine Pädiatrie bzw. Neonatologie (stratifiziert nach Risikosituation und Reifestatus des Kindes) befindet. Neugeborenentransporte sollen durch rechtzeitige präventive Verlegung von Risikoschwangeren vermieden werden.
3. In Geburtskliniken ohne angeschlossene Kinderklinik (Versorgungsstufe 1) sollen nur Kinder mit einem Gestationsalter = 36+0 SSW und ohne bekanntes Risiko (wie z.B. Wachstumsretardierung, Zwillinge, Diabetes der Mutter) zur Welt kommen.
4. Eine leistungsfähige Neugeborenenmedizin auf einer mittleren Versorgungsstufe (Versorgungsstufe 2) ist flächendeckend vorzuhalten.
5. Eine Regionalisierung von Risikoschwangeren sowie von Risiko-Neu- und Frühgeborenen in geburtshilflich-neonatologische Perinatalzentren (höchste Versorgungsstufe 3) soll fallbezogen eine adäquate Versorgung gewährleisten.
6. Die Geburtsmedizin ist integraler Bestandteil einer Klinik für Frauenheilkunde und Geburtsmedizin. Die Neonatologie ist in gleicher Weise integraler Bestandteil einer Klinik für Kinder- und Jugendmedizin, Neonatale Chirurgie soll von einem Kinderchirurgen durchgeführt werden – soweit keine spezielle organspezifische Kompetenz erforderlich ist (z.B. Kardiochirurgie). Für die Anästhesie soll ein Facharzt für Anästhesie mit Erfahrung in Kinderanästhesie zur Verfügung stehen.

1 Stufensystem der perinatologischen Versorgung

Versorgungsstufen	Geburtsmedizinische Versorgungsstufen	Neonatologische Versorgungsstufen
1	Geburtshilfliche Abteilung ohne angeschlossene Kinderklinik	
2A	Geburtshilfliche Abteilung mit angeschlossener Kinderklinik	Neonatologische Grundversorgung in einer Kinderklinik
2B	Perinatologischer Schwerpunkt (Geburtshilfe)	Perinatologischer Schwerpunkt (Neonatologie)
3	Perinatalzentrum (Geburtshilfe)	Perinatalzentrum (Neonatologie)

2 Versorgungsstufe 1: Geburtshilfliche Abteilung ohne angeschlossene Kinderklinik

In Geburtskliniken ohne angeschlossene Kinderklinik sollen nur Schwangere mit komplikationslos verlaufender Schwangerschaft ab einem Gestationsalter von ≥ 36+0 SSW und ohne zu erwartende Komplikationen beim Neugeborenen entbunden werden. Dies gilt für ca. 90% aller Schwangerschaften. Alle Schwangeren mit einer zu erwartenden Behandlungsnotwendigkeit der Mutter oder des Neugeborenen sind risikoadaptiert bereits präpartal in eine Einrichtung mit höherer perinatologischer Versorgungsstufe zu verlegen. Eine Trennung von Mutter und Kind nach der Geburt bei Behandlungsbedarf des Neugeborenen wird so vermieden, der postnatale Neugeborenentransport wird dadurch auf unvorhersehbare Notfälle beschränkt. Eine neonatologische Behandlung in einer Geburtsklinik ohne angeschlossene Kinderklinik ist nicht bedarfsgerecht.

2.1 Mindestanforderungen an die geburtshilfliche Abteilung

2.1.1 Personal für die Geburtshilfe

Für die Geburtshilfe ist rund um die Uhr eine Versorgung auf Facharztniveau verfügbar. Während einer Rufbereitschaft ist ein Eintreffen in der Klinik innerhalb von 10 Minuten zu gewährleisten.

Im Dienstplan sind für die Geburtshilfe vorzusehen:

- mindestens ein Assistenzarzt, 24 Stunden anwesend,
- mindestens eine Hebamme, 24 Stunden anwesend,
- ein Anästhesist für die Geburtshilfe, 24 Stunden verfügbar, rufbereit 10 min,

- eine Anästhesiepflegekraft für die Geburtshilfe, 24 Stunden verfügbar, rufbereit 10 min,
- eine OP-Bereitschaft (Pflegekraft) für die Geburtshilfe, 24 Stunden verfügbar, rufbereit 10 min,
- eine Kinderkrankenschwester (oder adäquat in der Neugeborenenpflege qualifiziertes Personal oder Hebamme), 24 Stunden anwesend.

Die Notfallbereitschaft muss das Einhalten einer Notfallzeit von 30 Minuten ermöglichen: Entscheidungs-Entbindungs-Zeit 20 min + Wegzeit 10 min = Notfallzeit von 30 min.* {*Die absolut eiligen Notfälle, wie Uterusruptur, Abruptio placentae, Nabelschnurkomplikation oder kindliche Blutung bei Placenta praevia, lassen sich in dieser Struktur nicht mit angemessener Sicherheit behandeln.}

2.1.2 Mindestgeburtenzahl

700 Geburten pro Jahr.

2.1.3 Assoziierte Institutionen für die Versorgung der Mutter

- Intensivstation,
- Notfall-Labor,
- Blutbank/Blutdepot.

2.2 Organisation der Neugeborenenversorgung in einer geburtshilflichen Abteilung ohne angeschlossene Kinderklinik

Folgende Versorgungsleistungen für das Neugeborene müssen erbracht werden können:

- Erstversorgung des gesunden Neugeborenen durch einen darin kompetenten Arzt (Geburtshelfer, Anästhesist, Kinderarzt),
- Einleitung lebenserhaltender Maßnahmen beim Neugeborenen bei unvorhersehbaren Notfällen durch einen darin kompetenten Arzt bis zum Eintreffen des Neugeborenen-Notarztes,
- Das Vorgehen zur Alarmierung des Neugeborenen-Notarztes muss festgelegt und den Mitarbeitern vertraut sein,
- sachgerechte Betreuung des gesunden Neugeborenen auf der Wochenbettstation,
- Durchführung der U2 und der weiteren Vorsorgemaßnahmen durch einen Kinderarzt.

Diese Strukturmerkmale gelten auch für die Versorgung gesunder Neugeborener in allen anderen Versorgungsstufen.

2.3 Verlegung Neugeborener aus Geburtskliniken in Kinderkliniken

Ein neonataler Transport sollte, wenn irgend möglich, durch die präpartale Verlegung von Risikoschwangeren in eine Klinik der entsprechenden Versorgungsstufe vermieden werden.

Beim postnatalen Auftreten von Symptomen ist das Neugeborene aus einer Geburtsklinik ohne kontinuierliche Verfügbarkeit eines Kinderarztes immer in eine Kinderklinik zu verlegen. Der verlegende Arzt entscheidet über die für das Neugeborene notwendige Versorgungsstufe.

2.4 Absolute Verlegungsindikationen

Absolute Verlegungsindikationen sind (siehe auch Leitlinie „Verlegung Neugeborener aus Geburtskliniken in Kinderkliniken", S. 393)

- Unreife (Gestationsalter < 36+0 SSW),
- fetale Wachstumsretardierung mit einem Geburtsgewicht ≤ 3. Perzentile,
- Atemstörungen jeglicher Genese, Zyanose,
- Nabelarterien-pH < 7,0,
- Fehlbildung oder Verdacht darauf zur weiteren Diagnostik und/oder Therapie,
- angeborene Stoffwechselstörungen oder Verdacht darauf,
- Hypoglykämie, trotz Fütterung < 35 mg/dl (2 mol/l) in den ersten 24 Stunden, < 45 mg/dl (2,5 mmol/l) ab zweitem Lebenstag,
- diabetische Fetopathie,
- Endokrinopathie oder Verdacht darauf,
- Morbus haemolyticus neonatorum,
- Polyglobulie (Hämatokrit venös > 0,7),
- Anämie (Hämatokrit < 0,35) in erster Lebenswoche,
- Hyperbilirubinämie: sichtbarer Ikterus in den ersten 24 Stunden 20 mg/dl (350 µmol/l) trotz Fototherapie bei gesunden reifen Neugeborenen, 17 mg/dl (300 µmol/l) trotz Fototherapie bei reifen Neugeborenen mit Risikofaktoren,
- Morbus haemorrhagicus,
- intrakranielle Blutungen und Verdacht darauf,
- Krampfanfälle,
- Infektion oder klinischer Verdacht darauf,
- Neugeborene drogenabhängiger Mütter.

3 Versorgungsstufe 2A: Geburtshilfliche Abteilung mit angeschlossener Kinderklinik (perinatologische Grundversorgung)

3.1 Strukturmerkmale der geburtshilflichen Abteilung

3.1.1 Personal für die Geburtshilfe

Für die Geburtshilfe ist rund um die Uhr eine Versorgung auf Facharztniveau verfügbar. Während einer Rufbereitschaft ist ein Eintreffen in der Klinik innerhalb von 10 Minuten zu gewährleisten.

Im Dienstplan sind für die Geburtshilfe vorzusehen:

- mindestens ein Assistenzarzt, 24 Stunden anwesend,
- mindestens eine Hebamme, 24 Stunden anwesend,
- ein Anästhesist für die Geburtshilfe, 24 Stunden verfügbar, rufbereit 10 min,
- ein Anästhesiepflegekraft für die Geburtshilfe, 24 Stunden verfügbar, rufbereit 10 min,
- eine OP-Bereitschaft (Pflegekraft) für die Geburtshilfe, 24 Stunden verfügbar, rufbereit 10 min,
- eine Kinderkrankenschwester (oder adäquat in der Neugeborenenpflege qualifiziertes Personal oder Hebamme), 24 Stunden anwesend.

Die Notfallbereitschaft muss das Einhalten einer Notfallzeit von 30 Minuten ermöglichen: Entscheidungs-Entbindungs-Zeit 20 min + Wegzeit 10 min = Notfallzeit von 30 min.* {*Die absolut eiligen Notfälle, wie Uterusruptur, Abruptio placentae, Nabelschnurkomplikation oder kindliche Blutung bei Placenta praevia, lassen sich in dieser Struktur nicht mit angemessener Sicherheit behandeln.}

3.1.2 Mindestgeburtenzahl

700 Geburten.

3.1.3 Assoziierte Institutionen für die Versorgung der Mutter

- Intensivstation,
- Notfall-Labor,
- Blutbank/Blutdepot.

Ferner gelten die für die Neugeborenenversorgung in Versorgungsstufe 1 geltenden Organisationsmerkmale (Zusatz durch GNPI).

3.2 Strukturmerkmale der Kinderklinik

Einrichtungen der perinatologischen Grundversorgung sollen in der Lage sein, plötzlich auftretende, unerwartete neonatologische Notfälle adäquat zu behandeln. Bei anhaltenden Problemen des Neugeborenen soll eine Verlegung in eine Kinderklinik mit höherer neonatologischer Versorgungsstufe erfolgen. Prinzipiell sollen in einer Kinderklinik mit neonatologischer Grundversorgung nur Kinder mit einem Gestationsalter $\geq$ 32+0 SSW und einem Geburtsgewicht = 1500 g behandelt werden.

3.2.1 Voraussetzungen

- Der für die Betreuung der Neugeborenen verantwortliche Arzt muss über die Schwerpunktweiterbildung Neonatologie verfügen.
- Möglichkeit zur kurzfristigen Beatmung bis zur Verlegung in eine höhere neonatologische Versorgungsstufe.
- Diagnostische Verfahren wie Notfall-Labor, bildgebende Diagnostik (z.B. Radiologie, Sonographie), Echokardiographie sowie EEG sind verfügbar.
- 24-Stunden-Präsenz eines in der pädiatrischen Weiterbildung befindlichen Dienstarztes.
- Im Hintergrund muss ein Arzt mit Schwerpunktbezeichnung Neonatologie jederzeit erreichbar sein (Zusatz durch GNPI).

3.3 Zuweisungskriterien

3.3.1 Präpartale Zuweisung

Schwangere mit drohender Frühgeburt ab einem Gestationsalter $\geq$ 32+0 Wochen und einem erwarteten Geburtsgewicht = 1500 g können in einer geburtshilflichen Einrichtung der Versorgungsstufe 2A behandelt werden, wenn keine zusätzlichen Erkrankungen von Mutter oder Kind vorliegen, die die Zuweisung in eine höhere Versorgungsstufe (2B oder 3) erforderlich machen.

3.3.2 Postnatale Zuweisung

Neugeborene, die postnatal in eine Kinderklinik verlegt werden müssen, können in einer Einrichtung der neonatologischen Grundversorgung behandelt werden, wenn sie milde

Symptome aufweisen, bei denen eine rasche Besserung erwartet wird und keine chirurgische Intervention erforderlich ist, z.B.

- Neu- und Frühgeborene mit einem Gestationsalter ≥ 32+0 SSW und Geburtsgewicht =1500 g,
- Neu- und Frühgeborene mit respiratorischen Symptomen, bei denen eine rasche Besserung erwartet wird und die Wahrscheinlichkeit, dass eine Atemunterstützung erforderlich sein wird, gering ist,
- Neu- und Frühgeborene mit milden Anpassungsstörungen (z.B. Apnoen/Bradykardien, instabile Körpertemperatur, Trinkschwäche),
- Hypoglykämie (s.o.),
- Hyperbilirubinämie (s.o.),
- Geburtsgewicht > 4500 g mit Symptomen,
- V.a. neonatale Infektion.

4 Versorgungsstufe 2B: Perinatologischer Schwerpunkt (intermediäre perinatologische Versorgung)

4.1 Strukturmerkmale der Geburtshilfe in einem Perinatologischen Schwerpunkt

Der Leiter der Geburtshilfe und sein Stellvertreter müssen über die Schwerpunktweiterbildung „Spezielle Geburtshilfe und Perinatalmedizin" verfügen. Der Leiter der Einrichtung hat die Weiterbildungsbefugnis im Schwerpunkt „Spezielle Geburtshilfe und Perinatalmedizin" für ein Jahr. Er verfügt außerdem über die Befähigung zur Pränataldiagnostik und -therapie Stufe II.

Im Dienstplan sind für die Geburtshilfe vorzusehen:

- mindestens ein Facharzt Frauenheilkunde und Geburtshilfe, 24 Stunden anwesend,
- mindestens ein Assistenzarzt Geburtshilfe, 24 Stunden anwesend,
- eine OP-Bereitschaft (Schwester), anwesend,
- mindestens eine Hebamme, 24 Stunden anwesend,
- ein Anästhesieteam, 24 Stunden anwesend,
- eine Kinderkrankenschwester (oder adäquat in der Neugeborenenpflege qualifiziertes Personal oder Hebamme), 24 Stunden anwesend.

Die Notfallbereitschaft muss das Einhalten einer Notfallzeit von 15–20 min ermöglichen: Entscheidungs-Entbindungs-Zeit < 15 min + Wegzeit 1–5 min = Notfallzeit 15–20 min.* {*Die absolut eiligen Notfälle, wie Uterusruptur, Abruptio placentae, Nabelschnurkomplikation oder kindliche Blutung z.B. bei Placenta praevia, lassen sich in dieser Struktur im Prinzip mit angemessener Sicherheit behandeln.}

Angestrebte Geburtenzahl im Perinatologischen Schwerpunkt ≥ 1000 pro Jahr.

Assoziierte Abteilungen für die Versorgung der Mutter:

- Intensivstation,
- Blutbank,
- Labormedizin.

4.2 Strukturmerkmale der Neonatologie in einem Perinatologischen Schwerpunkt

Der Leiter der Neonatologie und sein Stellvertreter müssen über die Schwerpunktweiterbildung Neonatologie verfügen. Der Leiter der Einrichtung hat die Weiterbildungsbefugnis im Schwerpunkt Neonatologie für ein Jahr.

Die Einrichtung muss über mindestens vier neonatologische Intensivtherapieplätze mit Beatmungsmöglichkeit verfügen.

Permanente Arztpräsenz im Bereich der Intensivbehandlung täglich, auch an Wochenenden, für mindestens zwölf Stunden. Die restliche Zeit ist als Bereitschaftsdienst im Haus durch einen in pädiatrischer Ausbildung befindlichen Arzt mit mindestens einjähriger neonatologischer Ausbildung abzudecken. Im Hintergrund muss ein Arzt mit Schwerpunktbezeichnung Neonatologie jederzeit erreichbar sein. Auf einer Intensivstation, in der Neu- und Frühgeborene beatmet werden, ist zukünftig eine 24-stündige Arztpräsenz anzustreben.

Bei drohender Frühgeburt von Zwillingen müssen für jedes Zwillingsfrühgeborene ein eigener neonatologischer Arzt und eine Kinderkrankenschwester bereitstehen.

Notfall-Labor 24 Stunden verfügbar.

Weitere diagnostische Verfahren wie konventionelle Radiologie, Sonographie (einschl. Echokardiographie) und EEG verfügbar.

4.3 Zuweisungskriterien

4.3.1 Präpartale Zuweisung

Folgende Risikoschwangere sollen bereits präpartal in einem Perinatologischen Schwerpunkt betreut werden:

- drohende Frühgeburt ab einem Gestationsalter ≥ 29+0 SSW und einem geschätzten Geburtsgewicht ≥ 1000 g, wenn keine zusätzlichen Erkrankungen von Mutter oder Kind vorliegen, die die Behandlung in einem Perinatalzentrum erfordern,
- pränatal diagnostizierte fetale Fehlbildungen, bei denen nach der Geburt keine unmittelbare Notfallversorgung des Neugeborenen erforderlich ist,
- präpartal bekannte Erkrankungen der Mutter, die eine intensive Überwachung der Schwangerschaft erfordern, aber Mutter oder Feten nicht akut bedrohen.

4.3.2 Postnatale Zuweisung

Neugeborene, die postnatal in eine Kinderklinik verlegt werden müssen, können in der Neonatologie eines Perinatologischen Schwerpunkts behandelt werden, wenn sie ein Gestationsalter ≥ 29+0 SSW und ein Geburtsgewicht ≥ 1000 g haben und keine Erkrankung aufweisen, die die Behandlung in einem Perinatalzentrum erfordert.

5 Versorgungsstufe 3: Perinatalzentrum

Das Perinatalzentrum ist die höchste perinatologische Versorgungsstufe. Hier werden alle geburtsmedizinischen und neonatalen Erkrankungen und Notfälle behandelt. Kennzeichen des Perinatalzentrums sind:

- strukturierte interdisziplinäre Zusammenarbeit zwischen Pränatalmedizin, Geburtshilfe und Neonatologie. Dazu soll eine enge räumliche Verbindung zwischen Geburtsbereich (Kreißsaal), Sectio-OP und neonatologischer Intensivstation bestehen. Eine Wand-an-Wand-Verbindung ist anzustreben und im Rahmen von Baumaßnahmen obligat vorzusehen. Hierfür bietet sich die Bildung eines Mutter-Kind-Zentrums an.
- enge organisatorische Kooperation mit anderen Fachdisziplinen (Kinderchirurgie, Anästhesie, Neurochirurgie etc.), die zur Versorgung komplexer neonataler Erkrankungen erforderlich sind.
- kontinuierliche interdisziplinäre Kommunikation durch regelmäßige strukturierte Besprechungen. Dazu gehören die Diskussionen der Behandlungsergebnisse und der organisatorischen Fragen, die präpartale interdisziplinäre Beratung bei Risiko-

schwangerschaften und die enge Abstimmung bei der Behandlung von Frühgeborenen an der Grenze der Lebensfähigkeit.

5.1 Strukturmerkmale der Geburtshilfe in einem Perinatalzentrum

Die Geburtshilfe soll innerhalb der Frauenklinik als eigenständiger Schwerpunkt Spezielle Geburtshilfe und Perinatalmedizin mit voller Weiterbildungsbefugnis im Schwerpunkt eingerichtet sein.

Die Geburtshilfe soll eine eigenständige Leitung haben. Grundvoraussetzung ist die Qualifikation „Schwerpunkt Spezielle Geburtshilfe und Perinatalmedizin" und die Befähigung zur Pränataldiagnostik und -therapie auf Stufe II oder III.

Im Dienstplan sind für die Geburtshilfe vorzusehen:

- mindestens ein Facharzt Frauenheilkunde und Geburtshilfe, 24 Stunden anwesend,
- mindestens ein Assistenzarzt Geburtshilfe, 24 Stunden anwesend,
- mindestens eine Hebamme, 24 Stunden anwesend,
- ein Anästhesieteam, 24 Stunden anwesend,
- eine OP-Bereitschaft (Pflegekraft), anwesend,
- eine Kinderkrankenschwester (oder adäquat in der Neugeborenenpflege qualifiziertes Personal oder Hebamme), 24 Stunden anwesend.

Die Notfallbereitschaft sollte das Einhalten einer Notfallzeit von 10–15 min ermöglichen: Entscheidungs-Entbindungs-Zeit ≤ 10 min + Wegzeit 1–5 min = Notfallzeit von 10–15 min.* {*Die absolut eiligen Notfälle, wie Uterusruptur, Abruptio placentae, Nabelschnurkomplikation oder kindliche Blutung bei Placenta praevia, lassen sich in dieser Abteilung mit angemessener Sicherheit behandeln.}

Angestrebte Geburtenzahl im Perinatalzentrum ≥ 1500 pro Jahr. Bei regionalen strukturellen Besonderheiten kann diese Zahl unterschritten werden. Einzugsbereich für die Regionalisierung von Risikoschwangerschaften: 5000–10.000 Geburten.

Für die Betreuung der Schwangeren sind folgend assoziierte Abteilungen notwendig:

- Humangenetik,
- Labormedizin und Mikrobiologie,
- Pathologie,
- Blutbank/-depot.

5.2 Strukturmerkmale der Neonatologie in einem Perinatalzentrum

Die ärztliche und administrative Leitung muss einem als Neonatologen anerkannten Arzt hauptamtlich übertragen werden. Er und sein Stellvertreter müssen über die Schwerpunktweiterbildung „Neonatologie" verfügen. Der Leiter hat die uneingeschränkte Weiterbildungsbefugnis im Schwerpunkt „Neonatologie".

Die Neonatologie muss mindestens acht neonatologische Intensivtherapieplätze mit Beatmungsmöglichkeit haben.

Die ärztliche und pflegerische Versorgung muss durch einen 24-Stunden-Schichtdienst mit permanenter Arztpräsenz im Intensivbereich sichergestellt sein. Im Intensivtherapiebereich soll ein Pflegeschlüssel von 3:1 (Pflegekräfte pro Bett), im Überwachungsbereich von 2:1 vorgehalten werden, wobei ein möglichst hoher Anteil an Pflegekräften mit abgeschlossener Zusatzweiterbildung in pädiatrischer Intensivpflege anzustreben ist.

Bei drohender Frühgeburt von Zwillingen oder höhergradigen Mehrlingen muss sichergestellt sein, dass für jedes Frühgeborene ein eigener neonatologischer Arzt und eine Kinderkrankenschwester bereitstehen.

Im Zentrum sollten mindestens 50 Frühgeborene mit einem Geburtsgewicht < 1500 g pro Jahr behandelt werden. Bei regionalen strukturellen Besonderheiten kann diese Zahl unterschritten werden.

Folgende Disziplinen sollen – als Dienst oder Konsiliardienst – zur Verfügung stehen: Neugeborenen-Notarzt-Dienst, allgemeine Kinder- und Jugendmedizin, Kinder- und Neurochirurgie, Kinderkardiologie, Neuropädiatrie, Ophthalmologie, Mikrobiologie, Humangenetik, Labor, bildgebende Diagnostik, Anästhesie (Facharztstandard) mit Erfahrung in Kinderanästhesie.

Maßnahmen zu Qualitätssicherung und eine systematische Nachsorge sind durchzuführen.

5.3 Zuweisungskriterien

5.3.1 Präpartale Zuweisung

Folgende Risikoschwangere müssen bereits präpartal im Perinatalzentrum betreut werden, da nur dort die für die Behandlung von Mutter und Kind notwendigen Voraussetzungen bestehen (siehe auch Leitlinie 024/001 „Antepartaler Transport von Risikoschwangeren"):

- drohende Frühgeburt mit einem Gestationsalter < 29+0 SSW oder einem geschätzten Geburtsgewicht < 1000 g,
- alle höhergradigen Mehrlingsschwangerschaften,
- alle pränatal diagnostizierten fetalen Erkrankungen, bei denen nach der Geburt eine zügige Behandlung des Neugeborenen erforderlich ist, z.B.
  - angeborene Fehlbildungen (z.B. kritischer Herzfehler, Zwerchfellhernie, Meningomyelozele, Gastroschisis),
  - Morbus haemolyticus fetalis,
  - Hydrops fetalis,
  - feto-fetales Transfusionssyndrom,
  - hämodynamisch relevante fetale Herzrhythmusstörung;
- alle präpartal bekannten Erkrankungen der Mutter, die Mutter oder Kind bedrohen:
  - Infektion der Mutter mit fetaler Gefährdung,
  - chronische Erkrankung der Schwangeren, wenn sie den Feten bedroht (z.B. schwere Organerkrankung, PKU, Hypo-/Hyperthyreose, Z.n. Transplantation, Autoimmunerkrankung),
- schwere schwangerschaftsassoziierte Erkrankung (z.B. schwere Präeklampsie, HELLP-Syndrom).

5.3.2 Postnatale Zuweisung

Neugeborene, bei denen eine lebensbedrohliche Erkrankung postnatal erkannt wird bzw. sich entwickelt, sollen unverzüglich in ein Perinatalzentrum verlegt werden, z.B.

- Neu- oder Frühgeborene mit schwerem respiratorischem Versagen (z.B. Mekoniumaspirationssyndrom, persistierende pulmonale Hypertonie),
- Notwendigkeit eines neonatalchirurgischen Eingriffs (z.B. präpartal nicht bekannte Fehlbildung, nekrotisierende Enterokolitis, PDA-Ligatur, Herzfehler). Wenn Neu- und Frühgeborene auf operativen Intensivstationen behandelt werden, soll eine enge Kooperation zwischen der intensivmedizinischen Abteilung und der Neonatologie erfolgen.
- angeborene Stoffwechselstörung,
- Notwendigkeit komplexer intensivmedizinischer Therapien wie z.B. Peritonealdialyse oder inhalatives NO.

6 Anmerkung der Fachgesellschaften

Die unterzeichnenden Fachgesellschaften erwarten von diesem Strukturpapier, dass es die perinatologische Versorgungsqualität weiter verbessert und die hierfür notwendigen materiellen Grundlagen gesichert werden.

6.1 Klarstellung der DGAI

Die Verabschiedung der „Empfehlungen für die strukturellen Voraussetzungen der perinatologischen Versorgung in Deutschland" durch die DGAI erfolgt auf der Basis der folgenden Klarstellung:

Einleitende „grundlegende Zielsetzungen", Punkt 6 („Facharzt für Anästhesie")
Wie allgemein üblich, gewährleistet die Anästhesie einen Facharztstandard, was nicht zwangsläufig bedeutet, dass alle anästhesiologischen Tätigkeiten durch den Facharzt selbst erbracht werden; die Tätigkeit kann auch durch Assistenten in der Weiterbildung erfolgen, soweit sie in der geburtshilflichen und perinatologischen Anästhesie den Facharztstandard gewährleisten. Entsprechendes gilt für alle in den Empfehlungen genannten Anästhesieleistungen.

Versorgungsstufe 2B und 3, Strukturmerkmale der Geburtshilfe
Aus organisatorischen Gründen kann in der Regel nicht gewährleistet werden, dass ein Anästhesieteam ausschließlich für die Geburtshilfe zur Verfügung steht und dort ständig anwesend ist. Es muss allerdings gewährleistet sein, dass ein solches jederzeit bereitgestellt werden kann.

Erstfassung	2005
Überarbeitung	Gültigkeit im Jahr 2008 bestätigt.
Beteiligte Fachgesellschaften, Arbeitsgemeinschaften und Organisationen	Deutsche Gesellschaft für Perinatale Medizin Gesellschaft für Neonatologie und Pädiatrische Intensivmedizin Deutsche Gesellschaft für Gynäkologie und Geburtshilfe Deutsche Gesellschaft für Kinder- und Jugendmedizin Deutsche Gesellschaft für Kinderchirurgie Deutsche Gesellschaft für Anästhesiologie und Intensivmedizin
Autoren	Prof. Dr. med. K. Bauer†, Frankfurt (Federführung) PD Dr. med. M. Gonser, Wiesbaden Prof. Dr. med. P. Groneck, Leverkusen Prof. Dr. med. B. J. Hackelöer, Hamburg Prof. Dr. med. E. Harms, Münster Prof. Dr. med. E. Herting, Lübeck Prof. Dr. med. U. Hofmann, Hannover Prof. Dr. med. R. Rossi, Berlin Dr. med. U. Trieschmann, Köln Prof. Dr. med. K. Vetter, Berlin
Anmerkungen	S1-Leitlinie Methoden- und Leitlinienreport siehe Homepages der DGGG und der AWMF

DGGG Leitlinienregister 2008	3	Pränatal- und Geburtsmedizin
	3.5	Neonatologie
	3.5.2	Mindestanforderung an prozessuale, strukturelle und organisatorische Voraussetzungen für geburtshilfliche Abteilungen

Deutsche Gesellschaft für Gynäkologie und Geburtshilfe (DGGG)

Mindestanforderung an prozessuale, strukturelle und organisatorische Voraussetzungen für geburtshilfliche Abteilungen

Inhaltsverzeichnis

1 Voraussetzungen für eine zeitgemäße geburtshilfliche Versorgung 296
   1.1 Strukturelle und personelle Voraussetzungen 296
   1.2 Prozessuale und organisatorische Voraussetzungen. 297
      1.2.1 Ziele der Organisation. 297
      1.2.2 Organisationsstatut. 298
      1.2.3 Die Maßnahmen im Einzelnen 298
      1.2.4 Weitere Verpflichtungen. 299

2 Kommentar zur Stellungnahme (1996). 299

3 Kommentar zur Stellungnahme (1998). 300

4 Literatur 301

1 Voraussetzungen für eine zeitgemäße geburtshilfliche Versorgung

1.1 Strukturelle und personelle Voraussetzungen[1]

Die folgenden Forderungen beziehen sich auf eine personelle Mindestbesetzung. Im Übrigen gilt bei höheren Geburtenzahlen der derzeit gültige Personalberechnungsschlüssel für Ärzte, Hebammen und Pflegepersonal.

1.1.1

Es muss ein im Fachgebiet Frauenheilkunde und Geburtshilfe tätiger Arzt (abgeschlossene oder begonnene Weiterbildung im Fachgebiet Frauenheilkunde und Geburtshilfe) ständig rund um die Uhr im Bereitschaftsdienst verfügbar sein. Die Verfügbarkeit ist entsprechend den örtlichen Gegebenheiten entweder in der Klinik oder in einer Entfernung, die keine Nachteile gegenüber einer unmittelbaren Präsenz in der Klinik beinhaltet, gewährleistet.

1.1.2

Es soll ein Facharzt für Frauenheilkunde und Geburtshilfe innerhalb von 10 Minuten im Krankenhaus verfügbar sein. Er kann seinen Dienst in Rufbereitschaft ableisten. Voraussetzung ist allerdings, dass vorbereitende Arbeiten durch im Haus anwesendes fachkundiges Personal (Hebamme, Assistenzarzt etc.) bis zum Eintreffen des Facharztes kompetent erbracht werden können.

1.1.3

Es muss mindestens eine Hebamme ständig rund um die Uhr im Bereitschaftsdienst verfügbar sein.

---

1 Vgl. hierzu die vorgelegten Empfehlungen, insbesondere die der Deutschen Gesellschaft für Perinatale Medizin zur räumlichen Beschaffenheit, technischen Ausstattung und personellen Besetzung geburtshilflicher Abteilungen (2) und die der Deutschen Gesellschaft für Gynäkologie und Geburtshilfe zur Frage der erlaubten Zeit zwischen Indikationsstellung und Sectio (E-E-Zeit) bei einer Notlage (5).

1.1.4

Es soll ein Anästhesist innerhalb von 10 Minuten im Krankenhaus verfügbar sein. Er kann seinen Dienst in Rufbereitschaft ableisten. Voraussetzung ist allerdings, dass vorbereitende Arbeiten durch im Haus anwesendes fachkundiges Personal (Schwestern, Pfleger, Assistenzarzt etc.) bis zum Eintreffen des Anästhesisten kompetent erbracht werden können.

1.1.5

Es soll mindestens eine examinierte Kinderkrankenschwester ständig rund um die Uhr anwesend sein (Bereitschaftsdienst).

1.1.6

Es muss die jederzeitige Operationsbereitschaft rund um die Uhr durch die ständige Anwesenheit entsprechend ausgebildeten Funktionspersonals sichergestellt sein.

Im Rahmen der unter 1.1.1 bis 1.1.6 dargestellten Auflagen müssen der Leiter des Fachgebietes Frauenheilkunde und Geburtshilfe und des Fachgebietes Anästhesiologie einvernehmlich einen für beide Bereiche verbindlichen Organisationsplan erarbeiten.

1.2 Prozessuale und organisatorische Voraussetzungen[2]

1.2.1 Ziele der Organisation

Die optimale Versorgung der Kreißenden, des Kindes unter der Geburt und des Neugeborenen ist rund um die Uhr sicherzustellen.

Die Bereitstellung einer für die Notfallversorgung geeigneten Mannschaft ist im Regelfall ausreichend.

---

2 Vgl. hierzu die gemeinsame Stellungnahme der Deutschen Gesellschaft für Gynäkologie und Geburtshilfe, der Deutschen Gesellschaft für Anästhesiologie und Intensivmedizin, der Deutschen Gesellschaft für Perinatale Medizin und der Deutsch-Österreichischen Gesellschaft für Neonatologie und Pädiatrische Intensivmedizin zur Erstversorgung von Neugeborenen (3) sowie die Vereinbarung der Deutschen Gesellschaft für Anästhesiologie und Intensivmedizin und des Berufsverbandes Deutscher Anästhesisten mit der Deutschen Gesellschaft für Gynäkologie und Geburtshilfe und dem Berufsverband der Frauenärzte über die Zusammenarbeit in der operativen Gynäkologie und Geburtshilfe (6) sowie Ratzel R: Organisatorische Verantwortungsbereiche in der modernen Geburtshilfe – Kooperation, Delegation, Risikoprophylaxe (5).

1.2.2 Organisationsstatut

Der Krankenhausträger erarbeitet auf der Basis der oben genannten Empfehlungen ein Organisationsstatut, das verbindlich die Verantwortlichkeiten der an einer Notversorgung beteiligten Personengruppen regelt (Frauenarzt, Hebamme, Anästhesist, Kinderarzt, Pflegepersonal, Labor).

1.2.3 Die Maßnahmen im Einzelnen

1.2.3.1
Die für die Sicherstellung von Mutter und Kind notwendigen Leistungen müssen jederzeit erbracht werden können, insbesondere soll eine Notsectio innerhalb von etwa 20 Minuten jederzeit durchführbar sein.

Die dieser Forderung zugrunde liegende E-E-Zeit (Entschluss-Entwicklungs-Zeit) von 20 Minuten geht davon aus, dass der Entschluss zur Sectio auf einer ärztlich kompetenten Beurteilung basiert. Die E-E-Zeit beginnt daher mit einer Indikationsstellung durch den Facharzt. Die Zeitvorgabe von 20 Minuten stellt eine Orientierung dar. Im Einzelfall wird der Gesundheitszustand der Kreißenden und des Kindes ebenso zu berücksichtigen sein wie außergewöhnliche Umstände im Organisationsablauf.

1.2.3.2
Die Erstversorgung eines kranken oder gefährdeten Neugeborenen muss durch einen auf diesem Gebiet erfahrenen Arzt kompetent sichergestellt werden. Ob die Erstversorgung des gefährdeten Neugeborenen durch den Geburtshelfer, den Kinderarzt oder den Anästhesisten durchgeführt wird, ist kein prinzipielles Problem, sondern entscheidet sich danach, wer in der gegebenen Notsituation am kompetentesten ist. Hier müssen bindende Regelungen geschaffen werden.

1.2.3.3
Kreißsaal, Wochenstation und Neugeborenenzimmer, Operationssaal, Anästhesiearbeitsplatz und Aufwachraum sind apparativ so einzurichten, dass neben der adäquaten Versorgung normaler Geburten auch unerwartete Zwischenfälle rechtzeitig erkannt und effizient behandelt werden können. Es muss eine adäquate postoperative Überwachung möglich und in Fällen von Komplikationen eine intensivmedizinische Versorgung organisatorisch sichergestellt sein.

1.2.3.4
Es ist ein sog. Notfall-Labor rund um die Uhr bereitzuhalten, das mindestens über folgende Untersuchungsmöglichkeiten verfügt: Hb, Hkt, Kalium, Blutgruppenbestimmung inkl. Antikörpern, Bilirubin, Gerinnung, Infektionsparameter, Blutgasanalyse.

1.2.4 Weitere Verpflichtungen

1.2.4.1
Die geburtshilfliche Abteilung nimmt an qualitätssichernden Maßnahmen teil (Perinatalerhebung).

1.2.4.2
Die geburtshilfliche Abteilung verpflichtet sich zur Regionalisierung von Hochrisikofällen, deren Bewältigung offenbar und voraussehbar die personellen, strukturellen und organisatorischen Möglichkeiten des Krankenhauses übersteigt.

1.2.4.3
Der Krankenhausträger ist für die Bereitstellung der Mindestvoraussetzungen (in Belegabteilungen gemeinsam mit den Belegärzten) verantwortlich und weist dies bei der Beantragung zur Fortsetzung des geburtshilflichen Betriebes nach.

2 Kommentar zur Stellungnahme (DGGG 1996)

Die bisher z. B. in der Bayerischen Landeskrankenhausplanung berücksichtigte Richtzahl von 300 Geburten/Jahr schien seinerzeit aus Gründen der medizinischen Versorgung wie auch der Bürgernähe der Geburtshilfe zwar sehr niedrig gewählt, aber dennoch zu rechtfertigen.

Die heutige Diskussion muss jedoch folgenden Gesichtspunkten Rechnung tragen:

Die medizinischen Versorgungsmöglichkeiten wurden deutlich verbessert. Sie stellen allerdings höhere personelle, technische und organisatorische Anforderungen. Wo diese Leistungsvorhaltungen nicht zu realisieren sind, muss mit Versorgungslücken gerechnet werden, die im akuten geburtshilflichen Notfall die Gesundheit von Mutter und Kind gefährden können und für den Arzt von großer forensischer Bedeutung sind.

Die Erwartungen und Ansprüche der Bevölkerung sind deutlich gestiegen. Angesichts sinkender Geburtenziffern und der weltweit niedrigsten Sterberate der Kinder in Deutschland werden optimale Leistungen verlangt und Fehlschläge nicht mehr akzeptiert.

Weniger die Zahl der Haftpflichtklagen als die Höhe der verhängten Entschädigungen in Prozessen gegen Ärzte, Hebammen und Krankenhausträger ist in ständigem Anstieg begriffen. Dabei ist besonders zu bedenken, dass oft weniger ein individuelles Versagen angeschuldigt wird als eine mangelhafte Logistik, die zur Vermeidung des Schadens notwendig gewesen wäre (Organisationsverschulden).

Aus diesen Tatsachen geht zwingend hervor, dass

- Anforderungen an strukturelle Gegebenheiten formuliert werden müssen, um die im Notfall relevanten prozessualen Vorgehensweisen zu ermöglichen, und
- weniger die Geburtenzahl einer geburtshilflichen Abteilung zu diskutieren ist als die personelle, strukturelle und organisatorische Leistungsfähigkeit.

Zusammenfassend muss versucht werden, durch die Definition von personellen, strukturellen und organisatorischen Grundvoraussetzungen, unter denen Geburtshilfe heute auf einem für alle Mütter und Kinder gleichen und etablierten medizinischen Niveau und forensisch unangreifbar durchzuführen ist, die Basis für eine landesweite Planung geburtshilflicher Abteilungen zu schaffen. Gesetz- und Verordnungsgeber haben die notwendigen Voraussetzungen dafür zu schaffen, dass diese Mindestanforderungen realisiert werden können.

Vorstand der DGGG, 1996

3 Kommentar zur Stellungnahme (DGGG 1998)

Im Januar 1995 wurde eine Stellungnahme der Deutschen Gesellschaft für Gynäkologie und Geburtshilfe zu Mindestanforderungen an prozessuale, strukturelle und organisatorische Voraussetzungen für geburtshilfliche Abteilungen in DER FRAUENARZT veröffentlicht. Diese Stellungnahme hat erheblichen Diskussionsbedarf erkennen lassen. Insbesondere aus kleineren Abteilungen, seien sie hauptamtlich oder belegärztlich geführt, wurde uns entgegengehalten, unter diesen Bedingungen könne der geburtshilfliche Betrieb nicht aufrechterhalten werden. Manche erhoben sogar den Vorwurf, mit dieser Stellungnahme werde der ohnehin schon kaum noch erträgliche forensische Druck erhöht.

Die Deutsche Gesellschaft für Gynäkologie und Geburtshilfe nimmt diese Einwände sehr ernst. Eine eingehende Diskussion – vor allem mit belegärztlich tätigen Geburtshelfern – hat jedoch ergeben, dass vielfach einzelne Passagen erläutert werden müssen. Ergebnis dieses Diskussionsprozesses ist z. B. aber auch, dass die Formulierungen in Ziffer 2.1 so konkretisiert wurden, dass auch belegärztlich geführte Abteilungen mit der Formulierung leben können. Ergänzend scheinen uns folgende Gesichtspunkte von Bedeutung:

1. Der Vorwurf, die Stellungnahme richte sich gegen kleinere Abteilungen, wird schon in den Vorbemerkungen entkräftet. Die Stellungnahme richtet sich gerade nicht mehr ausschließlich nach der Größe der Abteilung, sondern nach der dort vorgehaltenen und angebotenen Qualität.
2. Die Stellungnahme ist kein Gesetz und keine Richtlinie. Sie stellt eine kompetente Äußerung der führenden Fachgesellschaft auf diesem Gebiet dar.

3. Die Stellungnahme hat Appellcharakter. Sie fordert nicht nur die Ärzte, sondern auch die Kostenträger und Krankenhäuser dazu auf, es den Geburtshelfern zu ermöglichen, ihre verantwortungsvolle Tätigkeit in einem entsprechenden Umfeld durchzuführen. Sie ist nicht nur Verpflichtung, sondern formuliert auch einen Anspruch, der in der Zukunft verwirklicht werden soll, sofern die finanziellen Rahmenbedingungen gegeben sind.
4. Bei alledem sollte man nicht vergessen, dass vieles, was in der Stellungnahme angesprochen ist, bereits Gegenstand bundesdeutscher Gerichtsentscheidungen war und ist. Die Stellungnahme ist daher auch ein Stück Qualitätssicherung. Sie dokumentiert in eindrucksvoller Weise den Anspruch und die Fähigkeit der deutschen Geburtshilfe, ihrer Verantwortung im Rahmen eines modernen Verständnisses der Disziplin gerecht zu werden.

Amberg, im Jahr 1998
Prof. Dr. D. Berg, 1. Vizepräsident der DGGG
Dr. jur. R. Ratzel, Rechtsanwalt

4 Literatur

1. Stellungnahmer zur Frage der erlaubten Zeit zwischen Indikationsstellung und Sectio (E-E-Zeit) bei einer Notlage. Mitteilungen der Deutschen Gesellschaft für Gynäkologie und Geburtshilfe 1992; 16 (2): 90. Siehe S. 315 im hier vorgelegten Band III der Leitlinien der Gynäkologie und Geburtshilfe.

2. Empfehlung der Deutschen Gesellschaft für Perinatale Medizin zur räumlichen Beschaffenheit, technischen Ausstattung und personellen Besetzung geburtshilflicher Abteilungen. Der Frauenarzt 1975; 16 (5): 344

3. Gemeinsame Stellungnahme der Deutschen Gesellschaft für Gynäkologie und Geburtshilfe, der Deutschen Gesellschaft für Anästhesiologie und Intensivmedizin, der Deutschen Gesellschaft für Perinatale Medizin und der Deutsch-Österreichischen Gesellschaft für Perinatale Medizin und der Deutsch-Österreichischen Gesellschaft für Neonatologie und Pädiatrische Intensivmedizin zur Erstversorgung von Neugeborenen. Siehe S. 381 im hier vorgelegten Band III der Leitlinien der Gynäkologie und Geburtshilfe.

4. Ratzel R. Organisatorische Verantwortungsbereiche in der modernen Geburtshilfe – Kooperation, Delegation, Risikoprophylaxe. Der Frauenarzt 1992; 33 (2): 159

5. Vereinbarung der Deutschen Gesellschaft für Anästhesiologie und Intensivmedizin und des Berufsverbandes Deutscher Anästhesisten mit der Deutschen Gesellschaft für Gynäkologie und Geburtshilfe und dem Berufsverband der Frauenärzte über die Zusammenarbeit in der operativen Gynäkologie und Geburtshilfe. Siehe S. 321 im hier vorgelegten Band III der Leitlinien der Gynäkologie und Geburtshilfe.

Erstfassung	1995
Überarbeitung	Gültigkeit im Jahr 2008 bestätigt.
Beteiligte Fachgesellschaften, Arbeitsgemeinschaften und Organisationen	Deutsche Gesellschaft für Gynäkologie und Geburtshilfe Deutsche Gesellschaft für Anästhesiologie und Intensivmedizin
Autoren	Vorstand der DGGG 1995, 1996, 1998
Anmerkungen	Publiziert in: FRAUENARZT 1995; 36: 27

DGGG Leitlinienregister 2008	3	Pränatal- und Geburtsmedizin
	3.5	Neonatologie
	3.5.3	Frühgeburt an der Grenze der Lebensfähigkeit des Kindes
AWMF Leitlinienregister	024/019 (S2k)	

Deutsche Gesellschaft für Gynäkologie und Geburtshilfe (DGGG),
Deutsche Gesellschaft für Kinderheilkunde und Jugendmedizin (DGKJ),
Deutsche Gesellschaft für Perinatale Medizin (DGPM),
Gesellschaft für Neonatologie und Pädiatrische Intensivmedizin (GNPI)

Frühgeburt an der Grenze der Lebensfähigkeit des Kindes

Inhaltsverzeichnis

1 Ethische Grundlagen 304
    1.1 Das Kind – ein Individuum 305
    1.2 Die Rolle der Eltern 306

2 Rechtliche Grundlagen 306
    2.1 Begrenzte Pflicht zur Lebenserhaltung 306
    2.2 Entscheidungsrecht der Eltern 307
    2.3 Behandlungsverweigerung durch die Eltern .. 308
    2.4 Verlegung in ein Perinatalzentrum 308

3 Empfehlungen 308
    3.1 Allgemeines Vorgehen 309
    3.2 Spezielles Vorgehen 309

Inhaltsverzeichnis (Fortsetzung)

    3.2.1 Frühgeborene vor 22 vollendeten
Schwangerschaftswochen (p.m.) 310
    3.2.2 Frühgeborene ab 22 bis 23+6/7
Schwangerschaftswochen (p.m.) 310
    3.2.3 Frühgeborene ab 24 Schwangerschaftswochen (p.m.) 310
    3.2.4 Frühgeborene mit angeborenen oder perinatal
erworbenen Gesundheitsstörungen 310

4   Literatur 311

Diese Empfehlung richtet sich an alle Berufsgruppen, die Schwangere vor und während der Geburt sowie Mütter und ihre Neugeborenen nach der Geburt betreuen. Sie richtet sich auch an die betroffenen Eltern und ist zu verstehen als Hilfe, medizinisch, ethisch und rechtlich begründete Entscheidungen zu treffen (20, 26, 33). Diese Empfehlung betrifft die vor, während und unmittelbar nach der Geburt zu treffenden Entscheidungen zur Lebenserhaltung und Wiederbelebung bei Frühgeborenen an der Grenze der Lebensfähigkeit. Diese Entscheidungen müssen während der weiteren Behandlung in regelmäßigen Abständen überdacht und Therapieziele gegebenenfalls modifiziert werden. Diese späteren Entscheidungen sind nicht Gegenstand dieser Empfehlung.

1 Ethische Grundlagen

Entscheidungen über Maßnahmen zur Lebenserhaltung und Wiederbelebung bei extrem früh geborenen Kindern fallen in den Grenzbereich intensivmedizinischen Handelns. Durch den Einsatz von Intensivmedizin können Kinder zwar kurz- oder langfristig überleben, unter Umständen aber mit erheblichem Leiden. Die ethische Beurteilung muss die Erhaltung des Lebens des Kindes gegen die Vermeidung einer vermutlich aussichtslosen Therapie abwägen (12).

Eine ethische Reflexion des ärztlichen und pflegerischen sowie des elterlichen Handelns, die über die rechtliche Beurteilung hinausgeht, ist unerlässlich.

1.1 Das Kind – ein Individuum

Jedes neugeborene Kind hat ein Recht auf Leben. Jedes Kind muss respektiert und geachtet werden mit dem Anspruch auf eine Behandlung und Betreuung, die seinen individuellen Bedürfnissen angemessen sind. Unabhängig von seinen Lebens- und Überlebensaussichten hat es ein Recht auf Grundversorgung, bestmögliche Pflege und menschliche Zuwendung.

Wenn Stellvertreter für ein Kind entscheiden, müssen sie sich am individuellen Wohlergehen des Kindes orientieren und nach dem besten Interesse des Kindes entscheiden. Dabei ist eine selbstkritische Distanz zu den eigenen Wertvorstellungen einzunehmen. Maßstab ist, was dem Kind als dessen mutmaßlicher Wille unterstellt werden kann (18).

Der Lebenserhalt eines früh geborenen Kindes kann mit großen Belastungen und erheblichen Einschränkungen seines späteren Wohlbefindens verbunden sein. Diese können wegen des unterstellten Lebensinteresses ethisch gerechtfertigt sein. Dem besten Interesse des Kindes entspricht aber auch, dass eine aussichtslose Therapie vermieden wird. Das bedeutet, zum richtigen Zeitpunkt das Therapieziel von kurativ (heilend) auf palliativ (lindernd) zu ändern.

Extrem früh geborene Kinder können trotz adäquater kurativer Behandlung angeborene oder erworbene Schädigungen behalten. Das Risiko einer bleibenden Behinderung allein kann aber den Verzicht auf lebenserhaltende Maßnahmen zum Zeitpunkt der Geburt ethisch nicht rechtfertigen.

Untersuchungen haben gezeigt, dass bei Frühgeborenen an der Grenze der Lebensfähigkeit eine individuelle Prognose unmittelbar nach der Geburt aufgrund der perinatalen Anamnese und des klinischen Zustandes so unzuverlässig ist, dass sie nicht Grundlage einer Entscheidung gegen die Lebenshilfe sein kann, außer bei Gesundheitsstörungen, die mit dem Leben nicht vereinbar sind (1, 2, 9, 27).

Zusammenfassend folgt aus diesen Überlegungen, dass grundsätzlich dann, wenn für das Kind die Chance zum Leben besteht, lebenserhaltende Maßnahmen ergriffen werden sollen.

Die Einschätzung, ob für das Kind die Chance zum Leben besteht, ist dabei ärztliche Aufgabe. Ausnahmen von diesem Grundsatz können geboten sein, wenn eindeutige Gesundheitsstörungen bekannt sind, die nicht mit einem längeren Leben vereinbar sind. Auch bei Frühgeborenen mit extremer Unreife müssen nicht in jedem Falle lebenserhaltende Maßnahmen ergriffen werden, weil der Ausgang des Behandlungsversuchs umso ungewisser ist, je unreifer das Kind ist. Insbesondere bei Kindern mit einem Alter von

22 bis 24 Schwangerschaftswochen ist es gegenwärtig nicht möglich, nach Schwangerschaftsalter oder Geburtsgewicht eine eindeutige Behandlungsgrenze zu ziehen.

1.2 Die Rolle der Eltern

Eltern haben das Recht, medizinischen Maßnahmen bei ihrem Kind zuzustimmen oder sie abzulehnen. Dies ergibt sich aus der besonderen Beziehung zu ihrem Kind und dem elterlichen Sorgerecht. Damit die Eltern dem Wohlergehen des Kindes entsprechen und verantwortungsvoll entscheiden können, müssen sie von ärztlicher Seite umfassend aufgeklärt werden.

Bei der Aufklärung sollte berücksichtigt werden, dass sich die Eltern in einer extremen Belastungssituation befinden. Ihre Entscheidungsautonomie kann daher nicht immer vorausgesetzt werden, sondern sie muss gestützt werden, gegebenenfalls mit psychologischer oder seelsorgerischer Hilfe. Die Bürde der Verantwortung darf keinesfalls den Eltern allein übertragen werden. Deshalb sollen die verantwortlichen Ärzte und die Eltern die Entscheidung über die Lebenserhaltung gemeinsam beraten. Es sollte mit den Eltern auch darüber gesprochen werden, dass nach der Geburt gegebenenfalls das Therapieziel geändert werden muss. Dabei soll darauf hingewiesen werden, dass es ärztliche Aufgabe ist, im Zweifel für das Leben zu entscheiden.

Eine bevorstehende Frühgeburt ist mit Ängsten und Sorgen der Eltern verbunden. Sie brauchen deshalb Begleitung in die gemeinsame Zukunft mit ihrem Kind, gegebenenfalls aber auch für den Abschied von ihrem Kind, das nicht leben kann.

2 Rechtliche Grundlagen

2.1 Begrenzte Pflicht zur Lebenserhaltung

Die rechtlichen Fragen der Behandlung extrem Frühgeborener bewegen sich im Spannungsfeld zwischen Lebensrecht des Kindes, ärztlichem Heilauftrag, Elternwille und Kindeswohl. Art. 2 II GG schützt Leben und körperliche Unversehrtheit eines jeden Menschen, unabhängig von seinem gesundheitlichen Zustand und der zu erwartenden oder noch verbleibenden Lebensdauer. Anerkannt ist aber auch, dass es „keine Rechtsverpflichtung zur Erhaltung erlöschenden Lebens um jeden Preis gibt". Nicht die Effizienz der Apparatur, sondern die an der Achtung des Lebens und der Menschenwürde ausgerichtete Einzelfallentscheidung bestimmt nach der Rechtsprechung des Bundesgerichtshofs die Grenze ärztlicher Behandlungspflicht, so dass „Maßnahmen zur Lebensverlängerung ... nicht schon deswegen unerlässlich (sind), weil sie technisch möglich sind" (48). Dementsprechend wird angenommen, dass die ärztliche Pflicht zur Lebenserhaltung generell begrenzt ist, wenn es faktisch unmöglich ist, einen Behandlungserfolg herbeizuführen, wenn eine Behandlung unzumutbar ist, wenn der Patient dauerhaft unfähig zur Kommunikation ist oder wenn die Behandlung gegen die Menschenwürde verstoßen würde (7, 13, 37, 46). Dies sind keine präzisen Kriterien, die zur Entscheidung eines Einzelfalls herangezogen werden können, sondern Eckpunkte, die Grenzen anzeigen.

2.2 Entscheidungsrecht der Eltern

Die Entscheidung darüber, ob ein extrem früh geborenes Kind mit unsicheren Überlebensaussichten bzw. nicht klar vorhersagbaren etwaigen Spätfolgen intensivmedizinisch behandelt wird oder nicht, steht zunächst den Eltern als Sorgeberechtigten zu (16), denn ebenso wie jeder andere ärztliche Heileingriff ist der Einsatz medizinischer Maßnahmen grundsätzlich an die Einwilligung des Patienten bzw. im Falle der fehlenden Einwilligungsfähigkeit an die seines gesetzlichen Vertreters gebunden. Der Arzt hat also kein Recht zur eigenmächtigen Heilbehandlung, auch nicht aufgrund seiner Garantenstellung gegenüber dem Kind, die sich auf den Behandlungsvertrag mit den Eltern oder gegebenenfalls auf faktische Übernahme gründet.

Das Recht der Eltern, über die ärztliche Behandlung ihres Kindes zu entscheiden und sich grundsätzlich auch gegen eine Therapieempfehlung des Arztes auszusprechen, ist aber durch das Kindeswohl begrenzt (17). So wird die Verweigerung der Zustimmung zu einer „objektiv erforderlichen und gefahrlosen Operation" als Sorgerechtsmissbrauch oder jedenfalls als unverschuldetes Versagen der Eltern (5, 31) gewertet werden mit der Folge, dass die Zustimmung zur Behandlung durch das Familiengericht ersetzt werden kann. Jenseits einer solchermaßen klaren Situation sind Gefahren und Erfolgsaussichten einer Therapie gegeneinander abzuwägen (31), wobei eindeutige rechtliche Kriterien fehlen; bisher gibt es keine Rechtsprechung in Bezug auf die elterliche Therapieverweigerung für extrem früh Geborene. Den Eltern wird aber ein Spielraum bei der Entscheidung zugestanden, der zum einen im Vorrang der elterlichen Sorge begründet ist sowie zum anderen – damit korrespondierend – darin, dass dem Familiengericht in Ausübung des staatlichen Wächteramts eine bloße Kontrollfunktion zukommt, die darauf beschränkt ist, „das Kind von nicht vertretbaren Risiken fernzuhalten" (5, 40). Auch wenn eine zu erwartende Behinderung des Kindes jedenfalls grundsätzlich nicht als Rechtfertigung zur Beendigung einer Therapie angesehen werden kann (9, 48), wird ein Familiengericht bei unsicherer Prognose bzw. dann, wenn Chancen und Risiken sehr nahe beieinander liegen, daher sehr zurückhaltend damit sein, eine Entscheidung der Eltern zu ersetzen, wenn diese eine vom Arzt empfohlene Therapie ablehnen (5, 31, 44, 47).

2.3 Behandlungsverweigerung durch die Eltern

Wenn über die Einleitung oder Durchführung einer indizierten lebenserhaltenden Therapie bei einem extrem früh geborenen Kind kein Konsens mit den Eltern herbeigeführt werden kann und diese ihre Einwilligung endgültig verweigern, kann der Arzt das Familiengericht einschalten, um zu erreichen, dass die Entscheidung überprüft und den Eltern gegebenenfalls das Sorgerecht teilweise entzogen und die Einwilligung in die Behandlung ersetzt wird. Zu diesem Schritt ist der Arzt aufgrund seiner Garantenstellung auf der Basis des aktuellen medizinischen Standards gegenüber dem Kind je eher verpflichtet, desto unvernünftiger (vergleiche Ulsenheimer [46]) eine Behandlungsverweigerung durch die Eltern erscheint.

Ist die Einwilligung der Eltern in unmittelbar erforderliche lebenserhaltende Maßnahmen nicht zu erlangen und ist es wegen der Dringlichkeit einer Entscheidung nicht möglich, Kontakt mit dem zuständigen Richter aufzunehmen, so kann der Arzt ausnahmsweise die zur Erstversorgung erforderlichen Maßnahmen ohne Einwilligung der Eltern vornehmen. Eine Entscheidung des Familiengerichts ist dann unverzüglich nachzuholen.

2.4 Verlegung in ein Perinatalzentrum

Die Fachgesellschaften empfehlen (s. 3.1 Allgemeines Vorgehen) in Anlehnung an die Rechtsprechung des Bundesgerichtshofs zur Notwendigkeit der Verlegung in eine Spezialklinik (BGH Urteil v. 22.9.1987 – VI ZR 238/86, NJW 1988, 763, 765; BGH NJW 1984, 1810; 1987, 2291) sowie unter Berücksichtigung der Vereinbarung des Gemeinsamen Bundesausschusses über Maßnahmen zur Qualitätssicherung der Versorgung von Früh- und Neugeborenen (zuletzt geändert am 17.10.2006), dass der Frauenarzt bei drohender Frühgeburt vor 29 SSW die Eltern über den Vorteil der vorgeburtlichen Verlegung der Schwangeren in ein Perinatalzentrum der höchsten Versorgungsstufe aufklärt und diese Verlegung, wenn die Schwangere damit einverstanden ist, umgehend in die Wege leitet, weil nur dort die für diese Kinder notwendige Spezialbehandlung möglich ist.

3 Empfehlungen

Wird ein Kind an der Grenze der Lebensfähigkeit geboren, besteht große Unsicherheit im Hinblick auf sein Überleben und eventuelle Gesundheitsstörungen. Bei nicht genau bekannter Schwangerschaftsdauer ist eine Voraussage zusätzlich erschwert. Die Grenze der Lebensfähigkeit von Frühgeborenen hat sich in den letzten Jahrzehnten in immer frühere Schwangerschaftswochen verschoben. Die nachfolgend genannten Grenzen sind deshalb nicht absolut gesetzt und bei einer Verbesserung der Behandlungsergebnisse (36) anzupassen.

3.1 Allgemeines Vorgehen

Bei drohender Frühgeburt vor 29 SSW hat der Frauenarzt und ggf. der zur Beratung hinzugezogene Kinderarzt die Eltern über den Vorteil der vorgeburtlichen Verlegung der Schwangeren in ein Perinatalzentrum der höchsten Versorgungsstufe mit der Struktur gemäß den Empfehlungen der Fachgesellschaften (3) und Erfahrung in der Betreuung extrem Frühgeborener aufzuklären und diese umgehend in die Wege zu leiten (21). Im Perinatalzentrum müssen die Eltern vor der Geburt über Vorteile und Risiken notwendiger Behandlungsmaßnahmen von Mutter und Kind informiert werden, gemeinsam von Geburtshelfern und Neonatologen. Die Beratung schließt einen Hinweis darauf ein, welchen Entscheidungsspielraum die Eltern bei dem Beginn und der Beendigung lebenserhaltender Maßnahmen für ihr ungeborenes und geborenes Kind haben. Das Ergebnis der Beratung über den Einsatz lebenserhaltender Maßnahmen – vor, während und nach der Geburt – muss den zuvor ausgeführten ethischen und rechtlichen Maßstäben entsprechen und ist zu dokumentieren.

Nicht alle Eltern können sich unmittelbar nach einer solchen Beratung entscheiden. Den Eltern sollten eine Bedenkzeit und weitere Gespräche angeboten werden.

Bei der Beratung der Eltern sind die Behandlungsergebnisse des verantwortlichen Perinatalzentrums im Hinblick auf Sterblichkeit und neonatale Komplikationen sehr unreifer Frühgeborener zugrunde zu legen. Außerdem sind publizierte und – soweit vorliegend – eigene Daten zur langfristigen Prognose dieser Kinder mitzuteilen. Hinzuweisen ist auf die mögliche Ungenauigkeit solcher Angaben durch kleine Fallzahlen und besondere Bedingungen jedes Einzelfalls.

In jedem Fall ist zu prüfen, ob der Zustand des Kindes der vorgeburtlich erwarteten Reife entspricht. Bei offensichtlicher Diskrepanz ist eine vor der Geburt getroffene Entscheidung über lebenserhaltende Maßnahmen zu überdenken.

3.2 Spezielles Vorgehen

Die Fachgesellschaften empfehlen, dass bei einer Frühgeburt an der Grenze der Lebensfähigkeit des Kindes ein Neonatologe anwesend ist.

3.2.1 Frühgeborene vor 22 vollendeten Schwangerschaftswochen (p.m.)

Diese Kinder* überleben nur in Ausnahmefällen (44). In der Regel wird man auf eine initiale Reanimation verzichten.

3.2.2 Frühgeborene ab 22 bis 23+6/7 Schwangerschaftswochen (p.m.)

In dieser Zeitspanne der Schwangerschaft steigt die Überlebenschance behandelter Frühgeborener* kontinuierlich bis auf ca. 50% an (4, 6, 8, 10, 11, 15, 19, 22–25, 28, 30, 32, 34–36, 43). Allerdings leiden 20 bis 30% der überlebenden Kinder an schwerwiegenden Gesundheitsstörungen, die eine lebenslange Hilfe durch andere Personen notwendig machen (14, 29, 38, 39, 41, 42, 45). Die Entscheidung über eine lebenserhaltende oder eine palliative Therapie hat in jedem Einzelfall den eingangs dargelegten ethischen und rechtlichen Grundsätzen zu entsprechen und sollte im Konsens mit den Eltern getroffen werden.

3.2.3 Frühgeborene ab 24 Schwangerschaftswochen (p.m.)

Die Überlebenschancen behandelter Frühgeborener* erreichten in Deutschland 2002 bis 2004 60% zwischen 24+0/7 und 24+6/7 Wochen sowie 75% zwischen 25+0/7 und 25+6/7 Wochen mit regionalen Unterschieden (44). Bei diesen Frühgeborenen soll grundsätzlich versucht werden, das Leben zu erhalten.

3.2.4 Frühgeborene mit angeborenen oder perinatal erworbenen Gesundheitsstörungen

Bei Frühgeborenen, die zusätzlich schwerste angeborene oder perinatal erworbene Gesundheitsstörungen aufweisen, ist zu prüfen, ob im Interesse des Kindes intensivmedizinische Maßnahmen eingeschränkt werden sollten.

Ist zu erkennen, dass ein Kind sterben wird, soll es begleitet werden, dies möglichst in Anwesenheit der Eltern, die dabei unterstützt werden sollen.

*Alle Zahlen beziehen sich auf die in den Neonatalerhebungen der Länder erfassten Kinder, berücksichtigen also nicht diejenigen, die im Kreißsaal verstorben sind und nicht in der Neonatalerhebung erfasst wurden (44).

4 Literatur

1. ACOG Committee Opinion. Number 333, May 2006 (replaces No. 174, July 1996): The Apgar score. Obstet Gynecol 2006; 107 (5): 1209–1212

2. Andrews B, Lagatta J, Calderelli L, Singh J, Lantos J, Meadow W. „Uninformed Non-Consent" in the Delivery Room? Ethical Implications of Poor Predictive Value of Burdensome Outcome in the First Minutes of life. E-PAS 2006; 59: 5152.2 2006

3. Bauer K, Vetter K, Groneck P, Herting E, Gonser M, Hackeloer BJ, et al. Empfehlungen für die strukturellen Voraussetzungen der perinatologischen Versorgung in Deutschland. Z Geburtshilfe Neonatol 2006; 210 (1): 19–24

4. Cartlidge PH, Stewart JH. Survival of very low birthweight and very preterm infants in a geographically defined population. Acta Paediatr 1997; 86 (1): 105–110

5. Diedrichsen U. Zustimmungsersetzung bei der Behandlung bösartiger Erkrankungen von Kindern und Jugendlichen. In: Dierks C, Graf-Baumann T, Lenard H-G (Hrsg.). Therapieverweigerung bei Kindern und Jugendlichen. Springer-Verlag, Heidelberg, 1995: 97–118

6. Effer SB, Lopes LM, Whitfield MF. When does outcome justify heroic interventions? Univariate analysis of gestation age-specific neonatal mortality and morbidity. J Soc Obstet Gynecol Can 1992; 14: 39–46

7. Eser A. Vorbemerkung §§211 ff. In: Schönke, Schröder (Hrsg.). Strafgesetzbuch, Kommentar 27. Auflage. Beck, München, 2006: Rn. 29, 32a

8. Ferrara TB, Hoekstra RE, Couser RJ, et al. Survival and follow-up of infants 23–26 weeks gestation: effects of surfactant use in a tertiary centre. Pediatr Res 1992; 31: 255A

9. Forsblad K, Kallen K, Marsal K, Hellstrom-Westas L. Apgar score predicts short-term outcome in infants born at 25 gestational weeks. Acta Paediatr 2007; 96 (2): 166–171

10. Hack M, Fanaroff AA. Outcomes of extremely-low-birth-weight infants between 1982 and 1988. N Engl J Med 1989; 321 (24): 1642–1647

11. Hack M, Horbar JD, Malloy MH, Tyson JE, Wright E, Wright L. Very low birth weight outcomes of the National Institute of Child Health and Human Development Neonatal Network. Pediatrics 1991; 87 (5): 587–597

12. Haker H. Ethik und Frühgeborenen-Medizin. Sonderpädagogische Förderung 2006; 51: 23–38

13. Hanack EW. Grenzen ärztlicher Behandlungspflicht bei schwerstgeschädigten Neugeborenen aus juristischer Sicht. MedR 1985: 33–40

14. Herber-Jonat S, Schulze A, Kribs A, Roth B, Lindner W, Pohlandt F. Survival and major neonatal complications in infants born between 22 0/7 and 24 6/7 weeks of gestation (1999–2003). Am J Obstet Gynecol 2006; 195 (1): 16–22

15. Improved outcome into the 1990s for infants weighing 500–999 g at birth. The Victorian Infant Collaborative Study Group. Arch Dis Child Fetal Neonatal Ed 1997; 77 (2): F91–94

16. In: BGB §§1626, Abs.1, 1629 Abs.1, 1631 Abs. 1

17. In: vergl. BGB § 1666 Abs.1

18. Kopelmann LM. The best-interest standard as threshold, ideal and standard of reasonableness. J Med Philosophy 1997; 22: 271–289

19. La Pine TR, Jackson JC, Bennett FC. Outcome of infants weighing less than 800 grams at

birth: 15 years' experience. Pediatrics 1995; 96 (3 Pt 1): 479–483

20. Lantos JD, Tyson JE, Allen A, Frader J, Hack M, Korones S, et al. Withholding and withdrawing life sustaining treatment in neonatal intensive care: issues for the 1990s. Arch Dis Child Fetal Neonatal Ed 1994; 71 (3): F218–223

21. Leitlinie 024/001 Antepartaler Transport von Risiko-Schwangeren. Gesellschaft für Neonatologie und Pädiatrische Intensivmedizin, Deutsche Gesellschaft für Perinatale Medizin. http://www.uni-duesseldorf/AWMF. PerinatalMedizin 1997; 9: 68

22. Lemons JA, Bauer CR, Oh W, Korones SB, Papile LA, Stoll BJ, et al. Very low birth weight outcomes of the National Institute of Child health and human development neonatal research network, January 1995 through December 1996. NICHD Neonatal Research Network. Pediatrics 2001; 107 (1): E1

23. Liechty EA, Donovan E, Purohit D, Gilhooly J, Feldman B, Noguchi A, et al. Reduction of neonatal mortality after multiple doses of bovine surfactant in low birth weight neonates with respiratory distress syndrome. Pediatrics 1991; 88 (1): 19–28

24. Lorenz JM, Wooliever DE, Jetton JR, Paneth N. A quantitative review of mortality and developmental disability in extremely premature newborns. Arch Pediatr Adolesc Med 1998; 152 (5): 425–435

25. Lorenz JM. The outcome of extreme prematurity. Semin Perinatol 2001; 25 (5): 348–359

26. Management of the woman with threatened birth of an infant of extremely low gestational age. Fetus and Newborn Committee, Canadian Paediatric Society, Maternal-Fetal Medicine Committee, Society of Obstetricians and Gynaecologists of Canada. CMAJ 1994; 151 (5): 547–553

27. McGovern AM, Kirkby S, Greenspan JS, Culhane J, Webb D, Dysart K. The Impact of the 5-Minute Apgar Score in Infants <1,000 Grams. E-PAS2007: 61: 6280.48 2007

28. Mendoza J, Campbell M. Mortality trends in <800 gram infants before and after surfactant availability. Pediatr Res 1992; 31: 255A

29. Monset-Couchard M, de Bethmann O, Kastler B. Mid- and long-term outcome of 89 premature infants weighing less than 1,000 g at birth, all appropriate for gestational age. Biol Neonate 1996; 70 (6): 328–338

30. Oishi M, Nishida H, Sasaki T. Japanese experience with micropremies weighing less than 600 grams born between 1984 to 1993. Pediatrics 1997; 99 (6): E7

31. Olzen D. §1666. In: Rebmann K, Säcker FJ (Hrsg.). Münchener Kommentar zum Bürgerlichen Gesetzbuch, 8. Band, 4. Auflage. C.H. Beck, München, 2002: Rn. 75–80

32. O'Shea TM, Preisser JS, Klinepeter KL, Dillard RG. Trends in mortality and cerebral palsy in a geographically based cohort of very low birth weight neonates born between 1982 to 1994. Pediatrics 1998; 101 (4 Pt 1): 642–647

33. Perinatal care at the threshold of viability. American Academy of Pediatrics Committee on Fetus and Newborn. American College of Obstetricians and Gynecologists Committee on Obstetric Practice. Pediatrics 1995; 96 (5 Pt 1): 974–976

34. Phelps DL, Brown DR, Tung B, Cassady G, McClead RE, Purohit DM, et al. 28-day survival rates of 6676 neonates with birth weights of 1250 grams or less. Pediatrics 1991; 87 (1): 7–17

35. Piecuch RE, Leonard CH, Cooper BA, Sehring SA. Outcome of extremely low birth weight infants (500 to 999 grams) over a 12-year period. Pediatrics 1997; 100 (4): 633–639

36. Pohlandt F. Ergebnisse der Neonatalerhebungen der Bundesländer zur Sterblichkeit von Frühgeborenen (22 0/7 bis 25 6/6 Wochen) 2002–2004. Andernorts unveröffentlichte Daten 2005

37. Rieger D. Behandlungspflicht bei schwerstgeschädigten Neugeborenen. In: Rieger H-J (Hrsg.). Lexikon des Arztrechts, 2. Auflage. C.F. Müller, Heidelberg, 2001: 772

38. Rieger-Fackeldey E, Schulze A, Pohlandt F, Schwarze R, Dinger J, Lindner W. Short-term outcome in infants with a birthweight less than 501 grams. Acta Paediatr 2005; 94 (2): 211–216

39. Robertson CM, Hrynchyshyn GJ, Etches PC, Pain KS. Population-based study of the incidence, complexity, and severity of neurologic disability among survivors weighing 500 through 1250 grams at birth: a comparison of two birth cohorts. Pediatrics 1992; 90 (5): 750–755

40. Rothärmel S. Perinatale Sterbebegleitung eines schwerstbehinderten Kindes bei infauster Prognose der extrauterinen Lebensfähigkeit; Welchen Stellenwert hat der Elternwille im stationären Klinikalltag? EthikMed 2001; 13: 199–203

41. Saigal S, Rosenbaum P, Hattersley B, Milner R. Decreased disability rate among 3-year-old survivors weighing 501 to 1000 grams at birth and born to residents of a geographically defined region from 1981 to 1984 compared with 1977 to 1980. J Pediatr 1989; 114 (5): 839–846

42. Sauve RS, Guyn LH. Improving morbidity rates in <750 g infants. Pediatr Res 1992; 31: 259A

43. Sauve RS, Robertson C, Etches P, Byrne PJ, Dayer-Zamora V. Before viability: a geographically based outcome study of infants weighing 500 grams or less at birth. Pediatrics 1998; 101 (3 Pt 1): 438–445

44. Schertzinger A. Aus der Praxis des Vormundschaftsgerichts. In: Dierks C, Graf-Baumann T, Lenard H-G (Hrsg.). Therapieverweigerung bei Kindern und Jugendlichen. Springer-Verlag, Heidelberg, 1995: 119–127

45. Stjernqvist K, Svenningsen NW. Extremely low-birth-weight infants less than 901 g: development and behaviour after 4 years of life. Acta Paediatr 1995; 84 (5): 500–506

46. Ulsenheimer K. Arztstrafrecht in der Praxis, 3. Auflage. C.H. Müller, Heidelberg, 2003

47. Ulsenheimer K. Therapieverweigerung bei Kindern. Strafrechtliche Aspekte. In: Dierks C, Graf-Baumann T, Lenard H-G (Hrsg.). Therapieverweigerung bei Kindern und Jugendlichen. Springer-Verlag, Heidelberg, 1995

48. Wittig. In: Bundesgerichtshof in Strafsachen; 1984; BGHSt 32: 367

Erstfassung	1998
Überarbeitung	2007
Beteiligte Fachgesellschaften, Arbeitsgemeinschaften und Organisationen	Deutsche Gesellschaft für Gynäkologie und Geburtshilfe Deutsche Gesellschaft für Kinderheilkunde und Jugendmedizin Deutsche Gesellschaft für Perinatale Medizin Gesellschaft für Neonatologie und Pädiatrische Intensivmedizin
Autoren der letzten Überarbeitung	Prof. Dr. med. F. Pohlandt, Ulm (Koordinator) Prof. Dr. rer. nat. Dr. med. Bartmann, Bonn Prof. Dr. med. K. Bauer†, Franfurt Prof. Dr. med. J. Dudenhausen, Berlin Prof. Dr. med. E. Grauel†, Berlin Dr. phil. S. Graumann, Berlin Prof. Dr. phil. Dr. theol. Gründel†, München Prof. Dr. med. H. Hepp, München Prof. Dr. med. W. Holzgreve, Basel (Schweiz) Prof. Dr. med. R. Kreienberg, Ulm Prof. Dr. med. R. Maier, Marburg Prof. Dr. med. C. Poets, Tübingen PD Dr. med. R. Schlösser, Frankfurt/M. Prof. Dr. phil. A. von Stockhausen, Siegen Prof. Dr. med. K. Vetter, Berlin Dr. med. A. von der Wense, Hamburg Prof. Dr. med. G. Wolfslast, Gießen
Anmerkungen	S2k-Leitlinie Methoden- und Leitlinienreport siehe Homepages der DGGG und der AWMF

DGGG Leitlinienregister 2008	3	Pränatal- und Geburtsmedizin
	3.6	Sonstige Texte (keine Leitlinien)
	3.6.1	Stellungnahme zur Frage der erlaubten Zeit zwischen Indikationsstellung und Sectio (E-E-Zeit) bei einer Notlage

Deutsche Gesellschaft für Gynäkologie und Geburtshilfe (DGGG)

Zu Frage der erlaubten Zeit zwischen Indikationsstellung und Sectio (E-E-Zeit) bei einer Notlage

Inhaltsverzeichnis

1 Bei einer relativen Sectiobereitschaft wird Folgendes veranlasst. 316

2 Bei absoluter Sectiobereitschaft ist zusätzlich zu veranlassen 317

3 Ablauf des Notfalls 317

4 Zeitbedarf. 317

5 Prüfung der Sectiobereitschaft in der Klinik 318

6 Maßnahmen zur Verkürzung der E-E-Zeit 318

7 Literatur 319

„Notlage" und „Sectiobereitschaft" sind unscharf definierte Begriffe. Bemühungen, klare Definitionen zu finden und insbesondere zwischen „relativer" und „absoluter" Sectiobereitschaft zu unterscheiden, müssen in Anbetracht der Vielzahl möglicher geburtshilflicher Gefahrensituationen scheitern.

Notlagen können in Bezug auf die Mutter und auf das Kind auftreten. So kann beispielsweise im Einzelfall ein vaginaler Entbindungsversuch bei Zustand nach Sectio eine mütterliche Notlage befürchten und eine entsprechende Sectiobereitschaft herstellen lassen.

Gleiches gilt für zu befürchtende kindliche Notlagen, z. B. im Falle einer vaginalen Beckenendlagen- oder Mehrlingsgeburt, bei der eine „relative Sectiobereitschaft" sichergestellt sein sollte, oder im Falle einer sog. Trial-Geburt (vaginal-operativer Entbindungsversuch mit der Möglichkeit des Abbruchs und der konsekutiven Schnell-Sectio), bei der eine absolute Notwendigkeit zur sofortigen Sectiobereitschaft besteht („absolute Sectiobereitschaft").

Die aufgeführten Beispiele haben lediglich demonstrativen Charakter und erheben nicht den Anspruch auf eine vollständige Aufzählung aller „Notlagen" bzw. aller Indikationen zur Herstellung einer „relativen" oder einer „absoluten" Sectiobereitschaft.

Es muss dem erfahrenen Kliniker überlassen bleiben, im Einzelfall die Notlage seitens der Mutter oder des Kindes vorauszusehen oder festzustellen und die daraus folgende Qualität der „Sectiobereitschaft" zu definieren.

1 Bei einer relativen Sectiobereitschaft wird Folgendes veranlasst

- Aufklärung der Patientin, Operationseinwilligung,
- Vorbereitung der Patientin (Rasur, Blutentnahme, venöser Zugang, evtl. Periduralanästhesie),
- Benachrichtigung des Operationssaals und der notwendigen Mannschaft (Assistenten, Pfleger, Schwestern, Anästhesist, evtl. Pädiater) über die Möglichkeit einer bevorstehenden eiligen Sectio.

Eine Präsenz der zur Operation benötigten Mannschaft im Kreißsaal bzw. im Operationssaal ist nicht erforderlich.

2 Bei absoluter Sectiobereitschaft ist zusätzlich zu veranlassen

- Die Mannschaft befindet sich operations- bzw. anästhesiebereit im Operationssaal bzw. Kreißsaal.
- Die Patientin ist operationsbereit gelagert, der Bauch ist desinfiziert und abgedeckt.
- Ein vaginaler Entbindungsversuch wird entweder im Operationssaal durchgeführt oder
- es kann die Patientin im Kreißbett operiert werden.

3 Ablauf des Notfalls

Der Zeitablauf zwischen dem Auftreten einer fetalen Notlage und der Geburt des Kindes gliedert sich in folgende Abschnitte:

1. Beginn der fetalen Notlage,
2. Auftreten von klinischen Symptomen (z. B. im CTG),
3. Erkennen der Symptome,
4. Überprüfung der Symptome auf Bedeutung, Tendenz, Persistenz oder Progredienz, gegebenenfalls Benachrichtigung des Oberarztes,
5. Entschluss zur Notsectio,
6. Alarmierung der Mannschaften,
7. Vorbereitung der Patientin,
8. Bereitstellung des Instrumentariums und der Anästhesie-Geräte,
9. Transport der Patientin in den Operationssaal,
10. Waschen und Umkleiden der Mannschaft,
11. Desinfektion und Abdecken der Patientin,
12. Beginn der Narkose,
13. Beginn der Operation,
14. Entwicklung des Kindes.

Eine Reihe von Maßnahmen läuft parallel ab (7.–11.), einige weitere sind bei entsprechender Vorbereitung überflüssig (z. B. 9.) oder zeitlich zu reduzieren (z. B. 4., 10. u. 11.), wenn mit einer Notsectio zu rechnen war (s. „absolute Sectiobereitschaft").

4 Zeitbedarf

Der Zeitbedarf für die Notsectio ist definiert als das Intervall zwischen Indikationsstellung und Geburt des Kindes (Entschluss-Entwicklungs-Zeit = E-E-Zeit).

Die genannte E-E-Zeit umfasst die Zeiträume 5.–14.

In einer unerwarteten und unvorhersehbar aufgetretenen Notsituation beträgt dieser Zeitraum minimal 10 Minuten, wobei vorausgesetzt werden muss, dass die räumlichen und organisatorischen Gegebenheiten optimal sind. Das schließt die sofortige Verfügbarkeit der gesamten Operationsmannschaft mit ein. Da davon nicht immer ausgegangen werden kann, wird daher in der Regel ein Zeitraum von 20 Minuten noch zu tolerieren sein müssen.

Diese Zahlen stützen sich auf Zeitmessungen während einer simulierten Notlage (1) sowie auf sorgfältige retrospektive Analysen von Roemer et al. (3) im Rahmen einer Multicenterstudie an 172 Fällen von Notsectio in Nordrhein-Westfalen.

Der Zeitraum von 20 Minuten ist in einem gegebenen Notfall für das Kind häufig zu lang. Es ist daher zu prüfen, wie Verkürzungen zu erreichen sind.

5 Prüfung der Sectiobereitschaft in der Klinik

Es wird den Verantwortlichen dringend empfohlen, den Zeitbedarf in der eigenen Klinik für den Ablauf der Situationen 5.–14. (s. o.) mit Hilfe der Simulation optimaler sowie nicht optimaler Voraussetzungen zu messen.

Resultieren E-E-Zeiten über 20 Minuten, müssen die organisatorischen Abläufe verbessert werden. Zur Verkürzung der E-E-Zeit werden daher die folgenden Möglichkeiten vorgeschlagen.

6 Maßnahmen zur Verkürzung der E-E-Zeit

1. Anordnung der relativen oder absoluten Sectiobereitschaft in vorausschaubar gefährlichen Situationen und Geburtsabläufen,
2. Information des Krankenhausträgers über räumliche und personelle Unzulänglichkeiten sowie über solche der Infra- und Organisationsstruktur,
3. evtl. Herstellung einer Operationsbereitschaft in Notfällen im Kreißsaal,
4. Training der Kreißsaal- und Operationsmannschaft,
5. Zur Verkürzung der Zeitdauer zwischen Oberarzt-Benachrichtigung und Entschluss zur Sectio ist zu empfehlen, den Assistenzarzt oder die Hebamme zu ermächtigen, in Notfällen die notwendigen Vorbereitungen zur Notsectio zu treffen. Bedarfsweise müssten diese Vorbereitungsmaßnahmen vom mittlerweile eingetroffenen Oberarzt widerrufen werden.

7 Literatur

1. Berg D, Albrecht H, Künzel W, Martin K, Weitzel L. Zur Vorbereitung der Notsectio. Podiumsgespräch „Operative Geburtshilfe", 48. Kongress der Deutschen Gesellschaft für Gynäkologie und Geburtshilfe. Hamburg 1990

2. Hickl EJ, Berg D. Gynäkologie und Geburtshilfe 1990. Springer-Verlag, Heidelberg, 1991

3. Roemer VM, Heger-Römermann G. Der Notfall-Kaiserschnitt – Basisdaten. Geburtsh u Frauenhlkde 1992.

Erstfassung	1992
Überarbeitung	Gültigkeit im Jahr 2008 bestätigt.
Beteiligte Fachgesellschaften, Arbeitsgemeinschaften und Organisationen	Deutsche Gesellschaft für Gynäkologie und Geburtshilfe
Autoren	Vorstand der DGGG 1992
Anmerkungen	Publiziert in: MT 1992; 3: 261 ff.

DGGG Leitlinienregister 2008	3	Pränatal- und Geburtsmedizin
	3.6	Sonstige Texte (keine Leitlinien)
	3.6.2	Vereinbarung über die Zusammenarbeit in der operativen Gynäkologie und in der Geburtshilfe

Deutsche Gesellschaft für Gynäkologie und Geburtshilfe (DGGG), Berufsverband der Frauenärzte (BVF), Deutsche Gesellschaft für Anästhesiologie und Intensivmedizin (DGAI), Berufsverband Deutscher Anästhesisten (BDA)

Vereinbarung über die Zusammenarbeit in der operativen Gynäkologie und in der Geburtshilfe

Inhaltsverzeichnis

Präambel 322

A In der operativen Gynäkologie 323

A.1 Prinzip der Arbeitsteilung und Vertrauensgrundsatz 323

A.2 Zuständigkeit für das Betäubungsverfahren 325

A.3 Ambulantes Operieren 326

A.4 Planung und Durchführung des Operationsprogrammes 326

A.5 Patientenlagerung 327

A.6 Aufgabenverteilung in der postoperativen Phase 329

Inhaltsverzeichnis (Fortsetzung)

B	In der Geburtshilfe	330
B.1	Personalbedarf	330
B.2	Indikationsstellung und vorbereitende Maßnahmen	331
B.3	Aufgabenteilung bei der Durchführung der Betäubungsverfahren	331
B.4	Die Durchführung der Periduralanästhesie durch den Geburtshelfer	332
B.5	Dem Anästhesisten vorbehaltene Aufgaben	333
B.6	Die Erstversorgung des Neugeborenen	333

Präambel

Die Deutsche Gesellschaft für Gynäkologie und Geburtshilfe hat Mindestanforderungen an prozessuale, strukturelle und organisatorische Voraussetzungen für geburtshilfliche Abteilungen in einer Stellungnahme publiziert, die im Inhalt, soweit sie die Anästhesiologie betreffen, mit der Deutschen Gesellschaft für Anästhesiologie und Intensivmedizin abgestimmt wurden. Auf diese Stellungnahme wird im Zusammenhang mit der Fortschreibung der im Folgenden dargestellten Vereinbarungen verwiesen, insbesondere auf die Ziffern 2.1 bis 2.6 und die Schlussfolgerung, dass die unter diesen Ziffern dargestellten Auflagen, von den Leitern des Fachgebietes Frauenheilkunde und Geburtshilfe und des Fachgebietes Anästhesiologie einvernehmlich in einem für beide Bereiche verbindlichen Organisationsplan erarbeitet, ggf. mit dem Krankenhausträger abgestimmt werden müssen. Die genannte Stellungnahme wurde in „DER FRAUENARZT, 36. Jahrgang, 11/95, S. 1237" veröffentlicht.

Frauenarzt und Anästhesist erfüllen bei ihrer Zusammenarbeit in der operativen Gynäkologie und in der Geburtshilfe eine gemeinsame Aufgabe im Dienste der Patientin. Ihre Kooperation auf der Grundlage präziser Aufgabenteilung und wechselseitigen Vertrauens bietet die beste Gewähr für die Ausschaltung vermeidbarer Risiken sowie für eine reibungslose und zügige Abwicklung des gemeinsamen Arbeitsprogrammes.

Das Ziel beider Fachgebiete ist es, im Geiste kollegialen Einverständnisses und in ständiger wechselseitiger Konsultation das interdisziplinäre Zusammenwirken überall dort noch zu verbessern, wo in der täglichen Arbeit Zweifel, Fragen und Meinungsverschiedenheiten auftreten können. Die beteiligten Verbände und wissenschaftlichen Fachgesellschaften vereinbaren folgende Leitsätze für die Zusammenarbeit:

A In der operativen Gynäkologie

A.1 Prinzip der Arbeitsteilung und Vertrauensgrundsatz

A.1.1

Der Frauenarzt ist nach den Grundsätzen einer strikten Arbeitsteilung zuständig und verantwortlich für die Planung und Durchführung des operativen Eingriffs, der Anästhesist für die Planung und Durchführung des Betäubungsverfahrens sowie für die Überwachung und Aufrechterhaltung der vitalen Funktionen.

Insoweit der Frauenarzt für ein bestimmtes Operationsverfahren aus fachlichen Gründen einem bestimmten Anästhesieverfahren den Vorzug geben möchte, sollte dies vom Anästhesisten nach Darlegung der Gründe im Rahmen seiner fachlichen Entscheidungsmöglichkeiten berücksichtigt werden.

Das Gleiche gilt umgekehrt, wenn der Anästhesist aus der Sicht seines Fachgebietes Wünsche hinsichtlich des operativen Vorgehens an den Frauenarzt richtet. Beide Ärzte dürfen, solange keine offensichtlichen Qualitätsmängel oder Fehlleistungen erkennbar werden, wechselseitig darauf vertrauen, dass der Partner der Zusammenarbeit die ihm obliegenden Aufgaben mit der gebotenen Sorgfalt erfüllt. Strikte Objektivität auf beiden Seiten und die Wahrung der gebotenen Sorgfalt bei der Planung und Durchführung der Behandlung sind eine unabdingbare Voraussetzung für eine Zusammenarbeit auf der Grundlage dieses Übereinkommens. Eine reibungslose interdisziplinäre Zusammenarbeit bietet die beste Gewähr für eine wirtschaftliche Behandlungsweise, die angesichts knapper Mittel wesentliche Bedeutung gewinnt. Die medizinischen Erfordernisse, die den Behandlungserfolg und die Sicherheit der Patientin gewährleisten, haben jedoch absoluten Vorrang vor allen anderen Interessen.

A.1.2

Der Frauenarzt entscheidet über die Indikation zum Eingriff sowie über Art und Zeitpunkt der Operation. Der Anästhesist entscheidet über die Art des Betäubungsverfahrens. Der Frauenarzt unterrichtet den Anästhesisten zum frühestmöglichen Zeitpunkt über den beabsichtigten Eingriff, in der Regel also, sobald er bei einer Patientin über die Indikation zum operativen Eingriff entschieden hat. Er stellt ihm möglichst bald auch die vollständigen Behandlungsunterlagen zur Verfügung.

Der Anästhesist unterrichtet den Frauenarzt umgehend, wenn aus der Sicht seines Fachgebietes Kontraindikationen gegen den Eingriff oder seine Durchführung zu dem vorgesehenen Zeitpunkt erkennbar werden. Die Entscheidung, ob der Eingriff aus medizinischer Indikation dennoch durchgeführt werden muss oder aufgeschoben werden kann, obliegt dem Frauenarzt. Wenn sich dieser entgegen den Bedenken des Anästhesisten für den Eingriff entscheidet, so übernimmt er damit die ärztliche und rechtliche Verantwortung für die richtige Abwägung der indizierenden und der ihm vom Anästhesisten mitgeteilten kontraindizierenden Faktoren. Der Anästhesist trägt bei der Wahl und Durchführung des Betäubungsverfahrens dem durch kontraindizierende Faktoren erhöhten Risiko- und Schwierigkeitsgrad im Rahmen seiner Möglichkeiten Rechnung.

A.1.3

Art und Umfang der präoperativen Untersuchungen sind abhängig vom Alter und Allgemeinzustand der Patientin sowie von der Belastung durch den operativen Eingriff. Für den Regelfall empfiehlt sich eine Abstimmung zwischen Frauenarzt und Anästhesist über ein Basis-Untersuchungsprogramm. Ziel der Abstimmung sollte sein, das Absetzen von Operationen wegen unzureichender Voruntersuchung oder Vorverhandlung weitgehend zu vermeiden.

A.1.4

Meinungsverschiedenheiten zwischen Frauenarzt und Anästhesist über den Eingriff und seine Voraussetzungen dürfen nicht vor den Patientinnen erörtert werden.

A.1.5

Frauenarzt und Anästhesist klären die Patientin aus der Sicht ihrer Fachgebiete über die Art des Eingriffs und des Anästhesieverfahrens auf. In Risikofällen kann sich die gemeinsame Aufklärung der Patientin durch Frauenarzt und Anästhesist empfehlen.

A.1.6

Der Frauenarzt weist die Patientin rechtzeitig auf die Möglichkeit einer Eigenblutspende hin. Er überweist sie zeitgerecht an die Einrichtung, die die Eigenblutspende durchführt.

A.2 Zuständigkeit für das Betäubungsverfahren

A.2.1

Der Krankenhausträger, der für die zweckentsprechende Organisation seines Hauses verantwortlich ist, überträgt dem Leiter der Anästhesieabteilung in der Regel die gesamte anästhesiologische Versorgung der stationären Patientinnen als Dienstaufgabe. Dies bedeutet jedoch nicht, dass alle Betäubungsverfahren von der Anästhesieabteilung durchgeführt werden müssen. Es ist vielmehr üblich, durch interkollegiale Absprachen zwischen dem leitenden Anästhesisten und dem leitenden Frauenarzt bestimmte Bereiche festzulegen, in denen dieser für die Wahl und Durchführung des Betäubungsverfahrens zuständig ist.

A.2.2

Wo hier im Einzelnen die Grenzen zu ziehen sind, bestimmt sich nach den Erfordernissen einer rationellen Zusammenarbeit, die Sicherheitsrisiken vermeidet und den speziellen Eingriff und das Betäubungsverfahren nach Möglichkeit dort in einer Hand belässt, wo sich die Verantwortungsbereiche bei Komplikationen nicht trennen lassen.

Soweit nicht die spezifischen Verhältnisse des einzelnen Krankenhauses eine andere Absprache als zweckmäßig erscheinen lassen, empfehlen die beiden Berufsverbände und wissenschaftlichen Gesellschaften folgende Abgrenzung: Bei Eingriffen, die – nach dem jeweiligen Stand der Medizin – üblicherweise in örtlicher Betäubung durch Infiltration des Operationsgebietes oder in einer operationsfeldnahen Regionalanästhesie ausgeführt werden, bleibt die Wahl und Durchführung des Betäubungsverfahrens, einschließlich der Überwachung der vitalen Funktionen, in der Regel dem Frauenarzt überlassen. Das Gleiche gilt auch bei anderen Eingriffen, bei denen sich Frauenarzt und Anästhesist gemeinsam für eines dieser Verfahren entscheiden.

Übernimmt der Frauenarzt die Durchführung des Betäubungsverfahrens, so ist von dem Grundsatz auszugehen, dass die ärztliche und rechtliche Verantwortung für die Voruntersuchung und eine etwaige Vorbehandlung sowie für die Wahl und Durchführung des Betäubungsverfahrens in einer Hand liegen. Soll die Überwachung der vitalen Funktionen gleichwohl vom Anästhesisten übernommen werden, bedarf dies einer generellen oder speziellen Einigung zwischen den Beteiligten.

A.3 Ambulantes Operieren

Die ambulante Durchführung von Eingriffen im Krankenhaus und in der Praxis niedergelassener Frauenärzte setzt voraus, dass aus operativer wie aus anästhesiologischer Sicht der volle Leistungsstandard gewahrt wird und die Eingriffgefahren nicht erhöht werden. Ambulantes Operieren erfordert die gleiche sorgfältige Voruntersuchung und Vorbereitung der Patientin wie der stationäre Eingriff. Wirkt der Anästhesist bei dem Eingriff mit, so hat er den Frauenarzt auch auf etwaige Bedenken hinzuweisen, die sich aus seiner fachlichen Sicht gegen die ambulante Durchführung ergeben. Ferner muss er rechtzeitig Gelegenheit haben, die Anamnese zu erheben, die Patientin körperlich zu untersuchen, die vorliegenden Befunde zu überprüfen und erforderliche ergänzende Untersuchungen anzuordnen.

Beim praxisambulanten Operieren ist mit besonderer Sorgfalt zu prüfen, ob die personellen und sachlichen Voraussetzungen gegeben sind. Die persönliche Qualifikation und apparative Ausstattung müssen auch den Erfordernissen einer dringlichen Zwischenfallstherapie genügen. Eine ausreichende postoperative Überwachung muss gewährleistet sein.

A.4 Planung und Durchführung des Operationsprogrammes

A.4.1

Der Frauenarzt teilt dem Anästhesisten das Operationsprogramm spätestens am frühen Nachmittag des Vortages mit, damit dieser während des restlichen Tagesdienstes die anstehenden Prämedikationsvisiten und die notwendigen Voruntersuchungen durchführen kann.

A.4.2

Das Operationsprogramm ist so zu planen, dass es innerhalb der üblichen Arbeitszeit abgewickelt werden kann. Eine ständige Überschreitung der physischen und psychischen Leistungsgrenzen durch die Ausdehnung des Operationsprogrammes bis in die Nachmittagsstunden geht zu Lasten der Konzentrationsfähigkeit der beteiligten Ärzte, Krankenschwestern und Krankenpfleger und gefährdet die ordnungsgemäße Erledigung der übrigen Dienstaufgaben.

A.4.3

Zeitverluste beim Beginn des Operationsprogrammes und Verzögerungen in seiner Abwicklung sind durch eine enge Koordination der Zeitpläne und wechselseitige Rücksichtnahme zu vermeiden. Hierzu ist es u. a. erforderlich, dass festgelegte Zeiten von allen Beteiligten in gleicher Weise als verbindlich angesehen werden. Störfaktoren und Fehlerquellen, die eine zügige Abwicklung des Operationsprogrammes behindern, sollten gemeinsam ermittelt und im vertrauensvollen interdisziplinären Gespräch offen beim Namen genannt werden. Dienstbesprechungen, Weiterbildungsprogramme und Fortbildungsveranstaltungen sollten im wechselseitigen Einverständnis so eingeplant werden, dass sie das Operationsprogramm nicht beeinträchtigen. Es empfiehlt sich, die Terminierung miteinander abzustimmen.

A.4.4

Bei der Organisation des Dienstbetriebes und bei allen Planungen ist in Rechnung zu stellen, dass die Versorgung von Notfällen Frauenärzte und Anästhesisten zusätzlich in Anspruch nimmt.

A.5 Patientenlagerung

Die prä-, intra- und postoperative Lagerung der Patientin auf dem Operationstisch und ihre Überwachung ist eine gemeinsame Aufgabe von Frauenarzt und Anästhesist. Druck und Zerrung können in der Narkose zu Lähmungen – insbesondere im Bereich der Extremitäten – und anderen Schäden führen. Die Art der Lagerung sollte vom Operateur dokumentiert werden.

A.5.1

Für die Lagerung der Patientin zur Einleitung der Narkose und für die Überwachung bis zur operationsbedingten Lagerung ist der Anästhesist verantwortlich.

A.5.2

Die Entscheidung über die Art der Lagerung zur Operation bestimmt sich nach den Erfordernissen des operativen Vorgehens und der Berücksichtigung des anästhesiologischen Risikos. Hat der Anästhesist gegen die vom Frauenarzt gewünschte Lagerung Bedenken wegen der Erschwerung der Überwachung und der Aufrechterhaltung der Vitalfunktionen oder der Gefahr von Lagerungsschäden, so hat er den Frauenarzt darauf hinzuweisen. Dieser wägt die für und gegen die Lagerung sprechenden Gesichtspunkte gegeneinander ab. Er trägt die ärztliche und rechtliche Verantwortung dafür, dass Gründe des operativen Vorgehens die erhöhten Risiken der von ihm gewünschten Lagerung rechtfertigen.

A.5.3

Die Durchführung der Lagerung auf dem Operationstisch fällt prinzipiell in den Aufgabenbereich des Frauenarztes.

Pflegekräfte, die die Patientin auf den Operationstisch lagern, handeln dabei in seinem Auftrag und unter seiner Verantwortung, gleichgültig welcher Fachabteilung sie dienstplanmäßig zugeordnet sind. Der Frauenarzt hat die erforderlichen Weisungen zu erteilen, er hat die Lagerung vor dem Beginn der Operation zu kontrollieren. Auf erkennbare Fehler bei der Lagerung hat jedoch der Anästhesist hinzuweisen. Der Anästhesist ist verantwortlich für die Lagerung der Extremitäten, die er für die Narkoseüberwachung sowie für die Applikation von Narkosemitteln und Infusionen benötigt. Er hat die spezifischen Sicherungsmaßnahmen zu treffen, die sich aus der Lagerung der Patientin für die Überwachung und Aufrechterhaltung der Vitalfunktionen ergeben.

A.5.4

Für die Entscheidung über planmäßige Lageveränderungen während der Operation und für ihre Durchführung gelten die eben aufgeführten Grundsätze über die Aufgabenteilung zwischen Frauenarzt und Anästhesist sinngemäß.

Im Verlauf des Eingriffes können sich unbeabsichtigte Lageveränderungen ergeben, die das Lagerungsrisiko erhöhen. Soweit solche Lageveränderungen und andere Einwirkungen auf den Körper der Patientin vom Operateur und seinen Mitarbeitern ausgehen, ist dieser für die Kontrolle verantwortlich. Bemerkt der Anästhesist eine nicht beabsichtigte Lageveränderung oder andere Einwirkungen, die mit Risiken für die Patientin verbunden sind, so muss er den Operateur darauf hinweisen. Dem Anästhesisten obliegt die intraoperative Kontrolle hinsichtlich der Extremitäten, für deren Lagerung er verantwortlich ist.

A.5.5

Die Verantwortung für die Lagerung einschließlich der Umlagerung der Patientin nach Beendigung der Operation bis zur Beendigung der postanästhesiologischen Überwachung trägt der Anästhesist, soweit nicht besondere Umstände die Mitwirkung des Operateurs bei der Umlagerung erfordern.

A.6 Aufgabenverteilung in der postoperativen Phase

A.6.1

Für Maßnahmen der Überwachung, Aufrechterhaltung und Wiederherstellung der durch das operative Vorgehen beeinträchtigten Vitalfunktionen sind grundsätzlich beide Fachgebiete fachlich zuständig, der Anästhesist für die Erkennung und Behandlung spezifischer Anästhesiekomplikationen, der Frauenarzt für die Erkennung und Behandlung operativer Komplikationen. Beide Ärzte haben wechselseitig dafür zu sorgen, dass bei Komplikationen der fachlich zuständige Arzt umgehend zur Mitbehandlung zugezogen wird. Jeder der beteiligten Ärzte trägt die Verantwortung für die ordnungsgemäße Unterweisung und Beaufsichtigung des ihm unterstellten Pflegepersonals.

A.6.2

Während der unmittelbaren postoperativen Aufwachphase bedarf die Patientin noch so lange, wie mit einer anästhesiebedingten Beeinträchtigung vitaler Funktionen und mit daraus resultierenden Komplikationen zu rechnen ist, einer ständigen unmittelbaren Überwachung. Zuständig für die Überwachung ist die Fachabteilung, in deren Organisationsbereich und Obhut sich die Patientin postoperativ befindet. Nach Aufgabenstellung und fachlicher Zuordnung ist zwischen folgenden Einheiten zu unterscheiden:

a. Aufwachraum:
Überwachungsraum ohne Stationscharakter, in dem die frisch Operierte solange verbleibt, bis sie aus der Narkose erwacht und wieder im Vollbesitz ihrer Schutzreflexe ist und keine unmittelbaren Komplikationen seitens der Vitalfunktionen mehr zu erwarten sind. Der Aufwachraum untersteht dem Anästhesisten.

b. Wachstation (Intensivüberwachung):
Bettenstation zur Überwachung und Behandlung Schwerkranker und frisch Operierter. Die fachgebundene Wachstation (Intensivüberwachung) steht in der Regel unter der Leitung des Frauenarztes.

c. Intensivbehandlungseinheit:
Betteneinheit für Schwerstkranke, deren vitale Funktionen in lebensbedrohlicher Weise gestört sind und durch besondere Maßnahmen aufrechterhalten oder wiederhergestellt werden müssen. Interdisziplinäre operative Intensivbehandlungseinheiten stehen unter Leitung des Anästhesisten. Dieser hat eine enge Zusammenarbeit mit den Ärzten der beteiligten operativen Fachabteilungen sicherzustellen und die ärztliche Behandlung zu koordinieren. Im Übrigen trägt er die Verantwortung für die Überwachung und Aufrechterhaltung der vitalen Funktionen, während der Frauenarzt für die Behandlung des Grundleidens zuständig bleibt.

Die Intensivbehandlungseinheiten und Wachstationen (Intensivüberwachung) können die Funktion eines Aufwachraumes nicht ersetzen. Die Einrichtung von Aufwachräumen ist zur Sicherung der Patienten in allen operativen Krankenhäusern unerlässlich. Besteht kein Aufwachraum und muss die Patientin aus diesem Grunde schon während der postoperativen Aufwachphase auf die gynäkologische Krankenstation zurückverlegt werden, so ist auch dort die Überwachung sicherzustellen. Der Krankenhausträger hat dann im Rahmen seiner Organisationspflicht der gynäkologischen Abteilung die dafür zusätzlich erforderlichen Pflegekräfte zur Verfügung zu stellen.

B   In der Geburtshilfe

Spezielle fachliche und organisatorische Probleme ergeben sich bei der geburtshilflichen Anästhesie. Die erforderliche enge Kooperation zwischen Geburtshelfern und Anästhesisten setzt voraus, dass für geburtshilfliche Eingriffe stets ein Anästhesist verfügbar ist. Es ist Aufgabe des Krankenhausträgers, durch eine ausreichende personelle Besetzung der Anästhesie diese Voraussetzung zu schaffen.

B.1   Personalbedarf

Die anzustrebende volle anästhesiologische Versorgung der geburtshilflichen Fachabteilung erfordert einen 24-stündigen Anästhesie-Bereitschaftsdienst an sieben Tagen in der Woche. Der hierfür benötigte, besonders auszuweisende Personalbedarf hängt von der jährlichen Geburtenzahl und dem Anteil der Anästhesieleistungen ab. Unabhängig von der Frequenz muss gewährleistet sein, dass bedarfsweise ein Anästhesist innerhalb von zehn Minuten zur Verfügung steht.

Die vertragschließenden Berufsverbände und wissenschaftlichen Gesellschaften betonen nachdrücklich, dass der Krankenhausträger aufgrund seiner Organisationspflicht für eine ausreichende anästhesiologische Versorgung der Geburtshilfe sorgen muss.

B.2 Indikationsstellung und vorbereitende Maßnahmen

B.2.1

Die Indikationsstellung für ein Betäubungsverfahren in der Geburtshilfe hängt ab

a. von der geburtshilflichen Situation,
b. von speziellen anästhesiologischen Gesichtspunkten,
c. von den Vorstellungen der Patientin.

B.2.2

Anamneseerhebung, notwendige Voruntersuchungen und Aufklärung bezüglich eines geplanten oder möglicherweise erforderlich werdenden Anästhesieverfahrens sollten bereits im Rahmen der Schwangerenberatung erfolgen. Prinzipiell ist der Anästhesist für die Aufklärung über diejenigen Verfahren zuständig, die er durchführt.

Aus organisatorischen Gründen kann jedoch die Information der Patientin über die anästhesiologischen Möglichkeiten der Geburtserleichterung zweckmäßigerweise bereits in der Schwangerschaftsberatung durch den Geburtshelfer erfolgen.

B.3 Aufgabenteilung bei der Durchführung der Betäubungsverfahren

B.3.1

Geburtswegnahe Lokal- und Leitungsanästhesien werden im Regelfall vom Geburtshelfer durchgeführt.

B.3.2

Wenn ein Anästhesist nicht durchgehend zur Verfügung steht, kann bei der Katheter-Periduralanästhesie, unbeschadet der Möglichkeit nach Ziffer 4 zu verfahren, eine Arbeitsteilung in der Weise erfolgen, dass der Anästhesist den Periduralkatheter legt, eine erste Volldosis des Anästhetikums appliziert und die Anästhesie anschließend vom Geburtshelfer fortgeführt wird. Diese Zusammenarbeit ist an folgende Voraussetzungen gebunden:

- Der Anästhesist bleibt solange anwesend, bis die volle Wirksamkeit der Anästhesie erreicht ist und stabile Kreislaufverhältnisse vorliegen, mindestens aber 30 Minuten nach der ersten vollen Anästhetikadosis.
- Eine Übergabe der Zuständigkeit und Verantwortung für die Fortführung des Anästhesieverfahrens erfolgt im gegenseitigen Einvernehmen der beiden ärztlichen Partner. Auch danach muss ein Anästhesist für die Therapie anästhesiebedingter Zwischenfälle erreichbar bleiben. Er entfernt den Katheter nach Abschluss des Betäubungsverfahrens, wenn nicht zwischen beiden ärztlichen Partnern etwas anderes vereinbart ist.
- Übernimmt der Geburtshelfer Zuständigkeit und Verantwortung für die Fortführung des Anästhesieverfahrens, muss er ausreichende Kenntnisse und Erfahrungen in der Behandlung von Zwischenfällen besitzen.
- Die Periduralanästhesie setzt während ihres gesamten Verlaufes die unmittelbare Verfügbarkeit eines Arztes (Anästhesist oder Geburtshelfer) voraus.
- Die Entscheidung über Zeitpunkt und Dosis der Applikation des Lokalanästhetikums ist an eine individuelle ärztliche Anordnung gebunden. Wird die Injektion oder kontinuierliche Infusion in den liegenden Periduralkatheter durch spezielle Anweisung auf unterwiesene Krankenschwestern bzw. -pfleger oder auch Hebammen delegiert, muss sich der anordnende Arzt in unmittelbarer Nähe aufhalten, um bei Komplikationen sofort verfügbar zu sein.
- Der Anästhesieverlauf ist in üblicher Weise zu dokumentieren. Aus dem Protokoll muss der Zeitpunkt der Übergabe an den Geburtshelfer hervorgehen.

B.4 Die Durchführung der Periduralanästhesie durch den Geburtshelfer

Ist zwischen den beiden Abteilungen vereinbart, dass die Periduralanästhesie vom Geburtshelfer durchgeführt wird, so trägt dieser dafür die volle ärztliche und rechtliche Verantwortung. Dazu müssen folgende Voraussetzungen erfüllt sein:

- eine ausreichende Übung in diesen Verfahren in einer hinreichenden Anzahl von Fällen,
- eingehende Kenntnisse und Erfahrungen in der Erkennung und Behandlung von Zwischenfällen.

B.5 Dem Anästhesisten vorbehaltene Aufgaben

Die Durchführung von Narkosen ist Aufgabe des Anästhesisten.

Unabhängig von der Art des Betäubungsverfahrens muss in folgenden Fällen grundsätzlich ein Anästhesist zugezogen werden bzw. organisatorisch sichergestellt sein, dass ein Anästhesist innerhalb von zehn Minuten verfügbar ist:

- bei der Schnittentbindung,
- bei anästhesiologischen Risikofällen,
- bei anästhesiebedingten Zwischenfällen.

B.6 Die Erstversorgung des Neugeborenen

Für die Erstversorgung des Neugeborenen ist der Geburtshelfer zuständig. Die primäre Reanimation des Neugeborenen ist eine Aufgabe, die entweder dem Geburtshelfer, dem Neonatologen oder dem Anästhesisten obliegt. Wer im Einzelfall die erforderlichen Maßnahmen durchführt, richtet sich nach den jeweiligen organisatorischen und personellen Gegebenheiten sowie getroffenen Absprachen.

Erstfassung	1996
Überarbeitung	Gültigkeit im Jahr 2008 bestätigt
Beteiligte Fachgesellschaften, Arbeitsgemeinschaften und Organisationen	Deutsche Gesellschaft für Gynäkologie und Geburtshilfe Berufsverband der Frauenärzte Deutsche Gesellschaft für Anästhesiologie und Intensivmedizin Berufsverband Deutscher Anästhesisten
Autoren	Vorstände der Fachgesellschaften und Berufsverbände
Anmerkungen	Publiziert in: FRAUENARZT 1996; 37: 1176

DGGG Leitlinienregister 2008	3	Pränatal- und Geburtsmedizin
	3.6	Sonstige Texte (keine Leitlinien)
	3.6.3	Vereinbarung des Gemeinsamen Bundesausschusses über Maßnahmen zur Qualitätssicherung der Versorgung von Früh- und Neugeborenen

Gemeinsamer Bundesausschuss (G-BA)

Vereinbarung des Gemeinsamen Bundesausschusses über Maßnahmen zur Qualitätssicherung der Versorgung von Früh- und Neugeborenen[1]

Inhaltsverzeichnis

1   Zweck der Vereinbarung 336

2   Ziele des neonatologischen Versorgungskonzepts 336

3   Stufen der neonatologischen Versorgung 337

4   Anforderungen an die neonatologischen Versorgungsstufen 337

5   Nachweisverfahren 338

6   Inkrafttreten 338

---

1   Vom 20. September 2005, veröffentlicht im Bundesanzeiger 2005, S. 15.684, in Kraft getreten am 1. Januar 2006, zuletzt geändert am 17. Oktober 2006, veröffentlicht im Bundesanzeiger 2006, S. 7050, in Kraft getreten am 25. November 2006

Inhaltsverzeichnis (Fortsetzung)

7 Anlage 1 – Qualitätsmerkmale, Minimalanforderungen, Zuweisungskriterien 339
    7.1 Perinatalzentrum LEVEL 1 339
        A. Merkmale der Struktur-, Prozess- und Ergebnisqualität 339
        B. Aufnahmekriterien für Perinatalzentren LEVEL 1 340
    7.2 Perinatalzentrum LEVEL 2 341
        C. Merkmale der Struktur-, Prozess- und Ergebnisqualität 341
        D. Aufnahmekriterien für Perinatalzentren LEVEL 2 342
    7.3 Perinataler Schwerpunkt 342
        E. Merkmale der Struktur-, Prozess- und Ergebnisqualität 342
        F. Aufnahmekriterien für Perinatale Schwerpunkte
           (antenatale Zuweisung): 343
    7.4 Geburtskliniken 343

1 Zweck der Vereinbarung

(1) Der Gemeinsame Bundesausschuss nach § 91 Abs. 7 SGB V beschließt diese Vereinbarung als eine Maßnahme zur Qualitätssicherung auf der Grundlage von § 137 Abs. 1 Satz 3 Nr. 2 SGB V, mit welcher die Struktur-, Prozess- und Ergebnisqualität der Versorgung von Früh- und Neugeborenen in der Bundesrepublik Deutschland gesichert werden soll.

(2) Zu diesem Zweck definiert diese Vereinbarung ein Stufenkonzept der neonatologischen Versorgung und regelt die Anforderungen an die Struktur-, Prozess- und Ergebnisqualität der versorgenden Einrichtungen.

2 Ziele des neonatologischen Versorgungskonzepts

Die Ziele des neonatologischen Versorgungskonzepts dieser Vereinbarung umfassen:

1. die Sicherung der Struktur-, Prozess- und Ergebnisqualität der Versorgung aller Früh- und Neugeborenen,
2. die Gewährleistung einer flächendeckenden Versorgung von Früh- und Neugeborenen,
3. eine nach dem Risikoprofil des Früh- oder Neugeborenen differenzierte Zuweisung und daher optimierte neonatologische Versorgung sowie
4. die Verringerung von Säuglingssterblichkeit und frühkindlichen Behinderungen.

3 Stufen der neonatologischen Versorgung

(1) Das neonatologische Versorgungskonzept dieser Vereinbarung umfasst die folgenden vier Stufen:

1. Perinatalzentrum LEVEL 1 für die Versorgung von Patienten mit höchstem Risiko (entsprechend den Aufnahmekriterien in Anlage 1),
2. Perinatalzentrum LEVEL 2 für die möglichst flächendeckende intermediäre Versorgung von Patienten mit hohem Risiko (entsprechend den Aufnahmekriterien in Anlage 1),
3. Perinataler Schwerpunkt (entsprechend den Aufnahmekriterien in Anlage 1) für die flächendeckende Versorgung von Neugeborenen, bei denen eine postnatale Therapie absehbar ist, durch eine leistungsfähige Neugeborenenmedizin in Krankenhäusern mit Geburtsklinik und Kinderklinik und
4. Geburtsklinik ohne eine mindestens der Nr. 3 entsprechenden Kinderklinik, in denen nur noch reife Neugeborene ohne bestehendes Risiko zur Welt kommen sollen.

(2) Die Aufnahme von Schwangeren, die nicht den Aufnahmekriterien nach Absatz 1 entspricht, ist nur im begründeten Einzelfall zulässig. Neugeborenentransporte sollen generell nur noch in nicht vorhersehbaren Notfällen erfolgen. Grundsätzlich ist immer der antepartale Transport für Kinder mit Risiken, bei denen eine postnatale Therapie zu erwarten ist, anzustreben.

(3) Krankenhäuser dürfen Neugeborene bis zu der Stufe gemäß Absatz 1 versorgen, für die in der Checkliste gemäß der Protokollnotiz zu § 5 ein Nachweis erbracht wurde.

4 Anforderungen an die neonatologischen Versorgungsstufen

(1) Die Anforderungen an die Struktur-, Prozess- und Ergebnisqualität sowie die Zuweisungs- bzw. Aufnahmekriterien der vier Versorgungsstufen werden in der Anlage 1 zu dieser Vereinbarung vorgegeben. Die Anlage 1 ist Bestandteil dieser Vereinbarung.

(2) Neonatologische Einrichtungen mit unterschiedlichem Spezialisierungsgrad und Leistungsangebot werden aufgrund ihrer Merkmale der Struktur-, Prozess- und Ergebnisqualität gemäß der Anlage 1 einer Versorgungsstufe zugeordnet.

5 Nachweisverfahren

(1) Die Voraussetzungen gelten als erbracht, wenn die Einrichtung alle Anforderungen der jeweiligen Stufe an die Struktur-, Prozess- und Ergebnisqualität gemäß der Anlage zu dieser Vereinbarung erfüllt.

(2) Der Nachweis über die Erfüllung der Voraussetzungen zur neonatologischen Versorgung als Perinatalzentrum LEVEL 1, Perinatalzentrum LEVEL 2 oder Perinatalem Schwerpunkt ist gegenüber den Krankenkassen vor Ort im Rahmen der jährlichen Pflegesatzverhandlungen zu führen.

(3) Der Medizinische Dienst der Krankenkassen ist berechtigt, stichprobenartig die Richtigkeit der Angaben vor Ort zu überprüfen.

(4) Erfüllt eine Einrichtung die Anforderungen der ausgewiesenen Versorgungsstufe gemäß der Anlage 1 dieser Vereinbarung nicht, so ist sie innerhalb von 12 Monaten verpflichtet, diese zu erfüllen und glaubhaft nachzuweisen. Ist die Einrichtung dazu nicht in der Lage, darf sie eine neonatologische Versorgung nur noch gemäß der Versorgungsstufe, deren Anforderungen erfüllt werden, anbieten.

(5) Fachliche Voraussetzungen gemäß der Anlage dieser Vereinbarung sind durch Vorlage der Urkunde bzw. sonstiger Nachweise über die Berechtigung zum Führen der genannten Bezeichnungen nachzuweisen.

6 Inkrafttreten

Diese Vereinbarung tritt zum 1. Januar 2006 in Kraft.

Protokollnotiz zu § 5

Der Gemeinsame Bundesausschuss in der Besetzung nach § 91 Abs. 7 SGB V wird bis zum 1.1.2006 eine Checkliste beschließen, um die Einhaltung der Vereinbarung sicherzustellen.

Die Checkliste wird als Anlage 2 Bestandteil dieser Vereinbarung.

7 Anlage 1 – Qualitätsmerkmale, Minimalanforderungen, Zuweisungskriterien

Die Qualitätsmerkmale bzw. Minimalanforderungen sowie Zuweisungskriterien der vier neonatologischen Versorgungsstufen werden im Folgenden definiert. Die angegebenen Zuweisungs- bzw. Aufnahmekriterien repräsentieren die Indikation zur Verlegung aus der/den jeweils niedrigeren Versorgungsstufe/n.

7.1 Perinatalzentrum LEVEL 1

A. Merkmale der Struktur-, Prozess- und Ergebnisqualität

1. Die ärztliche Leitung der neonatologischen Intensivstation muss einem als Neonatologen anerkannten Arzt (Schwerpunktnachweis „Neonatologie") hauptamtlich übertragen werden. Dieses ist der Chefarzt oder ein anderer Arzt in leitender Funktion dieser Abteilung (Oberarzt, Sektionsleiter). Sein Stellvertreter muss die gleiche Qualifikation aufweisen.
2. Die ärztliche Leitung der Geburtshilfe muss einem Facharzt für Frauenheilkunde und Geburtshilfe mit der Schwerpunktbezeichnung „Spezielle Geburtshilfe und Perinatalmedizin" übertragen werden. Dieses ist der Chefarzt oder ein anderer Arzt in leitender Funktion dieser Abteilung (Oberarzt, Sektionsleiter). Sein Stellvertreter muss die gleiche Schwerpunktkompetenz nachweisen. Hierfür gilt eine Übergangsregelung von vier Jahren.
3. „Wand-an-Wand"-Lokalisation von Entbindungsbereich, OP und neonatologischer Intensivstation (NICU), d. h. wenigstens im gleichen Gebäude oder in miteinander verbundenen Gebäuden, so dass kein Kraftfahrzeug für den Transport zur NICU erforderlich ist.
4. Das Zentrum muss über mindestens sechs neonatologische Intensivtherapieplätze verfügen.
5. Die ärztliche Versorgung muss durch einen Schichtdienst mit permanenter Arztpräsenz (24-Stunden-Präsenz, kein Bereitschaftsdienst) im Intensivbereich sichergestellt sein (für Intensivstation und Kreißsaal; nicht gleichzeitig für Routineaufgaben auf anderen Stationen oder Einheiten). Im Hintergrund sollte ein Arzt mit Schwerpunktbezeichnung „Neonatologie" jederzeit erreichbar sein.
6. Für die pflegerische Versorgung im Intensivtherapiebereich ist ein möglichst hoher Anteil (mind. 40%) an Gesundheits- und Kinderkrankenpflegerinnen/-pflegern mit abgeschlossener Weiterbildung im Bereich „Pädiatrische Intensivpflege" sicherzustellen. Alternativ zur Weiterbildung ist eine mehr als fünfjährige Erfahrung auf einer neonatologischen Intensivstation anzusehen. Die Stationsleitungen haben einen Leitungslehrgang absolviert.

7. Das Zentrum soll als Stätte für die ärztliche Weiterbildung im Schwerpunkt „Neonatologie" und „Spezielle Geburtshilfe und Perinatalmedizin" anerkannt sein.
8. Das Zentrum soll über einen „Neugeborenennotarzt" verfügen. Dieser ist ein Notbehelf für unvorhersehbare Situationen und soll nicht in der Regel für Risikogeburten in einer anderen Klinik abrufbar sein, um diese dort zu ermöglichen.
9. Auf folgenden Gebieten sollen Dienstleistungen bzw. Konsiliardienste zur Verfügung stehen: allgemeine Kinderheilkunde, kinderchirurgischer und -kardiologischer Konsiliardienst, Neuropädiatrie, Ophthalmologie, Mikrobiologie, Humangenetik, Labor, bildgebende Diagnostik, Nachsorge.
10. Teilnahme an den folgenden speziellen Qualitätssicherungsverfahren:
    - Perinatal- und Neonatalerhebung; mit einer Vollständigkeit von > 90% nicht nur bezüglich der Aufnahmen auf NICU, sondern auch aller Lebendgeborenen des Hauses,
    - externe Infektions-Surveillance für Frühgeborene mit einem Geburtsgewicht < 1500 g (zum Beispiel NEO-KISS),
    - entwicklungsneurologische Nachuntersuchung anhand eines etablierten Untersuchungsscores (zum Beispiel nach Bayley II, Griffith oder Denver) für alle Frühgeborenen mit einem Geburtsgewicht < 1500 g und einem Geburtsdatum ab 1.1.2006. Gefordert wird die Teilnahme an der 2-Jahres-Untersuchung von mindestens 80% oder ein Nachweis über die zeitgerechte Einbestellung von über 90% der betroffenen Frühgeborenen.
11. Möglichst nach einer Woche, spätestens jedoch nach 14 Tagen ab Aufnahme stellt das Zentrum im Rahmen seines einrichtungsinternen Qualitätsmanagements regelmäßig stattfindende Fallkonferenzen sicher.

B. Aufnahmekriterien für Perinatalzentren LEVEL 1

Die Aufnahme bzw. Zuweisung aus niedrigeren Versorgungsstufen erfolgt nach folgenden leitliniengestützten Kriterien:

1. Pränatale Verlegung von Frühgeborenen mit einer Reife < 1250 g und/oder < 29+0 SSW.
2. Höhergradige Mehrlinge > 2 < 33+0 SSW und > 3 alle.
3. Alle pränatal diagnostizierten Erkrankungen, bei denen nach der Geburt eine unmittelbare Notfallversorgung des Neugeborenen erforderlich ist. Dieses betrifft:
   - Erkrankungen der Mutter mit fetaler Gefährdung (z. B. PKU, Hypo-/Hyperthyreose, Z. n. Transplantation, Autoimmunopathie, HIV),
   - angeborene Fehlbildungen (z. B. kritische Herzfehler, Zwerchfellhernien, Meningomyelozelen, Gastroschisis) sollen in hierfür spezialisierte LEVEL-1-Perinatalzentren mit Spezialeinrichtungen pränatal verlegt werden.

7.2 Perinatalzentrum LEVEL 2

C. Merkmale der Struktur-, Prozess- und Ergebnisqualität

1. Die ärztliche Leitung der neonatologischen Intensivstation muss einem als Neonatologen anerkannten Arzt (Schwerpunktnachweis „Neonatologie") hauptamtlich übertragen werden. Dieses ist der Chefarzt oder ein anderer Arzt in leitender Funktion dieser Abteilung (Oberarzt, Sektionsleiter). Hierfür gilt eine Übergangsregelung von zwei Jahren für Fachärztinnen/-ärzte der Pädiatrie.
2. Die ärztliche Leitung der Geburtshilfe muss einem Facharzt für Frauenheilkunde und Geburtshilfe mit der Schwerpunktbezeichnung „Spezielle Geburtshilfe und Perinatalmedizin" übertragen werden. Dieses ist der Chefarzt oder ein anderer Arzt in leitender Funktion dieser Abteilung (Oberarzt, Sektionsleiter). Hierfür gilt eine Übergangsregelung von vier Jahren.
3. „Wand-an-Wand"-Lokalisation von Entbindungsbereich, OP und neonatologischer Intensivstation, d. h. wenigstens im gleichen Gebäude oder in miteinander verbundenen Gebäuden, so dass kein Kraftfahrzeug für den Transport zur NICU erforderlich ist. Hierfür gilt eine Übergangsregelung von vier Jahren. Eine „Wand-an-Wand"-Lokalisation ist obligat im Rahmen von Neubaumaßnahmen.
4. Das Zentrum muss über mindestens vier neonatologische Intensivtherapieplätze verfügen.
5. Die ärztliche Versorgung muss durch einen Schichtdienst mit permanenter Arztpräsenz (24-Stunden-Präsenz, Bereitschaftsdienst ist möglich – keine Rufbereitschaft) im neonatologischen Intensivbereich (Intensivstation und Kreißsaal) sichergestellt sein. Der Arzt steht nicht gleichzeitig für Routineaufgaben auf anderen Stationen oder Einheiten zur Verfügung.
6. Für die pflegerische Versorgung im Intensivtherapiebereich ist ein möglichst hoher Anteil (mind. 30%) an Gesundheits- und Kinderkrankenpflegerinnen/-pflegern mit abgeschlossener Weiterbildung im Bereich „Pädiatrische Intensivpflege" sicherzustellen. Alternativ zur Weiterbildung ist eine mehr als fünfjährige Erfahrung auf einer neonatologischen Intensivstation anzusehen. Die Stationsleitungen haben einen Leitungslehrgang absolviert.
7. Auf folgenden Gebieten sollen Dienstleistungen bzw. Konsiliardienste zur Verfügung stehen: allgemeine Kinderheilkunde, kardiologischer, neuropädiatrischer und ophthalmologischer Konsiliardienst, Mikrobiologie, 24-Stunden-Notfall-Labor, EEG, bildgebende Diagnostik (konventionelle Radiologie, Sonographie einschl. Echokardiographie), Nachsorge.
8. Teilnahme an den folgenden speziellen Qualitätssicherungsverfahren:
   - Perinatal- und Neonatalerhebung; mit einer Vollständigkeit von > 90% nicht nur bezüglich der Aufnahmen auf NICU, sondern auch aller Lebendgeborenen des Hauses,

- externe Infektions-Surveillance für Frühgeborene mit einem Geburtsgewicht < 1500 g (zum Beispiel NEO-KISS),
- entwicklungsneurologische Nachuntersuchung anhand eines etablierten Untersuchungsscores (zum Beispiel nach Bayley II, Griffith oder Denver) für alle Frühgeborenen mit einem Geburtsgewicht < 1500 g und einem Geburtsdatum ab 1.1.2006. Gefordert wird die Teilnahme an der 2-Jahres-Untersuchung von mindestens 80% oder ein Nachweis über die zeitgerechte Einbestellung von über 90% der betroffenen Frühgeborenen.

9. Das Zentrum beachtet die Kriterien für eine Zuweisung in die höhere Versorgungsstufe im Rahmen seines einrichtungsinternen Qualitätsmanagements als Prozessqualitätsmerkmal.
10. Möglichst nach einer Woche, spätestens jedoch nach 14 Tagen ab Aufnahme stellt das Zentrum im Rahmen seines einrichtungsinternen Qualitätsmanagements regelmäßig stattfindende Fallkonferenzen sicher.

D. Aufnahmekriterien für Perinatalzentren LEVEL 2

Die Aufnahme bzw. Zuweisung aus niedrigeren Versorgungsstufen erfolgt nach folgenden leitliniengestützten Kriterien:

1. Pränatale Verlegung von Frühgeborenen mit einer Reife von 1250–1499 g und/oder 29+0 ≤ 32+0 SSW.
2. Zwillinge 29+1 bis ≤ 33+0 SSW.
3. Schwere schwangerschaftsassoziierte Erkrankungen (Wachstumsretardierung < 3 Perzentile bei Präklampsie, Gestose, HELLP).
4. Insulinpflichtige diabetische Stoffwechselstörung mit fetaler Gefährdung.

7.3 Perinataler Schwerpunkt

E. Merkmale der Struktur-, Prozess- und Ergebnisqualität

1. Perinatale Schwerpunkte befinden sich in Krankenhäusern, die eine Geburtsklinik mit angeschlossener Kinderklinik vorhalten. Diese Einrichtungen sollen in der Lage sein, plötzlich auftretende, unerwartete neonatologische Notfälle adäquat zu versorgen. Bei anhaltenden Problemen soll eine Verlegung in ein weiter betreuendes Krankenhaus erfolgen. Prinzipiell sollen in einer Kinderklinik mit neonatologischer Grundversorgung nur Kinder > 32+0 SSW behandelt werden.
2. Der die Neugeborenen verantwortlich betreuende Arzt soll die Gebietsbezeichnung Kinder- und Jugendmedizin und mindestens drei Jahre Erfahrung in Neonatologie nachweisen.
3. Es besteht die Möglichkeit zur Beatmung.

4. Diagnostische Verfahren wie Radiologie, allgemeine Sonographie, Echokardiographie und EEG sind verfügbar.
5. 24-Stunden-Präsenz eines pädiatrischen Dienstarztes.
6. Der Perinatale Schwerpunkt beachtet die Kriterien für eine Zuweisung in die höheren Versorgungsstufen im Rahmen seines einrichtungsinternen Qualitätsmanagements als Prozessqualitätsmerkmal.

F. Aufnahmekriterien für Perinatale Schwerpunkte (antenatale Zuweisung):

Die Aufnahme bzw. Zuweisung aus niedrigeren Versorgungsstufen erfolgt nach folgenden leitliniengestützten Kriterien:

1. Unreife ≥ 1500 g und/oder 32+1 bis ≤ 36+0 SSW.
2. Fetale Wachstumsretardierung.

7.4 Geburtskliniken

In Geburtskliniken ohne angeschlossene Kinderklinik oder mit einer Kinderklinik, die den Merkmalen des perinatalen Schwerpunktes nicht entspricht, sollen nur noch Schwangere > 36+0 SSW und ohne zu erwartende Komplikationen beim Neugeborenen entbunden werden. Dies gilt für ca. 90% aller Geburten. Alle anderen sind aufgrund einer zu erwartenden Behandlungsnotwendigkeit des Kindes risikoadaptiert in eine der o. g. Einrichtungen antenatal zu verlegen. Mit diesem Vorgehen lässt sich eine Trennung von Mutter und Kind nach der Geburt bei Behandlungsbedarf des Neugeborenen in der Regel vermeiden. Der Neugeborenentransport beschränkt sich nur noch auf unvorhersehbare Notfälle.

Die Geburtsklinik beachtet die Kriterien für eine Zuweisung in die höheren Versorgungsstufen im Rahmen ihres einrichtungsinternen Qualitätsmanagements als Prozessqualitätsmerkmal.

Erstfassung	2005
Überarbeitung	2006 Gültigkeit im Jahr 2008 bestätigt.
Beteiligte Fachgesellschaften, Arbeitsgemeinschaften und Organisationen	Gemeinsamer Bundesausschuss
Anmerkungen	Erstfassung publiziert in: Bundesanzeiger 2005, S. 15.684. Letzte Änderung publiziert in: Bundesanzeiger 2006, S. 7050. Nachdruck mit freundlicher Genehmigung des Gemeinsamen Bundesausschusses.

DGGG Leitlinienregister 2008	3	Pränatal- und Geburtsmedizin
	3.6	Sonstige Texte (keine Leitlinien)
	3.6.4	Chlamydia-trachomatis-Infektion in der Schwangerschaft

Deutsche Gesellschaft für Gynäkologie und Geburtshilfe (DGGG), Arbeitsgemeinschaft Infektiologie und Infektimmunologie in Gynäkologie und Geburtshilfe (AGII)

Chlamydia-trachomatis-Infektion in der Schwangerschaft

Inhaltsverzeichnis

1   Definition 346

2   Epidemiologie 346

3   Klinik 346

4   Screening 347

5   Empfehlung 348

6   Literatur 350

1 Definition

Chlamydien sind obligat intrazelluläre Bakterien, die als infektiöse Elementarkörperchen extrazellulär und als nicht infektiöse, jedoch als meist metabolisch aktive Retikularkörperchen in Endosomen der Wirtszelle vorkommen. Ein neuer Taxonomievorschlag unterteilt das Genus Chlamydiaceae u.a. in Chlamydia (C.) trachomatis, C. muridarum, C. suis sowie Chlamydophila (Cp.) psittaci, Cp. abortus, Cp. caviae, Cp. felis, Cp. pecorum und Cp. pneumoniae sowie weitere Genera (wie Simkania und Waddlia), deren medizinische Bedeutung noch unklar ist (16, 18).

2 Epidemiologie

Chlamydia trachomatis ist der am häufigsten vorkommende sexuell übertragbare Mikroorganismus in der Bundesrepublik Deutschland. Als genitale Chlamydieninfektion wird unabhängig vom klinischen Erscheinungsbild die Kolonisation der Cervix uteri und/oder der Urethra mit Chlamydia trachomatis vom Serotyp D–K bezeichnet (18). Sie erhöht das peripartuale Erkrankungsrisiko für Mutter und Kind und sollte deshalb behandelt werden (2, 7, 9, 12, 20). Eine gesetzliche Meldepflicht besteht nicht, wird aber diskutiert. Die aktuelle Prävalenz ist unbekannt. Sie dürfte bei unselektierten Schwangeren 1 (bis 3) % betragen; 1996 wurden von Dieterle et al. 5,7% berichtet, aus den USA bis zu 30%, insbesondere bei ledigen minderjährigen Schwangeren (3, 9).

Es besteht Unklarheit, ob die Schwangerschaft per se die Chlamydienausscheidung von der Zervix beeinflusst, wobei im dritten Trimester höhere Isolationsraten als zu Beginn der Schwangerschaft beobachtet wurden, insbesondere bei Frauen, die relativ spät mit der Schwangerenvorsorge beginnen bzw. diese nur unregelmäßig wahrnehmen (9). Mögliche Erklärungen werden in der stärkeren Ausbildung einer Ektopie im Verlauf der Schwangerschaft sowie in den immunologischen Veränderungen des Gesamtorganismus gesehen.

3 Klinik

Das Erscheinungsbild reicht vom typischen mukopurulenten Ausfluss aus der Cervix uteri bis zur unspezifisch wirkenden Zervizitis und völlig asymptomatischen Verlaufsformen. Trotz weiterhin widersprüchlicher Untersuchungsergebnisse gelten gehäuftes Auftreten von vorzeitigem Blasensprung, Chorioamnionitis, Frühgeburt, niedrigem Geburtsgewicht und eine damit erhöhte perinatale Morbidität und Mortalität als gesichert (9, 18). Unter der Geburt kommt es bei Infektion der Cervix uteri in zwei Drittel der exponierten Neugeborenen zur Übertragung; in 18–50% der Fälle tritt eine Einschlusskörperchenkonjunktivitis und bei 11–18% eine atypische Pneumonie auf; Otitis media und Infektionen des Nasopharynx wurden ebenfalls beobachtet.

Im Wochenbett oder nach Abort kann es in bis zu 1/3 bzw. 2/3 der mit Chlamydien kolonisierten Frauen zur späten postpartualen Endometritis kommen (2, 3, 7, 9, 10, 12, 20). Diese häufig unbemerkt verlaufende Form der Entzündung ist in bis zu zwei Drittel aller Fälle von tubarer Sterilität und auch in etwa einem Drittel für eine ektope Gravidität ursächlich (3, 9). Ob die chronifizierte Chlamydieninfektion auch zur Fehlgeburt beiträgt, ist weiterhin strittig (9).

Bei Neugeborenen wird am 5.–11. Lebenstag eine zunächst häufig einseitige, nach weiteren 2–7 Tagen beidseitige mukopurulente, gelegentlich hämorrhagische konjunktivale Sekretion mit einem deutlichen Lidödem beobachtet. Normalerweise treten keine Bindehaut- oder gar Hornhautnarben auf (9).

Neugeborene seropositiver Mütter mit akuter oder vorangegangener Chlamydieninfektion weisen im Blut maternale IgG-Antikörper auf, ohne dass dies einen Einfluss auf das Risiko der Akquisition oder den Verlauf der Infektion aufzuweisen scheint (3). Mit anderen Worten: Eine klinisch relevante Immunität besteht nicht.

4   Screening

Wegen der beschriebenen und gesicherten Komplikationen wurde das routinemäßige Screening in der Schwangerschaft national und international empfohlen (2, 3, 7, 9, 10, 12, 15, 20) und mit Wirkung 1.5.1995 in den Mutterschaftsrichtlinien verankert. Folgende Nachweistechniken stehen zur Verfügung:

Historische Standardmethode ist die Gewebekultur mit einer Sensitivität von 40 bis 85% und einer Spezifität von theoretisch 100%. In der täglichen Routine haben sich der Enzymimmunoassay (EIA) mit einer Sensitivität von 40–100% und einer Spezifität von > 99% sowie mit Einschränkungen der Immunfluoreszenztest (IFT) mit einer Sensitivität von 50–90% und einer Spezifität von > 95%, danach die DNS-Hybridisierung mit 60–93 bzw. 83–99%, jeweils bezogen auf die Gewebekultur, bewährt (10, 16, 18). Als wesentlich treffsicheres, aber erheblich kostenaufwendigeres Verfahren kommt heute vermehrt die Polymerasekettenreaktion zur Anwendung. Papanicolaou-Zytologie und Serologie liefern entgegen anders lautenden Mitteilungen in der Literatur teilweise irreführende Befunde und sind ohne praktische Bedeutung (6, 10, 17).

5 Empfehlung

Das routinemäßige Screening auf Chlamydia trachomatis in der Schwangerschaft ist wie in den USA (3, 9) auch in Deutschland Standard of care. Es soll bei der ersten Schwangerschaftsvorsorgeuntersuchung und bei sich zusätzlich stellender Indikation zwischen der 30. bis 34. SSW nach Information und Einverständnis vorgenommen werden (3, 9, 10). Die möglichst zellreich gewonnenen Abstriche von der Cervix uteri, der Vagina und/oder der Urethra können für die Gewebekultur, den EIA, die DNA-Hybridisierung sowie für Amplifikationsverfahren aus Ersparnisgründen gepoolt werden. Beim IFT sind zwei Objektträger anzulegen.

Gemäß dem bekannt gemachten Beschluss des gemeinsamen Bundesausschusses über eine Änderung der Richtlinien zur Empfängnisregelung und zum Schwangerschaftsabbruch sowie der Mutterschaftsrichtlinien: Screening auf genitale Chlamydia-trachomatis-Infektionen bei Frauen vom 13.9.2007 liegt die Präferenz heute bei Urin als Untersuchungsprobe und bei der Polymerasekettenreaktion als Nachweisverfahren.

Die Antigennachweise mittels EIA, IFT und in geringerem Maße DNA-Hybridisierung mit und ohne Amplifikation führen gelegentlich zu falsch positiven Befunden, was von juristischer Bedeutung sein kann (im Zweifelsfalle Gegenkontrolle mit alternativem Verfahren). Bei der Kultur ist dies praktisch ausgeschlossen. Das gleichzeitige Vorliegen weiterer Infektionen (z.B. Gonorrhoe, bakterielle Vaginose) muss bei positivem Testausfall und damit gegebenem Risikomarker (3, 18) in Betracht gezogen werden.

Die Behandlung erfolgt gemäß den CDC Guidelines mit Azithromycin 1 g als Einmaldosis, wobei in der deutschen Zulassung eine ausgesprochen strenge Indikationsstellung für dieses Pharmakon hervorgehoben wird. Auch Amoxicillin 3 x 500 mg p.o. für sieben Tage ist vergleichbar aktiv (3, 9).

Aufgrund wissenschaftlich einwandfrei dokumentierter guter Wirksamkeit und Verträglichkeit wurde in Deutschland primär die Therapie mit Erythromycinethylsuccinat oral 4 x 800 mg für mindestens sieben Tage als Alternative empfohlen, daneben die mit Erythromycinbase 4 x 500 mg für ebenfalls sieben Tage. Bei Unverträglichkeit kann die Dosis halbiert und die Einnahmezeit entsprechend verlängert werden (1, 3, 6, 8). Erythromycinestolat ist im Übrigen wegen seiner potentiellen Hepatotoxizität in der Schwangerschaft kontraindiziert.

Die Behandlung sollte möglichst unmittelbar nach der Diagnosestellung, aus Sicherheitsgründen aber nicht vor Abschluss der 14. SSW begonnen werden. Es wird empfohlen, den Therapieerfolg durch eine Kontrolle drei bis vier Wochen nach Behandlungsende sicherzustellen (3, 9). Die bei der Chlamydieninfektion außerhalb der Schwangerschaft empfohlenen Pharmaka Doxycyclin, Ofloxacin und Levofloxacin sind in der Gravidität kontraindiziert. Die Partnertherapie ist in jedem Falle obligat.

Diese Empfehlungen gelten sinngemäß auch für die Therapie im Wochenbett bzw. in angepasster Dosierung beim erkrankten Neugeborenen (40–60 mg/kg KG und Tag für 14 Tage) (3, 9). Die nachträglich erkannte Exposition des Kindes unter der Geburt stellt keine Indikation zur Therapie dar, muss aber dem Pädiater mitgeteilt werden und Anlass zu gezielter Überwachung sein (4). Jede Konjunktivitis bei einem Kind im Alter von ≤ 30 Tagen ist so folgerichtig auf Chlamydien verdächtig (3). Die Kontrolle bei Mutter und Kind sollte frühestens 48 h nach dem Abschluss der Therapie erfolgen (10).

Die Diagnose und Behandlung von spezifischen Infektionen in der Schwangerschaft ist zweifellos eine wirksame Präventionsmaßnahme hinsichtlich der Ophthalmia neonatorum, ersetzt aber nicht die prophylaktische Instillation eines Pharmakons beim Neugeborenen und ist weltweit in zahlreichen Staaten weiterhin auch per Gesetz vorgeschrieben (3).

Obwohl die gesetzliche Grundlage der Augeninfektionsprophylaxe mit 1% Silbernitrat gegen Gonokokken und andere Erreger in Deutschland nicht mehr besteht, sollte dieses Regime beibehalten werden (3, 9, 13), da eine besser wirksame, sicherere und zugleich praktikablere Alternative nicht zur Verfügung steht. Enges Keimspektrum, Selektionsdruck, hohes Allergisierungspotential, schlechte Applizierbarkeit und auch höherer Aufwand sprechen gegen Antibiotika wie Erythromycin und Tetracyclin als Alternative. Die Ophthalmieprophylaxe gilt folgerichtig in Deutschland weiterhin als von den Fachgesellschaften getragener Standard of care.

6 Literatur

1. Adair CD, Gunter M, Stovall TG, McElvoy G, Veille JC, Erment JM. Chlamydial in pregnancy: a randomized trial of azithromycin and erithromycin. Obstet Gynecol 1998; 91: 165–168

2. Brunham RC, Holmes KK, Eschenbach DD. Sexually transmitted diseases in pregnancy. In: Holmes KK, Mardh PA, Sparling PF, Wiesner PJ (Hrsg.). Sexually transmitted diseses. McGraw Hill, New York, 1984: 782

3. Centers for Disease Control. Sexually Transmitted Diseases Treatment Guidelines MMWR 2006; 55: 1–94

4. Crombleholme WR. Neonatal Chlamydial Infections. In: Mead PB, Hager WD, Faro S. Protocols for Infectious Diseases in Obstetrics and Gynecology. Second Edition. Blackwell Science Inc., Malden, 2000: 80–86

5. Dinsmoor MJ. Ophthalmia Neonatorum. In: Mead PB, Hager WD, Faro S. Protocols for Infectious Diseases in Obstetrics and Gynecology. Second Edition. Blackwell Science Inc., Malden, 2000: 93–98

6. Donath EM, Schrage R, Hoyme UB. Chlamydia trachomatis – Untersuchungen zur Wertigkeit des Nachweises im Papanicolaou-Präparat. Geburtshilfe Frauenheilkd 1985; 45: 402

7. Eschenbach DA. Chlamydial infection in pregnancy. III. Meeting International Society for Infectious Diseases in OB/GYN, München, 18.2.1988

8. Hammerschlag MR, Chandler JW, Alexander ER, English M, Smith JR. Erythromycin ointment for ocular prophylaxis of neonatal chlamydial infection. JAMA 1980; 244: 2291

9. Hitti J, Watts H. Bacterial Sexually Transmitted Infections in Pregnancy. In: Holmes KK, Parling PF, Stamm WE et al. Sexually Transmitted Diseases. Fourth Edition. Mc Graw Hill, New York, 2008: 1529–1561

10. Hoyme UB. Urogenitalinfektionen mit Chlamydia trachomatis. Frauenarzt 2007; 48: 339–345

11. Korn AP. Chlamydia Trachomatis. Infections in Pregnancy. In: Mead PB, Hager WD, Faro S. Protocols for Infectious Diseases in Obstetrics and Gynecology. Second Edition. Blackwell Science Inc., Malden, 2000: 75–79

12. Martin DH, Koutsky L, Eschenbach DA, Darling JR, Alexander ER, Benedetti JK, Holmes KK. Prematurity and perinatal mortality complicated by maternal chlamydia trachomatis infection. JAMA 1982; 27: 1585

13. Martin DH, Gottschalk SB, Schuth CR, Gohd RS, Mroczkowski K. Erythromycin vs. silver nitrite for newborn ocular prophylaxis. Annual Meeting Infectious Disease Society for Obstetrics and Gynecology, August 3–5, 1989; Quebec City, Quebec, Canada

14. Pao CC, Lin SS, Yang TE, Soong YK, Lee PS, Lin JY. Deoxyribonucleic acid hybridization analysis for the detection of urogenital Chlamydia trachomatis infections in women. Am J Obstet Gynecol 1987; 156: 195

15. Ripa T. Screening for chlamydia and chlamydial complications. Second International Symposium on the Clinical and Diagnostic Aspects of Chlamydial Disease, September 14, 1989, Copenhagen, Denmark

16. Schachter J, Stephens RS. Biology of Chlamydia trachomatis. In: Holmes KK, Parling PF, Stamm WE et al. Sexually Transmitted Diseases. Fourth Edition. Mc Graw Hill, New York, 2008:

555–574

17. Shafer MA, Chew KL, Kromhout LK, Beck A, Schachter J, King EB. Chlamydial infections and cytological changes in pap smears in post menarchal sexually active adolescent females. Abstract of the 5th International Meeting International Society for STD Sesearch, Seattle, Wa 49

18. Stamm WE. Chlamydia trachomatis Infections of the Adult. In: Holmes KK, Parling PF, Stamm WE et al. Sexually Transmitted Diseases. Fourth Edition. Mc Graw Hill, New York 2008: 575–593

19. Thorpe EM, Stamm WE, Hook EW et al. Chlamydial cervicitis and urethritis: single dose treatment compared with doxycycline for seven days in community-based practices. Genitourin Med 1996; 72: 93–97

20. Wager JP, Martin DH, Koutsky L, Eschenbach DA, Darling JR, Chiang WT, Alexander ER, Holmes KK. Puerperal infectious morbidity: Relationship to toute of delivery and ante-partum Chlamydia trachomatis infection. Am J Obstet Gynecol 1980; 138: 1028

21. Wehbeh HA, Ruggeirio RM, Shakem S, Lopez G, Ali Y. Single dose azithromycin for chlamydia in pregnant women. J Reprod Med 1998; 43: 509–514

Erstfassung	1992
Überarbeitung	2004, 2008
Beteiligte Fachgesellschaften, Arbeitsgemeinschaften und Organisationen	Deutsche Gesellschaft für Gynäkologie und Geburtshilfe • Arbeitsgemeinschaft Infektiologie und Infektimmunologie in Gynäkologie und Geburtshilfe
Autoren	Prof. Dr. med. U. Hoyme, Erfurt (Federführung) PD Dr. med. I. Mylonas, München

DGGG Leitlinienregister 2008	3	Pränatal- und Geburtsmedizin
	3.6	Sonstige Texte (keine Leitlinien)
	3.6.5	Antenatale Kortikosteroide zur Lungenreifung (ACS)

Deutsche Gesellschaft für Gynäkologie und Geburtshilfe (DGGG), Board für Pränatal- und Geburtsmedizin, Deutsche Gesellschaft für Perinatale Medizin (DGPM)

Antenatale Kortikosteroide zur Lungenreifung (ACS)

Inhaltsverzeichnis

1 Indikation zur ACS 354

2 Dosierung 354

3 Wiederholte Kortikosteroidgabe 354

4 Literatur 355

1 Indikation zur ACS

Schwangere Frauen zwischen (23+5) 24+0 (ab Erreichen der Lebensfähigkeit) und 33+6 SSW mit drohender oder medizinisch indizierter Frühgeburt (Einlinge und Mehrlinge). Eine Frühgeburt droht bei spontaner vorzeitiger Wehentätigkeit (schmerzhafte, palpable, länger als 30 Sekunden dauernde Kontraktionen, die häufiger als dreimal pro 30 Minuten auftreten) und Verkürzung der funktionellen Zervixlänge (transvaginale Messung) und/oder Muttermunderweiterung. Es gibt einen generellen Konsens über die Effektivität zur Senkung des Risikos des Todes, des respiratorischen Distress-Syndroms und der intraventrikulären Blutung bei beiden Geschlechtern und in allen ethnischen Gruppen durch die antenatale Gabe von Kortikosteroiden. Diese Indikation gilt auch bei vorzeitigem Blasensprung und intrauteriner Wachstumsrestriktion. Die Behandlung ist nach Langzeituntersuchungen wirksam und sicher.

2 Dosierung

12 mg Betamethason intramuskulär, nach 24 Stunden einmalige Wiederholung mit 12 mg; mit einem Wirkungseintritt wird nach 18 Stunden gerechnet.

3 Wiederholte Kortikosteroidgabe

Die Datenlage bezüglich wiederholter Kortikosteroidgabe – z. B. alle zehn Tage bei weiterhin bestehender Frühgeburtsgefahr – spricht nicht für ein derartiges routinemäßiges Vorgehen. Allerdings besteht die wissenschaftliche Evidenz für Gaben ab 28+0 SSW. Aus diesem Grund gibt es Gruppen, die bei klinischer Notwendigkeit nach Erreichen von 28+0 SSW eine zweite Applikation (2 x 12 mg Betamethason) befürworten.

Es gibt keine publizierten Daten, die gegenüber der Einmalgabe für die wiederholte antenatale Applikation von Kortikosteroiden einen Vorteil zeigen. Allerdings weisen Tierstudien und auch Daten vom Menschen darauf hin, dass die wiederholte antenatale Gabe von Kortikosteroiden zu negativen Effekten am Lungenwachstum und der zerebralen Myelinisierung, der Funktion der hypothalamisch-hypophysären Nebennierenachse sowie der Retina führt. Aus den Tierexperimenten ergibt sich ein dosisabhängiger Effekt im Hinblick auf eine Minderung des fetalen Wachstums und der Lungenarchitektur. Daten vom Menschen zeigen ebenfalls ein vermindertes Wachstum von Körper und Organen, so auch des Gehirns, außerdem eine Nebennierensuppression sowie gehäuft neonatale Sepsis und Lungenerkrankungen.

4   Literatur

1. Crowther C A, Haslam RR, Hiller JE et al. Neonatal respiratory distress syndrome after repeat exposure to antenatal corticosteroids: a randomised controlled trial. Lancet 2006; 367: 1913–1919

2. Dalziel SR et al. Cardiovaskular risk factors after antenatal exposure to betamethasone: 30-year-follow-up of a randomised controlled trial. Lancet 2005 ; 365: 1856–1862

3. Guinn DA, Atkinson MW, Sullivan L et al. Single vs weekly courses of antenatal corticosteroids for woman at risk of delivery: a randomized controlled trial. JAMA 2001; 286: 1581–1587

4. Harding JE et al. Do antenatal cortocosteroids help the setting of preterm rupture of membranes? Am J Obstet Gynecol 2001; 184: 131–139

5. Peaceman AM, Bajaj K, Kumar P, Grohmann WA. The interval between a single course of antenatal steroids and delivery and its association with neonate outcomes. Am J Obstet Gynecol 2005; 193: 1165–1169

6. Peltoniemi OU, Kari MA, Tammela O et al. Randomised trial of a single repeat dose of prenatal betamethasone treatment in imminent preterm birth. Pediatrics 2007; 119: 291

7. Robert D, Dalziel S. Antenatale corticosteroids for accelerating fetal lung maturation for woman at risk of preterm birth. Cochrane Database Syst Rev 2006; 19

8. Schaap AH et al. Effects of antenatal corticosteroid administration on mortality and long-term morbidity in early preterm, growth-restricted infants. Obstet Gynecol 2001; 97: 954–960

9. Smolders-de Haas H et al. Physical development and medical of children who were treated antenatally with corticosteroids to prevent respiratory distress syndrome: a 10-to 12-years-follow-up. Pediatrics 1990; 86: 65–70

10. Wapner RJ, Sorokin I, Thom EA et al. Single versus weekly courses of antenatal corticosteroids: evaluation of safety and efficiency. Am J Obstet Gynecol 2006; 195: 633–642

Erstfassung	2008
Beteiligte Fachgesellschaften, Arbeitsgemeinschaften und Organisationen	Deutsche Gesellschaft für Gynäkologie und Geburtshilfe • Board für Pränatal- und Geburtsmedizin Deutsche Gesellschaft für Perinatale Medizin
Autoren	Prof. Dr. med. J. W. Dudenhausen, Berlin (Federführung) Prof. Dr. med. L. Gortner, Homburg Prof. Dr. med. B. J. Hackelöer, Hamburg Prof. Dr. med. K. T. M. Schneider, München Prof. Dr. med. K. Vetter, Berlin
Anmerkungen	Methodenreport siehe Homepage der DGGG

Empfehlungen der Nationalen Stillkommission

Die Nationale Stillkommission am Bundesinstitut für gesundheitlichen Verbraucherschutz hat zahlreiche Informationen für Ärzte, Hebammen und Klinikpersonal herausgegeben, denen sich die DGGG anschließt. Sie stehen auf den Homepages des Bundesinstituts (www.bfr.bund.de) und der DGGG zur Verfügung.

Hepatitis C und Stillen (2008)

Gewichtsentwicklung gestillter Säuglinge
(2008, mit WHO-Referenzkurven für das Wachstum von Jungen und Mädchen)

Stillen und Neugeborenenikterus (2008)

Wunde Brustwarzen in der Stillzeit – Ursachen, Prävention und Therapie (2007)

Stillförderung in Krankenhäusern (1998, 2007)

Stillen – richtiges Anlegen und Saugen (2007)

Stillen und Rauchen (2006)

Risiko der Zytomegalievirus-Infektion durch Muttermilchernährung von sehr unreifen Frühgeborenen (2006)

Empfehlungen zum Umgang mit Schnullern bei gesunden Säuglingen (UNICEF 2004)

Zufütterungstechniken für gestillte Säuglinge (2004)

Zufütterung von gesunden, gestillten Neugeborenen (2001)

Sammlung, Aufbewahrung und Umgang mit abgepumpter Muttermilch für das eigene Kind im Krankenhaus und zu Hause (1998)

DGGG Leitlinienregister 2008	3	Pränatal- und Geburtsmedizin
	3.7	Medizinrecht in Pränatal- und Geburtsmedizin

Medizinrecht in Pränatal- und Geburtsmedizin

3.7.1 Empfehlungen zu den ärztlichen Beratungs- und Aufklärungspflichten während der Schwangerenbetreuung und bei der Geburtshilfe
identisch mit 4.4.1, siehe Band IV, S. 71 ff.

3.7.2 Ultraschalldiagnostik im Rahmen der Schwangerenvorsorge
identisch mit 4.4.2, siehe Band IV, S. 81 ff.

3.7.3 Empfehlungen zur Zusammenarbeit von Arzt und Hebamme in der Geburtshilfe
identisch mit 4.4.3, siehe Band IV, S. 89 ff.

3.7.4 Empfehlungen zur Dokumentation der Geburt – Das Partogramm
identisch mit 4.4.4, siehe Band IV, S. 99 ff.

3.7.5 Empfehlungen zur Schulterdystokie – Erkennung, Prävention und Management
identisch mit 4.4.5, siehe Band IV, S. 107 ff.

3.7.6 Absolute und relative Indikationen zur Sectio caesarea und zur Frage der so genannten Sectio auf Wunsch
identisch mit 4.4.6, siehe Band IV, S. 113 ff.

3.7.7 Plazentationsstörungen bei Status nach Sectio
identisch mit 4.4.7, siehe Band IV, S. 131 ff.

3.7.8 Postoperative Überwachung von Kaiserschnittpatientinnen
identisch mit 4.4.8, siehe Band IV, S. 137 ff.

360

DGGG Leitlinienregister 2008	3	Pränatal- und Geburtsmedizin
	3.7	Medizinrecht in Pränatal- und Geburtsmedizin
	3.7.9	Anwesenheit der Väter bei Sectio caesarea
AWMF Leitlinienregister	015/022 (S1)	

Deutsche Gesellschaft für Gynäkologie und Geburtshilfe (DGGG), Berufsverband der Frauenärzte (BVF), Deutsche Gesellschaft für Anästhesiologie und Intensivmedizin (DGAI), Berufsverband Deutscher Anästhesisten (BDA)

Anwesenheit der Väter bei Sectio caesarea

Inhaltsverzeichnis

1 Einleitung 362

2 Positive Aspekte 362

3 Voraussetzung für die Anwesenheit des Vaters/einer Bezugsperson
im Operationssaal 362

Empfehlung zur Dokumentation des mütterlichen Wunsches und
der Aufklärung des Vaters/der Bezugsperson 364

1   Einleitung

Die Anwesenheit von Vätern oder anderen Bezugspersonen während der Geburt ist in zahlreichen geburtshilflichen Abteilungen nicht unüblich geworden. Vor- und Nachteile für die Behandlung sowie die medizinischen und juristischen Probleme wurden in der Vergangenheit lebhaft diskutiert.

2   Positive Aspekte

Die Verminderung von Angst und Spannung kann die Kreislauf- und Atmungsfunktion der Mutter und damit auch die uteroplazentare Versorgung des Kindes positiv beeinflussen. Entscheidend für die Indikation, Väter oder andere Bezugspersonen bei einer Sectio-Geburt zuzulassen, sind vor allem aber das gemeinsame Geburtserlebnis und der günstige Einfluss auf die frühzeitige Eltern-Kind-Beziehung.

3   Voraussetzung für die Anwesenheit des Vaters/einer Bezugsperson im Operationssaal

Die Musterberufsordnung (§ 29 Abs. 1 Satz 2) lässt Zuschauer bei ärztlichen Verrichtungen grundsätzlich nicht zu. Eine Ausnahme gilt nach Satz 4 für Angehörige von Patienten und anderen Personen, „wenn hierfür eine ärztliche Begründung besteht und der Patient zustimmt". Nach Weißauer darf der Arzt in diesem Fall die Angehörigen und andere Personen als Zuschauer zulassen, ist dazu aber nicht verpflichtet.

Der Geburtshelfer entscheidet nach pflichtgemäßem Ermessen unter Abwägung der Gründe, die im individuellen Fall für oder gegen die Zulassung sprechen. In Betracht kommen wird die Zulassung des Vaters/einer Bezugsperson in der Regel bei der elektiven Sectio ohne wesentliches mütterliches oder kindliches Risiko; Schnittentbindungen in Regionalanästhesie werden dabei den Hauptanteil ausmachen. Bei Sectiones in Intubationsnarkose wird die Anwesenheit des Vaters/der Bezugsperson die Ausnahme sein, bei der Notfallsectio ist sie ausgeschlossen.

Widersprechen Fachärzte, die an der Geburt mitwirken, vor allem Anästhesisten und/oder Neonatologen, der Anwesenheit von Bezugspersonen, so muss sie unterbleiben.

Wünscht die Mutter die Anwesenheit und stimmen die beteiligten Ärzte zu, so setzt die Anwesenheit des Vaters/der Bezugsperson eine ärztliche Aufklärung über das Verhalten im Operationssaal und über die damit verbundenen Risiken voraus. Der Vater/die Bezugsperson sollte die Aufklärung im Rahmen einer schriftlichen Erklärung bestätigen, in der festgelegt wird, was er/sie sehen und erleben darf, um zu verhindern, dass die Ärzte bei der Geburtshilfe irritiert werden. Im Operationssaal sollte der Vater/die Bezugsperson den Kopfbereich der Mutter und nach der Geburt das Kind sehen können und ggf. gemeinsam mit der Mutter die ersten Minuten nach der Geburt des (gemeinsamen) Kindes erleben.

Da es nicht auszuschließen ist, dass der Vater/die Bezugsperson der psychischen Belastung nicht gewachsen ist, seine/ihre Angst sich auf die Mutter überträgt und direkt auch das Kind gefährdet, muss der Vater/die Bezugsperson in der Erklärung versichern, dass er/sie auf Anordnung der Ärzte sofort den Operationssaal verlässt. Weiter sollte der Vater/die Bezugsperson den Verzicht auf Ersatz etwaiger Schäden erklären, die er z.B. infolge einer Ohnmacht im Operationssaal erleidet.

Die Situation einer Sectio-Entbindung unterscheidet sich wesentlich von Operationen zur Beseitigung krankhafter Störungen. Zudem ist die psychische Belastung einer Mutter, die vor der Sectio auf Medikamente verzichten muss, die üblicherweise vor Operationen zur Sedierung und Anxiolyse appliziert werden, besonders groß. Diese Ausnahmesituation spricht dagegen, dass sich, wie gelegentlich vermutet wird, durch eine Zulassung der Väter oder einer anderen Bezugsperson eine „allgemeine Öffnung des Operationssaales für Laien" ergibt.

Die Verbände haben grundsätzlich keine Einwände, unter den dargestellten Voraussetzungen, gegen die Anwesenheit von Vätern bei Sectio-Entbindungen, wenn die Mutter dies wünscht. Das Gleiche gilt für die Zulassung anderer Bezugspersonen.

Es wird empfohlen, einen Mustertext, der den Wunsch der Mutter und die Aufklärung des Vaters oder der Bezugsperson schriftlich dokumentiert, zu verwenden. Ein solcher Mustertext ist dieser Veröffentlichung beigefügt.

Empfehlung zur Dokumentation des mütterlichen Wunsches und der Aufklärung des Vaters/der Bezugsperson

1. Zustimmungserklärung der Mutter

Ich wünsche die Anwesenheit des Vaters meines Kindes

.... (Name, Vorname)

oder einer anderen Bezugsperson

.... (Name, Vorname)

bei meiner Entbindung durch Kaiserschnitt. Mir ist bewusst, dass der Vater/die Bezugsperson jederzeit auf Anordnung der behandelnden Ärzte den Operationssaal verlassen muss.

....
Datum   Unterschrift Name, Vorname der Mutter

2. Erklärung des Vaters/der Bezugsperson

Name, Vorname: ....

Auf Wunsch der Mutter, Frau .... (Name, Vorname)

möchte ich bei der Entbindung durch Kaiserschnitt anwesend sein.

Durch .... (Name des Arztes) bin ich in den Ablauf der Kaiserschnittentbindung und mein Verhalten im Operationssaal eingewiesen worden. Über die möglichen Risiken, die sich für mich unter dem Eindruck des Operationserlebnisses ergeben können, z.B. die Gefahr, ohnmächtig zu werden, und die damit verbundenen Komplikationen bin ich aufgeklärt worden. Ich bin darüber informiert und erkenne an, dass die behandelnden Ärzte primär ihre ärztliche Aufgabe gegenüber Mutter und Kind zu erfüllen haben und mir deshalb nur bedingt ärztliche Hilfe leisten können. Für Schäden, die ich als Teilnehmer der Geburt erleiden sollte, verzichte ich auf Haftungsansprüche gegenüber dem Krankenhaus und den an der Behandlung beteiligten Ärzten.

Ich versichere, dass ich den Operationssaal auf ärztliche Anordnung unverzüglich verlassen werde.

....
Datum   Unterschrift Vater/Bezugsperson   Unterschrift Arzt

Erstfassung	1999
Überarbeitung	Gültigkeit im Jahr 2008 bestätigt.
Beteiligte Fachgesellschaften, Arbeitsgemeinschaften und Organisationen	Deutsche Gesellschaft für Gynäkologie und Geburtshilfe Berufsverband der Frauenärzte Deutsche Gesellschaft für Anästhesiologie und Intensivmedizin Berufsverband Deutscher Anästhesisten
Autoren	Vorstände der Fachgesellschaften und Berufsverbände
Anmerkungen	S1-Leitlinie

DGGG Leitlinienregister 2008	3	Pränatal- und Geburtsmedizin
	3.8	Leitlinien anderer Fachgesellschaften
	3.8.1	Organisation und Durchführung des Neugeborenen-Screenings auf angeborene Stoffwechselstörungen und Endokrinopathien in Deutschland
AWMF Leitlinienregister	024/012 (S1)	

Gesellschaft für Neonatologie und Pädiatrische Intensivmedizin (GNPI), Deutsche Gesellschaft für Neugeborenen-Screening (DGNS), Deutsche Gesellschaft für Kinderheilkunde und Jugendmedizin (DGKJ), Deutsche Gesellschaft für Gynäkologie und Geburtshilfe(DGGG), Deutsche Gesellschaft für Perinatale Medizin (DGPM)

Organisation und Durchführung des Neugeborenen-Screenings auf angeborene Stoffwechselstörungen und Endokrinopathien in Deutschland

Inhaltsverzeichnis

1 Ziele des Neugeborenen-Screenings 369

2 Umfang der Screeninguntersuchungen 369

3 Zeitpunkt des Screenings 370

4 Information 371

5 Probengewinnung und -versand 371

Inhaltsverzeichnis (Fortsetzung)

6	Befundrücklauf und Dokumentation	372
7	Verantwortlichkeit	372
8	Struktur und Aufgaben der Screeninglaboratorien	373
9	Struktur und Aufgaben der regionalen Behandlungszentren	374
10	Regionale Screeningzentren	375
11	Finanzierung	375
12	Kontrolle und Entwicklung des Neugeborenen-Screenings	376
13	Anhang A	377
	13.1 Empfohlene Zielkrankheiten	378
	13.2 Tandem-Massenspektrometrie	378
14	Anhang B	378
	14.1 Methodische Hinweise	378

1 Ziele des Neugeborenen-Screenings

Das Neugeborenen-Screening ist eine bevölkerungsmedizinische Maßnahme zur Prävention. Das Ziel ist sowohl die vollständige und frühzeitige Erkennung als auch die qualitätsgesicherte Therapie aller Neugeborenen mit behandelbaren endokrinen und metabolischen Erkrankungen (s.u.). Hierbei ist besonders zu achten auf:

- Verfügbarkeit für die gesamte Bevölkerung,
- flächendeckende und vollständige Erfassung,
- umfassende Aufklärung von Eltern und Öffentlichkeit,
- Vermeidung unnötiger Belastung von Familien gesunder Neugeborener,
- zeit- und fachgerechte Probengewinnung,
- sichere und vollständige Dokumentation,
- klare Verantwortlichkeiten,
- richtlinienkonformen Screeningumfang und qualitätsgesicherte Laboranalytik,
- raschen und vollständigen Befundrücklauf aller Resultate,
- Bildung regionaler Screeningzentren zur Sicherung des primären Screeningziels der frühen und sachgemäßen Intervention,
- niedrigen Verwaltungsaufwand und möglichst geringe Kosten.

2 Umfang der Screeninguntersuchungen

Der Umfang der Screeninguntersuchungen entspricht den Empfehlungen der Arbeitsgemeinschaften für pädiatrische Stoffwechselstörungen und Endokrinologie der Deutschen Gesellschaft für Kinderheilkunde und Jugendmedizin.

Für alle Neugeborenen empfohlen ist die Früherkennung von:

1. Störungen des Aminosäurestoffwechsels*,
2. Organoazidurien*,
3. Defekten der Fettsäureoxidation und des Carnitinzyklus*,
4. Biotinidasemangel,
5. klassischer Galaktosämie,
6. konnataler Hypothyreose,
7. klassischem adrenogenitalem Syndrom (AGS).

* Die derzeit behandelbaren und methodisch zuverlässig erfassbaren Zielkrankheiten sind im Anhang A aufgeführt.

3 Zeitpunkt des Screenings

In der Regel ist eine **Probenentnahme am 3. Lebenstag** durchzuführen. Ein technisch sicheres Screening für alle Zielerkrankungen, auch unabhängig von der Proteinzufuhr mit der Ernährung, ist nach der 36. Lebensstunde möglich.

- Bei **Entlassung vor der 36. Lebensstunde** oder
- bei **Verlegung in eine andere Institution** oder
- bei **Transfusion** oder **Austauschtransfusion,**
- bei **Behandlung mit Kortikosteroiden oder Dopamin**

muss eine erste Probenentnahme vor Entlassung/Verlegung/Transfusion/Kortikosteroidbehandlung durchgeführt werden. Dieses Verfahren dient der Vermeidung von organisatorisch bedingten Screeningversagern und der vollständigen Erfassung aller Neugeborenen.

Bei Entlassung vor der 36. Lebensstunde müssen die Eltern über die Notwendigkeit einer zweiten Screeninguntersuchung informiert werden, da einige Erkrankungen in den ersten 36 Lebensstunden nicht sicher diagnostizierbar sind. Ein Erstscreening vor früher Entlassung muss in jedem Fall durchgeführt werden, um die rechtzeitige Intervention für einzelne, bereits sicher erkennbare Erkrankungen (z.B. Organoazidurien, Galaktosämie) zu gewährleisten.

Bei **Frühgeborenen und kranken Neugeborenen** im Krankenhaus erfolgt die Probenentnahme für das erste Neugeborenen-Screening deshalb ebenso am 3. Lebenstag nach der 36. Lebensstunde (wie im Regelfall).

Bei **sehr unreifen Kindern** (weniger als 32 Schwangerschaftswochen) muss ein abschließendes Zweitscreening in einem korrigierten Alter von 32 Schwangerschaftswochen erfolgen.

Das Screening soll durch die Einsender (Kliniken, Geburtshelfer, Kinderärzte, niedergelassene Ärzte, Hebammen) im Kinderuntersuchungsheft dokumentiert werden. Der Eintrag muss Adresse und Telefonnummer des Probennehmers/Einsenders, das die Analytik durchführende Labor, die Labornummer oder den Zeitpunkt der Probennahme/des Probenversandes enthalten, damit die Ergebnisse abfragbar sind.

Falls ein Zweitscreening erforderlich ist, muss dieses im Kinderuntersuchungsheft vermerkt werden:

Zweitscreening erforderlich wegen

- Blutentnahme vor der 36. Lebensstunde,
- Frühgeburt von weniger als 32 SSW.

Ist das Neugeborenen-Screening versäumt worden oder bestehen Zweifel, ob es durchgeführt wurde, muss dieses sofort nachgeholt werden.

4 Information

Eltern müssen vor Probennahme über Ziele, Inhalte und mögliche Folgen des Neugeborenen-Screenings angemessen informiert werden. Wie andere freiwillige medizinische Maßnahmen erfordert das Screening die in der Krankenakte dokumentierte Einwilligung eines Elternteiles.

5 Probengewinnung und -versand

Ziel ist die Herstellung von Trockenblutproben, die reproduzierbare Ergebnisse und eine eindeutige Zuordnung zu Kind und Einsender ermöglichen. Hierzu dürfen nur korrekt betropfte und vollständig ausgefüllte Filterkarten des untersuchenden Screeninglabors verwendet werden.

Die auf den Filterpapier-Testkarten gekennzeichneten Kreise müssen mit Blutstropfen vollständig durchtränkt werden (auf der Vorder- und Rückseite der Filterkarte erkennbar). Nach Trocknen der Testkarten bei Raumtemperatur (mindestens eine Stunde, nicht erhitzen!) werden diese an das zuständige Screeninglaboratorium geschickt. Es soll nur Nativblut (kapillär oder venös entnommen) aufgetropft werden (kein EDTA-Blut, kein Nabelschnurblut). Vor Katecholamin-Infusion, vor Bluttransfusion oder vor Kortikosteroidbehandlung sollte ein Erstscreening, ggf. auch vor der 37. Lebensstunde, abgenommen werden. Falls dies nicht möglich war oder versäumt wurde, muss das Neugeborenen-Screening unter Angabe der therapeutischen Maßnahmen zum Regelzeitpunkt erfolgen. Nach Absetzen der Therapie muss dann ein Zweitscreening erfolgen.

Der Probenversand muss immer am Tag der Probenabnahme erfolgen. Sammeln von Proben über mehrere Tage ist nicht zulässig. Zur Vermeidung von Verzögerungen durch interne Poststellen sollen freifrankierte Briefumschläge für den Versand vorgehalten werden. Die gesamte erforderliche Analytik muss in einem Labor durchgeführt werden, d.h., die Probe darf nur an ein Labor geschickt und nicht auf verschiedene Labors aufgeteilt werden (Verbot des Probensplits).

Zur sicheren Interpretation und Nachsorge soll die Testkarte neben den obligatorischen Stammdaten zur Identifizierung des Kindes (einschließlich Datum und Uhrzeit der Geburt) Angaben enthalten über:

- Adresse und Telefonnummer der Mutter (bei Ausländern Nationalität angeben),
- Adresse und Telefonnummer des Einsenders (Krankenhaus, anfordernder Arzt, Hebamme) zur Sicherung der Erreichbarkeit bei pathologischen Ergebnissen,
- Datum und Uhrzeit der Probenentnahme,
- Kostenträger,
- Angabe des Gestationsalters und/oder des Geburtsgewichtes (nach Maßgabe des untersuchenden Screeninglabors),
- eindeutige Kennzeichnung von Mehrlingen,
- parenterale Ernährung ja/nein.

Nähere Einzelheiten zur Probabnahme sollen Einsender bei ihrem Screeninglabor erfragen. Abweichende Empfehlungen müssen Screeninglaboratorien ihren jeweiligen Einsendern schriftlich mitteilen.

6 Befundrücklauf und Dokumentation

Jede Stelle, die Screeninguntersuchungen veranlasst (Krankenhaus, Arzt, Hebamme), muss die Blutabnahme, den Versand und den Befundrücklauf der Ergebnisse in einer Weise dokumentieren, dass die korrekte Durchführung und das individuelle Ergebnis des Screenings für das einzelne Neugeborene nachvollziehbar sind. Die Screeninglaboratorien müssen <u>alle normalen Befunde</u> den einsendenden Stellen unverzüglich mitteilen. Dabei muss die Mitteilung so erfolgen, dass die <u>Befunde individuell dem einzelnen Kind zugeordnet</u> werden können.

Eine enge Kooperation zwischen Screeninglaboratorien, Einsendern und regionalen Screeningzentren wird auch in Fragen der Dokumentation dringend empfohlen. Die Sicherung der Vollständigkeit des Screenings soll z.B. durch regionale elektronische Trackingsysteme wie zeitnaher Abgleich von Labordaten mit Geburtslisten, Geburtenbuchnummern oder Standesamtsmeldungen in den regionalen Screeningzentren (s.u.) effektiv unterstützt werden.

7 Verantwortlichkeit

Der **Einsender** (das Neugeborene betreuender Arzt oder Hebamme) ist verantwortlich für die Organisation, sachgerechte Information und Durchführung der Probenentnahme sowie für die vollständige Dokumentation sowohl des Probenversands als auch des Befundrücklaufs. Der Einsender ist verantwortlich für die Einleitung der erforderlichen Maßnahmen bei pathologischem Screeningergebnis (Information der Eltern, Organisation von Wiederholungsuntersuchungen und/oder Veranlassung einer Behandlung). Bei auffälligem Befund soll eine initial notwendige Zweituntersuchung immer beim ursprünglich zuständigen Screeninglabor veranlasst werden; unabhängig davon, ob zusätzlich Spezialanalysen in anderen Labors erforderlich werden. Nur so können Informationslücken mit hohem Risiko für organisatorisch bedingte Screeningversager vermieden werden.

Der **weiterbehandelnde Arzt** und die Laboratorien, die die speziellen Kontrolluntersuchungen zur Bestätigung der Diagnose durchführen, müssen bei jedem pathologischen Screeningergebnis die Ergebnisse der Kontrolluntersuchungen und die endgültige Diagnose an die Screeninglaboratorien und/oder regionale Screeningzentren rückmelden. Nur mit diesen Angaben kann die Effizienz des Screenings beurteilt werden, was aus Gründen der Qualitätssicherung zwingend notwendig ist.

Die **Screeninglaboratorien** sind verantwortlich für die Bereitstellung der Logistik für Probennahme und Versand, sofortige Bearbeitung der Proben (in der Regel innerhalb eines Arbeitstages) und zeitgerechte dokumentierte Weitergabe des Befundes an die Einsender nach medizinischer Dringlichkeit. Im Falle eines dringenden pathologischen Befundes muss das Screeninglaboratorium auch die telefonische Mitteilung des Befundes und den Namen des informierten, die Behandlung des Kindes organisierenden Arztes dokumentieren.

Zwischen dem Screeninglabor bzw. dem regionalen Screeningzentrum (s.u.) sowie den ärztlichen Beratern (Kinderendokrinologen, Stoffwechselspezialisten) der korrespondierenden Behandlungszentren (in räumlicher Nähe zu den betroffenen Patienten) muss eine enge Kooperation bestehen, um die Übermittlung eines pathologischen Screeningbefundes frühzeitig mit einer fachspezifischen ärztlichen Beratung zu verbinden und eine kompetente Therapie und Nachsorge sicherzustellen. Neben der eigentlichen Screeninguntersuchung ist eine etablierte Nachsorgestruktur mit pädiatrischen Spezialisten für Stoffwechselerkrankungen und Endokrinopathien, die mit den Akutinterventionen und der Nachsorge vertraut sind, eine unabdingbare Voraussetzung für ein effizientes Screeningprogramm.

8 Struktur und Aufgaben der Screeninglaboratorien

Laboratorien, die Proben des Neugeborenen-Screenings bearbeiten, müssen in der Lage sein, alle erforderlichen Untersuchungen des Neugeborenen-Screenings vollständig am selben Ort durchzuführen. Aus Gründen der Probensicherheit und einer zeitnahen, unverzüglichen Probenbearbeitung und Interpretation dürfen die Proben des Neugeborenen-Screenings keinesfalls auf verschiedene Labors verteilt werden (Verbot des Probensplittings). Screeninglaboratorien können überregional tätig sein, da aus Gründen der Qualitätssicherung von einer Mindestprobenzahl von 100.000 je Labor jährlich auszugehen ist.

Die Screeninglaboratorien haben die Pflicht, Maßnahmen zur Sicherung von organisatorischer und analytischer Qualität durchzuführen. Hierzu gehören zunächst die notwendigen Maßnahmen zur Prä- und Postanalytik (sachgerechte schriftliche Information und Schulung der Einsender zu Probenentnahme, Versand, Screeningumfang, Rücklaufkontrolle). Die analytische Qualitätssicherung fordert die dokumentierte Nachvollziehbarkeit analytischer Vorgänge sowie interne Qualitätskontrollen (Präzision und Richtigkeit) analog den Vorgaben der Richtlinien der Bundesärztekammer für die dort gelisteten Parameter. Die externe Qualitätssicherung erfordert die regelmäßige Teilnahme an Ringversuchen (z. B. Deutsche Gesellschaft für Klinische Chemie, INSTAND). Die Kommission empfiehlt eine Erweiterung des Ringversuchsangebotes und schlägt vor, dass die Bundesärztekammer alle empfohlenen Untersuchungen des Neugeborenen-Screenings in die Liste der zertifikatspflichtigen Untersuchungen aufnimmt. Zur Qualitätssicherung wird empfohlen, dass sich Screeninglaboratorien für die Durchführung des Neugeborenen-Screenings nach der Labornorm DIN EN 17025 akkreditieren lassen.

Die Screeninglaboratorien müssen angeben können, wie viele Neugeborene mit welchem Ergebnis in ihrem Zuständigkeitsbereich untersucht, welche Diagnosen wie häufig gestellt wurden, wie die Diagnosen gesichert wurden, wie hoch die diagnostische Sensitivität und Spezifität für die untersuchten Krankheiten sind und wie viele Kontrolluntersuchungen erforderlich wurden (Recall-Rate). Hierzu müssen sie eng mit den Einsendern und mit regionalen Behandlungszentren zusammenarbeiten.

Die Qualitätssicherung einer bevölkerungsmedizinischen Maßnahme erfordert zwingend eine jährliche Berichterstattung der Laboratorien über die Gesamtergebnisse in den einzelnen Regionen (Bundesländern). Dies beinhaltet die Zahl von Erstuntersuchungen sowie von Kontrolluntersuchungen und Recall-Raten aufgeschlüsselt nach einzelnen Erkrankungen. Zur Ermittlung und Registrierung der bestätigten Erkrankungsfälle müssen die Laboratorien mit den regionalen Screeningzentren (s.u.) zusammenarbeiten.

9   Struktur und Aufgaben der regionalen Behandlungszentren

Die Sicherung der Diagnosen und die Einleitung und Überwachung der Therapie sollen durch regionale, flächendeckende primäre Behandlungszentren übernommen werden. Diese Behandlungszentren müssen eng mit den Screeninglaboratorien und den Einsendern zusammenarbeiten. Aufgaben der Behandlungszentren sind Organisation und Durchführung der Bestätigungsdiagnostik, Rückmeldung der Ergebnisse der Bestätigungsdiagnostik und der Diagnosen an das Screeninglaboratorium, die regionalen Screeningzentren und die betreuenden niedergelassenen Ärzte sowie die umfassende Information von Eltern betroffener Patienten, die Einleitung von Behandlungen und die langfristige Überwachung und Anpassung der Therapie.

Folgende Voraussetzungen müssen primäre Behandlungszentren erfüllen:

- speziell ausgebildetes ärztliches Personal, das über besondere Kenntnisse auf dem Gebiet der Diagnostik, Beratung und Langzeitbehandlung von angeborenen Endokrinopathien und/oder angeborenen Stoffwechselstörungen verfügt,
- ständige Rufbereitschaft des speziellen ärztlichen Personals,
- alle diagnostischen Möglichkeiten für die Konfirmationsdiagnostik und für die Therapieüberwachung der im Behandlungszentrum behandelbaren Krankheiten ständig verfügbar,
- zur Versorgung angeborener Stoffwechselstörungen müssen zusätzlich vorhanden sein:
  - Möglichkeiten der Intensivbehandlung (Neugeborene und ältere Kinder) einschließlich Blutreinigungsverfahren (z.B. Dialyse, kontinuierliche veno-venöse Hämofiltration) zur Behandlung und Entgiftung bei akuten Stoffwechselentgleisungen,
  - pädiatrische Diätabteilung mit Erfahrungen in der Langzeitbetreuung von Patienten mit angeborenen Stoffwechseldefekten (z. B. Phenylketonurie, Ahornsirupkrankheit, Organoazidurien u. a.).

10 Regionale Screeningzentren

Es wird die Bildung regionaler Screeningzentren, bestehend aus Behandlungszentren, öffentlichem Gesundheitsdienst und den beauftragten Screeninglaboratorien, empfohlen. Ziel ist die qualitätsgesicherte Durchführung und sinnvoll vernetzte Koordination des Neugeborenen-Screenings als integrierte Gesamtleistung (Logistik, Laboranalytik, Bestätigungsdiagnostik und Erstversorgung) für alle Neugeborenen in einer Region und die Erstellung von Datensätzen, mit denen die Effizienz des Neugeborenen-Screenings belegt werden kann.

11 Finanzierung

Das System der Mischfinanzierung der Laboranalytik des Neugeborenen-Screenings hat sich als ungeeignet erwiesen. Eine Mischfinanzierung und die Abrechnung der TSH-Bestimmungen über die Kassenärztlichen Vereinigungen oder über Krankenhausbudgets haben zur Folge, dass Screeninguntersuchungen nicht in einem Screeninglaboratorium, sondern an unterschiedlichen Stellen (Probensplit) durchgeführt werden. Dies führt zu fehlender Probensicherheit, mangelnder Information über Vollständigkeit und zu völlig fehlender Kontrolle des angestrebten Screeningeffektes. Darüber hinaus kommt es zu unkontrollierten Angeboten von nicht indizierten Screeningleistungen und/oder von Kontrolluntersuchungen, die zu unnötigen Belastungen weiter Bevölkerungskreise führen.

Das Neugeborenen-Screening ist eine Vorsorgemaßnahme. Laut Sozialgesetzbuch V ist die Früherkennung von Krankheiten bei Kindern eine Pflichtleistung der gesetzlichen Krankenversicherungen. Zur qualitätsgesicherten Steuerung des Screenings empfiehlt die Kommission die Einführung einer pauschalierten Vergütung, die alle notwendigen Komponenten des Neugeborenen-Screenings als integrierte Gesamtleistung beinhaltet und anteilig unter den am Screening beteiligten Institutionen entsprechend ihrem jeweiligen Aufwand aufzuteilen ist. Darin primär eingeschlossen und abgedeckt sollen auch sein die medizinisch notwendigen Kontrollen (Recall), die fachgerechte Beratung und die Maßnahmen zur Dokumentation und Qualitätssicherung. Darüber hinaus muss der organisatorische Aufwand der einsendenden Stellen, z.B. der Geburtsklinik, bei der Bemessung ihrer Budgets angemessen berücksichtigt werden.

12 Kontrolle und Entwicklung des Neugeborenen-Screenings

Das Neugeborenen-Screening ist keine reine Diagnostikmaßnahme, sondern eine medizinische Vorsorgestrategie, die die gesamte (überwiegend gesunde) Bevölkerung betrifft. Unsachgemäße Durchführungspraxis kann deshalb gesamthaft hohe Folgelasten verursachen. Nach allen internationalen Richtlinien und Konventionen soll deshalb die Durchführung, Steuerung und Finanzierung des Screenings nur nach vordefinierten und verbindlichen Richtlinien erfolgen.

Es wird deshalb die Bildung einer Nationalen Screeningkommission empfohlen, der neben Experten aus der Kinderheilkunde auch Vertreter des Bundes, der öffentlichen Gesundheitsdienste der Länder, der Bundesärztekammer und der Spitzenverbände der Krankenkassen angehören. Aufgaben dieser Kommission sind die ständige Überwachung und Fortentwicklung des Neugeborenen-Screenings, die Entwicklung und Festlegung von Qualitätsstandards, die bundesweite Evaluierung der Ergebnisse, die Erarbeitung von Empfehlungen und die Information über das Neugeborenen-Screening. Diese Nationale Screeningkommission soll einen jährlichen Gesundheitsbericht abgeben.

13 Anhang A

Der empfohlene Untersuchungsumfang resultiert aus der Gesamtabwägung verschiedener Kriterien wie positiver Kosten-Nutzen-Relation, signifikantem Krankheitswert, Behandelbarkeit/Nutzen für das Kind, Methodensicherheit (hohe diagnostische Sensitivität, vertretbare falsch positive Rate), Verfügbarkeit von Bestätigungsdiagnostik und geeigneter flächendeckender Nachsorgestruktur.

Bei der empfohlenen Anwendung der Technik von Tandem-Massenspektrometrie können neben der Phenylketonurie im gleichen Analyseschritt ohne Mehraufwand noch weitere Zielerkrankungen erfasst werden. Jedoch ist bei flächendeckendem Screening gegenwärtig nur für die enge Auswahl der gelisteten Erkrankungen eine ausreichende Methodensicherheit und damit ein günstiges Nutzen-Risiko-Verhältnis absehbar.

Die schriftlichen Screeningbefunde müssen dem nachbehandelnden Arzt sichere Information über den hochwahrscheinlichen Ausschluss der gelisteten Zielerkrankungen geben. Prinzipiell schließt eine Screeninguntersuchung im NG-Alter mildere oder sich eventuell spät manifestierende Erkrankungsvarianten nicht aus. Daher muss auch bei korrekt durchgeführtem NG-Screening im Falle verdächtiger Symptomatik eine entsprechende endokrinologische bzw. metabolische Diagnostik erfolgen.

Das Screening auf weitere Erkrankungen, die entweder nur mit mangelnder diagnostischer Sensitivität erfasst werden oder für die eine Behandelbarkeit oder eine Behandlungsnotwendigkeit gegenwärtig noch nicht ausreichend gesichert ist (z.B. Tyrosinämie Typ 1, Citrullinämie, Methylmalonazidämie, Propionazidämie, 3-MCC-Mangel), kann derzeit noch nicht für ein Bevölkerungsscreening allgemein empfohlen werden. Ein Screening auf diese Erkrankungen ist nur sinnvoll bei einer Recall-Rate von unter 0,1% und der Verfügbarkeit ausreichender Beratungs- und Konfirmationsressourcen. Die Versorgung dieser durch TMS identifizierten Patienten soll gegenwärtig nur in wissenschaftlich begleiteten Programmen erfolgen, damit durch Informationen über die Diagnostik und Behandlung dieser Erkrankungen das Neugeborenen-Screening zum Nutzen der Bevölkerung weiterentwickelt werden kann. Eine systematische Erweiterung des Screeningumfangs muss ausschließlich wissenschaftlich begleiteten Screeningprogrammen unter Beachtung der erforderlichen schriftlichen Zustimmung vorbehalten bleiben.

Andere krankheitshinweisende Befunde sollten nur dann dem Einsender/regionalen Behandlungszentrum/regionalen Screeningzentrum gesondert mitgeteilt werden, wenn in individuellen Einzelfällen eine gut begründbare medizinische Indikation zur Abwendung von potentiellem kindlichem Schaden besteht. Die Abwendung eines Schadens kann auch darin bestehen, dass die Diagnostik der betroffenen Patienten beschleunigt und die Beratung der betroffenen Familien frühzeitig eingeleitet wird.

13.1 Empfohlene Zielkrankheiten

Konventionelle Testverfahren
- Hypothyreose,
- adrenogenitales Syndrom (AGS),
- Biotinidase-Mangel,
- klassische Galaktosämie (Gal-Uridyltransferase-Mangel).

13.2 Tandem-Massenspektrometrie

Aminoazidopathien
- Phenylketonurie (PKU) und Hyperphenylalaninämie (HPA),
- Ahornsiruperkrankung (MSUD).

Fettsäureoxidationsdefekte
- Medium-Chain-Acyl-CoA-Dehydrogenase-(MCAD-)Mangel,
- Long-Chain-3-OH-Acyl-CoA-Dehydrogenase-(LCHAD-)Mangel,
- Very-Long-Chain-Acyl-CoA-Dehydrogenase-(VLCAD-)Mangel.

Carnitinzyklus-Defekte
- Carnitin-Palmitoyl-Transferase-(CPT-)I-Mangel,
- Carnitin-Palmitoyl-Transferase-(CPT-)II-Mangel,
- Carnitin-Acylcarnitin-Translocase-Mangel.

Organoazidurien
- Glutarazidurie Typ I (GA I),
- Isovalerianazidämie (IVA).

14 Anhang B

14.1 Methodische Hinweise

Galaktosämie
Das primäre Ziel des Galaktosämie-Screenings soll die sichere, möglichst frühzeitige Erkennung der klassischen Galaktosämie (Gal-1-PUT-Mangel) sein.

Im Hinblick auf die Frühentlassungen ist zumindest eine ernährungsunabhängige Methode zur Bestimmung der Enzymaktivität zu nutzen (z.B. Beutler-Test). Pathologische Befunde zeigen sich durch Fehlen der Enzymaktivität. Screeningmethoden mit Bestimmung von Galaktose und/oder Galaktose-1-Phosphat können als ergänzende Verfahren durchgeführt werden, um die Erkennung von Galaktokinase- und Galaktoseepimerasemangel zu ermöglichen.

Biotinidase

Zur Früherfassung des Biotinidasemangels wird eine kolorimetrische oder fluorimetrische Bestimmung in Mikrotiterplatten empfohlen. Die Ergebnisse werden in Prozent des Tagesmittelwertes aller gemessenen Extinktionen angegeben. Befunde von ≤ 30% gelten als suspekt.

Fehlermöglichkeit: falsch normale Befunde bei laufender Katecholamin-Infusion (bei Verwendung des kolorimetrischen Tests).

Eine normale Biotinidaseaktivität schließt einen behandelbaren Holocarboxylase-Synthetase-Mangel nicht aus.

Konnatale Hypothyreose

Zur Früherkennung der angeborenen Hypothyreose werden immunologische Bestimmungsmethoden zur Bestimmung des TSH benutzt, die über eine ausreichende Sensitivität für TSH von < 5 mE/l verfügen. Als Entscheidungskriterium (cut-off) für die Anforderung von Kontrollen wird testabhängig und in Abhängigkeit vom Alter des Kindes bei Probenentnahme ein Wert von 15–20 mE/l Trockenblut angesehen. Die Variationskoeffizienten der Intra- und Interassayvariabilität sollen im gesamten Messbereich maximal bei 10 bis 15% liegen. Mit diesem Testverfahren werden die seltenen Formen der zentralen Hypothyreose nicht erfasst. Die qualitätsgesicherte Bestätigungdiagnostik und Nachsorge der diagnostizierten Patienten muss in Kooperation mit einem Behandlungszentrum erfolgen.

Adrenogenitales Syndrom (AGS) (21-Hydroxylasemangel)

Für die Früherkennung des adrenogenitalen Syndroms eignen sich Messverfahren zur Bestimmung des 17-Hydroxyprogesterons ohne vorherige Extraktion. Die Rückrufrate bei Blutabnahme nach den ersten 36 Lebensstunden sollte 0,3 % nicht überschreiten. Die Inter- und Intraassay-Variationskoeffizienten sollten kleiner als 10% sein.

Für Frühgeborene müssen methodenspezifische Gestationsalter- oder Geburtsgewichtabhängige Rückrufgrenzen für die Ergebnisinterpretation angewandt werden. Während einer Kortikosteroidbehandlung ist das AGS-Screening nicht aussagekräftig (falsch normal), so dass es nach Beendigung der Kortikosteroidbehandlung zwingend wiederholt werden muss. Eine pränatale Kortikosteroidgabe bei der Mutter hat keinen Einfluss auf das Neugeborenen-Screening.

Nabelschnurblutproben und Trockenblutproben der ersten 36 Lebensstunden sind für das AGS-Screening nicht geeignet.

Erstfassung	1992
Überarbeitung	2004 Gültigkeit im Jahr 2008 bestätigt.
Beteiligte Fachgesellschaften, Arbeitsgemeinschaften und Organisationen	Gesellschaft für Neonatologie und Pädiatrische Intensivmedizin Deutsche Gesellschaft für Neugeborenen-Screening Deutsche Gesellschaft für Kinderheilkunde und Jugendmedizin • Gemeinsame ständige Kommission für Neugeborenen-Screening der Arbeitsgemeinschaften für Pädiatrische Stoffwechselstörungen und für Pädiatrische Endokrinologie Deutsche Gesellschaft für Gynäkologie und Geburtshilfe Deutsche Gesellschaft für Perinatale Medizin
Autoren	Prof. Dr. med. E. Harms, Münster (Federführung) Prof. Dr. med. Dipl. Chem. F. Pohlandt, Ulm (Koordination) Prof. Dr. med. A. Roscher, München Prof. Dr. med. A. Grüters-Kieslich, Berlin Prof. Dr. med. U. Heinrich, Heidelberg Prof. Dr. med. O. Genzel-Boroviczény, München Prof. Dr. med. R. Rossi, Berlin Prof. Dr. med. A. Schulze, Toronto (Kanada) Prof. Dr. med. S. Zabransky, Homburg
Anmerkungen	S1-Leitlinie Methoden- und Leitlinienreport siehe Homepages der DGGG und der AWMF Abdruck mit freundlicher Genehmigung der Gesellschaft für Neonatologie und Pädiatrische Intensivmedizin

DGGG Leitlinienregister 2008	3	Pränatal- und Geburtsmedizin
	3.8	Leitlinien anderer Fachgesellschaften
	3.8.2	Die Erstversorgung von Neugeborenen
AWMF Leitlinienregister	024/004 (S1)	

Gesellschaft für Neonatologie und Pädiatrische Intensivmedizin (GNPI),
Deutsche Gesellschaft für Gynäkologie und Geburtshilfe (DGGG),
Deutsche Gesellschaft für Perinatale Medizin (DGPM),
Deutsche Gesellschaft für Anästhesiologie und Intensivmedizin (DGAI)

Die Erstversorgung von Neugeborenen

Um die werdende Mutter und ihr Kind bestmöglich zu versorgen, werden heute Perinatalzentren und perinatale Schwerpunkte gebildet, Hochrisikogeburten regional zentralisiert und für die Erstversorgung der Neugeborenen in Problemfällen speziell darin ausgebildete Kinderärzte herangezogen. Diese Entwicklung wird von uns nachhaltig unterstützt. Solange aber ein flächendeckendes Regionalisierungsprogramm in Deutschland nicht organisiert ist, erachten wir die folgenden Grundsätze als wichtig für die Erstversorgung von Neugeborenen.

1. Die ärztlich-organisatorische Verantwortung für die Erstversorgung von Neugeborenen liegt beim Geburtshelfer.
2. Ist mit der Geburt eines gefährdeten Neugeborenen zu rechnen und ist insbesondere die Notwendigkeit einer pädiatrischen Weiterbehandlung vorauszusehen, sollte die Schwangere in eine Frauenklinik mit angeschlossener Kinderklinik und ständiger Verfügbarkeit eines neonatologisch geschulten Pädiaters („Perinatologischer Schwerpunkt") verlegt werden.
3. Im Falle einer Hochrisikoschwangerschaft und/oder vorhersehbarer Intensivbehandlungsbedürftigkeit des Neugeborenen sollte die Schwangere in ein Perinatalzentrum verlegt werden, wo die Erstversorgung des Kindes unter der Verantwortung eines in Neonatologie besonders ausgewiesenen Pädiaters erfolgt.

4. In der Geburtshilfe ist davon auszugehen, dass ein anästhesiologischer Dienst vorgehalten wird, der in wenigen Minuten zur Verfügung stehen kann. Wenn zugleich kein neonatologisch versierter Pädiater bereit steht, sollte neben dem Geburtshelfer auch der Anästhesist in der Lage sein, in unvorhersehbaren Notfällen die Erstversorgung des Neugeborenen bis zum Eintreffen des Neugeborenen-Notarztes bzw. des Neonatologen vorzunehmen.
5. Aus diesem Grund sollte den an der geburtshilflichen Versorgung beteiligten. Anästhesisten und Geburtshelfern im Rahmen ihrer Weiter- und Fortbildung Gelegenheit gegeben werden, an geburtshilflich-neonatologischen Schwerpunkten und Zentren Kenntnisse in der Erstversorgung insbesondere vital gefährdeter Neugeborener zu erwerben.

Kommentar der DGGG

Wir empfehlen den Chefs von Kliniken und geburtshilflichen Abteilungen bzw. den Geburtshilfe betreibenden Belegärzten, diese Richtlinien, die sicherlich hinsichtlich der Abgrenzung von Verantwortlichkeiten in die Rechtsprechung Eingang finden werden, mit den beteiligten Kollegen der Pädiatrie und der Anästhesie sowie im Einzelfall auch mit dem Krankenhausträger zu besprechen.

Erstfassung	1992
Überarbeitung	2003 Gültigkeit im Jahr 2008 bestätigt
Beteiligte Fachgesellschaften, Arbeitsgemeinschaften und Organisationen	Gesellschaft für Neonatologie und Pädiatrische Intensivmedizin Deutsche Gesellschaft für Gynäkologie und Geburtshilfe Deutsche Gesellschaft für Perinatale Medizin Deutsche Gesellschaft für Anästhesiologie und Intensivmedizin
Autoren	Vorstände der beteiligten Fachgesellschaften
Anmerkungen	S1-Leitlinie

DGGG Leitlinienregister 2008	3	Pränatal- und Geburtsmedizin
	3.8	Leitlinien anderer Fachgesellschaften
	3.8.3	Betreuung des gesunden Neugeborenen im Kreißsaal und während des Wochenbettes der Mutter
AWMF Leitlinienregister	024/005 (S1)	

Gesellschaft für Neonatologie und Pädiatrische Intensivmedizin (GNPI),
Deutsche Gesellschaft für Perinatale Medizin (DGPM),
Deutsche Gesellschaft für Gynäkologie und Geburtshilfe (DGGG)

Betreuung des gesunden Neugeborenen im Kreißsaal und während des Wochenbettes der Mutter

Inhaltsverzeichnis

1 Einleitung 384

2 Erstversorgung im Kreißsaal 384
    2.1 Vorbereitung vor Geburt 384
    2.2 Erste Maßnahmen nach Geburt des Kindes 385
        2.2.1 Absaugen 385
        2.2.2 Abnabeln 385
        2.2.3 Abtrocknen und erste Lagerung des Kindes 385
        2.2.4 Erhebung des Apgar-Score 385
        2.2.5 Säure-Basen-Status in den Nabelgefäßen 386
    2.3 Weitere Betreuung des Neugeborenen im Kreißsaal 386
        2.3.1 Erstuntersuchung des Neugeborenen 386
        2.3.2 Credésche Prophylaxe 387
        2.3.3 Erstes Anlegen des Kindes im Kreißsaal 387

Inhaltsverzeichnis (Fortsetzung)

3	Betreuung des Neugeborenen auf der Wochenbettstation	387
	3.1 Rooming-in oder Neugeborenenzimmer?	387
	3.2 Ernährung des Neugeborenen	387
	3.3 Vitamin-K- und Vitamin-D-Prophylaxe	388
	3.4 Pflege und Überwachung des Neugeborenen	388
	3.5 Vorgehen bei Risikofaktoren oder Symptomen für neonatale Störungen	389
	3.6 Screening-Untersuchungen	390
	3.7 Entlassung	390
4	Versorgung nach ambulanter Entbindung	391
5	Literatur	392

1 Einleitung

Bei der postnatalen Betreuung des gesunden Neugeborenen sollte darauf geachtet werden, Mutter und Kind nach der Geburt so weit wie möglich zusammen zu lassen und beim Kind diagnostische Maßnahmen auf das Notwendige zu beschränken, ohne jedoch die Überwachung des Kindes während der postnatalen Adaptation zu vernachlässigen.

2 Erstversorgung im Kreißsaal

2.1 Vorbereitung vor Geburt

Auch bei einer vermeintlich risikofreien Geburt können unvorhergesehene Probleme beim Neugeborenen auftreten. Daher sind ein funktionstüchtiger Reanimationsplatz inklusive Zubehör und die unmittelbare Verfügbarkeit einer in der Reanimation von Neugeborenen geübten Person Voraussetzung für jede Geburtshilfe. Grundsätzlich liegt die primäre Verantwortung für das Neugeborene beim Geburtshelfer. Er kann diese Verantwortung im Einzelfall an einen Kollegen einer anderen Fachrichtung, vorzugsweise der Neonatologie, abtreten.

2.2 Erste Maßnahmen nach Geburt des Kindes

2.2.1 Absaugen

Ein vitales Neugeborenes, das innerhalb der ersten 5 bis 10 Sekunden zu schreien beginnt und dessen Fruchtwasser klar ist, muss nicht abgesaugt werden. Unnötiges Absaugen ist für das Kind unangenehm, kann zu Schleimhautläsionen führen und gelegentlich reflektorische Bradykardien und Apnoen verursachen (2).

2.2.2 Abnabeln

Beim Abnabeln werden eine plazento-neonatale Übertransfusion als auch ein neonataler Blutverlust weitgehend vermieden, wenn folgende Grundsätze beachtet werden (7):

a. Das vaginal geborene reife Neugeborene sollte etwa mit Ende der Nabelschnurpulsationen nach ca. 1 bis 1½ Minuten abgenabelt werden, ohne dass die Nabelschnur zusätzlich ausgestrichen wird. Hat die Geburt in sitzender oder hockender Stellung stattgefunden, kann auch schneller abgenabelt werden.
b. Bei einer Sectio wird das Neugeborene nach Ausstreichen der Nabelschnur zum Kind hin abgenabelt.
c. Bei chronischer Plazentainsuffizienz, deutlicher Übertragung oder diabetischer Fetopathie ist der Hämatokrit des Kindes bei Geburt bereits deutlich erhöht, so dass ein rasches Abnabeln ohne Ausstreichen der Nabelschnur auch bei einer Sectio zu empfehlen ist.
d. Bei fetaler Nabelschnurumschlingung oder einem Nabelschnurknoten sollte, wenn möglich, sofort versucht werden, die Nabelschnur zu lockern und durch Ausstreichen der Nabelschnur dem Kind den in der Regel bestehenden Blutverlust zu retransferieren.

2.2.3 Abtrocknen und erste Lagerung des Kindes

Das Neugeborene wird möglichst rasch mit einem vorgewärmten Frottier- oder Moltontuch abgetrocknet und nach dem Abnabeln der Mutter erstmalig auf die Brust gelegt. Abhängig von den gegebenen Umständen kann das erste Abreiben und Aufnehmen des Kindes auch von der Mutter selbst vorgenommen werden.

2.2.4 Erhebung des Apgar-Score

Der Apgar nach einer Minute ist entscheidend für eventuell notwendige Reanimationsmaßnahmen, während nur der Apgar-Score nach 5 und 10 Minuten auch eine Aussage über die Prognose erlaubt. Die Apgar-Werte werden vom Geburtshelfer oder der Hebamme während der Routineversorgung erhoben. Auch im Arm der Mutter muss das Kind wiederholt kontrolliert werden.

2.2.5 Säure-Basen-Status in den Nabelgefäßen

Noch vor der Lösung der Plazenta soll Blut aus einer Nabelarterie und der Nabelvene zur Untersuchung von pH, pCO_2 und BE entnommen werden. Nur durch gleichzeitige Messung des Säure-Basen-Status aus Nabelarterien- und -venenblut ist eine sichere und differenzierte Beurteilung des Neugeborenen möglich (10).

2.3 Weitere Betreuung des Neugeborenen im Kreißsaal

Mutter und Kind verbringen üblicherweise die ersten zwei Stunden nach der Geburt im Kreißsaal, damit eine lückenlose Überwachung beider durch die für diese Zeit verantwortliche Hebamme (und/oder Geburtshelfer) gewährleistet ist. Eine Auskühlung des Neugeborenen ist zu vermeiden. Bei klinisch unsicher zu beurteilenden Neugeborenen (z.B. Übertragung, Blässe, Plethora mit Akrozyanose, Auskühlung, verzögerter primärer Adaptation oder leichter Depression) muss in jedem Kreißsaal auch im Arm der Mutter die Möglichkeit zur pulsoxymetrischen Überwachung der Sauerstoffsättigung bestehen.

2.3.1 Erstuntersuchung des Neugeborenen

Ca. 10 (bis 15) Minuten nach Geburt, möglichst in Koordination mit eventuell notwendigen Maßnahmen bei der Mutter, erfolgt die weitere Versorgung und erstmalige Untersuchung des Neugeborenen (U1), die in der Regel durch den Geburtshelfer durchgeführt wird. Der Nabelschnurrest wird gekürzt und mit einer Klemme versorgt. Die Haut wird nur soweit notwendig von Blut und Mekoniumresten gereinigt, ohne die Vernix caseosa zu beseitigen. Von den Körpermaßen werden Gewicht und Länge (Messmulde) erstmalig erhoben.

Bei der ersten gründlichen Inspektion des Kindes sollten auffällige Geburtsverletzungen und Fehlbildungen ausgeschlossen werden. Eine diagnostische Sondierung des Magens ist bei Neugeborenen zum Ausschluss einer Ösophagusatresie nur dann notwendig, wenn ein Polyhydramnion, ein vermehrter Speichelfluss oder eine Atemstörung bestehen. Zeigt das Neugeborene bei der Erstuntersuchung keine zufriedenstellende Adaptation, ist zur weiteren Untersuchung ein neonatologisch erfahrener Kinderarzt hinzuzuziehen.

2.3.2 Credésche Prophylaxe

Die gesetzliche Vorschrift zur Durchführung der Credéschen Prophylaxe mit Silbernitrat (1%) ist aufgehoben, so dass sie nur im Einverständnis mit den Eltern vorgenommen werden darf. Viele Kliniken empfehlen weiterhin eine möglichst frühe postnatale Durchführung bei allen Neugeborenen, da neben der Ophthalmia gonorrhoica auch Augeninfektionen durch Chlamydien und gramnegative Keime verhindert werden können (11), wobei z.T. auch Augentropfen, die Erythromycin oder 2,5%iges Polyvidon-Jod enthalten, zur Anwendung kommen. Allerdings sind Polyvidon-Jod-Präparate, die bei weniger Nebenwirkungen als Silbernitrat gegen nahezu alle Bakterien und auch Viren wirksam sind (6), für diese Indikation in Deutschland bisher nicht zugelassen.

2.3.3 Erstes Anlegen des Kindes im Kreißsaal

Im Alter von etwa 20 bis 30 Minuten wird das Neugeborene erstmalig an der Brust der Mutter angelegt, nach einer Sectio, sobald der Zustand der Mutter dies erlaubt.

3 Betreuung des Neugeborenen auf der Wochenbettstation

3.1 Rooming-in oder Neugeborenenzimmer?

Rooming-in mit ständigem Kontakt zwischen Mutter und Kind ist in der Klinik grundsätzlich zu empfehlen. Die Möglichkeit, ein Kind auch außerhalb des Zimmers der Mutter zu versorgen, sollte allerdings gegeben sein, falls die Mutter kein Rooming-in machen kann oder will, denn die Teilnahme einer Mutter am Rooming-in ist freiwillig, zumal sie damit selbst eine gewisse Verantwortung für ihr Kind übernimmt.

3.2 Ernährung des Neugeborenen

Muttermilch ist die beste Ernährung für Neugeborene. Deshalb soll das ausschließliche Stillen während des Aufenthalts auf der Wochenstation unterstützt werden. Dazu sind folgende Voraussetzungen förderlich:

a. Information und Beratung der Mutter/Eltern über das Stillen.
    Das Vorhandensein einer Stillrichtlinie, in die alle an der Betreuung von Wöchnerinnen und Neugeborenen beteiligten Personen eingewiesen sind, verbessert die Einheitlichkeit der Stillberatung.

b. Zusammensein von Mutter und Kind.

Ein erstes ungestörtes Zusammensein von Mutter und Neugeborenem und das erste Anlegen sollen bereits im Kreißsaal erfolgen. Auf der Wochenstation soll 24-Stunden-Rooming-in möglich sein. Dies ermöglicht häufiges und den Wünschen des Neugeborenen angepasstes Anlegen, das die Stilldauer positiv beeinflusst (1, 3, 8).

c. Beschränkung des Zufütterns auf das medizinisch indizierte Minimum
Prinzipiell gilt: keine zusätzliche Flüssigkeit (Wasser, Glukoselösung, Säuglingsnahrung) in den ersten 72 Lebensstunden. Die Indikation zum Zufüttern ist durch den behandelnden Arzt zu stellen und soll erwogen werden, wenn der postnatale Gewichtsverlust über 10% beträgt. Der physiologische Gewichtsverlust eines Neugeborenen bleibt unter 10% und erreicht sein Maximum am 3. und 4. Lebenstag. Um einen vermehrten Gewichtsverlust rechtzeitig zu bemerken, wird das Neugeborene täglich einmal entkleidet gewogen. Das Wiegen des Kindes vor und nach dem Anlegen zur Ermittlung der Trinkmenge ist nur in Ausnahmefällen sinnvoll, wenn

- am 5. Lebenstag noch keine Gewichtszunahme erfolgt ist,
- das Geburtsgewicht am 14. Lebenstag noch nicht erreicht ist,
- weniger als sechs Windeln am Lebenstag 4 nass sind.

Wenn zugefüttert wird, dann nur nach vorherigem Anlegen des Kindes und, wenn immer möglich, mit der Milch der eigenen Mutter.

Es gibt nur sehr wenige absolute Kontraindikationen gegen das Stillen (z.B. schwere Erkrankung oder Infektion der Mutter wie offene Tuberkulose oder HIV-Infektion) (1).

3.3 Vitamin-K- und Vitamin-D-Prophylaxe

Auf Empfehlung der Ernährungskommission wird eine orale Vitamin-K-Prophylaxe mit je 2 mg am 1. Lebenstag und bei den Vorsorgeuntersuchungen U2 und U3 durchgeführt (4). Die Vitamin-D-Prophylaxe wird ab 5. Lebenstag in Kombination mit der Kariesprophylaxe in Form einer täglichen Gabe einer Tablette mit 500 Einheiten Vitamin D und ¼ mg Fluor für mindestens ein Jahr vorgenommen, wobei sie im Herbst und Winter nicht beendet werden sollte, auch wenn Zahnärzte teilweise andere Empfehlungen geben.

3.4 Pflege und Überwachung des Neugeborenen

Beim Rooming-in-System wird die Pflege weitgehend von der Mutter selbstständig durchgeführt, doch sollte sie auch im Neugeborenenzimmer aktiv beteiligt werden. Das wichtigste Prinzip der Nabelpflege ist, den Nabelschnurrest trocken und sauber zu halten.

Die häufig übliche zweimal tägliche Messung der Rektaltemperatur ist bei einem klinisch unauffälligen Neugeborenen überflüssig. Über Atemtätigkeit, Muskeltonus, Trinkfreude, erste Mekonium- und Urinentleerung sollten Schwestern oder Hebammen auch beim Rooming-in informiert sein.

3.5 Vorgehen bei Risikofaktoren oder Symptomen für neonatale Störungen

Abgesehen von der obligatorischen Kontrolle des Säure-Basen-Status im Blut der Nabelarterie und -vene sind routinemäßig bei einem gesunden Neugeborenen keine Blutuntersuchungen notwendig.

Beim Vorliegen von Risikofaktoren oder Symptomen für neonatale Störungen ist ein in der Neugeborenenversorgung erfahrener Arzt zu informieren, der die Indikation für die notwendigen weiteren Maßnahmen stellt:

- Nach Übertragung, chronischer Plazentainsuffizienz, Nabelschnurkomplikationen sowie bei jedem Verdacht auf fetale Blutverluste oder auffallende Blässe sind eine Kontrolle des Hämoglobinwertes und/oder des Hämatokrits indiziert.
- Bei gestörter Atmung (Tachypnoe, Dyspnoe, Zyanose) ist eine pulsoxymetrische Überwachung der Sauerstoffsättigung und eine unverzügliche Untersuchung durch einen neonatologisch erfahrenen Kinderarzt erforderlich. Dieser entscheidet über weiterführende Diagnostik (z.B. Blutgasanalyse, Infektionsparameter, Röntgen u.a.) oder eine sofortige Verlegung in eine Kinderklinik.
- Eine Blutzuckerkontrolle ist nur bei Risikokindern (z.B. Geburtgewicht unter der 10. Perzentile oder über der 90. Perzentile, mütterlicher Diabetes mellitus, Gestationsdiabetes, Nabelarterien-pH unter 7,1) oder bei klinischer Auffälligkeit (Hyperexzitabilität oder Hypotonie) indiziert. Da nach zwei Stunden der physiologische postpartale Blutzuckerabfall bereits überwunden ist, sollte bei entsprechendem Risiko zu diesem Zeitpunkt vor Verlassen des Kreißsaals eine Blutzuckerkontrolle erfolgen.
- Ca. 70 % der Neugeborenen entwickeln einen Ikterus, dessen Stärke in den ersten 2 bis 3 Lebenstagen klinisch nicht sicher zu beurteilen ist. Um unnötige schmerzhafte Blutentnahmen zur vorsorglichen Bilirubinkontrolle zu vermeiden, ist zunächst ein nicht invasives Bilirubin-Screening (z.B. transkutanes Bilirubinometer) zu empfehlen.
- Infektionsindikatoren (CRP, Differentialblutbild mit IT-Quotient, ggf. Zytokine) sind nur bei klinisch auffälligen Neugeborenen zu bestimmen und bei allen Frühgeborenen, die auf der Wochenstation bleiben und anamnestische Hinweise (z.B. fetale Tachykardie, Fieber der Mutter > 38,0 °C, vorzeitiger Blasensprung > 24 Stunden) für eine konnatale bakterielle Infektion haben.

3.6 Screening-Untersuchungen

Die wichtigste Screening-Untersuchung ist die U2-Vorsorgeuntersuchung (3.–10. Lebenstag), die von einem neonatologisch erfahrenen Kinderarzt in Gegenwart der Mutter/der Eltern durchgeführt werden sollte. Bei dieser Untersuchung sollte der Kinderarzt den Eltern für Fragen zur Verfügung stehen und die Eltern beraten über die Notwendigkeit weiterer Vorsorgeuntersuchungen, über Ernährung, Impfungen und wichtige präventive Maßnahmen wie z.B. Vitamin-K-, Vitamin-D- und Fluor-Gabe, sonographisches Hüftscreening entsprechend den Empfehlungen im Rahmen der U3 und ein Hörscreening (9) – eine interdisziplinäre Konsensuskonferenz erarbeitet z.Zt. entsprechende Leitlinien.

Die Empfehlungen zur Prävention des plötzlichen Kindstods (SIDS = sudden infant death syndrome) durch Optimierung der Schlafumgebung sollten ausdrücklich z.B. in Form eines Merkblattes und in der Beratung bei der U2 angesprochen werden:

- Vermeidung der Bauchlage,
- Vermeidung einer Überwärmung (Zimmertemperatur ca. 18 °C, keine Mütze innerhalb des Hauses, Gitterbett, feste, luftdurchlässige Matratze),
- sichere Kleidung (z.B. Schlafsack, kein Kopfkissen, keine zusätzlichen Tücher, Federbetten, Kuscheltiere im Bett),
- optimale Schlafumgebung (im eigenen Bett im Elternschlafzimmer),
- rauchfreie Umgebung.

Die Screeninguntersuchungen entsprechend der Richtlinie „Organisation und Durchführung des Neugeborenen-Screenings auf angeborene Stoffwechselstörungen und Endokrinopathien in Deutschland" (5) sind zeitgerecht durchzuführen. Bei Entlassung vor dem Alter von 36 Stunden ist ein Erstscreenig notwendig, dem eine zweite Untersuchung zum festgelegten Zeitpunkt folgen muss.

3.7 Entlassung

Nach komplikationsloser vaginaler Geburt ist ein 3 bis 5 Tage langer Krankenhausaufenthalt für Mutter und Kind nützlich, jedoch nicht medizinisch obligat. Bei der Entlassung müssen die Mutter/die Eltern in der Versorgung ihres Kindes ausreichende Kompetenz erworben haben, anderenfalls müssen sie über mögliche ambulante Hilfen (Kinderarzt, Hebammen, ambulante Krankenpflege, Sozialarbeiter u.a.) ausreichend, evtl. schriftlich, informiert sein.

4 Versorgung nach ambulanter Entbindung

Bei ambulanter Entbindung oder Entlassung mit einem postnatalen Alter von unter 36 Stunden sind Hebammen, Geburtshelfer und/oder Kinderarzt verantwortlich für eine ausreichende Klärung folgender Punkte – insbesondere bei Erstgebärenden:

- Das Kind muss sich in einem stabilen Allgemeinzustand befinden. Eine ausführliche körperliche Untersuchung des Neugeborenen durch einen erfahrenen Kinderarzt soll zum Zeitpunkt der Entlassung erfolgt sein.
- Es muss in jedem Fall vor Entlassung eine Blutentnahme zum Stoffwechselscreening erfolgen (Erstscreening), um die rechtzeitige Intervention für einzelne, bereits erkennbare Stoffwechselerkrankungen und Endokrinopathien (z.B. Organoazidurien, Galaktosämie, schwere Hypothyreose) zu gewährleisten und weil die Klinik nicht garantieren kann, dass die Eltern nach der Entlassung die Untersuchung zeitgerecht durchführen lassen. Die Eltern müssen über die Notwendigkeit einer zweiten Screeninguntersuchung zum sicheren Ausschluss aller im Screening erfassbaren Erkrankungen informiert werden.
- Die Mutter muss ausreichend über das Stillen bzw. notfalls über eine anderweitige Ernährung ihres Kindes informiert sein.
- Die Nachsorge durch eine Hebamme und einen Kinderarzt muss sichergestellt sein, einschließlich der notwendigen Screeninguntersuchungen und präventiven Maßnahmen (Vitamin K, Vitamin D etc.).
- Die Mutter muss körperlich und psychisch in der Lage sein, ihr Kind zu versorgen, oder über entsprechende Hilfe verfügen.
- Es ist dringend zu empfehlen, den Eltern schriftliches Informationsmaterial mitzugeben.

5 Literatur

1. American Academy of Pediatrics. Breastfeeeding and the use of human milk. Pediatrics 1997; 110: 1035–1039

2. Cordero L, Hon EH. Neonatal bradycardia following nasopharyngeal stimulation. J Pediatr 1971; 78: 441–447

3. De Carvalho M, Robertson S, Friedmann A, Klaus M. Effect of frequentbreastfeeding on early milk production and infant weight gain. Pediatrics 1983; 72: 307–311

4. Ernährungskommission der Deutschen Gesellschaft für Kinderheilkunde. Vitamin K Prophylaxe für Neugeborene. Monatsschr Kinderheilkd 1995; 143: 93

5. Interdisziplinäre Screeningkommission der Deutschen Gesellschaft für Kinderheilkunde und Jugendmedizin. Neue Screening-Richtlinien. Monatsschr Kinderheilkd 2002; 150: 1442–1429

6. Isenberg SJ, Apt L, Wood M. A controlled trial of povidoneiodine as prophylaxis against ophthalmia. N Eng J Med 1995; 332: 549–620

7. Linderkamp O. Frühabnabelung? Gynäkologe 1994; 17: 281–288

8. Taylor PM, Maloni JA, Brown DR. Early suckling and prolongined breastfeeding. AJDC 1986; 140: 151–154

9. Thomson DC, McPhillips H, Davis RL, Lieu TL, Homer CJ, Helfand M. Universal newborn hearing screening: summary of evidence. JAMA 2001; 31 (286): 2000–2010

10. Wible JL, Petrie RH, Koons A, Perez A. The clinical use of umbilical cord acid-base determinations in perinatal surveillance and management. Clin Perinat 1982; 9: 387–397

11. Zanonu D, Isenberg SJ, Apt L. A comparison of silver nitrate with erythromycin for prophylaxis against ophthalmia neonatorum. Clin Pediatr 1992; 31: 295–298

Erstfassung	1996
Überarbeitung	2003 Gültigkeit im Jahr 2008 bestätigt.
Beteiligte Fachgesellschaften, Arbeitsgemeinschaften und Organisationen	Gesellschaft für Neonatologie und Pädiatrische Intensivmedizin Deutsche Gesellschaft für Perinatale Medizin Deutsche Gesellschaft für Gynäkologie und Geburtshilfe
Autoren	Prof. Dr. med. F. Pohlandt (Koordination 2003) Dr. med. K. Albrecht, Bremen Prof. Dr. med. K. Bauer†, Frankfurt Prof. Dr. med. E. Herting, Lübeck Prof. Dr. med. H. B. von Stockhausen, Würzburg
Anmerkungen	S1-Leitlinie Methoden- und Leitlinienreport siehe Homepages der DGGG und der AWMF

DGGG Leitlinienregister 2008	3	Pränatal- und Geburtsmedizin
	3.8	Leitlinien anderer Fachgesellschaften
	3.8.4	Verlegung Neugeborener aus Geburtskliniken in Kinderkliniken (Neonataler Transport)
AWMF Leitlinienregister	024/002 (S1)	

Gesellschaft für Neonatologie und Pädiatrische Intensivmedizin (GNPI),
Deutsche Gesellschaft für Kinderheilkunde und Jugendmedizin (DGKJ),
Deutsche Gesellschaft für Perinatale Medizin (DGPM),
Deutsche Gesellschaft für Gynäkologie und Geburtshilfe (DGGG)

Verlegung Neugeborener aus Geburtskliniken in Kinderkliniken (Neonataler Transport)

Inhaltsverzeichnis

1 Vorbemerkung 394

2 Absolute Verlegungsindikationen 394

3 Relative Indikation 395

Die in dieser Leitlinie vorgeschlagenen diagnostischen und therapeutischen Maßnahmen sind medizinisch notwendig und entsprechen dem allgemein anerkannten Stand der Wissenschaft.

1 Vorbemerkung

Ein neonataler Transport sollte, wenn irgend möglich, durch die antepartale Verlegung von Risikoschwangeren in eine Klinik der Maximalversorgung vermieden werden.

Die folgenden Empfehlungen differenzieren danach, ob eine kontinuierliche pädiatrische Betreuung in der Geburtsklinik möglich, d.h., ob ständig ein neonatologisch versierter Pädiater im Hause präsent ist oder nicht.

Neugeborene, bei denen eine Verlegung nur zur Diagnostik, Beobachtung oder kurzfristigen Therapie erfolgt, sollen frühestmöglich in die Geburtsklinik zurückverlegt werden, um die Trennung von Mutter und Kind so kurz wie möglich zu halten.

2 Absolute Verlegungsindikationen

- Unreife (< 35 vollendete SSW),
- fetale Wachstumsretardierung (kleiner/gleich 3. Perzentile),
- Atemstörungen jeglicher Genese,
- Nabelarterien-pH < 7,0,
- Fehlbildungen oder Verdacht darauf zur weiteren Diagnostik und/oder Therapie,
- angeborene Stoffwechselstörungen oder Verdacht darauf,
- Hypoglykämie, wiederholt < 35 mg/dl (2 mmol/l) in den ersten 24 Stunden, < 45 mg/dl (2,5 mmol/l) ab zweitem Lebenstag,
- diabetische Fetopathie,
- Endokrinopathie oder Verdacht darauf,
- Morbus haemolyticus neonatorum,
- Polyglobulie (Hämatokrit venös > 0,7),
- Anämie (Hämatokrit < 0,35) in erster Lebenswoche,
- Hyperbilirubinämie:
  - sichtbarer Ikterus in den ersten 24 Stunden,
  - > 20 mg/dl trotz Fototherapie bei gesunden reifen Neugeborenen,
  - > 17 mg/dl trotz Fototherapie bei reifen Neugeborenen mit Risikofaktoren,
- Morbus haemorrhagicus,
- Krampfanfälle,
- intrakranielle Blutungen und Verdacht darauf,

- Zyanose,
- Infektion und klinischer Verdacht darauf,
- Kinder drogenabhängiger Mütter.

3 Relative Indikation

(wenn ein neonatologisch versierter Pädiater nicht ständig präsent ist)

- Unreife ($\geq$ 35 vollendete SSW),
- fetale Wachstumsretardierung (3.–10. Perzentile),
- Neugeborene von Müttern mit insulinbedürftigem Diabetes,
- Hyperbilirubinämie zur Differentialdiagnostik und eventuellen Fototherapie,
- Polyglobulie (Hämatokrit venös 0,66–0,70),
- neurologische Auffälligkeiten,
- anamnestischer Verdacht auf Infektion bis zum Ausschluss,
- Fehlbildungen mit aufgeschobener Dringlichkeit,
- Herzrhythmusstörungen,
- Ernährungsstörungen.

Erstfassung	1996
Überarbeitung	2003 Gültigkeit im Jahr 2008 bestätigt. Überarbeitung bis Ende 2008 erwartet.
Beteiligte Fachgesellschaften, Arbeitsgemeinschaften und Organisationen	Gesellschaft für Neonatologie und Pädiatrische Intensivmedizin Deutsche Gesellschaft für Kinderheilkunde und Jugendmedizin Deutsche Gesellschaft für Perinatale Medizin Deutsche Gesellschaft für Gynäkologie und Geburtshilfe
Autoren	Prof. Dr. med. E.-L. Grauel†, Berlin (Federführung 1996) Prof. Dr. med. F. Pohlandt, Ulm (Koordination 2003) und die Vorstände der beteiligten Fachgesellschaften
Anmerkungen	S1-Leitlinie Methoden- und Leitlinienreport siehe Homepages der DGGG und der AWMF

DGGG Leitlinienregister 2008	3	Pränatal- und Geburtsmedizin
	3.5	Neonatologie
	3.8.5	Betreuung Neugeborener diabetischer Mütter
AWMF Leitlinienregister	024/006 (S1)	

Gesellschaft für Neonatologie und Pädiatrische Intensivmedizin (GNPI), Deutsche Gesellschaft für Perinatale Medizin (DGPM), Deutsche Diabetes Gesellschaft (DDG), Deutsche Gesellschaft für Kinderheilkunde- und Jugendmedizin (DGKJ), Deutsche Gesellschaft für Gynäkologie und Geburtshilfe (DGGG)

Betreuung von Neugeborenen diabetischer Mütter

Inhaltsverzeichnis

1 Einleitung 396

2 Wahl des Entbindungsortes 396

3 Betreuung des Neugeborenen 397
    3.1 Kreißsaal 397
    3.2 Postnatale Überwachung 397
    3.3 Schema zur Bestimmung der Blutglukose am 1. Lebenstag 398
    3.4 Fütterungsregime 399
    3.5 Weiterführende Diagnostik 399

4 Literatur 400

1 Einleitung

Die Risiken für die Kinder diabetischer Müttern sind in den letzten Jahren dank besserer Betreuung der Schwangeren geringer geworden (1). Die schwerwiegenden Probleme im Verlauf der Schwangerschaft – erhöhte Rate an Aborten und Totgeburten sowie die Fetopathia diabetica – treten infolge der verbesserten Stoffwechselführung und der intensiveren internistischen und gynäkologisch-geburtshilflichen Überwachung seltener auf. Zusammen mit den Fortschritten in der neonatologischen Versorgung konnte die perinatale Mortalität dieser Kinder in den letzten 50 Jahren von 30% auf 2–4% gesenkt werden (5). Dennoch besteht weiterhin ein relevantes Risiko für das Neugeborene einer diabetischen Mutter. Die Mortalität ist um das 3–6-Fache gegenüber der Normalpopulation erhöht, wobei die Ergebnisse in Zentren mit besonderer Erfahrung in der Betreuung diabetischer Schwangerer besser sind. Ebenso findet sich eine erhöhte Rate an Azidosen, Asphyxien und kardiopulmonalen Anpassungsstörungen, Frühgeburten, Makrosomie des Kindes und Fehlbildungen. Eine typische Herzhypertrophie ist in 30% aller Kinder zu finden (3). Hypoglykämien während der ersten Lebenstage stellen die häufigste klinische Akutgefährdung dar. Weitere Probleme können durch Polyglobulie, Hypokalzämie und Hypomagnesiämie entstehen.

Die Morbidität der Kinder ist vor allem bei schlecht eingestelltem Stoffwechsel der Schwangeren erhöht. Aber auch Kinder von Müttern mit optimalem Stoffwechsel können eine diabetische Fetopathie entwickeln. Die Ursache dafür scheint in einem unterschiedlichen Glukosetransfer über die Plazenta und der individuellen Sensitivität des kindlichen Pankreas auf die erhöhten mütterlichen Blutzuckerwerte zu liegen.

Bei unerkanntem oder ungenügend behandeltem Gestationsdiabetes muss mit einer ähnlichen Morbidität wie bei einem mangelhaft eingestellten Diabetes mellitus gerechnet werden.

2 Wahl des Entbindungsortes

Aufgrund dieser Risikokonstellation sollten alle Schwangeren mit einem präexistenten Typ-1- und Typ-2-Diabetes oder Gestationsdiabetes einem Perinatalzentrum bzw. einer Einrichtung mit angeschlossener Neonatologie zugewiesen werden. Es ist anzustreben, dass bereits eine frühzeitige antepartale Mitbetreuung und Geburtsplanung durch das Zentrum erfolgt.

3 Betreuung des Neugeborenen

3.1 Kreißsaal

Die/er Neonatologe/in sollte bereits vor der Geburt des Kindes über den Verlauf der Schwangerschaft (Qualität der Diabeteseinstellung und intrauterines Wachstumsverhalten) informiert werden. Kommt es zur Geburt, muss er/sie in Problemsituationen sofort hinzugezogen werden. Ist der/die Neonatologe/in im Kreißsaal anwesend, entscheidet er/sie über die weitere Verlegung zur Neonatologie oder zur Wochenstation.

3.2 Postnatale Überwachung

Die postnatale Versorgung in der Frauenklinik muss den unten stehenden Kriterien entsprechen. Das Neugeborene wird dem/der Neonatologen/in bei Auffälligkeiten sofort, ansonsten innerhalb von 24 Stunden vorgestellt.

Die Zustandsbeurteilung des Neugeborenen der diabetischen Mutter erfolgt zu jeder Mahlzeit durch eine in der Neugeborenenbetreuung erfahrene Schwester. Zu dokumentieren ist der klinische Eindruck: Hautfarbe, Atemfrequenz und Trinkverhalten. Bei neurologischen Auffälligkeiten wie Zittrigkeit, Apathie und insbesondere Krampfanfällen ist der/die Neonatologe/in sofort zu verständigen. Eine Blutglukose-Bestimmung ist in diesen Fällen umgehend zu veranlassen.

Die zuverlässigste Bestimmung der Blutglukose ist durch eine nasschemische Methode zu erhalten. Werden Handmessgeräte verwendet, ist zu beachten, dass diese nach den neuen Richtlinien der Bundesärztekammer (4) einer Qualitätskontrolle unterworfen werden müssen. Bei niedrigen mit Handmessgeräten gemessenen Werten sollte nasschemisch kontrolliert werden.

Es wird empfohlen, bei den Kapillarblutentnahmen Maßnahmen zur Schmerzlinderung zu erwägen, z.B. durch Verwendung von atraumatischen Stichautomaten.

Die Blutzucker-Kontrollen in den ersten Stunden nach der Geburt erfolgen als Mindestanforderung nach einem Basisschema (Abbildung 1). Ergänzend zu diesem Basisschema dient ein Kontrollschema (Abbildung 1) zur Bewertung der Blutzuckerwerte und zur Klärung des weiteren Vorgehens bzw. der Verlegung in die Neonatologie. Der Grenzwert von 35 mg/dl ist dafür eindeutig definiert (2, Leitlinie „Verlegung Neugeborener aus Geburtskliniken in Kinderkliniken", siehe S. 393 ff.).

3.3 Schema zur Bestimmung der Blutglukose am 1. Lebenstag

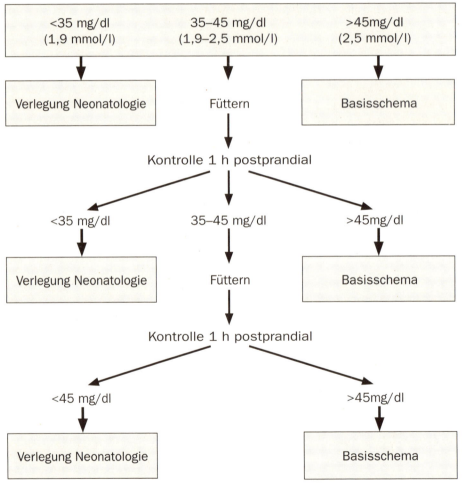

Abb. 1: Basis- und Kontrollschema zur postnatalen Bestimmung der Blutglukose bei Neugeborenen diabetischer Mütter (AG Diabetes & Schwangerschaft der DDG 2003).

Eine Verlegung sollte auch dann erfolgen, wenn am ersten Lebenstag mit zeitlichem Abstand mehr als zweimal grenzwertige Blutzuckerwerte (von 35–45 mg/dl [1,9–2,5 mmol/l]) trotz Fütterns gemessen werden. Ab 2. Tag ist ein Wert unter 45 mg/dl als Grenze zur Behandlungsbedürftigkeit in der Neonatologie festgelegt.

3.4 Fütterungsregime

Zur Vermeidung einer Hypoglykämie wird in der 3. Lebensstunde mit der Fütterung von Maltodextrin 15% oder Formula-Nahrung begonnen. Die empfohlene Mindestmenge ist 3 ml/kg KG alle drei Stunden während des ersten Lebenstages. Gaben von Glukoselösungen per os sind nicht geeignet. Bei Verlängerung der Fütterungsintervalle müssen die Abstände zwischen den Blutglukose-Kontrollen verkürzt werden.

Auch für Neugeborene diabetischer Mütter ist Stillen anzustreben, deshalb sollte das erste Anlegen bei stabilen Kindern bereits im Kreißsaal erfolgen. Jeweils vor der Maltodextrin-15%- bzw. Nahrungsgabe sollte das Neugeborene angelegt werden, um die Milchbildung zu fördern.

3.5 Weiterführende Diagnostik

Die Kontrolle von Hämatokrit, Serumkalzium und Serumbilirubin ist bei klinischen Symptomen erforderlich und wird individuell vom Neonatologen/von der Neonatologin festgelegt. Über die Notwendigkeit einer echokardiographischen Untersuchung, einer Schädel- und Nierensonographie sowie einer entwicklungsneurologischen Verlaufskontrolle entscheidet der/die Neonatologe/in aufgrund des klinischen Bildes.

4 Literatur

1. AG Diabetes und Schwangerschaft der DDG. Empfehlungen zu Diagnostik und Therapie des Gestationsdiabetes (GDM). Frauenarzt 2001; 42 (8): 691–699

2. Cornblath M, Hawdon JM, Williams AF, Aynsley-Green A, Ward-Platt MP, Schwartz R, Kalhan SC. Controversies regarding definition of neonatal hypoglycemia: Suggested operational thresholds. Pediatrics 2000; 105 (5): 1141–1145

3. Oberhoffer R, Högel J, Stoz F, Kohne E, Lang D. Cardiac and extracardiac complications in infants of diabetic mothers and their relations to parameters of carbohydrate metabolism. Eur J Pediatr 1997; 156: 262–265

4. Richtlinie Bundesärztekammer (RiLi-BÄK) Januar 2002. Qualitätssicherung quantitativer Laboruntersuchungen. Dt Ärztebl 2001; 98: A 5751

5. Schwartz R, Teramo KA. Effects of diabetic pregnancy on the fetus and newborn. Semin Perinatol 2000; 24 (2): 120–135

Erstfassung	1995
Überarbeitung	2003 Gültigkeit im Jahr 2008 bestätigt.
Beteiligte Fachgesellschaften, Arbeitsgemeinschaften und Organisationen	Gesellschaft für Neonatologie und Pädiatrische Intensivmedizin Deutsche Gesellschaft für Perinatale Medizin Deutsche Diabetes Gesellschaft Deutsche Gesellschaft für Kinderheilkunde- und Jugendmedizin Deutsche Gesellschaft für Gynäkologie und Geburtshilfe • Arbeitskreis Materno-fetale Medizin • Arbeitskreis Erkrankungen in der Schwangerschaft
Autoren der letzten Überarbeitung	PD Dr. med. U. M. Schäfer-Graf, Berlin (Federführung DGGG) Dr. med. H. Kleinwechter, Kiel (Federführung DDG) Prof. Dr. med. K. Bauer†, Frankfurt Prof. Dr. med. T. Danne, Hannover Prof. Dr. med. T. Fischer, Landshut PD Dr. med. M. Gonser, Wiesbaden Prof. Dr. med. R. Holl, Ulm Prof. Dr. med. E. Kattner, Hannover Dr. med. B. Linse, Leipzig Prof. Dr. med. R. Maier, Marburg PD Dr. med. I. Müller-Hansen, Tübingen Prof. Dr. med. H. Reiher, Berlin Prof. Dr. med. R. Rossi, Berlin Prof. Dr. med. K. T. M. Schneider, München Dr. med. M. Sorger, Bonn Prof. Dr. med. K. Vetter, Berlin
Anmerkungen	S1-Leitlinie Methoden- und Leitlinienreport siehe Homepages der DGGG und der AWMF

3	Pränatal- und Geburtsmedizin
3.9	Verzeichnis der Leitlinienkoordinatoren und Erstautoren

Verzeichnis der Leitlinienkoordinatoren und Erstautoren

Dr. med. Clemens **Bartz**
Evangelisches Jung-Stilling
Krankenhaus
Frauenklinik
Wichernstraße 40
D – 57074 Siegen

Prof. Dr. med. Karl **Bauer**†
D – Frankfurt

Prof. Dr. med. Ernst **Beinder**
Universitäts Spital Zürich
Klinik für Geburtshilfe
Frauenklinikstraße 10
CH – 8091 Zürich

Prof. Dr.med. Joachim W. **Dudenhausen**
Charité
Klinik für Geburtsmedizin
Augustenburger Platz 1
D – 13353 Berlin

Prof. Dr. med. Thorsten **Fischer**
Krankenhaus Landshut-Achdorf
Frauenklinik
Achdorfer Weg 3
D – 84036 Landshut

Prof. Dr. med. Klaus **Friese**
Universitätsklinikum
Frauenkliniken Innenstadt
und Großhadern
Maistraße 11
D – 80337 München

PD Dr. med. Markus **Gonser**
Dr. Horst Schmidt Klinik GmbH
Frauenklinik
Ludwig- Erhard-Straße 100
D – 65199 Wiesbaden

Prof. Dr. med. Ernst Ludwig **Grauel**†
D –Berlin

Prof. Dr. med.
Bernhard Joachim **Hackelöer**
Asklepios Klinikum Barmbek
Abteilung für Pränatale Diagnostik
und Therapie
Rübenkamp 148
D – 22291 Hamburg

Prof. Dr. med. Erik **Harms**
Universitätsklinikum
Kinderklinik
Albert-Schweitzer-Straße 33
D – 48149 Münster

Prof. Dr. med. Egbert **Herting**
Universitätsklinikum Schleswig-Holstein
Campus Lübeck
Kinderklinik
Ratzeburger Allee 160
D – 23538 Lübeck

Prof. Dr. med. Hartmut **Hopp**
D – 10435 Berlin

Prof. Dr. med. Udo B. **Hoyme**
Helios Klinikum Erfurt
Frauenklinik
Nordhäuser Straße 74
D – 99089 Erfurt

Dr med. Helmut **Kleinwechter**
Diabetologikum Kiel
Alter Markt 11
D – 24103 Kiel

Prof. Dr. med. Walter **Klockenbusch**
Universitätsklinikum Münster
Frauenklinik
Albert-Schweitzer-Straße 33
D – 48129 Münster

Prof. Dr. med. Martin **Kolben**
Bahnhofstraße 9
D – 82166 Gräfelfing

Prof. Dr. med. Joachim **Martius**
Krankenhaus Agatharied
Frauenklinik
St.-Agatha-Straße 1
D – 83734 Hausham

Prof. Dr. med. Werner **Mendling**
Vivantes-Kliniken Am Urban und
im Friedrichshain
Frauenklinik
Dieffenbachstraße 1
D – 10967 Berlin

PD Dr. med. Ioannis **Mylonas**
Universitätsklinikum München
Frauenklinik
Maistraße 11
D – 80337 München

Prof. Dr. med. Dipl. Chem.
Frank **Pohlandt**
Fünf-Bäume-Weg 138/1
D – 89081 Ulm

Prof. Dr. med. W. **Rath**
Universitätsklinikum Aachen
Frauenklinik
Pauwelsstraße 30
D – 62074 Aachen

Prof. Dr. med. Andreas **Rempen**
Evangelisches Diakonie-Krankenhaus
Frauenklinik
Diakoniestraße 10
D – 74523 Schwäbisch Hall

PD Dr. med. Ute **Schäfer-Graf**
St. Joseph-Krankenhaus
Berliner Diabeteszentrum für
Schwangere
Bäumerplan 24
D – 12101 Berlin

Prof. Dr. med.
Karl-Theo Maria **Schneider**
Universitätsklinikum der TU München
Abteilung für Perinatalmedizin und
Mutter-Kind-Zentrum
Ismaningerstraße 22
D – 81675 München

Prof. Dr. med. Klaus **Vetter**
Vivantes Klinikum Neukölln
Perinatalzentrum
Rudower Straße 48
D – 12351 Berlin